Economica Laterza
583

Dello stesso autore
nella «Economica Laterza»:

Il medico ciarlatano.
Vita inimitabile di un europeo del Seicento

Storia della medicina e della sanità in Italia.
Dalla peste nera ai giorni nostri

Dello stesso autore
in altre nostre collane:

Medici nella storia d'Italia.
Per una tipologia della professione medica
«Storia e Società»

Medicina e sanità in Italia nel Ventesimo secolo.
Dalla «spagnola» alla 2ª guerra mondiale
«Storia e Società»

Il medico giacobino. La vita e i tempi di Giovanni Rasori
«Storia e Società»

Il medico materialista. Vita e pensiero di Jakob Moleschott
«Storia e Società»

Il medico saltimbanco. Vita e avventure di Buonafede Vitali,
giramondo instancabile, chimico di talento,
istrione di buona creanza
«i Robinson/Letture»

Prima lezione di medicina
«Universale Laterza»

La religiosità della medicina. Dall'antichità a oggi
«Storia e Società»

Le spade di Damocle. Paure e malattie nella storia
«Storia e Società»

Storia della medicina e della sanità nell'Italia contemporanea
«Storia e Società»

La vita nelle mani. Storia della chirurgia
«Storia e Società»

Giorgio Cosmacini

L'arte lunga

Storia della medicina dall'antichità a oggi

Editori Laterza

Nella «Economica Laterza»
Prima edizione 2001
Nuova edizione aggiornata
e ampliata 2011

Edizioni precedenti:
«Storia e Società» 1997

www.laterza.it

Questo libro è stampato
su carta amica delle foreste, certificata
dal Forest Stewardship Council

Finito di stampare nel luglio 2011
SEDIT - Bari (Italy)
per conto della
Gius. Laterza & Figli Spa
ISBN 978-88-420-9546-0

a Edoardo, Cecilia, Pietro, Luca
e alla loro nonna

PREMESSA
(da una nota di viaggio)

Montpellier, 4 settembre 1995. Mi accingo, con emozione, a varcare la soglia dell'antica *École de médecine*, accolta dall'età dei lumi nella trecentesca abbazia di Saint Benoît, sita a fianco della coeva cattedrale di Saint Pierre. Ai lati del portone d'ingresso ricevono il visitatore, scolpite nel bronzo, le figure solennemente assise e pensose di François La Peyronie (1678-1747), «chirurgo all'Hôtel-Dieu», e di Paul Joseph Barthez (1734-1806), «teorico della medicina vitalista». Alla sinistra di questi è murato un *cadran solaire*, misuratore del tempo, cui sovrasta la scritta: *e tèchne makrè*, «l'arte lunga». Accanto a me una voce amica esclama: «Che bel titolo per un libro sulla medicina e la sua storia!».

Lunga l'arte della medicina e breve la vita dell'uomo. *Ars longa, vita brevis*. Così principia il primo libro degli *Aforismi* di Ippocrate: «La vita è breve, l'arte è lunga, l'occasione è fugace, l'esperienza è fallace, il giudizio è difficile». Per quasi due millenni e mezzo gli *Aforismi* hanno avuto grande fortuna, superiore a quella di ogni altra opera ippocratica e di ogni altro trattato di medicina. Fino al secolo scorso essi costituivano il testo sacro dell'«arte», il pane quotidiano dell'«artista», la Bibbia del medico[1].

Il primissimo di tutti gli aforismi ippocratici dà il titolo a questo libro[2]. Come genere scientifico-letterario gli aforismi non

[1] Gli *Aforismi* di Ippocrate «al pari della Bibbia conobbero edizioni innumerevoli fin dall'antichità: 140 manoscritti greci, 232 latini, 70 arabi, 40 ebrei, perfino uno siriaco; per non parlare delle edizioni dal Medioevo a noi». Così scrive Mario Vegetti, curatore delle *Opere di Ippocrate*, Utet, Torino 1976, p. 419.

[2] «Aforisma» deriva dal greco *aphorismòs* (*apò*, «da», e *hòros*, «limite») volendo significare «separazione», donde «definizione» e, in senso lato, «sentenza». Isidoro di Siviglia, nelle sue *Etymologiae* (4, 10), afferma che *aphorismus est sermo brevis*.

esprimevano verità assolute, ma tendevano a dare al medico quanto poteva bastargli per esercitare con competenza e dignità il suo mestiere. Il mestiere di medico è in fondo come il mestiere di storico: nell'uno e nell'altro il distacco oggettivante della tecnica, clinica o narrativa, è tenuto ad armonizzarsi con il coinvolgimento di simpatia, tra il curante e il paziente o tra l'io narrante e le vicende di vita narrate. Al pari dell'aforisma che lo etichetta, questo libro non nutre l'ambizione di esibire una storia assiomatica, se mai una simile storia possa essere scritta o pensata, ma nutre l'intenzione di offrire una storia problematica, oggettiva il più possibile e coinvolgente il lettore. Il suo oggetto-soggetto è *l'arte lunga*, l'arte della cura, in una parola la medicina, esercitata, nell'arco di tremila anni, tra scienza e valori umani.

G.C.

Milano, 24 aprile 1997

AVVERTENZA ALLA NUOVA EDIZIONE

Ripetute edizioni e ristampe hanno segnato, in quattordici anni, le fortune di questo libro, che viene ora ripubblicato in edizione ampliata protraendo fino a oggi la storia dell'«arte lunga».

L'*ars longa*, peraltro, non si esaurisce né ora, né mai, al contrario della *vita brevis* dell'«individuo» che di essa fruisce: l'«arte della cura» – preventiva, riparativa, riabilitativa – si riproduce e si rinnova in continuazione, così come la «specie» cui l'individuo appartiene.

G.C.

Milano, 10 maggio 2011

L'ARTE LUNGA

I

LE ORIGINI

1. *I miti greci*

Il libro primo dell'*Iliade* – «la peste e l'ira»[1] – si apre con la descrizione della pestilenza che affligge il campo acheo. La pestilenza è l'effetto di una colpa grave, commessa da Agamennone, che si è rifiutato di restituire al padre la bella prigioniera Criseide. Il dio Apollo adirato lo punisce scagliando indiscriminatamente i suoi dardi sugli uomini dei quali Agamennone è il capo.

> I muli colpiva in principio e i cani veloci,
> ma poi mirando gli uomini la freccia acuta
> lanciava, e di continuo le pire dei morti ardevano, fitte.

Il quadro è quello di una malattia diffusa delle bestie e degli uomini (epizoozia ed epidemia) ad alto tasso di mortalità. Radunato l'esercito, Achille dà l'annuncio:

> ritorneremo indietro, purché sfuggiamo alla morte,
> se guerra e peste insieme abbatton gli Achei.

La ritirata s'impone, a meno che non si riesca a scampare altrimenti alla morìa pestilenziale. Come?

> Ma su, interroghiamo un profeta o un sacerdote

[1] Omero, *Iliade*, trad. it. con testo a fronte di Rosa Calzecchi Onesti, Einaudi, Torino 1972[4], p. 3.

o un indovino di sogni – anche il sogno è da Zeus –
che possa dirci perché s'adirò così Febo Apollo.

Il sacerdote divinatore o profetico è il solo che possa sapere

se forse, dal fumo d'agnelli, di capre accettevoli
saziato, vorrà stornare il flagello da noi[2].

In pochi versi – una decina in tutto – posti all'inizio del poema omerico viene sintetizzata una visione della malattia e della cura che si situa, per così dire, al confine tra le intuizioni dei primitivi e il concepimento originario della medicina come sapienza. La malattia è qualcosa di soprannaturale che si manifesta internamente, ma che viene dall'esterno ed è dovuta a una colpa umana suscitatrice della collera divina. Se l'ira di Apollo dardeggia gli uomini, il corruccio di Artemide, la dea cacciatrice, infigge le sue frecce nelle donne: non c'è sesso che tenga, né età. La cura consiste nell'espiazione della colpa attraverso il ricorso a invocazioni propiziatorie e a vittime sacrificali. La medicina dal canto suo è un sapere iniziatico, sacerdotale, di casta, acquisito per rivelazione agli eletti da parte della divinità.

Di tale sapere sono depositari

i due figliuoli di Asclepio,
e i buoni due guaritori, Podalirio e Macàone[3],

dei quali Aulo Cornelio Celso, vissuto in Roma sotto Tiberio, dice nel *De medicina* che, «andati nell'esercito di Agamennone alla guerra di Troia, non piccolo aiuto arrecarono ai loro commilitoni»[4]. Dice Agamennone al fratello Menelao, ferito da una freccia alla cintola:

un medico palperà la ferita, vi porrà sopra
i rimedi, che calmano i neri dolori.

[2] Ivi, libro I, vv. 50-67.
[3] Ivi, libro II, vv. 731-732.
[4] Aulo Cornelio Celso, *Della medicina*, trad. it. con testo a fronte di Angiolo Del Lungo, Sansoni, Firenze 1985, p. 3.

E al messaggero dice:

> al più presto, chiama Macàone,
> l'eroe figliuolo d'Asclepio, guaritore eccellente.

Quando Macàone arriva,

> intorno a lui tutti i migliori s'eran raccolti
> in cerchio, egli stette nel mezzo, l'uomo pari agli dèi:
> subito dalla cintura stretta strappò la freccia;
> e mentre tirava indietro, le alette si ruppero.
> E gli sciolse la cintura tutta splendente, e, sotto,
> [...]
> quando vide la piaga, i blandi rimendi sopra vi sparse
> che al padre suo, con animo amico, dette un giorno Chirone[5].

Chirone, il centauro figlio di Zeus dimorante sul Pelio, monte della Tessaglia ricco di erbe medicinali, è personaggio non secondario del *mito di Asclepio*, evocato da Pindaro (518-438 a.C.) in uno dei suoi «voli pindarici» aventi l'evidenza assoluta della rivelazione. Nella *III ode pitica*, composta nel 474 a.C., è detto che Apollo, invaghitosi di Coronide, figlia di Flegias, re dei Lapiti, si accoppiò con lei lasciandola incinta. La giovane, mossa da segreta passione per un suo coetaneo, l'arcade Ischi, si concesse a quest'ultimo durante la gravidanza. Il divinatore Apollo non durò fatica a indovinare la colpa della propria amante d'un giorno. Offeso a morte, decretò la morte di Coronide indicandola alla sorella Artemide perché la facesse bersaglio delle sue frecce mortali, insieme all'incolpevole Ischi. Quando il corpo della giovane uccisa fu posto sulla pira,

> allora Apollo disse
> «Non più sopporterò di far perire
> la mia prole di morte tristissima
> nella penosa sciagura materna».
> Disse e raggiunto
> al primo passo il bimbo

[5] Omero, *op. cit.*, libro IV, vv. 190-191, 193-194, 211-219.

lo rapì dal cadavere;
e il rogo bruciando
un varco gli aprì tra le fiamme.
E lo portò dal Centauro di Magnesia
perché gli insegnasse a guarire
le dolorose malattie degli uomini[6].

Così, da taglio cesareo a cadavere materno ancor caldo, sarebbe nato il semidio della medicina,

Asclepio, l'artefice mite
che placa le pene e rinsalda le membra,
l'eroe che protegge da tutte le specie dei morbi[7].

Pindaro ne specifica le attività e i meriti:

E quanti vennero a lui
compagni di piaghe congenite
o feriti nelle membra
dal lucido bronzo o dal getto di pietre
o disfatti nel corpo
da febbri estive o dal gelo,
li congedava disciolti
dall'un dolore o dall'altro,
gli uni curando con blandi incantesimi,
altri con pozioni benefiche
o fasciando le membra con farmaci,
altri con azioni chirurgiche
rimise in piedi[8].

Ma, a completarne il mito, o a demitizzarlo, Pindaro ne traccia anche la parabola, informandoci che Asclepio, dopo l'ascesa, conobbe la caduta, lasciandosi sedurre per denaro a valicare i limiti della natura restituendo la vita prima a Ippolito, figlio di Teseo, fatto uccidere dalla matrigna Fedra furente per averlo concupito

[6] Pindaro, *Le Pitiche*, a cura di Bruno Gentili, Paola Angeli Bernardini, Ettore Cingano e Pietro Giannini, Mondadori, Milano 1995, p. 93.
[7] Ivi, p. 89.
[8] Ivi, pp. 93 e 95.

invano, e poi a Glauco, figlio di Minosse, morto per essere caduto incautamente dentro una vasca colma di miele.

> Ma pure il sapere è messo in catene dal guadagno.
> E l'oro che apparve nelle mani
> spinse anche lui pel cospicuo compenso
> a ridestare dalla morte
> chi ne era già preda[9].

Per questo, su richiesta di Ade dio degli Inferi, preoccupato dal calo di mortalità, fu punito con la morte dal fulmine di Zeus, fabbricato su misura dai Ciclopi (perciò poi sterminati dall'ira funesta di Apollo).

Secondo una tradizione posteriore a quella pindarica, Asclepio sarebbe stato poi risuscitato e riabilitato dallo stesso Zeus e collocato nel firmamento come figura stellare serpentina, causa o conseguenza dell'effigie di Asclepio che regge il serpente guaritore, simbolo di rigenerazione poiché il serpente muta pelle ogni anno. Secondo un'altra tradizione, anch'essa più tarda, Asclepio sarebbe stato un essere non semidivino, ma umano, che i Messeni sostenevano essere nato e vissuto a Tricca, in Messenia, e i Tessali a Tricca, in Tessaglia, re di quella città.

Tra il divino e l'umano, tra il mito e la realtà, l'emergere della figura di Asclepio corrisponde alla rimozione avvenuta in età pre-ellenica, nella Grecia continentale e nel Peloponneso, di una preesistente tradizione curativa sacrale, gestita dalle sacerdotesse della luna. I loro santuari, presenti soprattutto in Tessaglia e in Messenia, erano ombreggiati da salici, alberi ritenuti depositari di magici poteri lunari, trasmessi alla corteccia amara pregna di virtù salutifere (donde i «salicilici», come ancor oggi sono denominati i farmaci usati nella cura dei reumatismi, che senza dubbio affliggevano gli Spartani data la grande umidità delle loro valli)[10].

Nei medesimi santuari gli eroi erano visti reincarnarsi in serpenti oppure in corvi. Corono, che significa «corvo», era appunto un re Lapita. Patrona del culto era Atena, detta anche Coronide per via

[9] Ivi, p. 95.
[10] Robert Graves, *I miti greci*, trad. it. di Elisa Morpurgo, Longanesi, Milano 1963.

dei corvi oracolari gracchianti i loro pronostici, utilizzatrice del vischio, il cui nome si collega a quello di Ischi, che significa «attacco», «giunzione» (onde l'osso «ischiatico» è la parte dell'anca che assicura l'attacco o giunzione del femore al bacino). In Grecia il vischio si «attacca» alle querce ed Esculapio – nome latino di Asclepio – significa «ciò che pende dalla quercia esculenta» (cioè buona da mangiare) a guisa di genitali, talché il coglierne i rami costituiva una sorta di simbolica evirazione della quercia stessa, secondo un rituale avvalorato dalla credenza che il succo appiccicoso del vischio fosse lo sperma della pianta, dotato di vigore terapeutico.

Apollo rimosse questa tradizione, essendo responsabile della morte di Coronide e d'Ischi ed essendosi assunto la paternità di Asclepio. Questi, quasi a configurare la transizione dall'uno all'altro mito, avrebbe ricevuto in dono da Atena due fiale, contenenti il sangue della Gorgone Medusa: con il sangue estratto dal lato sinistro poteva risuscitare i morti, con quello estratto dal lato destro poteva dare morte istantanea. Ma la vera facoltà di medicare senza nuocere, Asclepio l'apprese dal padre e da Chirone. In altre parole «i sacerdoti ellenici di Apollo, con l'aiuto dei loro alleati Magnesî, i Centauri, nemici ereditari dei Lapiti, si impadronirono di un oracolo tessalico dedicato al culto del corvo espellendo il collegio delle sacerdotesse della luna» e sostituendovi il culto del loro dio solare, Febo. «Il corvo rimase sacro ad Apollo come simbolo dell'arte divinatoria, ma i sacerdoti del dio si resero conto che l'interpretazione dei sogni era un metodo molto più semplice per diagnosticare le malattie dei loro pazienti, di quanto non fosse l'enigmatico gracchiare dell'uccello»[11].

Chirone è detto da Omero «il migliore dei Centauri» allorché Macàone, figlio naturale d'Asclepio, figlio d'arte del centauro, è colpito da freccia troiana alla spalla destra. Il ferito è subito soccorso da Idomeneo e da Nestore perché, dice il primo,

> uomo guaritore vale molti altri uomini
> a estrarre dardi, a spargere blandi rimedi,

mentre il secondo porge una coppa contenente un miscuglio fatto da Ecamede,

[11] Ivi, p. 218.

la donna pari alle dee,
con vino di Pramno; vi grattò sopra cacio caprino
con una grattugia di bronzo, versò la bianca farina[12].

Di Macàone e di suo fratello Podalirio non sappiamo se fossero propriamente due Asclepiadi, cioè due figli naturali di Asclepio, oppure due «asclepiadi», legati ad Asclepio come questi a Chirone, cioè per filiazione emulatrice, propria di adepti e devoti[13]. L'uno e l'altro sono *iatròi* o *ietères*, «guaritori», se non divini però «pari agli dèi» in quanto «eccellenti», superuomini. Un guaritore infatti «vale molti altri uomini»; intorno a lui la gente fa cerchio in attesa di una guarigione che spesso ha del miracoloso. Per ottenerla egli fa ricorso a preghiere, a incantesimi, al sacrificio di agnelli o di capre «accettevoli», ai *pharmakòi* propiziatori del controintervento divino.

Pharmakòs è, nelle tradizioni arcaiche, «un uomo prescelto per la sua bruttezza», un «malcapitato» che «alla fine viene bruciato», oppure «un delinquente condannato» che viene «fatto precipitare dalla rupe di Leucade», o anche «un giovanetto» che viene «gettato in mare per liberarsi, con lui, di ogni malanno». «A Cheronea si caccia[va] a frustate la fame, nella figura di uno schiavo, fuori dalla porta. [...] Il corrispondente del Vecchio Testamento è il celebre rito, anche se in sé enigmatico, della cacciata del *capro espiatorio* nel deserto»[14].

Ma talora il guaritore fa anche ricorso ai *phàrmaka*, preparazioni manipolate da donne, anch'esse «pari alle dee» in quanto medichesse, che applicano la loro pratica domestica a confezionare rimedi in qualche modo efficaci. La cura praticata è sempre efficace, quando la malattia o la ferita non sia letale, seguita da morte. L'alternativa a quest'ultima è solo la guarigione: in un mondo di eroi come quello omerico, non c'è posto che per i morti o per i vivi, questi ultimi viventi di vita piena e

[12] Omero, *op. cit.*, libro XI, vv. 832, 514-515, 638-640.

[13] La tradizione post-omerica considera Podalirio l'archetipo del guaritore di febbri o malattie interne e Macàone l'archetipo del guaritore di ferite o malattie esterne.

[14] Walter Burkert, *I Greci*, a cura di Hubert Cancik, Peter Eicher, Burkhard Gladigow e Martin Greschat, tomo I, Jaca Book, Milano 1984, pp. 122-123.

pertanto valorosi e validi. Nel mondo omerico non c'è posto per gli invalidi e i malati cronici. I vivi o sono sani o sono risanati, guariti. E se la cura è sinonimo di guarigione, il curante o è guaritore o non è.

L'*Iliade* è un'opera letteraria della seconda metà dell'VIII secolo a.C. che descrive fatti accaduti e uomini vissuti nella seconda metà del XIII secolo a.C. In essa sono descritte 147 ferite del capo, del collo, del tronco, degli arti: 12 da freccia, 12 da fionda, ben 106 da lancia, con una mortalità rispettivamente del 42%, 66% e 80%; le rimanenti 17 ferite, da spada, sono tutte mortali. L'*Odissea*, che parla degli stessi uomini e di fatti poco posteriori, è un'opera più tarda, anche se non di molto. In essa il panorama patologico è ancora prevalentemente di natura traumatica, con molti riscontri di anatomia topografica, numerosi dei quali considerati geniali, tali da indurre qualche avveduto storico della medicina a impegnarsi nell'affermazione che le conoscenze anatomiche d'Omero non sono affatto meno avanzate di quelle d'Ippocrate, il padre della medicina vissuto tre secoli dopo[15].

Ma, fermo restando il giudizio secondo cui nei poemi omerici «non c'è medicina interna, né potrebbe esserci, essendo le malattie attribuite alla vendetta divina»[16], l'*Odissea* dà più spazio alla descrizione di stati patologici non traumatici e di farmaci presi internamente. Valga, per i primi, la descrizione del deliquio e del vomito indotti da ebbrezza acuta nel ciclope Polifemo, il quale

> s'arrovesciò cadendo supino, e di colpo
> giacque, piegando il grosso collo di lato: e dalla gola vino gli [usciva
> e pezzi di carne umana[17].

[15] L'affermazione è di Charles Daremberg, *La médecine dans Homère*, Didier, Paris 1863. Più recentemente è stato scritto – da Mirko Drazen Grmek, *La vita, la morte, la malattia nel mondo di Omero*, in «Intersezioni», a. III, n. 2, agosto 1983, p. 257 – che «le descrizioni dei traumi attestano un'eccellente conoscenza dei luoghi vulnerabili del corpo umano, della disposizione anatomica degli organi principali e della conseguenza più probabile nelle lesioni subite».

[16] Il giudizio è dell'anatomista e chirurgo Joseph-François Malgaigne, *Études sur l'anatomie et la physiologie d'Homère*, Baillière, Paris 1842.

[17] Omero, *Odissea*, trad. it. con testo a fronte di Rosa Calzecchi Onesti, Einaudi, Torino 1972[4], libro IX, vv. 371-373.

Valga, per i farmaci somministrati per via interna, la descrizione del «rimedio sapiente» – il nepente? – che Elena versa nel vino ai suoi invitati:

> Altro pensò Elena, figlia di Zeus.
> Buttò improvvisa nel vino, di cui bevemmo, un farmaco
> che l'ira e il dolore calmava, oblìo a tutte le pene.

Questa droga analgesica e dell'oblìo non è l'unica della farmacopea:

> Tali rimedi sapienti aveva la figlia di Zeus
> efficaci, che Polidamne le diede, la sposa di Tone,
> l'egizia: la terra datrice di biade là produce moltissimi
> farmachi, molti buoni, e misti coi quali molti mortali;
> e ognuno vi è medico, esperto al di sopra di tutti
> gli uomini[18].

Ma, oltre al riferimento alla farmacopoietica terra d'Egitto, dell'*Odissea* merita citazione soprattutto il passo dove Omero fa un paragone eloquente. Il capo dei Proci, Antinoo, redarguisce il porcaio Eumeo per aver portato in città lo straniero mendìco sotto le cui spoglie si cela, all'insaputa di tutti, il redivivo Odisseo. Dice:

> non ci bastavano gli altri accattoni,
> straccioni schifosi, divoratori di avanzi?

Ribatte Eumeo:

> Antinoo, non parli bene, benché tu sia nobile,
> chi uno straniero andrà in persona a invitare,
> se non si tratta d'artigiani o maestri,
> o un indovino, o un carpentiere, o un guaritore di mali,
> o anche un divino cantore?[19]

[18] Ivi, libro IV, vv. 219-232.
[19] Ivi, libro XVII, vv. 376-385.

Omero paragona il «guaritore di mali» a un «divino cantore», a se stesso. Nella scala dei valori associa la figura del guaritore a quella di altri, diciamo pure, professionisti, quali l'indovino e il maestro artigiano. Nell'*Odissea* dunque, rispetto all'*Iliade*, lo statuto sociale dello *iatròs* è diverso, in rapporto a una diversa organizzazione della società. Esso non è più esclusivamente quello sacerdotale, ma è anche, in parte, un ruolo artigianale.

L'opera letteraria di Esiodo è di poco posteriore a quella omerica; ma la differenza tra le due non è tanto cronologica quanto di contenuti ideali: «Omero interpreta gli ideali della Ionia, terra d'avventure, e della società evoluta, geniale e vivace delle colonie d'Asia; Esiodo quelli della madrepatria, la Beozia, terra di contadini e di aristocratici possessori di campi»[20]. Cleomene, re di Sparta vissuto nel VI secolo d.C., avrebbe detto – secondo Plutarco – che «Omero era il poeta degli Spartani, Esiodo il poeta degli Iloti, perché quello ha insegnato come si debba combattere, questo come si debba lavorare la terra»[21].

Nella società rurale dipinta da Esiodo non ci sono «guaritori» accreditati come tali, sacerdoti o maestri dell'arte di guarire. Le campagne sono terre d'autarchia, nella fattispecie d'autocura: la gente dei campi si cura da sé. Nel poema *Le opere e i giorni* Esiodo traccia, in chiusura, le buone regole del vivere quotidiano, semplice e sano. Esse contengono, tra l'altre, norme di comportamento corporale che, nel particolare contesto, assumono carattere di comandamenti o proverbi.

> La donna rimanga per quattro anni in pubertà, e al quinto si mariti.
>
> Non libare all'alba lo scintillante vino a Zeus, e neppure agli altri dèi.
>
> Non orinare in piedi stando in faccia al sole.
>
> Non orinare nudo, ricordalo!, perché le notti sono sacre agli dèi.
>
> Non procreare di ritorno da un infausto funerale.
>
> Che l'uomo non lavi il suo corpo in un bagno di donne.

[20] Werner Jaeger, Premessa a Esiodo, *Le opere e i giorni*, trad. it. con testo a fronte di Lodovico Magugliani, Rizzoli, Milano 1993, p. 31.

[21] La frase di Cleomene è citata ivi, p. 62.

Non orinare alla foce dei fiumi che corrono verso il mare,
non nelle sorgenti, ma guardatene bene! E non defecarvi[22].

Talune di queste prescrizioni sembrano ispirate a criteri più genericamente pedagogici che specificamente salutisti. Ma bisogna tener conto delle molte analogie verbali e dei molteplici simbolismi sottesi ai significati: così l'*ourèin*, l'«orinare» sulle cui modalità Esiodo insiste ripetutamente, rimanda alla negazione *ou*, «non», e al verbo *rèin*, «scorrere», come appunto scorrono i fiumi dalla «sorgente» alla «foce»: là non si deve orinare. Non si tratta di preservare l'ambiente dall'inquinamento da parte dell'individuo educando quest'ultimo a rispettarlo; si tratta invece di evitare a quest'ultimo le occasioni di subire da parte dell'ambiente influenze che siano ritenute in qualche modo nocive. Piuttosto l'ispirazione generale delle prescrizioni stesse indurrebbe a dire che, se il guaritore omerico è – come s'è visto – un «asclepiade», il curante esiodeo è un «igienista», diversamente motivato. Igea e Asclepio sono, tra le divinità olimpiche del gruppo apollineo, l'una la figlia legittima del dio, l'altro il figlio adulterino. Igea dunque, mitica incarnazione della medicina salutista (che cura la salute), avrebbe titoli di maggiore legittimità di Asclepio, mitica incarnazione della medicina terapeutica (che cura la malattia). La poesia di Esiodo, rispetto a quella di Omero, evocherebbe dal *mito di Igea* un modello di medicina diverso: una medicina, anziché riparativa, preventiva. Ciò non è inficiato, anzi è avvalorato dal fatto che, secondo un'altra tradizione, Igea sarebbe non la sorella, ma una delle figlie di Asclepio, nata dall'unione di questi con Epione, «colei che lenisce i dolori», e personificherebbe la salute tutelata, mentre l'altra figlia, Panacea, personificherebbe la salute riparata o ricuperata attraverso un «rimedio universale onnipotente» (donde il nome di «panacea» dato al farmaco capace di guarire ogni male).

Ma a Esiodo si lega altresì una mutazione del concetto stesso di malattia. Alla elaborazione del mito delle età – dell'oro, dell'argento, del bronzo, degli eroi e del ferro – Esiodo premette la narrazione del *mito di Pandora*, la donna forgiata da Efesto per volere

[22] Esiodo, *op. cit.*, vv. 695-764, *passim*.

di Zeus, sdegnato contro gli uomini ai quali il titano Prometeo, dopo aver rubato una favilla del maglio divino, ha insegnato le arti, tra cui quella della cura, che li rendono simili agli dèi. Pandora è la donna attraente che, come dice il suo nome, possiede «tutti i doni» e che li elargisce: anche quelli malvagi, contenuti nel vaso che porta con sé. È dall'orcio di Pandora che fuoriescono tutti i mali dell'umanità, tra cui i dèmoni della malattia e della morte, della fatica e della vecchiaia, degli affanni e del dolore. Fino ad allora, dice Esiodo,

> viveva sulla terra, lontana dai mali, la stirpe
> mortale, senza la sfibrante fatica e senza il morbo
> crudele che trae gli uomini alla morte: rapidamente,
> infatti, invecchiano gli uomini nel dolore. Ma la
> donna, levando di sua mano il grande coperchio
> dell'orcio, disperse i mali, preparando agli uomini
> [affanni luttuosi[23].

Dal vaso di Pandora le malattie escono spontaneamente, a capriccio, sganciate dall'intervento degli dèi. La malattia è dunque una cosa a sé stante, autonoma, senza causalità divina. Essa è ancora un dèmone maligno, secondo un concetto – come vedremo – mutuato dalla medicina mesopotamica, ma la spontaneità e indipendenza ne fanno un'entità diversa, dove la causalità demoniaca già coesiste con una causalità naturale.

2. *Le sapienze d'oltremare*

Il nepente, «rimedio sapiente»[24] della farmacopea omerica, e i dèmoni della eziologia patologica esiodea rimandano alle terre d'oltremare, alle medicine afro-asiatiche, egiziana e mesopotamica, a due aree di un sapere-potere ancora più arcaico della medicina pre-ellenica rispecchiata nei miti. Questi miti esprimono essi stessi una forma di sapere-potere che ha legami retrogradi con la «civiltà dei fiumi», nata e consolidata in tempi remoti, misurati a

[23] Ivi, vv. 90-104.
[24] Vedi al paragrafo precedente la citazione di cui alla nota 18.

millenni, nelle terre bagnate dal Nilo, dal Tigri e dall'Eufrate. Un cordone ombelicale di tipo sapienziale lega quell'antica civiltà ai culti e alla cultura dei Greci.

Apollo, il divino padre di Asclepio, riceve da Omero e da Pindaro due menzioni che lo accreditano come dio della sapienza. La prima menzione, omerica, fa riferimento a

> Calcante, figlio di Téstore, il migliore fra i vati,
> che conosceva il presente e il futuro e il passato
> [...]
> con l'arte sua d'indovino, che gli donò Febo Apollo[25].

La seconda menzione, pindarica, fa dire ad Apollo stesso:

> tengo molti dardi veloci dentro la faretra
> che parlano a coloro che comprendono; ma rispetto al tutto
> hanno bisogno di interpreti. Sapiente è colui che sa molte cose
> per natura[26].

Omero «determina il senso stretto di *sapienza* e lo distingue dai più generici usi antichi nel senso di saggezza pratica oppure di abilità artistica o artigianale». Sapienza e abilità artigianale ispirano la medicina greca delle origini. La sapienza propriamente detta, in quanto divinazione oracolare o *mantica* (come quella posseduta da Calcante), conosce «ciò che è e ciò che sarà e ciò che è stato prima». «La sua eccellenza è la conoscenza pura, e l'oggetto di tale conoscenza non è soltanto l'avvenire, secondo un riferimento più circoscritto della divinazione, bensì [...] tutte le cose passate e presenti, nascoste e manifeste, tutto il mondo insomma»[27]. Questa nozione totale del passato e del presente e questa predizione del futuro saranno ereditate dall'arte della cura, nella medicina greca.

Anche in Pindaro emerge l'idea della totalità. La sapienza è un sapere assoluto, totale, in quanto tale diverso dal sapere della

[25] Omero, *Iliade*, cit., libro I, vv. 69-72.

[26] Pindaro, *Olimpiche*, II, vv. 83-87. Vedi la trad. it. con testo a fronte di Giorgio Colli, *La sapienza greca*, vol. I, Adelphi, Milano 1977, pp. 75-77.

[27] Colli, *op. cit.*, p. 377.

scienza, che sarà relativo, parziale, settoriale. Si tratta di un sapere non solo dilatato nel tempo, attraverso la mantica, ma anche onnicomprensivo, propiziato dall'estasi apollinea culminante nella folgorazione sapienziale propria di «colui che sa molte cose per natura».

La medicina divinatoria che Asclepio ha ereditato «per natura» dal padre è una forma di questo sapere, che concerne l'uomo sano-malato e tutto il suo mondo. Tale «tracotanza del conoscere spetta soltanto alla divinazione»: una sapienza concessa ad Apollo. «La sapienza del dio consiste in un'occhiata, quella attraverso la parola è un'altra sapienza»[28]. La parola comunicativa e istruttiva, che cura e insegna a curare, sarà infatti il tramite di passaggio a un'altra medicina, non sapienziale, ma tecnica. La parola è un veicolo mediatore, come mediatrice è la freccia di Apollo che trasforma la collera divina in malattia umana. Ad Apollo, a Chirone, ad Asclepio basta, per capire e curare, lo sguardo. Invece il curante che sarà tale non «per natura», ma per cultura, avrà bisogno della freccia della parola per andare a bersaglio. La medicina da lui esercitata non sarà più una sapienza-potenza rivelata, di derivazione divina; sarà una facoltà acquisita, conoscitiva e operativa, coltivata dall'uomo attraverso l'insegnamento-apprendimento (fra maestro e allievo) e attraverso il dialogo (fra medico e paziente).

Ma come si snoda il legame sapienziale fra l'Oriente e la Grecia?

L'origine di Apollo e del suo mito, che alcuni collegano agli Iperborei, a «coloro che vivono al di là del vento del nord», cioè alle popolazioni settentrionali da cui verranno in epoca successiva i Dori, da altri è collegata all'Asia minore[29]: «Apollo non è divinità dorica per eccellenza, come voleva K.O. Müller nel primo Ottocento; nell'esperienza greca restano caratteristiche indoeuropee ed asiatiche, di divinità solare e saettatrice, portatrice di pestilenze come di miracolose guarigioni»[30].

[28] Ivi, pp. 23 e 27.

[29] La tesi della derivazione del mito di Apollo da oriente, in particolare dalla Licia, è stata sostenuta prima da U. von Wilamowitz-Moellendorf (*Der Glaube der Hellen*, Berlin 1931-32) e poi da M.P. Nilsson (*Geschichte der griechischen Religion*, München 1967).

[30] Domenico Musti, *Storia greca*, Laterza, Roma-Bari 1995^5, p. 118.

Il collegamento rimanda anzitutto alla grande civiltà cretese, che per un verso fu cretese-micenea, con successivo approdo nella Grecia continentale quando i Cretesi «introducono a Delfi [sede dell'oracolo di Apollo nella Focide, sui fianchi del monte Parnaso] le loro merci e il loro culto»[31], e che per altro verso fu caratterizzata dalle relazioni commerciali e culturali tra Creta e altri popoli, delle quali «le più antiche e le più durevoli furono quelle con l'Egitto», cui seguirono quelle «con Cipro e con l'Asia», in particolare con la Siria, la Fenicia, la Licia[32].

Il collegamento rimanda soprattutto a quel crogiuolo di civiltà antichissime che fu appunto il Vicino e Medio Oriente, luogo di convergenza non solo di rotte navali e carovaniere, ma anche degli universi di sapienza elaborati dalle due grandi civiltà agricole, opulente e mitopoietiche, simili tra loro per etnìa e geografia, quali furono l'egiziana e la mesopotamica. La valle del Nilo e la «Siria tra i fiumi», com'è chiamata la Mesopotamia nell'Antico Testamento, conobbero entrambe le piene fluviali e la fecondità delle terre alluvionate, la prosperità e il benessere, la sapienza e la medicina.

I dodici secoli di storia, tra il 2800 e il 1700 a.C., che vanno dall'età di Imothep, il creatore della prima grande architettura egiziana in pietra (esemplificata nella piramide a gradoni di Saqqara), all'età di Hammurabi, il re babilonese al cui nome è legato il primo grande codice legislativo-deontologico, retrodatano di un millennio e oltre, rispetto all'età descritta da Omero e da Esiodo, la nascita della medicina sapienziale. D'altra parte è ben ammissibile che nell'arco dei millenni non si sia mai data una società umana senza medicina, senza cioè una qualche forma di risposta, curativa o rassicurativa, alla domanda di tutela della vita umana e dell'integrità fisica nei confronti di un mondo esterno ostile, di una natura altrettanto matrigna che madre.

Imothep è, con Thot, tra i principali dèi della medicina egiziana. Tra i due c'è una sostanziale differenza: il primo è un uomo divinizzato, storicamente dato, vissuto di vita reale, il secondo è una divinità metastorica, metafisica, creata non nella realtà, ma nel mito. Ambedue passeranno, con caratteristiche simili, in Grecia,

[31] Gustave Glotz, *La civiltà egea*, trad. it. di Domenico Fajella, Einaudi, Torino 1953, p. 69.

[32] Ivi, pp. 247 sgg.

l'uno come Asclepio, l'apollineo guaritore, l'altro come Ermes, il semidio araldo d'Olimpo, protettore dell'uomo viandante e accompagnatore dell'uomo defunto. Simmetricamente da Babilonia Pazouzou, il più terribile dei dèmoni maligni scatenati dagli dèi offesi per la negligenza degli uomini nei loro confronti, avrà una eco nella mitologia medica greca dove la malattia – si ricordi il mito esiodeo di Pandora – è una sorta di dèmone, cioè una potenza maligna, nociva e invasiva, che penetra nell'uomo trasformandosi in forza interna perturbatrice e richiedendo un controintervento divino, propiziato e mediato dal sacerdote.

In Egitto la medicina è, all'origine, una prerogativa della casta sacerdotale. Sono i sacerdoti i primattori sulla scena del curare e del guarire. Sono essi che placano la collera degli dèi, che esorcizzano la malvagità dei dèmoni, che invocano l'aiuto divino, che confidano nel soccorso degli spiriti, che affidano la salute dei vivi al vivere in pace con i morti. In questa rete di relazioni extrasensoriali ed extrarazionali con il divino, il soprannaturale, l'immateriale, l'ultraterreno, l'uomo egiziano fa gran conto della virtù terapeutica della preghiera e cerca assicurazione nell'osservanza dei giorni fausti, nel ricorso agli amuleti, nell'affidamento alle pratiche magiche.

Gli Egiziani – tramanda Erodoto (490 o 480-424 a.C.) nelle *Storie* – sono «straordinariamente religiosi, assai più di tutti gli altri uomini». I loro sacerdoti praticano una pulizia corporale rigorosa e scrupolosa «affinché né pidocchio né alcuna altra sozzura vengano su di loro mentre attendono al culto degli dèi». Pediculosi, parassitosi, mosche e sporcizia sono vettrici di molte malattie, dal tifo petecchiale al tracoma. Perciò i sacerdoti «si lavano due volte al giorno con acqua fredda e due volte ogni notte»[33].

Organizzati secondo una gerarchia piramidale quanto i loro monumenti sepolcrali, i sacerdoti sono una folla che va da una larga base di «puri», così chiamati per il solo fatto di compiere una purificazione lustrale, a un vertice dove sta il «sommo» fra essi, come il sommo sacerdote Imothep, il quale riceve gli attributi di «capo dei medici del re» (il faraone Zoser della III dinastia), di «sapiente» e di «visir», cioè di detentore della sapienza-potenza

[33] Erodoto, *Storie*, trad. it. con testo a fronte di Augusta Izzo d'Accinni, Rizzoli, Milano 1995^{6}, libro II, p. 37.

propria di chi è più prossimo agli dèi e pertanto è meritevole, dopo la morte, di essere deificato. Così Imothep diventa a Memfi, da figlio mortale dell'architetto faraonico Kanofer, il figlio immortale di Ptah, il dio che personifica la gran madre terra.

Nell'Egitto politeista c'è una polimedicina sapienziale. Come la devozione religiosa con cui si apparenta, la sapienza medica non si identifica necessariamente con quella di Memfi o di Tebe, le due grandi capitali. Ogni città, ogni tribù ha la sua propria sapienza, il suo centro religioso, il suo culto, il suo dio. Questi è spesso personificato in un uomo o donna con testa animalesca: a Bubasti è Bast, donna con testa di gatta; a Dendera è Hator, donna con testa di vacca; a Ermopoli è Thot, uomo con testa di ibis, lo scriba degli dèi, colui che fece dono agli uomini della parola scritta (in età ellenistica venerato come Ermete Trismegisto, «tre volte grandissimo», ritenuto autore di un insieme di scritture a carattere mistico, il *Corpus hermeticum*).

Una divinità largamente venerata è Api, il bue nero, simbolo del gran padre Nilo; quando l'animale che lo incarna muore, si prevede una inondazione. La scelta dei diversi animali raffiguranti il divino può spiegarsi secondo la loro rispondenza ai vari bisogni: il gatto libera dai topi che sciupano il grano, il coccodrillo fuoriesce dal Nilo ad avvisare di una inondazione imminente, l'ibis uccide le serpi che si annidano nel limo sparso dal fiume. L'ibis inoltre, con la strana manovra del suo collo che si torce permettendo all'uccello d'introdurre il becco nella propria cloaca spruzzandola dell'acqua ingerita, fornisce l'idea del clistere. Insomma gli Egiziani divinizzavano gli animali nella misura in cui questi erano in qualche modo amici dell'uomo.

Però, oltreché zoomorfa, la divinità locale o tribale è talora ambivalente, dispensatrice di mali o di rimedi a seconda del caso. A Elefantina, luogo delle cateratte del Nilo, la divinità è Khnum, uomo con testa d'ariete, signore della cascata e della piena, apportatore di prosperità come di rovina. Questo carattere di ambivalenza passerà in Grecia, applicato ai *phàrmaka*, farmaci o veleni a seconda della dose, come il giusquiamo e lo stramonio[34]. La

[34] Il giusquiamo o «fava di porco» (in greco da *ùs*, porco, e *kùsmos*, fava) entrava come sostanza principale nelle pozioni usate a scopo soporifero e analgesico. È una pianta solanacea il cui impiego in terapia è legato agli alcaloidi

stessa divinità tende a moltiplicarsi in una pluralità di dèi minori, ciascuno con i suoi collegamenti e riferimenti – cosmici, naturalistici, antropologici, anatomici –, ciascuno con la sua particolare funzione, protettrice o colpitrice, curativa o patogena.

Uno dei culti più direttamente connessi alla gestione della salute e delle malattie è quello di Sekhmet, donna dalla testa di leone e divinità feroce, apportatrice di pestilenze ma anche guaritrice, che sul capo leonino porta talora il disco solare, saettatore di raggi a volte infuocati e cocenti, a volte miti e benefici. In un graffito del Medio Regno (2160-1580 a.C.) è scritto: «Ero un sacerdote di Sekhmet, potente e capace del mio mestiere, che impone la mano sui malati, che conosce di cosa si tratta, dotato di poteri guaritori nella mano»[35].

Nel tempio il sacerdote si fa carico dei bisogni, delle mancanze, delle sofferenze, dei mali attinenti il popolo dei fedeli. Mediatore sia di quei bisogni, tra cui quello di salute, sia di questi mali, tra cui le malattie, egli è medico e talora grande medico, medico capo, maestro di sapienza nella «casa della vita» annessa al tempio. In queste istituzioni templari per metà scuole e per metà biblioteche – famose le «case della vita» di Sais ed Eliopoli – la sapienza si trasmette da sacerdote a sacerdote, di generazione in generazione.

La fase principale del rito espiatorio dei mali o propiziatorio dei rimedi, dopo che nell'oscurità emergeva alla luce delle torce

(atropina, iosciamina, scopolamina) di cui sono ricche soprattutto le foglie. Attivo sulla corteccia cerebrale, che deprime inducendo il sonno, e sul sistema neurovegetativo, in cui deprime il parasimpatico elidendo gli spasmi, attraversò la storia della farmacologia come ipnotico o allucinogeno, a seconda della dose. Pure lo stramonio è una solanacea dalle foglie ricche di alcaloidi (atropina e iosciamina) deprimenti l'attività corticale del cervello e il tono parasimpatico. Anch'esso fu nei secoli un punto di riferimento della farmacologia, come veleno paralizzante ad alte dosi e a giuste dosi come farmaco antiasmatico.

[35] Il potere guaritore della mano tramite il tocco o l'imposizione trae da qui una lunga tradizione, giunta fino a noi. Nello stesso Egitto antichi bassorilievi raffigurano terapeuti che impongono la mano sul ventre di malati. Nei templi di Atene si trovano raffigurazioni di Asclepio in analogo atteggiamento. Il padre della medicina Ippocrate afferma che «medici esperti ritengono che il calore che si irradia dalla mano, applicato ai malati, sia altamente salutare». Anche il Giobbe della Bibbia dice: «Il Signore me le ha date, il Signore me le può togliere, il Signore sia benedetto per queste mie mani che guariscono» (vedi Piero Cassoli, *I guaritori*, Armenia, Milano 1973).

l'idolo nel quale il dio si compiaceva di manifestarsi, «riguardava le cure che venivano rivolte alla persona stessa della divinità, cioè alla sua statua, trattata come se si trattasse di un essere vivente». Bellissima od orrida – l'ambivalenza era anche estetica – la statua «veniva lavata, truccata, rivestita con abiti nuovi», talora adornata «con gioielli e con altri oggetti simbolici connessi con la sua tipologia. Infine, sempre a cura del sacerdote che aveva aperto il *naòs* [tabernacolo], la statuetta veniva sottoposta all'unzione con l'olio e riceveva l'offerta di grani di sale e resina». Riceveva anche offerte di natura commestibile, vegetale o animale, che poi passavano sulle mense dei sacerdoti dopo che il dio ne aveva prelevato, ovviamente in misura impercettibile, il nutrimento per «saziarsi». «Mentre venivano compiuti alcuni atti conclusivi come libagioni d'acqua e fumigagioni d'incenso, l'oscurità tornava ad avvolgere il tabernacolo nel quale la statuetta del dio era custodita»[36].

«Dea della salute» pressoché ubiquitaria era Iside, «inventrice di farmaci», sposa di Osiride, invocata dai malati forse per la suggestione esercitata dal suo mito, abbozzatoci da Diodoro Siculo (80-20 a.C.) e compiutamente narratoci nella diatriba *De Iside et Osiride* da Plutarco (50-120 d.C.). Più in generale, una cosmogonia originaria di Eliopoli – la «città del sole», oggi sobborgo del Cairo – contempla Atum-Ra, il dio Sole, che crea il cosmo mediante l'intervento solare sul liquido primordiale (con evidente richiamo alla geo-climatologia dell'Egitto, dove la vita degli uomini è vista dipendere dal sole e dal fiume). Con atto autoerotico il dio dà vita ai gemelli Shu e Tefnut – rispettivamente l'aria, o il «secco», e l'acqua, o l'«umido» –, dalla cui unione hanno origine Nut, il cielo, e Geb, la terra, genitori di Iside. Nell'antefatto della diatriba di Plutarco, Osiride è «il signore di tutte le cose», il faraone che, curante del benessere del suo popolo e a questo scopo andato nell'alta Nubia a innalzare dighe sul corso del Nilo, lascia la reggenza a Iside, ignaro che il fratello-nemico Seth trama a suo danno. Al suo ritorno viene infatti invitato a prendere posto in un'arca sontuosa; entratovi, il coperchio dell'arca viene subito fatto serrare con chiodi e sigillato. Versato piombo fuso dentro il

[36] Sergio Pernigotti, *Il sacerdote*, in *L'uomo egiziano*, a cura di Sergio Donadoni, Laterza, Roma-Bari 1990, p. 153.

sarcofago, questo con il corpo senza vita di Osiride viene affidato alla corrente del Nilo e dal fiume trasportato nel mare. Il regicidio tronca un regno durato 28 anni (28 è il numero delle fasi lunari) e cade nel diciassettesimo giorno del ciclo (quando cade il plenilunio): è un giorno che, narra Plutarco, «i pitagorici chiamano *ostacolo*, avendo in odio il diciassette più di ogni altro numero».

La cassa con il corpo di Osiride è portata dalla marea sui lidi fenici, dove Iside la ritrova. Richiamato in vita per una notte, Osiride feconda Iside che concepisce Horo. Ma il corpo del re defunto è ritrovato anche da Seth che ne fa scempio, smembrandolo in 14 pezzi. Le 14 parti del corpo smembrato rimandano ai giorni che intercorrono tra plenilunio e novilunio.

L'esistenza di Osiride è da questo momento confinata nel regno dei morti, dove il faraone diventa dio. Per gli Egiziani la morte non è da temersi, se esiste un oltretomba su cui regna il loro antico sovrano: il trapasso dalla vita alla morte è visto come una continuità garantita da lui. Iside, dal canto suo, che svolge un ruolo determinante nella ricerca e nel ritrovamento dei pezzi del corpo dello sposo – in ciò aiutata da Anubi, il dio-sciacallo – diventa oggetto di venerazione perché la ricomposizione dell'integrità corporea di Osiride, vera e propria anticipazione del processo terapeutico di *restitutio ad integrum*, ne fa la dea della salute, simboleggiante non solo la salvezza personale, ma anche la sicurezza di sopravvivenza nell'aldilà[37].

[37] Iside, regina dell'oltretomba, sarà da Erodoto identificata in Demetra, sorella di Zeus, a cui viene restituita in Eleusi (la terza città dell'Attica dopo Atene e il Pireo) la figlia Persefone, nata dal rapporto col divino fratello e rapita da Ade, dio degli Inferi: ciò spiega l'origine dei *misteri eleusini*, forme segrete di culto iniziatico instaurate in Eleusi a partire dal IV secolo a.C. e fondate sulla venerazione di Demetra, appunto, e *dell'alter ego* greco di Osiride, Dioniso. Questi, a sua volta, nato da Persefone e da Zeus e poi fatto a pezzi dai Titani proprio come Osiride da Seth, sarà protagonista in età ellenistica di un mito collegato anch'esso ai misteri dell'oltretomba e della vita felice ultraterrena. Analoga la religione misterica legata alla figura di Orfeo, leggendario poeta anteriore a Omero, sceso negli Inferi a riscattare da Persefone la moglie Euridice e poi sbranato dalle Ménadi, gelose del suo amore coniugale: *misteri orfici*, questo il nome indicativo dei riti basati sulla recitazione di poesie-preghiere del mitico Orfeo e finalizzati ad assicurare la rinascita dopo la morte. Vedi al riguardo Walter F. Otto, *Il senso dei misteri eleusini* e Walter Wili, *I misteri orfici e lo spirito greco*, in AA.VV., *I culti misterici*, Red, Como 1995, pp. 9-72.

A completamento del mito, Horo, il figlioletto di Osiride e Iside, è allevato in segreto dalla madre amorosa, che lo ammaestra nelle arti magiche. Il mito del bimbo protettore e guaritore, proseguito in epoca più tarda in quello del dio cacciatore di serpenti e di scorpioni velenosi, è immortalato nelle «stele di Horo» e nelle successive «statue guaritrici» dotate di occhi («dio, guardami!») e orecchie («dio, ascoltami!»). Poi Horo, divenuto adulto, vendica il padre abbattendo Seth, che però riesce a strappargli un occhio lacerandolo e seminandone i pezzetti nella sabbia del deserto (dove germineranno fiori di loto). Ma Iside chiama in soccorso Thot, il dio soccorritore per eccellenza, il quale risana la ferita e restituisce integrità all'occhio di Horo. Questi, che perde il suo occhio e lo riconquista, assume fattezze di uomo con testa di falco e diventa il simbolo dell'eterna lotta tra la luce e l'oscurità, assumendo funzioni adiuvanti di dio della salute e del benessere contro le tenebre del male e della malattia. Thot, per parte sua, assume particolare potere sulle malattie degli occhi, frequenti in Egitto per via del sole abbagliante, del vento e della sabbia, nonché importanti dal momento che una di esse, il tracoma, era forse la maggiore tra le «dieci piaghe d'Egitto», quella correlata ai tafani parassitanti le cisposità oculari.

Plutarco chiosa la sua diatriba dicendo che alla fine Horo domò Seth come la calamita – detta «osso di Horo» – doma il ferro – detto «osso di Seth». Scrive: «Come il ferro a volte viene attratto dalla calamita e altre volte ne è respinto, così il movimento del cosmo, che è vitale, positivo e razionale, a volte attrae nel suo ambito la dura forza del male, guidandola e addolcendola con la persuasione; altre volte invece accoglie dentro di sé il suo potere di attrazione e fa precipitare la forza di Seth nel vuoto infinito»[38].

Diversamente da Osiride e Iside, suoi genitori antropomorfi, Horo è un dio zoomorfo, ornitocefalo. «Gli Egiziani consideravano il non umano come sovrumano» elaborando una «interpreta-

[38] La chiosa di Plutarco e parte della sua «diatriba» *De Iside et Osiride* sono riportati da *Miti dell'antico Egitto*, a cura di Antonella Grignola, Demetra, Bussolengo 1996. Sul mito di Iside e Osiride, trascritto da Plutarco «in termini demoniaci, matematici, alfabetici, naturali, filosofici, religiosi», vedi il paragrafo *Plutarco e il mito*, in Pietro Citati, *La luce della notte. I grandi miti del mondo*, Mondadori, Milano 1996, pp. 74-80.

zione religiosa della divinità degli animali». Di questi ammiravano la «statica realtà. Nel mondo animale il continuo ripetersi delle generazioni non porta mutamento». Nell'uomo sì: ogni morte umana è un cambiamento. Solo «il Faraone, come buona parte degli animali, condivideva con l'universo ordinato degli dèi la prerogativa della immutabilità, ed era veramente un essere sovrumano. Invece la morte dell'uomo costituiva un mutamento per tutti coloro che avevano rapporto con lui»[39].

Discendono da qui sia l'importanza del culto dei morti, sia lo zoomorfismo degli dèi. Tale zoomorfismo non è una forma primitiva o riduttiva della divinità, ma una forma elaborata e ragionata di rappresentazione religiosa. La testa di falco di Horo non costituisce affatto un regresso rispetto alle teste umane dei genitori antropomorfi del dio, perché «sta a indicare l'anima, dal significato del suo nome; infatti fra gli Egizi il falco è chiamato *baieth*, e questo nome scomposto significa anima e cuore, perché la parola *bai* vuol dire anima, ed *eth* cuore; e il cuore secondo gli Egizi è», in armonica sintesi tra fisiologia e psicologia, «il ricettacolo dell'anima»[40]. Tale coabitazione di cuore e anima sarà recepita dal cardiocentrismo che ispirerà una parte della medicina greca.

Come il passaggio dall'antropomorfismo degli dèi Osiride e Iside allo zoomorfismo del loro figlio Horo non costituisce una riduzione o un regresso, così la transizione dal politeismo al monoteismo, verificatasi intorno al 1300 a.C. e impersonata a Tebe nel culto di Amon-Ra, il dio nascosto che si manifesta nel vento del deserto – *amon* – e nel sole – *ra* –, non rappresenta affatto un progresso, né tantomeno una «rivoluzione religiosa», quanto piuttosto una conseguenza del fatto che a un certo punto «gli Egiziani si resero conto che nessun potere dell'universo poteva eguagliare il valore di una combinazione fra sole e aria», fonti rispettivamente del calore vitale e del soffio della vita. Per gli Egiziani l'universo è animato dal calore e dal respiro della divinità

[39] Henri Frankfort, *La religione dell'antico Egitto*, trad. it. di Laura Fuà, Einaudi, Torino 1957, pp. 15 e 107.

[40] Il passo, tratto da una fonte egiziana del V secolo d.C., è riportato da Alan Gardiner, *La civiltà egizia*, trad. it. di Ginetta Pignolo, Einaudi, Torino 1971, p. 12.

immanente. Essi concepivano il mondo in termini fisiologici, biologici: «spiegavano l'apparizione quotidiana del sole come la sua nascita» e «dicevano che la luna cala perché è l'occhio dolente di Horo»[41].

A Memfi il culto dominante era – come già accennato – quello di Ptah, scaturigine dell'esistenza umana, cuore e lingua dell'Enneade, cioè del gruppo delle nove divinità (Atum-Ra, Shu, Tefnut, Nut, Geb, Osiride, Iside, Seth e la sposa di quest'ultimo, Nefthi). È Ptah colui che regola il meccanismo della vita: «Avvenne che il cuore e la lingua avessero il predominio su tutte le altre membra; infatti egli, Ptah, come cuore, è nel corpo di tutti, come lingua è nella bocca di tutti, dèi, uomini, bestie, rettili e di qualsiasi altra cosa che abbia vita [...]. E così la vita è data a chi è pacifico, la morte a chi è colpevole»[42]. Se la psicofisiologia degli Egiziani si estrinseca nella coppia anima-cuore, la loro biologia si estrinseca nella coppia vita-morte. Il papiro Ebers (scoperto nel 1873 dall'egittologo Georg Moritz Ebers, papiro d'argomento medico scritto intorno al 1600 a.C. ma riferito a tempi anteriori di almeno un millennio) contiene l'affermazione che «il soffio della vita entra dall'orecchio destro e il soffio della morte entra dall'orecchio sinistro». La biologia degli Egiziani è comprensiva di una tanatologia che è la fonte prima delle principali manifestazioni – le piramidi e le mummie – della loro civiltà.

La civiltà egiziana si manifesta, nel campo del curare e del guarire, non solo nella sapienza-potenza dei sacerdoti. «Tutto induce a credere», rileva lo storico delle idee Jean Starobinski,

> che ci fosse in Egitto una categoria di medici distinta da quella dei sacerdoti. Al seguito dei principi e dei notabili si imponeva la presenza di un medico provetto tanto per vigilare sulla salute dei singoli, quanto per mantenere in stato di efficienza una numerosa schiera di subalterni e di schiavi. La stessa cosa accadeva negli eserciti, o nei grandi raggruppamenti di lavoratori impiegati in opere di irrigazione e di costruzione[43].

[41] Frankfort, *op. cit.*, pp. 31 e 33.

[42] Il passo è riportato ivi, p. 28.

[43] Jean Starobinski, *Storia della medicina*, trad. it. di Anna Dianati, Mursia, Milano 1954, p. 12.

Era una manovalanza addetta alle opere irrigue e agricole nella valle del Nilo o impegnata nelle opere di scavo minerario e di edificazione monumentale: a essa, come testimonia un'antica iscrizione, veniva prescritta la giusta quantità di rafano, cipolle e aglio (di cui sono note le proprietà antielmintiche e antiparassitarie dovute ai principi attivi in essi presenti e sfruttate dalla medicina popolare d'ogni tempo). Nel folto di questa umana manodopera le ferite, fratture, lussazioni, ascessi, ustioni erano evenienze frequenti. Di tale multipatologia dà testimonianza il papiro Smith (scoperto nel 1862 dall'egittologo Edwin Smith, un altro papiro d'argomento medico, più propriamente chirurgico, scritto sul finire del Medio Regno ma riferito ai tempi del Regno Antico), nel quale sono descritti 48 casi di traumi seguendo un'esposizione «dalla testa ai piedi» che sarà puntualmente ripresa come modello descrittivo cranio-caudale da parte dei testi della medicina greca.

Le lesioni anzidette, in quanto esterne, sono tutte visibili e palpabili, direttamente accessibili ai sensi e ai gesti terapeutici di operatori che, in quanto «manuali» come la «manodopera» da cui provengono, sono *operai della mano* e saranno detti, in greco, *chirurghi* (da *chèir*, mano, e *èrgon*, lavoro, opera). A questo proposito va sfatato uno dei luoghi comuni di molta storiografia medica, svalutante l'anatomia quale fu concepita ed esercitata nell'antico Egitto. Per gli Egiziani l'apertura dei cadaveri non era una pratica settoria con fini di conoscenza anatomica; era invece una *tanatopratica* o *chirurgia religiosa*[44], consistente nella eviscerazione, descrittaci da Erodoto, dei corpi destinati all'imbalsamazione, alla mummificazione, all'ingresso nel regno dei morti e nell'eternità[45]. Per questo veniva

[44] Jean-Claude Goyon, *Chirurgie religieuse ou thanatopraxie? Données nouvelles sur la momification en Egypte et réflexions qu'elles impliquent*, Atti del Congresso di Egittologia, Torino 1993, pp. 215-225.

[45] Erodoto, nelle *Storie* (libro I, 86-88), descrive tre maniere d'imbalsamazione: una «più costosa», una «media», una «che prepara i più poveri». La prima procede estraendo prima con un ferro ricurvo attraverso le narici il cervello e poi praticando con pietra aguzza d'ossidiana un taglio lungo il fianco ed eviscerando l'addome. Indi, «riempita la cavità del ventre di mirra pura tritata e di cannella e degli altri aromi, tranne incenso, lo ricuciono. Fatto questo, lo mettono sotto sale coprendolo con nitro, per settanta giorni». Infine, «lavato il cadavere, ne avvolgono tutto il corpo con strisce tagliate di un lenzuolo di bisso, spalmandole al di sotto di gomma». La seconda maniera procede così: tramite «clisteri con olio estratto dal cedro, ne riempiono il ventre del cadavere senza tagliarlo e

lasciato *in situ* solo il cuore, sede dell'anima, senza il quale il defunto «non poteva star bene». Se il cadavere dunque era sacro, non poteva essere dissacrato da pratiche settorie e da studi anatomici.

Tuttavia la conoscenza anatomica degli Egiziani non era affatto rudimentale e banale, tutt'altro; essa prendeva le mosse non dai morti, ma dai vivi. Precluso agli eviscerаtori dei cadaveri, «un vasto campo di indagini era invece aperto ai medici che accompagnavano le armate faraoniche nelle numerose campagne militari. Al termine di una battaglia restavano al suolo feriti e moribondi, alcuni dei quali con ferite che mettevano in luce, ancora da vivi, meccanismi fisiologici che sarebbe stato impossibile osservare altrimenti»[46].

Lo stesso dicasi per i tanti infortunati sul lavoro. Era da questa traumatologia di guerra e da questa infortunistica di pace che nasceva una *chirurgia anatomica* sul vivente, diversa *dall'anatomia chirurgica* sul cadavere, conferente ai medici egiziani un ruolo di alta dignità nella storia della conoscenza anatomica. La loro era una «anatomia viva», e non è un caso che tale dizione qualifichi la moderna fisiologia ai tempi del suo nascere. Ne è una riprova il fatto che se anatomicamente «dal cuore ad ogni membro vanno i vasi» (ivi compresi erroneamente i nervi), come è scritto nel papiro Ebers, fisiologicamente «la sua pulsazione è in ogni vaso di ogni membro», come è scritto nel papiro Smith. Mentre il cuore è visto in continua «danza», le condutture originanti da esso sono viste distribuire a ogni membro aria e acqua miste a sangue, nonché scaricare fuori dal corpo i rifiuti di questo: feci, urine, sudore, saliva, catarro, vomito e ventosità («la malattia esce col vento»).

senza estrarre gli intestini, ma introducendo l'olio dal deretano e, impedendo al clistere di tornare indietro, lo tengono sotto sale per i giorni stabiliti e all'ultimo giorno estraggono dal ventre l'olio di cedro che prima vi avevano introdotto. Questo ha tale forza da tirar fuori insieme a sé gli intestini e i visceri dissolti. Le carni invece le consuma il nitro e, alla fine, del morto restano solo la pelle e le ossa». La terza maniera è la seguente: «dopo aver lavato il ventre con un purgante tengono il cadavere sotto sale per settanta giorni e poi lo restituiscono da portar via». Si precisa che un cadavere si mummifica quando, disidratandosi, si conserva naturalmente senza subire putrefazione. La tecnica per ottenere una buona mummificazione (dall'arabo *mumiyya*, cera che nell'uso degli Arabi d'Egitto indicava una specie di asfalto o bitume adatto a imbalsamare) era l'imbalsamazione (dal greco *bàlsamon*, resina oleosa tendente a solidificare).

[46] Boris de Rachewiltz, *Vita nell'antico Egitto*, Sansoni, Firenze 1962, p. 151.

Una conoscenza anatomica, minore ma non marginale, derivava agli Egiziani anche dalle nozioni di anatomia comparata provenienti, queste sì, dalla necroscopia zootomica, cioè dall'osservazione degli animali uccisi a scopo sacrificale. «Il fatto che i geroglifici rappresentanti parti del corpo, specie organi interni, siano riproduzioni di organi di mammiferi e non di esseri umani dimostra che la conoscenza da parte degli Egiziani della struttura interna degli animali è più antica di quella relativa all'uomo.» Per questo «il segno *utero* è l'utero bicorne bovino» e «il segno *dente* corrisponde alla zanna di un mammifero»[47].

A questo punto possiamo dire che la medicina egiziana trasmette a quella greca due grandi paradigmi. Il primo è la distinzione delle malattie in interne, dovute a cause preternaturali, inaccessibili ai sensi e al senso comune e inesplicabili dalla ragione, e in esterne, viceversa accessibili ed esplicabili. Il secondo paradigma, legato al primo, è la coesistenza di due diverse categorie di curanti e guaritori: da un lato gli interlocutori con gli dèi, con i dèmoni, con gli spiriti, con i morti, indovini della malattia (diagnosti), divinatori del destino (prognosti), mediatori dell'intervento divino risanatore (terapeuti); dall'altro gli artigiani della cura e della guarigione, sensisti e raziocinanti, medici d'uomini e d'animali (veterinari), chiropratici e manipolatori di farmaci (farmacisti), operatori manuali ed esperti in fasciature (chirurghi). Non fa meraviglia che l'Egitto, paese produttore di piante medicinali e del lino, sia ad un tempo la «terra datrice di biade e di farmachi» menzionata da Omero e la terra matrice delle fibre che, filate e tessute, fanno non solo le tuniche che vestono i vivi e le bende che fasciano i morti, ma anche le fasce che, rigide o molli, servono a curare le fratture, le ferite, le piaghe.

I medici che trattano queste lesioni esterne, riferibili a cause naturali, curabili senza bisogno dell'intervento divino e dell'intermediazione sacerdotale, sono mediatori che, in quanto assecondanti la forza risanatrice della natura in cui si manifesta l'immanenza di questo o quel dio, sono, oltreché chirurghi, demiurghi. È verosimilmente a questa seconda categoria che appartengono quei curanti e

[47] Warren R. Dawson, *The Beginnings. Egypt & Assyria*, Hoeber, New York 1930, p. 40. La traduzione è mia.

guaritori che fanno sì che gli Egiziani siano stati, ai tempi di Erodoto e al dire di questi, «ritenuti primi nella medicina».

Il termine usato per indicare questi medici è *sunu*, scritto con due segni – una freccia e un vaso – onde il medico, utilizzando una punta di freccia rovente per cauterizzare e un vaso per triturarvi i medicamenti, sarebbe l'«uomo del cauterio e del mortaio»; ma questa interpretazione è stata revocata in dubbio e poi rifiutata, trattandosi di scrittura fonetica e non geroglifica. Ciononondimeno è interessante notare che *sun* significa «soffrire», «patire», onde appare giustificato e motivante ritenere che il medico fosse l'«uomo che appartiene a chi soffre», l'uomo che ha cura del «paziente»[48].

«L'arte della medicina», aggiunge Erodoto, si esercita presso gli Egiziani «nel modo seguente: ognuno è medico di una sola malattia e non di più. Ogni luogo è perciò pieno di medici, perché ci sono i medici degli occhi [come l'oculista 'migliore che ci fosse in Egitto', richiesto da re Ciro di Persia], quelli della testa, dei denti, quelli delle malattie intestinali e quelli delle malattie incerte»[49].

Soltanto queste ultime – le malattie incerte – sono, in quanto interne e dovute a cause nascoste che bisogna «indovinare», l'oggetto della competenza dei medici «indovini», appartenenti alla categoria dei sacerdoti. Solo costoro sono in grado di dire se una malattia sia dovuta al volere della dea Sekhmet, o al capriccio di uno spirito maligno, o al malocchio di un nemico, o alla persecuzione di un morto. Non solo per il «malocchio», ma anche per le altre tre cause, al medico sacerdote basta, per capire, uno sguardo. Per questo medico l'essenza della malattia, còlta nella diagnosi, si basa non sui fenomeni, sulla fenomenologia dei sintomi e segni morbosi (sintomatologia e semeiotica), ma unicamente sullo sguardo, quello che sarà detto, in un futuro molto lontano, «occhio clinico». Per l'egiziano clinico *ante litteram*, «la prima diagnosi della malattia viene dall'osservare il paziente negli occhi»[50].

La diagnosi – ce ne dà la prova il papiro Smith – è in realtà

[48] Concordano al riguardo Ange-Pierre Leca, *La médecine egyptienne au temps des Pharaons*, Roger Dacosta, Paris 1971; Paul Ghalioungui, *La médecine des Pharaons*, Lafont, Paris 1983; Christian Jacq, *Il segreto dei geroglifici*, trad. it., Piemme, Casale Monferrato 1995.

[49] Erodoto, *op. cit.*, libro III, 129; libro II, 84; libro III, 1.

[50] Gianfranco Nolli, *Civiltà dell'antico Egitto*, ERI, Roma 1963, p. 375.

una prognosi espressa da tre diverse formule: «una malattia che io curerò», se la prognosi è favorevole, «una malattia contro cui io combatterò», se la prognosi è riservata, «una malattia per la quale non si può far nulla», se la prognosi è infausta. La terapia – ce ne dà la prova il papiro Ebers – è una pratica che attinge a una vasta gamma di risorse, associante ricette medicamentose e formule esorcistiche: «O Iside, grande maga, slegami da tutte le cose cattive, nocive [...], come tu fosti slegata dal tuo figlio Horo»[51]. Tra le pratiche magiche trova posto il ricorso ai cosiddetti «cippi di Horo» o statue magiche guaritrici[52].

Le due categorie, dei medici sacerdoti e dei chirurghi medici, non sono rigidamente separate. Tra esse esiste una integrazione, una osmosi. L'appartenenza alla categoria sacerdotale, ai livelli più bassi di quest'ultima, non è una prerogativa che permane vita natural durante. È invece una prerogativa a termine: i sacerdoti «puri» possono uscire dai ranghi sacerdotali e tuttavia rimanere nelle file dei curanti e guaritori, però non più sacerdoti, ma medici «laici». Forti della passata esperienza di coadiutori di indovini ed esorcisti, possono integrare e mescolare questa esperienza alle pratiche di una medicina che solo in parte resta di tipo sapienziale, ma che parzialmente è già un'arte, una tecnica.

Se «i Greci afferma[va]no che i loro saggi e lo stesso Ippocrate, principe dei medici, impararono l'arte medica in Egitto»[53] e se «si può affermare che la medicina egiziana sia stata maestra di quella greca»[54], legami o lacci esistono anche tra quest'ultima e un'altra sapienza orientale, quella che dà nerbo alla medicina mesopotamica.

Erodoto scrive che nella Babilonia del V secolo a.C., da lui visitata, gli abitanti «non hanno medici». Essi «trasportano i malati in piazza»; poi, «accostandosi al malato danno consigli sulla malattia quelli che ne abbiano sofferto essi stessi o di cui abbiano visto un altro che ne soffriva. Questi consigli li danno accostandoglisi e lo

[51] La formula propiziatoria con cui si apre il papiro Ebers è riportata *ibid.*

[52] Laszlo Kakosi, *Some Problems of the Magical Healing Statues*, in AA.VV., *La magia in Egitto al tempo dei faraoni*, Atti del Convegno internazionale di studi, Milano, 29-31 ottobre 1985, pp. 171 sgg.

[53] Nolli, *op. cit.*, p. 372.

[54] Franco Cimino, *Vita quotidiana degli Egizi*, Rusconi, Milano 1985, p. 313.

esortano a quelle cure seguendo le quali essi stessi scamparono da simile malattia o videro scamparne altri. Non è lecito passare in silenzio senza chiedere di che male uno soffra»[55].

A fronte di questa diffusa autocura popolare – come in Egitto dove «ognuno vi è medico» – sta il fatto che i sacerdoti babilonesi praticano l'epatoscopia e osservano il cielo. Da un lato la pratica aruspicina (la radice *har* significa fegato) coglie nel fegato – ritenuto sede dell'anima e centro della vita – degli animali sacrificati i segni delle malattie e i presagi dei decorsi morbosi[56]; dall'altro l'osservazione astronomica ricava dagli astri e dai loro movimenti le indicazioni per arguire quali siano le «influenze» celesti sulle vicende terrestri, ivi comprese quelle umane tra cui la malattia e la salute.

Inoltre tra i Sumeri – primo popolo storico ad abitare quel «paradiso terrestre» che dovette essere la Mesopotamia prima e dopo il «diluvio universale» – il termine *asu* che designa il medico significa «colui che conosce l'acqua» e sottintende non tanto colui che conosce e usa l'azione purificatrice dell'acqua nei riti lustrali propiziatori, quanto colui che possiede la conoscenza dell'acqua in quanto principio di *tutte* le cose, cioè detiene una sapienza *totale*, come tale rispecchiata dalla cosmologia del sapiente Talete, «il primo filosofo» greco. Il primo *asu* a noi noto è un certo Lulu, vissuto nella Ur dei Caldei nel 2700 a.C.

Comunque i vicini dei Babilonesi, gli Assiri, «avevano una notevole conoscenza medica, della quale una messe di prove documentarie è giunta fino a noi». Da tali prove «possiamo immediatamente percepire che vi è una notevole analogia fra i testi medici egizi e quelli assiri»[57].

Dalla Babilonia di Hammurabi (1792-1750 a.C.) alla Ninive di Assurbanipal (668-626 a.C.), quando la potenza assira costringe all'obbedienza il Basso Egitto, altri dodici secoli di sapienza medi-

[55] Erodoto, *op. cit.*, libro I, 197.

[56] La forma del fegato, la sua divisione in lobi, le incisure scolpite sulla sua superficie, la sede occupata dalla cistifellea, l'origine dei vasi dal suo ilo erano tutti segni ricchi di significato. Un fegato di terracotta, suddiviso in cinquanta settori e recante numerosi fori quali punti di *repère*, costituiva il modello con cui confrontare il fegato eviscerato.

[57] Dawson, *op. cit.*, p. 59. La traduzione è mia.

ca trascorrono tra esorcismi e invocazioni, purificazioni e incantesimi, riti orali e manuali. Tutto questo rituale mira a identificare i dèmoni che tormentano gli uomini e a controllarli con le arti della magia. Pazouzou è «una orrida maschera inalberata su un corpo d'uomo sfiancato che per piedi ha zampe di rapace, ed è inoltre fornito di due paia d'ali semiaperte. Le mani adunche rendono ancor più minaccioso il personaggio, il quale, come attesta un'iscrizione, è 'il re degli spiriti maligni dell'aria'. Personificazione del vento infuocato che soffia dal Sud e trascina con sé tempeste e febbri, esso s'opponeva a tutti i buoni genî»[58].

Lamashtu è il dèmone che avvinghia «le partorienti, le puerpere e i neonati, divenendo il simbolo della morte da parto, della febbre puerperale e di tutte le innumerevoli patologie perinatali; Namtaru, dal sumerico *Nam-tar* – il destino –, è il responsabile delle epidemie»[59]. Quando i capricci dei dèmoni sono in stridente contrasto con le speranze degli uomini, allora i medicamenti non sono più l'aloe, l'anice, la canapa indiana, la canfora, la liquerizia, la mirra, il papavero, il ricino, la senape, lo zafferano, ma sono lo sterco suino o le stesse feci umane, oppure vermi, carni putrefatte, parti genitali carbonizzate. Oppure emerge la sapienza delle universali analogie propria della medicina mesopotamica (ed egiziana) e che sarà ereditata dalla medicina popolare d'ogni tempo: una pianta, una bestia, una pietra sono accreditate di potere curativo in quanto antropomorfe, vale a dire perché la loro morfologia evoca la forma della parte malata o perché qualche loro aspetto particolare ricorda qualche particolare aspetto della malattia o del malato. Di questi segni o segnali è fatta la «teoria delle segnature» ispiratrice di gran parte della pratica terapeutica[60].

[58] André Parrot, *Gli Assiri*, trad. it. di Danilo Montaldi, Feltrinelli, Milano 1961, p. 117.

[59] Chiara De Filippis Cappai, *Medici e medicine nell'antica Roma*, Gribaudo, Cavallermaggiore 1992, p. 15.

[60] Tipica in questo contesto è la mandragora, pianta solanacea antropomorfa, riprodotta in un bassorilievo (oggi al Louvre) proveniente dal palazzo del re assiro Sargon II, vissuto nell'VIII secolo a.C. Essa presenta una grossa radice forcuta che ricorda il corpo umano. La pianta è ricca di sostanze (alcaloidi atropinosimili) attive sia sul corpo che sulla psiche. Ritenuta sessuata (mandragora maschio, mandragora femmina) e in grado di fortificare il corpo e di favorire la sessualità e la riproduzione, era usata dagli Egiziani per stimolare

Come per l'Egitto, accanto alla medicina sapienziale esiste un'altra medicina, esercitata dai pratici, dai tecnici di questa o quella parte (specialisti), dai chirurghi delle ferite e delle fratture. Già nel più antico testo medico pervenutoci, risalente alla fine del terzo millennio a.C., sono contenute prescrizioni – di pomate, di decotti, di lozioni – spazianti dal campo propriamente terapeutico a quelli igienico ed estetico. Millecinquecento anni dopo, un documento assiro del VII secolo a.C. così descrive la terapia di un paziente affetto da male a un occhio: «Gli ho assicurato un impiastro sull'intasamento della cavità orbitale. Ieri sera ho aperto la benda che vi aderiva e ho tolto l'impiastro. Su esso c'era un grumo di sangue, grande quanto la punta del dito mignolo. Ora sta molto bene»[61].

Per tutti questi medici tecnopratici e manovali la stele di diorite nera che reca sul davanti e sul retro le regole scritte del codice di Hammurabi fissa ricompense, se guaritori efficaci, o commina pene, se autori di danno al paziente: «Se un medico apre un ascesso dell'occhio di un uomo con il coltello di bronzo, e distrugge l'occhio dell'uomo, gli si taglino le dita». Non possiamo esimerci dal pensare che furono i sacerdoti del re babilonese, detentori della sapienza medica del tempo, a dettare regole di comportamento valevoli non per loro stessi, ma per i manovali dell'arte – cioè i tecnici, i pratici, i chirurghi –, scandendo una divisione della medicina che era anche una distinzione tra i privilegi sacrali, da un lato, e i doveri professionali, dall'altro.

Le *due medicine* che Assiro-babilonesi ed Egiziani avevano in comune erano «una medicina di medici e una medicina di *maghi*». Medici o maghi, i Greci faranno uso di preparazioni e medica-

le virtù amatorie e per assicurare numerosa prole. Entrava, con altre sostanze, nella composizione di pozioni soporifere e di filtri magici. Sulla mandragora esistevano molte leggende, tra cui quella del «grido mortale»: «si narrava infatti che la pianta al momento della estirpazione lanciasse un urlo terribile che aveva la proprietà di uccidere chiunque lo udisse», onde le sue radici venivano fatte strappare da un cane «mentre il padrone se ne stava al sicuro, ben lungi e con le orecchie tappate» (Pierangelo Lomagno, *La mandragora*, in «Simposi clinici», n. 4, settembre 1996, pp. 25-27).

[61] Il testo del documento è tratto, con modifiche, da Sabatino Moscati, *Vita di ieri, vita di oggi. Gusti e costumi: come il passato ci insegna a vivere*, Mondadori, Milano 1978, p. 157.

menti orientali, la cui origine è chiaramente indicata dal nome stesso: terra d'Egitto, pozione di Smirne, cumino d'Etiopia, cacio di capra siriana. Le due medicine d'Oriente erano, come poi sarà in Grecia, l'una «empirica» e l'altra «esorcistica», l'una – per così dire – di classe e l'altra di casta. Esse traevano origine da due diversi metodi. «Le origini dei due metodi si perdono nelle tenebre della preistoria», ma ambedue i metodi «sopravvissero insieme durante tutto il lungo arco di tempo che costituì la storia del loro paese», fosse questo la Mesopotamia o l'Egitto, «dall'inizio alla fine»[62].

Le due medicine di Assiro-babilonesi ed Egiziani sono un làscito ai Greci. Costituiscono per essi l'eredità che completa, *sub specie medica*, quanto attribuito loro da Hegel: «I Greci senza dubbio ricevettero più o meno dall'Asia, dalla Siria, dall'Egitto, i germi sostanziali della loro religione, della loro cultura, del loro ordinamento sociale»[63].

La Grecia, insomma, è una mano di terra distesa nel mare Egeo. Le sue digitazioni peninsulari e insulari sono protese ad afferrare dai lidi egiziani, dai litorali e dai retroterra asiatici, insieme alle materie prime e ai manufatti, anche le cosmologie e le sapienze, le concezioni mediche e le tecniche guaritrici. Un ruolo importante lo svolgono i Fenici, coloro che tingono i tessuti di porpora – *phoinix* –, gli abitatori della costa dell'Asia, gli adoratori di Baal e di Reshef, il dio della guerra e della peste. Questo popolo di navigatori e di commercianti fa da tramite fra la Grecia e gli antichi centri della civiltà asiatica.

Ha scritto Theodor Gomperz:

> La Grecia guarda, in certo modo, verso oriente e verso mezzogiorno, mentre le sue spalle sono volte all'occidente e al settentrione, ove, nell'antichità, erano le regioni della barbarie. A questi favori della sorte si aggiunge una circostanza particolarmente felice. I Fenici, popolo di mercanti, politicamente deboli, ma, per avidità di guadagni, disposti

[62] Jean Bottéro, *La magia e la medicina a Babilonia*, nel volume collettaneo *Per una storia delle malattie*, a cura di Jacques Le Goff e Jean-Charles Sournia, Dedalo, Bari 1986, pp. 13 e 24.

[63] Georg Wilhelm Friedrich Hegel, *Lezioni sulla filosofia della storia*, a cura di G. Calogero e C. Fatta, vol. I, La Nuova Italia, Firenze 1930, p. 168.

al rischio, e arditi nel percorrere in lungo e in largo i mari, sembrano come eletti dal destino a essere intermediari fra la giovane Grecia ed i rappresentanti di una antichissima civiltà. Gli Elleni debbono a questa circostanza qualche cosa di molto importante: che, cioè, da Babilonia e dall'Egitto vengono loro recati gli elementi dell'incivilimento[64].

3. *Proto-igiene, paleopatologia, archeoterapia*

Quella «mezzaluna fertile» che si estende dal mar Rosso al golfo Persico, e che ha per estremi la valle del Nilo a occidente e le valli del Tigri e dell'Eufrate a oriente, ha come parte intermedia una fascia di terra costiera, affacciata al Mediterraneo, che comprende da nord a sud la Siria di Ebla, il Libano di Biblo, la Fenicia di Tiro e Sidone e infine quel territorio, stretto tra il mare e il fiume Giordano, che fu detto «paese di Canaan» e poi, dopo l'insediamento dei Filistei, Palestina e, dopo l'insediamento degli Ebrei, regno di Giuda e d'Israele: un territorio attraversato dalle due grandi vie di comunicazione – la Via del Mare lungo la sponda mediterranea e la Via Regia lungo la dorsale degli altipiani transgiordanici – colleganti fra loro la Mesopotamia e l'Egitto.

Della Mesopotamia – precisamente da Ur in Caldea – era originario Abramo; e il popolo da lui guidato – e guidato successivamente da Giacobbe, da Giuseppe, da Mosè – ebbe con l'Egitto rapporti secolari, ma più di sottomissione che di libero scambio. Il culto e la cultura del popolo di Giuda e d'Israele furono giustapposti a quelli egiziani, ma nel profondo contrapposti. Furono contigui, ma appartati: un mondo a parte.

L'*Esodo* biblico, probabilmente avvenuto sotto Ramsete II (1290-1224 a.C.), terzo faraone della XIX dinastia, ideatore e costruttore instancabile di opere monumentali grandiose (Abu Simbel), rappresentò la migrazione dall'Egitto di «seicentomila uomini adulti a piedi, oltre le donne e i fanciulli» e senza contare gli armenti[65]. Si trattò di una transumanza di greggi e di una massa

[64] Theodor Gomperz, *Pensatori greci*, trad. it. di Luigi Bandini, Sansoni, Firenze 1950^3, p. 6.

[65] *Esodo*, 12, 37. Tutte le citazioni bibliche sono tratte dalla Sacra Bibbia, trad. it. dai testi originali, Ed. Paoline, Roma 1964.

umana migrante, affrancata dopo 430 anni di servitù nei campi, nelle cave, nelle fabbriche e tuttavia costretta a peregrinare ancora per 40 anni nel deserto, sospinta dalla siccità e dalla fame, prima di giungere alla «terra promessa».

A questo popolo nomade, epidemie, epizoozie, malattie degli uomini e degli animali erano mandate da Dio, da un dio maiuscolo, trascendente e unico, del tutto diverso dagli dèi minori fin qui incontrati, immanenti e molteplici: un Dio dispensatore tanto della manna quanto dei morbi, un Dio tanto misericordioso per amore quanto severo e inesorabile per giustizia punitiva. Sotto il terrore del castigo divino, Mosè fissava regole ferree: proibizione dei cibi che più di altri favorivano l'insorgenza di questa o quella malattia, separazione dei malati dai sani, circoncisioni e abluzioni, purificazione dei corpi e imbalsamazione dei cadaveri.

Dal Dio adirato uomini e donne venivano puniti delle loro colpe con le malattie, come i loro progenitori Adamo ed Eva erano stati puniti del loro «peccato originale» l'uno con il lavoro che affatica, l'altra con il parto che dà dolore. Ma era Dio stesso che, come puniva, così guariva: «Se tu veramente ascolterai la voce del Signore Iddio tuo, farai quello che è retto agli occhi suoi, porgerai orecchio ai suoi comandamenti e osserverai i suoi statuti, io non ti colpirò con nessuno dei mali con cui ho afflitto gli Egiziani, poiché io sono il Signore, colui che ti guarisce»[66].

Da Dio veniva tutto il bene e, a fin di bene, anche tutto il male: tutta la medicina, dunque, e anche tutta la patologia. In questo contesto ideologico di tipo teurgico, conoscere ed esercitare l'arte del guarire significava, per un uomo, usurpare il sapere-potere divino. Solo un «uomo di Dio» come il profeta Elia era autorizzato a riportare in vita distendendosi per tre volte su di lui (forse per rianimarlo mediante insufflazione del proprio fiato) il fanciullo ammalato di «malattia sì grave che [quasi] morì»[67]. Solo un altro profeta come Isaia poteva pronosticare la fine imminente del re Ezechia, colpito da «ulcera mortale», salvo poi, per ordine di Dio, ribaltare la prognosi e dire al re: «Ho veduto le tue lacrime, ed ecco, io ti guarisco. [...] Portate un

[66] *Esodo*, 15, 26.
[67] *Libro dei Re*, I, 17, 17-24.

impacco di fichi [...]. Lo portarono, e quando l'ebbero applicato sopra l'ulcera, il re guarì»[68].

Tuttavia, accanto ai profeti detentori della sapienza-potenza concessa da Dio, c'erano le «levatrici delle donne ebree», assistenti ai parti «sulle seggie»[69], c'erano coloro che circoncidevano «la carne del prepuzio» di «ogni maschio all'età di otto giorni»[70]. Anche qui c'era dunque una manovalanza di addetti disponibile a integrare con pratiche alleviatrici e con gesti chirurgici l'arte divina del guarire.

La Bibbia contiene peraltro un paradigma di medicina che appare originale, anche se non esclusivo. Gli Egiziani avevano certamente cura del proprio corpo. Scrive infatti Erodoto: «Essi osservano questo regime di vita: si purgano tre giorni di seguito ogni mese andando a caccia della salute con emetici e clisteri, poiché ritengono che dai cibi di cui ci si nutre vengano agli uomini tutte le malattie. Del resto, anche per altre ragioni, gli Egiziani sono, dopo i Libici, i più sani di tutti gli uomini»[71]. Tra queste «altre ragioni» figurava l'attenzione per la pulizia corporale. Però quest'attenzione era una prerogativa, più che degli Egiziani, degli Ebrei loro sudditi: «Se in mezzo a te vi è qualcuno divenuto impuro», sta scritto nella Bibbia, «esca dal campo e non vi rientri». Sta anche scritto: «Avrai pure un luogo fuori del campo, dove andare per i tuoi bisogni» e «coprire i tuoi rifiuti»[72].

Nel Vecchio Testamento e, più in generale, nell'antica letteratura ebraica abbondano i precetti d'igiene personale. Tra i testi biblici c'è il *Pentateuco*, che costituisce la parte fondamentale del canone ebraico ed è chiamato *Torà* – «legge» – dagli Ebrei. Oltreché un testo storico, esso è un testo giuridico, contenente la legislazione religiosa e civile d'Israele. Specialmente nel capitolo XIII del *Levitico* sono scritte le «norme per i lebbrosi», cioè i criteri in base ai quali un sacerdote deve giudicare «puro» o «impuro» un uomo sospetto di essere affetto da lebbra. Se il sospetto è confermato, sulla scorta di controlli ripetuti ogni sette giorni, l'uomo

[68] Ivi, II, 20, 1-7.
[69] *Esodo*, 1, 15-16.
[70] *Genesi*, 17, 11-12.
[71] Erodoto, *op. cit.*, libro II, 77.
[72] *Deuteronomio*, 23, 11-14.

viene dal sacerdote «dichiarato impuro per tutto il tempo che avrà nel corpo una tal piaga. Egli è impuro: viva dunque segregato e la sua dimora sia fuori del campo»[73].

Nei testi sacri i precetti igienici sono dogmi; e «impuro» non significa necessariamente «lebbroso», così come «immondo» non è sinonimo di «sporco» o «malsano». Si parla infatti di lebbra anche a proposito degli animali, degli indumenti, dei muri delle case, e il termine è impiegato per designare malattie della pelle anche diverse dall'affezione leprosa. Si parla infatti non solo di lebbra «immonda», ma anche, paradossalmente, di lebbra «mondissima». Inoltre «immondi» sono anche coloro che hanno cavalcato cammelli, o mangiato carne suina, o non osservato il digiuno nei giorni prescritti; e «impuro» è anche l'uomo dopo il coito, «impura» è anche la donna lordata dalle mestruazioni o dalle lochiazioni del parto. Anche tutti costoro debbono essere mondati, purificati. Comprendendo tutte quante le prescrizioni purificatrici, si è calcolato che i precetti igienici menzionati nei sacri testi ebraici superano il mezzo migliaio.

Tutto ciò ha indotto, forse con eccessivo fervore o favore, a considerare gli Ebrei come dei «pionieri dell'igiene» e ad asserire che, «nonostante il fatto che forse non esistevano medici», l'alto livello raggiunto dalla loro «medicina casalinga» – una sorta di *proto-igiene* domestica – ha «favorito l'affermarsi di una coscienza sociale nel popolo e introdotto misure efficaci per prevenire le malattie epidemiche e per promuovere l'igiene collettiva»[74].

La lebbra citata nella Bibbia, e che come vedremo rappresenta una costante patologica bimillenaria protraendosi dai tempi biblici fino ai secoli dell'Alto Medioevo, apre il problema delle «malattie all'alba della civiltà occidentale»[75] o della paleopatologia.

La *paleopatologia* è nata dall'incontro felice tra l'archeologia e l'anatomia patologica: l'una, attraverso gli scavi, ha portato alla luce una grande quantità di resti animali e umani, generalmente ossei, ma talora di altri tessuti dell'organismo; l'altra, attraverso

[73] *Levitico*, 13, 46.

[74] Douglas Guthrie, *Storia della medicina*, trad. it. di Lotte Dann Treves, Feltrinelli, Milano 1967, p. 44.

[75] Mirko Drazen Grmek, *Le malattie all'alba della civiltà occidentale*, trad. it. di Rosanna Albertini, Il Mulino, Bologna 1985.

le sue sempre più perfezionate metodiche e tecniche (microscopia ottica ed elettronica, radiologia, biochimica, immunologia, immunoistochimica, biologia molecolare), ha posto in evidenza un'altrettanto grande quantità di alterazioni strutturali e funzionali significative.

Definita nel 1913 dal medico inglese, di origine francese, Marc Armand Ruffer – secondo quanto ci ricorda Mirko Drazen Grmek – come la «scienza delle malattie la cui esistenza può essere dimostrata grazie ai resti umani e animali dei tempi antichi»[76], tre quarti di secolo dopo (1987) la disciplina, definibile *paleoantropopatologia* se riferita solo all'uomo, è detta consistere nello «studio delle malattie» che hanno colpito «individui appartenenti alla preistoria, alla protostoria e alle fasi antiche della storia»: uno studio, per quanto attiene a queste ultime fasi, compiuto anche tramite l'ausilio di «antichi scritti» e di «antiche figurazioni»[77].

Le fasi antiche della storia, nei tempi e nei luoghi dove nascono i miti e le sapienze, sono dunque rischiarate, per ciò che concerne la patologia dell'uomo, sia dagli studi biomedici sui resti umani, sia dagli apparati eruditi dei filologi e dalle esegesi degli storici dell'arte. Mummie, testi lirici ed epici, papiri e libri sacri, figurazioni funerarie e statuette votive costituiscono un copioso materiale a cui attingere per delineare un insieme di condizioni biologiche storicamente consolidatesi nell'area geografica del Mediterraneo orientale nel periodo misurato a millenni che intercorre tra il definitivo sviluppo della civiltà agricola e il definitivo fiorire delle grandi città. Sua conseguenza diretta è quell'insieme di situazioni patologiche, caratteristiche di una data popolazione in una data epoca, che Grmek ha concettualizzato, generalizzato e definito come *patocenosi*. Corollario dell'equilibrio tra i fattori endogeni e i fattori ecologici che contribuisce a stabilirne e stabilizzarne l'identità, è il fatto che la patocenosi deve avere un numero piccolissimo di malattie assai frequenti e un gran numero di malattie rare.

Quali dunque le poche malattie frequenti e le tante malattie rare dell'antico Egitto, dell'Oriente mesopotamico, della Grecia arcaica? L'uomo agricoltore uscito dalla protostoria non è più un

[76] Ivi, p. 89.

[77] Giancarlo Alciati, Mario Fedeli, Vittorio Pesce Delfino, *La malattia dalla preistoria all'età antica*, Laterza, Roma-Bari 1987, pp. 3 e 14-15.

cacciatore nomade o un pastore errante, ma un uomo stanziale, sedentario, che elimina le proprie deiezioni e i propri rifiuti vicino al luogo dove dimora, che di conseguenza soggiace ai rischi delle infestazioni intestinali e che attira nel proprio habitat tutta una fauna di mosche, zanzare, zecche, pulci, topi e ratti, vettori potenziali di molte malattie.

Inoltre i modi di lavoro e i modi d'insediamento di quest'uomo agricoltore determinano rispettivamente gli uni, attraverso le opere di concimazione e d'irrigazione dei terreni, il facile formarsi di acque stagnanti esalanti «mal'aria», gli altri, attraverso l'agglomerazione demografica nelle zone coltivate, l'altrettanto facile formarsi di condizioni propizie alla trasmissione e al mantenimento di una patologia interumana. Queste e altre condizioni favorenti si attivano ancor di più con l'ulteriore addensarsi della popolazione rurale nei villaggi; e talune si massimizzano nei contesti urbani nascenti via via.

Infine quest'uomo, anche se non brandisce più la pietra o l'ascia per cacciare o difendersi, lascia spesso il lavoro per fare la guerra. Un'arte guerresca gradatamente sempre più perfezionata diffonde e moltiplica le lesioni da freccia, da lancia, da spada, da mazza. L'impianto delle punte silicee dei dardi scoccati dagli archi determina ferite mortali e lascia solchi e fori ossei riconoscibili a distanza di millenni. L'impatto dei proietti scagliati dalle balestre e dalle macchine belliche determina fratture scheletriche di cui permangono gli esiti evidenti anche dopo molti secoli. «È soprattutto l'Egitto, predinastico e dinastico, che offre il più vario e il più abbondante quantitativo di lesioni ossee di tipo traumatico.» Circa la morte di Tutankhamen, il faraone deceduto diciottenne nel 1340 a.C. e sepolto nella Valle dei Re, «la natura traumatica della lesione» che ha causato la morte, dovuta a un processo espansivo intracranico di natura controversa tra il tumore e l'ematoma, «sarebbe convalidata dal riconoscimento di segni di antica ferita da oggetto contundente in vicinanza dell'orecchio sinistro. Ricchissima è anche la documentazione di fratture degli arti» in numerosi individui mummificati: quelle interessanti gli avambracci sono considerate dipendenti in gran parte «dall'uso egizio della scherma»[78].

[78] Ivi, pp. 58-59.

Ferite e fratture, incidentali oltreché belliche, sono ben documentate dai reperti ossei; tra questi reperti figura la presenza, in un certo numero di crani, di fori rotondi praticati nella teca, taluni riferibili a un intervento *post mortem*, mirante a ottenere rondelle ossee da inanellare in amuleti, talaltri riferibili invece, se accompagnati dalla deposizione di callo osseo riparatore, a una trapanazione chirurgica *intra vitam*, mirante a decomprimere il cervello sofferente per fenomeni compressivi o a creare uno sfiatatoio per far uscire dalla testa di pazienti indemoniati (epilettici o cefalalgici) lo spirito demoniaco che si riteneva esservi insediato.

«L'antico Egitto ci fornisce anche qualche esemplare di amputazione di arti, chirurgicamente ben riuscita», nonché qualche esempio di mutilazione inferta come pena (amputazione della mano). «Ma anche fuori dell'Egitto è stata documentata la presenza di una chirurgia ossea.» A tale proposito s'impone una considerazione d'ordine generale:

> gravi fratture ossee hanno bisogno di tempi lunghi per riparare; durante tali periodi, come è ben noto, è necessaria l'immobilizzazione assoluta dei soggetti. Ciò lascia individuare con certezza l'inserimento dei singoli individui in situazioni sociali in cui era presente e funzionante un principio di cooperazione e protezione nei confronti di soggetti con autonoma capacità di sopravvivenza bruscamente e radicalmente ridotta[79].

Ruffer, il medico ed egittologo instauratore della paleopatologia, nei suoi studi risalenti agli anni precedenti la prima guerra mondiale, ha tratto, da tutta una serie di rilievi compiuti su mummie, informazioni relative a un certo numero di malattie a suo avviso frequenti nell'antico Egitto: il vaiolo, riscontrabile sotto forma di pustole in sezioni di pelle (come nella mummia di Ramsete II); la tubercolosi, riscontrata nella sua forma ossea (come gibbo da spondilite ossifluente nella mummia di un sacerdote di Ammone della XXI dinastia); la bilharziosi o schistosomiasi, riscontrata con il ritrovamento nelle vie urinarie di uova calcificate di *Bilharzia haematobia*, parassita scoperto

[79] Ivi, pp. 60-61 e 41.

nel 1851 da Theodor Bilharz (come in due mummie della XX dinastia)[80].

Un'altra malattia, di cui è stata affermata la presenza nell'antico Egitto, è la poliomielite, se dobbiamo dare credito agli studi compiuti sulla mummia del faraone Siptah appartenente alla XIX dinastia: «la maestà di Siptah, che succedette a Séthi II, era sicuramente sminuita da una zoppìa che lo affliggeva dall'infanzia; la sua gamba destra era totalmente atrofizzata e terminava con un piede equino, esito evidente di una poliomielite»[81]. Quanto alla malaria, la sua presenza endemica è stata ipotizzata in base al riscontro in parecchie mummie di una tumefazione della milza (splenomegalia) peraltro di natura non precisata; e quanto alla lebbra, essa è stata detta antichissima e presente, ma più che sulla base di lesioni ossee mutilanti, tutte quante di problematica lettura, sulla base di testi scritti quali il papiro Ebers, di lettura non meno problematica.

Che dire al riguardo? Il vaiolo doveva essere, nei tempi antichi, abbastanza diffuso. Prospero Alpino (1553-1616), medico veneziano in Egitto e autore dell'opera *De medicina Aegyptiorum* (1591), sembra avvalorare l'ipotesi che il vaiolo fosse una delle piaghe d'Egitto, già frequente in età faraonica come all'epoca delle sue osservazioni personali. La tubercolosi dal canto suo, pur non essendo stata documentata con sicurezza nella sua forma polmonare, può essere accreditata di una certa qual diffusione in forma di «tisi» (consunzione) in base al fatto che tracce inequivocabili di silice sono state trovate nel tessuto polmonare di alcune mummie; ciò indurrebbe a pensare che l'inalazione della sabbia del deserto o il lavoro protratto nelle cave minerarie abbiano potuto favorire la malattia – «la silicosi è il letto della tisi» – in un territorio per sé già favorevole sotto l'aspetto climatico, per via delle grandi escursioni termiche fra il giorno e la notte. La bilharziosi (o schistosomiasi) infine, anche ai giorni nostri endemica in Egitto e in Arabia, dovuta a vermi trematodi parassitanti le vie urinarie con emissione di sangue (ematuria), sarebbe stata anticamente facilitata dai lavori di coltivazione nei terreni limacciosi intorno al

[80] Marc Armand Ruffer, *Remarks on the Histology and Pathological Anatomy of Egyptian Mummies*, in «Cairo Scientific Journal», n. 40, 1910, pp. 1-5.
[81] Ange-Pierre Leca, *Les momies*, Hachette, Paris 1976, p. 133.

Nilo, terreni di coltura dei molluschi in grado di trasmettere, quali ospiti intermedi, le larve dei parassiti (cercarie) ai vasi linfatici delle gambe dei coltivatori lavoranti in palude.

La lebbra sarebbe transitata attraverso la Palestina e l'Egitto nella sua marcia di avvicinamento dall'India all'Europa. Questo itinerario dal subcontinente indiano al bacino del Mediterraneo sarebbe provato dalla menzione della lebbra in antichi testi medici sanscriti – come gli scritti del medico indù Susruta (600 a.C.) – e dalla denominazione di essa come *morbus phoenicius* o *tirius*, addebitante ai Fenici di Tiro la trasmissione del morbo al mondo occidentale. Ma il problema storico della lebbra è più complesso di quello della sua identificazione e migrazione, riguardando anche i rapporti esistenti tra essa e la tubercolosi; tali rapporti sono attinenti non solo alle affinità tra le condizioni ambientali del loro attecchire ed endemico permanere, ma anche alla causa micobatterica che esse hanno in comune. *Mycobacterium leprae* (bacillo di Hansen) e *mycobacterium tuberculosis* (bacillo di Koch) avrebbero infatti filogeneticamente un unico antenato capostipite, risalente all'alba della civiltà, al quale è stato dato il nome di *mycobacterium archaicum*[82].

Ancora più complesso è il problema della malaria, per i rapporti esistenti fra questa e la talassemia, l'«anemia che viene dal mare», diffusa nei paesi bagnati dal Mediterraneo. Le zone nelle quali la talassemia è frequente «si sovrappongono in maniera sorprendente alla parte del Mondo Antico dove, nei tempi storici, predominava la malaria a *Plasmodium falciparum* (la febbre terzana maligna)»[83].

La talassemia è una emoglobinopatia ereditaria che consiste in un'alterazione su base genetica del pigmento ferroproteico (emoglobina) che in virtù delle sue proprietà enzimatiche conferisce ai globuli rossi del sangue la capacità di fissare e scambiare ossigeno (ossiemoglobina) assicurando la respirazione interna, cioè la vita, dei tessuti del nostro organismo. All'anemia – che può essere più grave (*thalassemia maior*) o meno grave (*thalassemia minor*) – si associa come fenomeno reattivo, secondario a proliferazione

[82] Grmek, *Le malattie*, cit., p. 355.
[83] Ivi, p. 454.

compensatoria del midollo emopoietico delle ossa, un'alterazione diffusa dello scheletro – *porotic hyperostosis*[84] – caratterizzata da ingrossamento delle ossa (iperostosi) e rarefazione delle trabecole ossee (osteoporosi) per accogliere il midollo proliferante. Tale alterazione è stata riscontrata nei crani, nelle vertebre, nelle ossa lunghe di molti antichi scheletri, rinvenuti in Egitto, in Grecia e nelle zone d'Italia corrispondenti alla Magna Grecia e all'Etruria (nonché in India, in Indonesia e nelle zone americane corrispondenti alle antiche Indie occidentali).

Le ragioni per cui tra la talassemia, con il suo epifenomeno «iperostosi porotica», e l'infestazione malarica sussiste una relazione positiva e significativa sono le seguenti. Il parassita che provoca la malaria – il plasmodio – viene introdotto nell'organismo umano dalla puntura di una zanzara – l'anofele – che vive e prospera là dove l'acqua e la terra fanno palude esalando «mal'aria». Per questo la malaria è anche detta paludismo. Il plasmodio che vive e si riproduce nei globuli rossi del sangue li danneggia in modo irreparabile. Però, perché l'ambiente del globulo rosso sia ottimale affinché il plasmodio ci viva e si replichi, è necessaria un'alta tensione intraglobulare d'ossigeno, come quella esistente nel globulo rosso sano. Se il globulo rosso è malato, come nel caso della talassemia (o della drepanocitosi o anemia a cellule falciformi), l'ambiente diventa svantaggioso e il plasmodio lo diserta. La malaria diserta quel sangue. «Il risultato è che il portatore di un'emoglobinopatia è molto più resistente alla malaria di un soggetto non portatore. Secondo la genetica di popolazione è stata proprio questa la spinta che ha portato al perpetuarsi della mutazione. Quando la malaria era endemica, chi si ammalava di meno aveva più probabilità di sopravvivere a lungo e di avere figli»[85].

Gli antichi popoli abitatori di zone paludose selezionavano mutazioni geniche del loro patrimonio emoglobinico allo scopo di patire il minor male possibile. Per Egiziani, Fenici, Greci e Italici era preferibile, in un certo senso, ammalarsi di talassemia,

[84] J. Lawrence Angel, *Porotic Hyperostosis, Anemias, Malarias, and Marshes in the Prehistoric Eastern Mediterranean*, in «Science», n. 153, 1966, pp. 760-763.

[85] Francesco Iandola, Marina Battaglioli, *L'anemia che viene dal mare*, Silvia editrice, Cologno Monzese (Milano) 1993, p. 23.

nella forma «minore» o «minima», che soffrire e morire di malaria «maligna».

La vasta regione mediterranea colpita dalla talassemia e dalla malaria comprendeva le terre della palma e del cedro, del lauro e del fico, della vite e dell'olivo. L'antropologia di questa vasta regione è stata detta «europoide» nel tentativo, non sappiamo quanto legittimo, di amalgamare fra loro, con visione eurocentrica, popolazioni diverse. La patologia di questo insieme umano ha comunque subìto mutamenti in parte omogenei, dettati sia dall'ambiente che dall'uomo stesso. Modificazioni del regime delle piogge e delle acque, migrazioni di massa, guerre e carestie conseguenti, grandi epidemie, hanno contribuito a plasmare un ecosistema uomo-natura tanto unitario quanto diversificato al suo interno da variazioni naturali e umane di lunghissima o lunga durata[86].

Tra queste variazioni o invarianze trovavano posto, documentate dalla paleopatologia, affezioni organiche rare o frequenti, quali le malformazioni ossee congenite (lussazione d'anca e piede torto), le deformazioni ossee acquisite (osteoartropatie e reumatismi cronici), le alterazioni dentarie e alveolari (carie e piorrea), le calcificazioni arteriose (aterosclerosi), le concrezioni litiasiche (calcolosi urinaria e biliare). Questa pluripatologia, insieme a quella traumatica che già conosciamo, necessitava della sua terapeutica, fosse quella verbale e gestuale del sacerdote o quella manuale e strumentale del tecnico. Gli uni e gli altri – esorcisti ed empirici – curavano e talora guarivano esercitando un'*archeoterapia* calibrata, per quanto era o si credeva possibile, sugli antichi bisogni dell'uomo malato.

Empirismo ed esorcismo, tecnica e magia spesso s'intersecano, talora compenetrandosi. D'altronde anche la magia ha la sua propria tecnica, fatta di invocazioni e di minacce, di ingiunzioni e di divieti, di gesti intimidatori e liberatori. Un ampio repertorio di formule è scritto nei primi degli 877 paragrafi di cui si compone il papiro Ebers. Il procedimento terapeutico di liberazione dal male è accompagnato da un recitativo invitante o imperante: che

[86] Vedi Luigi Condorelli, *Patologia del Mediterraneo*, «Rendiconti dell'Accademia Nazionale delle Scienze detta dei XL, Memorie di Scienze Fisiche e Naturali», vol. V, n. 99, 1981, fasc. 6, pp. 79-113.

il malato sia liberato dal male che lo affligge non diversamente da come Horo fu «slegato» dall'intervento di Iside (o Iside fu «slegata» dall'intervento di Horo).

Le due medicine – esorcistico-magica ed empirico-tecnica – sono, nel procedimento terapeutico, isolate e separate oppure compresenti: isolate e separate come quando si applicano, rispettivamente, alle malattie interne indefinite o alle ben definite malattie esterne; compresenti, anche se non sempre alla pari, come quando invece si applicano a malattie solo parzialmente riconducibili o riducibili all'una o all'altra delle due categorie. Se nelle une il sacerdote sapiente non usa la mano, né tanto meno gli strumenti (coltelli, forbici, trapani) che potenziano l'operazione manuale, nelle altre il chirurgo non usa la voce, cioè la parola che si ritiene possa rendere attiva ed efficace la capacità d'intervento. Però non pochi sono i casi nei quali il *sunu* egiziano – come l'*asu* assiro – supporta l'invocazione con toccamenti e toccasana o viceversa potenzia l'operazione con preghiere d'accompagnamento e amuleti di sostegno.

Non pochi sono anche i casi in cui la prescrizione medicamentosa, che attinge all'oltre mezzo migliaio di medicamenti menzionati nel papiro Ebers, è dettata non solo dall'esperienza acquisita in base all'uso – cioè in base al criterio che sarà detto *ex iuvantibus* –, ma anche o soprattutto dalla sapienza delle molteplici analogie. Così la cura della tosse convulsa si giova non solo della coloquintide fresca, del cumino immerso nel miele e della mirra in polpa di datteri, ma anche o soprattutto della mistica per «estirpare il *gehu*»: nel «gehu», secondo alcuni papirologi, sarebbe da identificarsi il camaleonte che, se spaventato, si gonfia d'aria ed emette un sibilo che ricorda per analogia la dispnea sibilante del malato d'asma, affetto da tosse convulsa. Non diversamente la cura della ritenzione urinaria – massimo problema, con la «liberazione del ventre» (ottenuta con semi di ricino e birra), della medicina d'ogni tempo – si giova, oltreché di varie pozioni, dell'unzione del pene con un olio nel quale sia stata preventivamente disciolta una fava cotta e immersa una canna di giunco d'acqua, evocante per analogia il canale uretrale percorso dall'urina[87].

[87] A proposito delle analogie, tra cui figurano quelle verbali, è necessario

L'artigianato della cura si mescola spesso a formule e pratiche magiche. L'oftalmoiatria egiziana è tecnicamente ricca e sofisticata. Ad esempio, per far scomparire la torsione delle ciglia, complicanza cicatriziale del tracoma, si usa una pomata all'olibano (incenso), sangue di lucertola e sangue di pipistrello; e contro il ripiegamento delle carni nell'occhio (*ectropion*), anch'esso complicanza tracomatosa, si usa una pomata alla crisocolla, resina di terebinto (pistacchio), ocra gialla. Ma accanto alla tecnica è sempre presente e dominante il mito di Horo, con il suo occhio spezzato e ricomposto, ferito e guarito.

In una rappresentazione figurata di una tomba tebana del Nuovo Regno

> un oculista sta togliendo una scheggia di legno dall'occhio di un operaio al lavoro. Un'altra operazione, quella di iniettare liquidi [come fiele di tartaruga e laudano] era effettuata per mezzo di una penna d'avvoltoio. I farmaci per uso esterno [come pigmento nero, ocra rossa, natron rosso] erano applicati unendoli al belletto su palpebre e sopracciglia, più raramente con bendaggi [foglia di acacia, farina di coloquintide, granito polverizzato][88].

In campo oculistico, la cataratta deve il suo nome alle cateratte del Nilo, venendo a significare una cascata, un cader giù dell'acqua fino a formare un ingolfamento, un ingorgo, un ostacolo insuperabile per la navigazione così come per la vista.

La commistione fra tecnica empirica e sapienza mistico-magica è tanto più facile a realizzarsi nell'ambito di quell'universo di misteri cui appartiene il mondo della fisiopatologia femminile. Qui le invocazioni, le ingiunzioni, gli scongiuri si miscelano più che mai alle pratiche di una primordiale medicina delle donne. Questa comprende anzitutto l'assistenza allo sgravo, che si compie con la partoriente all'impiedi o «seduta sui mattoni»: uno

fare attenzione ai traslati: se oggi non si prende alla lettera l'affermazione che la «belladonna» è pericolosa (l'*Atropa belladonna* è una solanacea ricca di alcaloidi inibitori del sistema vagale, tra cui l'atropina che ad alte dosi è velenosa), non c'è motivo di prendere alla lettera l'antico medico egiziano che affermava di aver pestato in un mortaio una «fava di porco» (giusquiamo: vedi *supra* la nota 34).

[88] Giuliano Imperiali, *L'antica medicina egizia*, Xenia, Milano 1995, pp. 44-45.

sgravo spesso difficile e a rischio, come testimoniano le numerose mummie con segni di distocie materno-fetali evocanti veri drammi da parto (feto incarcerato nello scavo pelvico, lacerazioni vescico-perineali). Si calcola che fossero in media necessarie dodici gravidanze perché due bambini sopravvivessero.

L'archeo-ostetricia si unisce all'archeo-ginecologia. Questa comprende i tamponi endovaginali con cipolla e vino per far mestruare; le fumigagioni della vagina coi fumi emanati da un ibis di cera posto su carboni accesi, per opporsi al prolasso uterino; le misure contraccettive con introduzione in vagina di polpa di datteri, uva e gomma d'acacia (che fermentando acidifica e funge da spermicida). Comprende anche la valutazione della potenza di generare, saggiata con bibita a base d'anguria e frutti di sicomoro, in latte di donna: se la donna vomita, è fertile, se invece emette solo gas intestinali, è sterile. Però la stessa valutazione è altrove ribaltata: il fiuto degli odori emanati da escrementi d'ippopotamo, sciolti in succo d'anguria e in latte di puerpera, se provoca il vomito, è prova di sterilità, se provoca solo l'emissione di gas, è prova di fertilità. L'uso dello sterco d'ippopotamo è legato al fatto che Thueris «la grande», dea della fecondità e protettrice di gestanti e nutrici, ha sembianze d'ippopotamo, con ventre prominente come quello di una donna incinta e con seni pesanti come quelli di una donna che allatta.

Archeo-ginecologia e archeo-ostetricia si prolungano in una archeo-pediatria. Questa muove dalla predizione del sesso del nascituro, vagliata versando l'urina della donna gravida su due sacchi, l'uno d'orzo, l'altro di farro: se germoglia prima l'orzo, il neonato sarà maschio, se germoglia prima il farro, sarà femmina. La medicina dei bambini comprende le pratiche perinatali del taglio del cordone ombelicale e del lavaggio del neonato e quelle neonatali dell'allattamento al seno, con impacchi su quest'ultimo di sale, miele e coloquintide. Comprende soprattutto la difesa del bambino dai dèmoni, la tutela dell'infanzia dalle malattie. Ecco, tratta dai *Testi delle Piramidi* dell'Egitto più antico, una «formula per scacciare le malattie dei bambini», specialmente quelle più insidiose, esotiche o «straniere», provenienti dalla Siria, «paese delle montagne», e dalla Nubia, «paese del deserto»; si tratta di malattie epidemiche, che vengono e vanno, eliminabili attraverso le varie secrezioni ed escrezioni corporee:

O tu che passi la giornata a tessere il cuscino di tuo padre
[Osiris!
O tu che parli a tuo padre Osiris quando egli vive di erbe
[e di miele!
Sguscia via, o tu Asiatica, che vieni per le montagne!
O tu, Nubiana, che vieni per il deserto!
Sei tu una schiava? Va' con il vomito.
Sei tu una dama? Va' con l'orina.
Va' con il muco del suo naso.
Va' con il sudore delle sue membra.
Le mie due mani sono su questo bambino.
Le due mani di Isis sono su di lui,
così come ella pose le sue due mani
su suo figlio Horo[89].

Il deserto e le montagne asiatiche da cui vengono le malattie epidemiche sono l'Oriente e il Mezzogiorno verso cui, secondo il condivisibile giudizio di Gomperz, «guarda la Grecia». Al di là del Mare Mediterraneo, del mare di sabbia arabico e dei monti dell'Asia, esistono altre civiltà antichissime con il loro sapere medico, un sapere peraltro sconosciuto, remoto nello spazio tanto quanto lontano nel tempo. Più si retrocede in quest'ultimo, più le date e le persone, le cose e le idee perdono i loro contorni: si perdono, come suol dirsi, nella notte dei tempi. In Cina la medicina dell'Imperatore Rosso (circa 2800 a.C.) e dell'Imperatore Giallo (circa 2600 a.C.), in India la medicina vedica (circa 1500-800 a.C.) sono intrinseche a grandi sapienze che hanno un unico torto: quello di restare per secoli isolate e ignorate[90].

[89] La formula è riportata da Sergio Donadoni, *Testi religiosi egizi*, TEA, Milano 1988, pp. 124-125.

[90] Vedi al riguardo la parte finale, con relative note, del paragrafo *Gli Arabi e l'Oriente* del capitolo terzo.

II

IL MONDO CLASSICO

1. *I templi e la tecnica*

Se diamo al termine «primitivo» il suo significato più comune di «iniziale» od «originario» (prescindendo da quello etno-antropologico, perpetuato oggi nei termini di «sottosviluppato» e «in via di sviluppo»), possiamo parlare di una «medicina primitiva» posta «all'inizio» o «alle origini» e realizzata storicamente nelle forme culturali, comportamentali e organizzative della medicina ebraica, assiro-babilonese, egiziana (senza contare quelle estremo-orientali, indiana e cinese).

È nell'ambito di tale «primitivismo medico» che è possibile riscoprire, accanto o insieme a una «originaria» sapienza, una tecnica altrettanto «iniziale» di cui abbiamo già visto, in parte, le procedure e le pratiche. Ma la tecnica – *tèchne* – è sostantivo omerico, è parola greca di derivazione ionica che indica un'«arte», un «artigianato», un «mestiere», storicamente divenuti adulti nell'area geografica dello Ionio e dell'Egeo, tra la Magna Grecia e la madre Grecia e tra questa e l'Asia Minore, nel V secolo a.C.: un'arte, in campo medico, legata al nome di Ippocrate.

Tèchne è un termine multicomprensivo. Comprende il mestiere del fabbro che forgia i metalli, del geometra che misura la terra, del matematico che crea teoremi, del musico che trova e produce armonie, del medico che cura la salute degli uomini. È un mestiere che, in ogni caso, comprende una teoria e una pratica, presenti in diversa misura, ed esige l'applicazione di procedure razionali, elaborate dall'intelletto fatto *sapiente*, come nel caso del matematico, o realizzate dalla mano fatta *potente*, come nel caso del fabbro. Nel caso del medico, esercente l'arte della cura con l'intelletto e con la mano, le procedure di questo *sapere-potere* fanno capo da un lato a forme di conoscenza intellettuale elaborata, dall'altro a pratiche con un consistente contenuto di abilità manuale. Non ultima fra le tecniche, anzi prima per l'importanza del suo oggetto, la medicina è un'attività della ragione umana che si svolge tra l'intellettualità del conoscere e la manualità del fare.

Nella stessa area geografica della *medicina tecnica*, a fianco di questa continua a prosperare la preesistente *medicina dei templi*. Nella Grecia patria, come nelle colonie greche d'Italia e d'Asia, essa si identifica nella *sapienza-potenza* dei sacerdoti d'Asclepio. Nella sua *Periegesi della Grecia*, Pausania, scrittore greco di origine asiatica, ha lasciato una mappa degli *asclepiei*, cioè dei templi della salute sparsi un po' dovunque. C'erano templi a Epidauro, a Tricca, ad Atene, a Pergamo, a Kos (tra maggiori e minori ne sono stati contati dagli archeologi oltre 300). Ma Pausania si riferiva ai tempi in cui egli viveva, cioè alla seconda metà del II secolo d.C., mentre il culto di Asclepio è – come s'è visto – antichissimo. Clemente Alessandrino, scrittore vissuto poco dopo Pausania, nel suo *Protrepticon ai Greci* fa risalire tale culto, con precisione forse eccessiva, a 53 anni prima della distruzione di Troia. Ciò sta a significare che la «medicina dei templi» è vissuta di vita propria per oltre un millennio, cioè non solo prima, ma anche durante e dopo l'avvento e lo sviluppo della «medicina tecnica». Queste *due medicine* sono convissute per secoli su un doppio binario di fatti e d'idee.

Un tecnico o artista diverso da quelli citati, l'architetto, ha innalzato le colonne e le celle dei templi; altri tecnici o artisti, lo scultore e il pittore, li hanno ornati di statue e di dipinti. Fra i templi della salute primo per importanza è quello di Epidauro, nell'Argolide. Pausania dà credito a una tradizione che vuole Asclepio nativo di Epidauro (vicino a cui c'è ancor oggi il villaggio di Koroni, evocante nel nome Coronide, la madre del divino guaritore). Nella città dell'Argolide il culto di Asclepio si impone stabilmente a partire dal VI secolo a.C., raggiungendo la piena egemonia nel IV secolo, vivente lo stesso Ippocrate. Il santuario cinto da mura sorgeva fuori città, collegato a questa da una strada fiancheggiata da statue. Il tempio propriamente detto, opera dell'architetto Teodoto, era in pietra calcarea, con la cella al centro contornata da colonne doriche, decorata da marmi policromi e contenente la statua crisoelefantina di Asclepio, opera dello scultore Trasimede.

Asclepio era rappresentato come un uomo maturo, con barba (ma altrove imberbe e giovane, variando la sua immagine da luogo a luogo), seduto sul trono, con in pugno un bastone e con l'altra mano appoggiata sulla testa di un serpente; accucciato ai suoi piedi, un cane. Cani e serpenti, con le civette oracolari e le capre nutrici, erano animali sacri: la loro lingua era ritenuta capace di leccare, lenire, guarire le piaghe.

Nei portici antistanti il tempio aveva sede l'*àbaton*, luogo di degenza e di dormiveglia, dove i malati passavano le notti immersi nel «sonno incubatorio» propiziato da Hypnos, semidio dell'ipnosi, o estasiati dalle visioni oniriche propiziate da Oneiros, semidio dei sogni, anche di quelli a occhi aperti. La «incubazione» è la pratica di chi dorme per avere responsi. Il malato «incubante ad Asclepio» – come il *civis* romano «incubante a Giove capitolino» che dorme sull'omonimo colle per ricevere un indirizzo di comportamento politico – è colui che dorme nell'asclepieo per destarsi dal sonno miracolosamente guarito o, in via subordinata, per ricevere un comandamento o un consiglio sul come comportarsi per guarire.

Nel recinto c'era anche la *thòlos*, edicola circolare dove stava il pozzo sacro, dimora dei sacri serpenti, e dove i malati lasciavano le tavolette votive con sopra scritte le loro storie, con i sintomi presentati e i trattamenti ricevuti. Fuori del recinto completavano l'insieme monumentale le addizioni edilizie, cronologicamente tarde, del ginnasio per gli esercizi fisici, delle terme per i bagni, dell'*odèion* per le audizioni musicali con finalità terapeutiche. Il *katagòghion*, ostello con più stanze ubicate sotto portici e intorno a cortili, dava ricetto a quanti giungevano in pellegrinaggio al santuario per cercarvi la guarigione.

I pellegrini venivano ricevuti da un personale di accoglienza composto dai portieri, detentori delle chiavi del tempio, e dagli scribi, che di ciascun pellegrino registravano le offerte e tenevano conto delle condizioni economiche. Il tempio era aperto a tutti, ma ai ricchi erano imposte sovratasse denominate *iatrà*. *Iatròs* era uno dei nomi dati ad Asclepio, che era detto anche «re», «eroe», «dèmone», «despota», «dio»; e Platone nel *Simposio* fa dire al medico Eurissimaco che il suo «predecessore» Asclepio «è il fondatore della nostra arte»[1].

[1] Platone, *Simposio*, XII e, a cura di Piero Pucci, in Id., *Opere*, vol. I, Laterza, Roma-Bari 1974, p. 678.

Il personale di assistenza era vario: andava dai sorveglianti che vegliavano sopra i dormienti ai pirofori che facevano luce su di essi, agli asclepiadi che sovrintendevano ai sacrifici, ascoltavano i racconti dei sogni, trasmettevano i responsi del dio guaritore. In capo a tutti stava lo *ierofante*, il supremo «interprete del sacro», la massima sapienza-potenza esistente nel tempio.

Il rituale d'accesso era semplice. Consisteva nei preliminari di purificazione del malato, con lavaggio e breve digiuno, seguiti dal sacrificio della vittima: «un gallo ad Asclepio», come Platone fa dire a Socrate nel *Fedone*, nell'ultimo discorso agli amici. «O Critone – disse – noi siamo debitori di un gallo ad Asclepio, dateglielo e non ve ne dimenticate»[2]. Sacrificati ad Asclepio erano anche altri animali: chi più aveva, più dava. Dopo l'offerta, sempre accompagnata dall'invocazione, il malato si distendeva sopra un giaciglio, talora fatto con la pelle degli stessi animali sacrificati: un capro, un bue, una giovenca. Dormiva e sognava; talvolta si destava miracolato, più spesso si risvegliava disponibile a confidarsi con l'asclepiade per avere da lui indicazioni che potremmo dire prognostiche e terapeutiche.

Di questo rituale ci dà una descrizione in chiave burlesca il massimo esponente della commedia attica antica, Aristofane (445-380 a.C.), che nel *Pluto* (388 a.C.) mette in bocca a Carione, accompagnatore al tempio di Pluto cieco, impersonante la cieca ricchezza, il racconto seguente:

> Appena siamo arrivati dal dio, portando con noi Pluto, [...] per prima cosa l'abbiamo immerso nell'acqua di mare e lavato. Poi siamo entrati nel recinto; e dopo avere consacrato le focacce e le altre offerte alla fiamma del fuoco, facciamo coricare Pluto secondo l'uso e noi ci buttiamo su un letto di foglie. [...] Spente le luci, il ministro del dio ordinò di dormire, e di tacere, anche se avessimo sentito qualche rumore; e tutti ci coricammo disciplinatamente. [...] Quando [il dio] è arrivato [...] mi sono coperto in tutta fretta per la paura e lui ha fatto il giro, esaminando per bene tutti i malati. [...] Poi sedette accanto a Pluto e subito gli toccò la testa, poi con un fazzoletto pulito gli asciugò le palpebre. Panacea gli coprì la testa con un velo di porpora; poi il dio fischiò e due serpenti enormi schizzarono fuori dal tempio. S'infilarono pian piano sotto la

[2] Platone, *Fedone*, LXVI a, a cura di Manara Valgimigli, ivi, p. 185.

porpora e mi è parso di vedere che cominciarono a leccargli le palpebre [...]. Pluto si rialzò e ci vedeva. Io battei le mani dal piacere e svegliai il padrone, mentre il dio scompariva nel tempio e con lui i serpenti[3].

Rispetto al grottesco stereotipo di Aristofane, nel corso dei secoli le cose cambiano. Dalle storie e dai sintomi scritti dai malati sulle tavolette votive viene a comporsi una multiforme casistica che permette di delineare tipologie significative. Dai trattamenti prescritti dagli asclepiadi viene a costituirsi una esperienza curativa che si consolida in protocolli di terapia statisticamente efficaci. Dai preliminari dell'abluzione purificatrice e del digiuno sporadico viene ad affermarsi una prevenzione legata all'osservanza di norme igienico-dietetiche, di esercizi fisici, di cultura del corpo. Accanto ad Asclepio compare non solo Panacea, ma anche Igea: ad Atene il tempio della salute era dedicato contemporaneamente a Igea e ad Asclepio.

Per questa o quella malattia non bastano più un bagno e un gallo. In età più recente si rendono necessarie manipolazioni, diete, purghe leggere, esercizi fisici; si applicano localmente medicamenti e bendaggi; si trasformano le prescrizioni in ricette sulla base di un formulario tanto vasto quanto quello di Assiro-babilonesi ed Egiziani. Asclepio che appariva in sogno oppure l'asclepiade che compariva dopo il sonno come teurgo o taumaturgo si rivelano come esseri umani che esercitano una medicina non più divina o «magica». *Màgoi*, «maghi», erano coloro che esercitavano la *therapèia theòn*, la «cura degli dèi»[4]. Ora la cura non è più una sapienza divina, è un'arte degli uomini.

Il greco Cavaddias, uno degli studiosi più attenti a storicizzare il mito di Asclepio, ha distinto due periodi nel culto epidaurico:

Nel primo avvennero guarigioni miracolose, provocate semplicemente dalla suggestione del culto sui fedeli. Nel secondo invece fu introdotta la scienza medica, che però fu sempre subordinata al fattore religioso; in questo periodo il dio non cura più personalmente, ma

[3] Aristofane, *Pluto*, trad. it. con testo a fronte, Rizzoli, Milano 1980, pp. 125-131, *passim.*

[4] Fritz Graf, *La magia nel mondo antico*, trad. it. di Giovanni Ferrara degli Uberti, Laterza, Roma-Bari 1995, p. 21.

indica nei sogni il regime igienico e terapeutico da seguire [...]. Le cure non sono più semplici e certe, ma è necessaria una preparazione, consistente in un lungo soggiorno al tempio, con bagni, esercizi ginnastici, diete speciali e medicine varie. Il compito dei sacerdoti diventa sempre più importante: essi divengono interpreti dei sogni e medici, agiscono sulla fantasia degli infermi, in modo da provocare i sogni divini, e talvolta sognano essi stessi le cure da praticare agli ammalati[5].

Questa visione, nella quale il formarsi della medicina tecnica è considerato una sorta di filiazione di questa dalla medicina dei templi attraverso un processo di graduale de-sacralizzazione, risale storiograficamente al filosofo positivista Littré, editore ottocentesco delle opere di Ippocrate[6]; ma è stata in parte inficiata da studi ulteriori che, attraverso una «raccolta e interpretazione delle testimonianze»[7] hanno dimostrato tutta la complessità di una ricostruzione storica non riducibile soltanto al processo per cui «la corporazione medica sarebbe uscita, con progressiva laicizzazione, dal tronco della casta sacerdotale di Asclepio»[8].

Ciò non toglie che quella descritta dallo studioso greco fosse la medicina esercitata nei templi ancora nel II secolo d.C., vivente Galeno, il massimo esponente in età ellenistica della medicina laica. Proprio nella città di Galeno, a Pergamo in Misia, nel tempio di Asclepio la cura dei malati ha ormai un sempre più consistente contenuto tecnico. Ce ne dà testimonianza Elio Aristide, un maestro dell'arte oratoria vissuto nel II secolo d.C., che a proposito di una malattia personale, da lui curata nel tempio di Pergamo, scrive che nel tempio si praticano unzioni e frizioni e si somministrano purganti. Tuttavia non si cessa di credere e sperare nel miracolo. Infatti nell'*Oratio sacra in puteum Aesculapii* fa menzione di un muto che ritrova la parola dopo aver bevuto l'acqua dal pozzo esistente nel tempio.

[5] La citazione, tratta dal testo greco *Il tempio di Asclepio* (1900), è riportata da G.G. Porro, *Asclepio*, Ars Regia, Milano 1911, pp. 118-119.

[6] L'edizione di Maximilien-Paul-Emile Littré delle *Oeuvres complètes d'Hippocrate*, 10 voll., Paris 1839-1861 (rist. Amsterdam 1973-1978), rappresenta una tappa fondamentale degli studi ippocratici.

[7] Emma e Ludwig Edelstein, *Asclepius. Collection and Interpretation of the Testimonies*, 2 voll., Baltimore 1945.

[8] Mario Vegetti, Introduzione a Ippocrate, *Opere*, a cura di Mario Vegetti, Utet, Torino 1976², p. 23.

Non diversamente Artemidoro, scrittore vissuto anch'egli nel secolo II d.C., nella sua opera *Oneirocritica* dà ancora massima importanza alla «spiegazione dei sogni». Nel libro IV, al capitolo XXIV, scrive che una donna affetta da un male al seno, avendo sognato un agnello che succhiava il latte dalla propria mammella malata, fu guarita dall'applicazione su questa di un empiastro di «arnoglossa», un'erba il cui nome significa «lingua d'agnello». Ma qui già traspare il passaggio analogico dalla simbolica e fantasiosa terapeutica dei sogni alla realistica e razionale terapeutica dei farmaci.

Possiamo a questo punto affermare che la *iatrèia*, cioè l'arte di guarire attraverso i rimedi – «rimediare» sarà il latino *mederi*, donde *medicus* –, acquista la sua fisionomia e autonomia mediante una tecnica fattasi matura in Ippocrate. Ciò non contraddice quanto detto fin qui circa l'esistenza di un'«altra medicina», quella ieratica dei templi, anteriore e coeva. Nella Grecia classica, al porto e al mercato cittadini era contrapposta o sovrapposta l'acropoli; alla *tèchne* georgica di chi lavorava la terra, alla *tèchne* geometrica di chi la misurava, era contrapposta o sovrapposta la sapienza dei templi, dei sacerdoti oracolanti; alla *tèchne* ippocratica dei medici impegnati nella prognosi e nella terapia d'ogni giorno contro i mali quotidiani, era contrapposta o sovrapposta la medicina sapienziale degli asclepiadi impegnati nella preghiera propiziatoria, nella profezia, nella guarigione miracolosa. L'antecedenza e coesistenza di questa medicina ieratica rispetto alla medicina tecnica sono «caratteri originari» riconosciuti: concorderanno al riguardo perfino due medici fieramente discordanti tra loro nell'*Analisi del preteso genio d'Ippocrate*[9].

Il primo, Giovanni Rasori, scrive (nel 1798): «Noi abbiamo negli scritti d'Ippocrate il monumento il più antico delle osservazioni mediche. Questo vecchio non solamente era ricco delle osservazioni sue proprie, ma aveva pure [...] quelle della lunga serie degli antenati suoi tutti medici; e non avea trascurate le altre scolpite sulle numerose tabelle appese alle mura de' templi»[10].

[9] Giovanni Rasori, *Analisi del preteso genio d'Ippocrate*, discorso recitato nell'assumere la cattedra di clinica in Pavia il giorno 10 frigifero anno VI (30 novembre 1798), ripubblicato in Giorgio Cosmacini, *Scienza medica e giacobinismo*, Angeli, Milano 1982, pp. 93-111.

[10] Ivi, p. 96.

Il secondo, Pietro Moscati, scrive (nel 1799):

> In que' remoti tempi [...] la medica scienza apprendevasi dai giovani al letto degli ammalati, onde la professione ottenne il predicato di *clinica* [clinica viene dal greco *klìno*, «sto coricato», «giaccio»]. Un uomo allora, che per avere seguito gli insegnamenti de' suoi maggiori, o per avere raccolte le storie di molti mali descritte ne' voti appesi ne' templi, o per propria esperienza personale, imparata avea la diagnosi dei mali più frequenti ed una non lunga serie di rimedi, diventava maestro: i giovani desiderosi di diventar medici lo seguivano al letto degli ammalati, che il maestro teneva spesso in propria casa; notavano le storie dei mali, il loro esito, i rimedi che giovavano o nuocevano, le semplici e niente sistematiche riflessioni del maestro; indi, cominciando anch'essi a curare ammalati, diventavano medici. Così la professione si esercitò presso a poco fino al tempo d'Ippocrate, che il primo, per quanto si sa, ridusse l'arte ad una certa serie regolare di precetti[11].

Ippocrate, il padre della medicina, è accreditato di una longevità quasi centenaria che abbraccia oltre metà del V secolo e buona parte del IV. Dal suo primo biografo Sorano, autore di una *Genealogia e vita di Ippocrate* di datazione incerta (I sec. a.C. - II sec. d.C.), il «vecchio di Kos» è mitizzato come discendente di Asclepio di diciannovesima generazione, a significare una continuità, peraltro come si è visto assai dubbia, tra asclepiadi e tecnici della salute. Della medicina tecnica Ippocrate personifica la fioritura policentrica, nelle tante città greche dove fervono le arti. Nel V secolo la medicina è un'arte non più ieratica, ma «profana», nel modo in cui lo sono le arti della mano – dall'arte scultoria di Fidia all'arte maieutica di Santippe (l'ostetrica moglie di Socrate) – e nel modo in cui lo sono le arti della parola raziocinante o narrante, come, rispettivamente, la sofistica di Gorgia e la storiografia di Erodoto.

Nel modo di queste parlanti «scienze dell'uomo» la medicina ippocratica è una *antropologia* coincidente con una *tèchne* che

[11] Pietro Moscati, *Dell'uso dei sistemi nella pratica medicina*, discorso inaugurale recitato nell'aula dell'Università di Pavia il 10 ventoso anno VII repubblicano (28 febbraio 1799), assumendo la cattedra di clinica medicina, ripubblicato in Cosmacini, *op. cit.*, pp. 111-130. La citazione è ivi, pp. 111-112. Sulla disputa intorno al «genio di Ippocrate» vedi Giorgio Cosmacini, *Rasori e Moscati: una polemica giacobina*, in «Annali di storia pavese», n. 20, 1991, pp. 147-152.

procede per esperienza e per tentativi, alla ricerca non tanto di improbabili certezze, quanto del *kairòs*, cioè del «momento opportuno» in cui intervenire con questa o quella prestazione. Tali prestazioni sono in parte le stesse, manipolatorie o dietetiche, che abbiamo visto «profanare» la medicina dei templi affiancandosi alla mantica, alla magia, alla pratica incubatoria. Ma, fuori dai templi dov'è di stanza la medicina ieratica, il medico è un tecnico non stanziale, ma itinerante, che si avvale tecnicamente dello sguardo e del tocco, del taglio delle parti, di medicazioni e fasciature. La sua *eucheirìa* è un «buon lavoro con le mani» che comprende anche l'uso di utensili e strumenti. *Kairologia* e *chirurgia* sono le procedure di quest'arte, che viene ad affiancarsi alle arti sorelle, la dietetica e la ginnastica, a loro volta evolutesi dai rispettivi primitivismi alimentare e fisico-motorio.

L'«antica medicina» – dal nome dell'opera che costituisce con altre la parte più antica e autentica degli oltre 70 trattati raccolti nel cosiddetto *Corpus hippocraticum*[12] dai bibliotecari di Alessandria d'Egitto nel III sec. a.C. – presenta *elementi di arcaicità* reperibili soprattutto negli scritti a contenuto tecnico-terapeutico. Tali elementi dimostrano il debito della medicina tecnica nei confronti di culture più antiche di quella greca classica, come l'egiziana e la mesopotamica. Ne è prova, ad esempio, il fatto che «il complesso della sintomatologia venga introdotto attraverso una congiunzione condizionale»: se un uomo soffre di..., se un medico visita un uomo affetto da...; e ne è prova il fatto che «anche in presenza di casi evidentemente difficili si esprima fiducia nella guarigione»[13].

Esistono peraltro altrettanti o più numerosi *elementi di novità*, quali il «grande rilievo che viene dato a termini di carattere temporale» relativi al decorso delle malattie e l'emergere della «cate-

[12] «Il *Corpus hippocraticum* raccoglie circa settanta opere (il numero varia poiché alcuni manoscritti danno come uniche opere che in realtà sono ben distinte, e viceversa) la cui sola unità consiste nel trattare argomenti di medicina spazianti dall'anatomia alla chirurgia, dall'eziologia alla deontologia, dalla ginecologia alle questioni metodologiche» (Vegetti, *La «questione ippocratica»*, in Ippocrate, *op. cit.*, p. 73). Su Ippocrate vedi Jacques Jouanna, *Ippocrate*, trad. it. di Ludovico Rebaudo, SEI, Torino 1992.

[13] Vincenzo Di Benedetto, *La medicina greca antica*, Introduzione a Ippocrate, *Testi di medicina greca*, trad. it. con testo a fronte di Alessandro Lami, Rizzoli, Milano 1994^4, pp. 6 e 9.

goria non del certo, ma del probabile [...] a fronte del sì e del no della medicina egiziana e babilonese». Deriva da qui la tendenza della medicina ippocratica a organizzare la complicata casistica dei malati in una semplificata tipologia delle malattie, «rispetto alla medicina egiziana e babilonese dove la malattia tende[va invece] a coincidere con il caso singolo, anche se presentato come tipico e ripetibile»[14].

Ma la vera grande cesura tra la medicina ippocratica e la preesistente medicina egiziana e mesopotamica, come pure tra essa e la preesistente e concomitante medicina greca dei templi, è costituita dagli *elementi di discontinuità* reperibili soprattutto nei due trattati *Male sacro* e *Antica medicina*. A proposito del «male sacro», cioè dell'epilessia, «questa è la realtà», dice l'autore, aggiungendo:

> Per nulla, mi sembra, [esso] è più divino delle altre malattie o più sacro, ma ha struttura *naturale* e cause *razionali*; gli uomini tuttavia lo ritengono in qualche modo opera divina per inesperienza e stupore, giacché per nessun verso somiglia alle altre. E tale carattere divino viene confermato per la difficoltà che essi hanno a comprenderlo [...]. Ma se per quanto ha di meraviglioso questo male è ritenuto divino, molte allora saranno le malattie sacre e non una soltanto[15].

In altri termini, se gli uomini chiamassero divino tutto ciò che non capiscono, non ci sarebbe alcun limite alla divinizzazione del reale.

[14] Ivi, pp. 12-14, *passim*.

[15] Ippocrate, *Opere*, cit., pp. 297-298. Il *Male sacro* è databile tra il 430 e il 420 a.C. *Epilepsìa* è nome greco derivante dal verbo *epilambàno*, che fa riferimento all'«essere sorpresi» e all'«essere sopraffatti». Nell'antichità greco-romana la malattia era detta anche «morbo erculeo», con riferimento alla mitica figura di Ercole, il semidio colto sovente dal raptus di violente passioni, oppure «morbo comiziale», perché i comizi nei quali un astante fosse colto da una crisi del male venivano tosto sospesi. L'evangelista Matteo chiama «lunatico» l'epilettico miracolosamente liberato dall'intervento guaritore di Cristo e «morbo lunatico» veniva etichettata la malattia, posta sotto la protezione di Selene, la dea Luna dai Greci identificata in Artemide saettatrice e poi in Diana dai Latini. In epoca più tarda i malati di epilessia furono posti sotto la tutela di san Valentino, protettore di tutti i «fuori di testa» (tra cui gli innamorati). Vedi in proposito Giorgio Cosmacini, Introduzione a Baroukh M. Assael, Giuliano Avanzini, *Il male dell'anima. L'epilessia fra '800 e '900*, Laterza, Roma-Bari 1997, pp. V-XI.

Quanto all'«antica medicina», l'autore afferma:

> La medicina da gran tempo ormai dispone di tutti gli elementi, e il *principio* e la *via* son stati scoperti, grazie ai quali in lungo corso di tempo sono state fatte molte ed egregie scoperte, e il resto nel futuro sarà scoperto, se qualcuno, in grado di farlo e a conoscenza di quanto è già stato scoperto, da questo prendendo le mosse porterà avanti la ricerca. Chi invece, scartato tutto ciò e rifiutatolo, lungo un'altra via e secondo un altro schema s'accinge alla ricerca e asserisce di aver trovato qualcosa, si è ingannato e s'inganna, perché è impossibile. E per quali necessarie ragioni sia impossibile, io cercherò di dimostrarlo, dichiarando e dimostrando che cosa è l'arte[16].

Che cos'è l'arte, in definitiva? È un esercizio di pratiche affini od omogenee, inerenti a uno scopo – la guarigione, la salute – e coerenti con un *principio* e una *via*, l'uno e l'altra ispirati a una *naturalità* e *razionalità* che dividono senza più compromissioni dalla soprannatura e dal mito. Esse implicano una teoria della natura e una teoria della conoscenza e della pratica: implicano – in altre parole – una filosofia.

Serbare il più possibile integro, con mezzi naturali e secondo ragione, uno stato di natura qual è la salute od ovviare nel migliore dei modi, con gli stessi mezzi e criteri, a un evento altrettanto naturale qual è la malattia è un obiettivo che sottintende una concezione dell'uomo sano-malato e del suo ambiente di vita, nonché una metodologia e un'epistemologia dell'arte che lo cura. L'arte che cura quest'uomo perché, se sano, non si ammali o perché, se ammalato, guarisca, può avere o non avere consapevolezza di questa propria *filosofia spontanea*; essa è comunque un'arte tutt'altro che priva di riferimenti d'ordine generale e tutt'affatto diversa da una pratica ateorica e da un grezzo empirismo.

La medicina ippocratica ha una propria, peculiare filosofia. Non a caso essa «costruisce la propria immagine di *tèchne*, cioè di sapere razionalmente fondato e dotato di procedure consapevoli e controllabili, mediante una doppia polemica». Infatti polemizza non solo «contro le pratiche magiche e superstiziose che non

[16] Ippocrate, *Opere*, cit., pp. 161-162. L'*Antica medicina* è cronologicamente collocabile tra il 430 e il 415 a.C.

sanno dar conto delle ragioni dei propri interventi e invocano a sproposito un'origine divina delle malattie», ma anche «contro le pretese dei filosofi naturalisti – alla maniera di Empedocle – di dettar legge, sulla base dei loro generalissimi postulati, in un campo come la comprensione e la cura dei processi organici, che invece richiede complesse competenze e un'esperienza diretta e specifica»[17].

Lasciando per ora da parte il riferimento a Empedocle (di cui si dirà nel prossimo paragrafo a proposito della «scuola italica»), va detto fin da ora che i grandi temi della malattia, del malato e del medico – i tre lati di un unico triangolo problematico – vanno incontro a un continuo rimaneggiamento teorico e pratico nel periodo semimillenario che intercorre tra il V secolo a.C., quando costituiscono il banco di prova dell'«arte» ippocratica, e il II secolo d.C., quando vengono a costituire l'insieme sistematico della «scienza» galenica.

Dal complesso degli scritti ippocratici la malattia emerge come uno squilibrio tra l'ambiente «esterno» – inteso come clima, aria, cibo, bevande – e il corpo umano, al cui «interno» lo squilibrio si ripercuote sugli «umori» corporei. Entro questo modello «umoralista» la malattia si sviluppa in tre fasi: d'incremento (*epìdosis*), di stato (*akmè*) e di decremento (*chàlasis*). Nel modello confluiscono varie soluzioni, che vanno dallo sconcerto delle qualità elementari – il dolce e l'amaro, il salato e l'insipido, l'astringente e l'acido – ai flussi, deflussi e reflussi (*rèumata*) degli umori smescolati. Scorporati per separazione (*apòkrisis*) dalla buona miscela e divenuti pertanto maligni, gli umori corrotti si raccolgono in questo o quel deposito anomalo (*apòstema*), suscettibile di spostarsi in questa o quella parte del corpo (*metàstasis*) giungendo a cozione (*pèpsis*), o a suppurazione (*pỳema*), o a putrefazione (*sèpsis*), o a ridondanza morbosa (*plethòra*). Il momento rivelatore della cozione umorale è la crisi (*krìsis*), che può essere rapida o lenta, accompagnata o meno da esacerbazione del calore innato attraverso la febbre (*pyretòs*) e la flogosi (*phlogmòs*). Nei «giorni critici» (quelli dispari o di fine settimana) la malattia arriva a compimento: se median-

[17] Mario Vegetti, *Ippocratica medicina*, lemma del *Dizionario di storia della salute*, a cura di Giorgio Cosmacini, Giuseppe Gaudenzi, Roberto Satolli, Einaudi, Torino 1996, p. 309.

te riassorbimento o eliminazione dell'umore peccante, il malato guarisce; se mediante ristagno o ulteriore versamento del predetto umore, il malato si cronicizza o muore.

Questo modello di malattia viene elaborato e codificato da Polibo, genero di Ippocrate, nel trattato sulla *Natura dell'uomo* (databile tra il 410 e il 400 a.C.). Gli umori corporei sono quattro: il sangue, il flegma (o muco, o catarro), la bile gialla e la bile nera. La malattia è vista insorgere quando uno o più di questi umori si modifica per quantità e/o per qualità, diventando ridondante o scarso, «crudo» o troppo «cotto». Tali modificazioni patologiche si rendono manifeste attraverso il sangue (per emorragia o per flebotomia) o tramite i secreti ed escreti organici, normali o abnormi. Tale complesso di manifestazioni morbose costituisce gran parte del patrimonio diagnostico di un medico al cui sguardo si offre una patologia fatta di ferite, di sputi sanguigni, di stillicidi emorroidari, con il sangue in bella vista; oppure fatta di malattie respiratorie, con la vista del muco e del catarro; o di malattie digestive, con la vista del vomito o di urine e di feci variamente pigmentate da bile; o di febbri da «mal'aria», con la vista del sudore più o meno profuso. «In questa fase pre-anatomica della medicina, il corpo è dunque considerato come una *scatola nera*, di cui sono noti [quasi soltanto] gli ingressi e le uscite»[18].

Da tutto quanto transita per questi ingressi e queste uscite e dall'aspetto del malato – la *facies hippocratica* – il medico arguisce per inferenza la natura e la tendenza della malattia. La povertà anatomica della medicina ippocratica è parzialmente compensata dalla ricchezza semeiotica e dalla perizia prognostica. *Prognostico* è il titolo di un'altra opera ippocratica d'importanza fondamentale (cronologicamente anteriore al 430 a.C.). L'esattezza della prognosi era «l'unico modo in cui il paziente poteva verificare la competenza del medico e decidere quindi di affidarsi fiduciosamente alla sua terapia. Al di là della funzione terapeutica, la prognosi era dunque un rischio inevitabile per il medico ippocratico, che sviluppò in essa un talento destinato a restare insuperato fino ai tempi di Galeno»[19].

[18] Ivi, p. 310.
[19] *Ibid.*

Se la malattia è uno squilibrio, la cura è un riequilibrio. Bisogna riequilibrare il rapporto del corpo e del calore corporeo (in eccesso o in difetto) con il clima, l'aria, il cibo, le bevande. Climatologia, meteorologia, geografia medica, dietetica, idrologia, balneoterapia (calda e fredda) sono i cardini di una terapeutica essenzialmente priva di farmaci, nella quale ha un posto di rilievo – come scrive l'ippocratico autore delle *Epidemie* – un adeguamento di vita modellato «sulla costituzione generale e specifica dei fenomeni celesti e di ciascuna regione; sui costumi, il regime, il modo di vivere, l'età di ognuno»[20].

Regime è il titolo di un altro importante trattato ippocratico, intitolato altrimenti, alla latina, *De diaeta*: «dieta» o «regime», il nome e il concetto trascendono il significato riduttivo odierno di «alimentazione», comprendendo anche l'esercizio fisico, l'attività ginnastica, l'attività sessuale, il lavoro, il riposo, le pratiche depurative (lavative, vomitive, purgative). L'alimentazione vera e propria è correlata alla qualità dei cibi (riscaldanti, rinfrescanti, umidi, secchi), alla varietà e sobrietà, alla costituzione e condizione umana, alla stagione dell'anno e della vita. Il ciclo quaternario delle età della vita – infanzia, giovinezza, maturità, vecchiaia – e il ciclo quaternario delle stagioni dell'anno – primavera, estate, autunno, inverno – troveranno una speculare corrispondenza nella fisiologia tetraumorale di Galeno.

Una semeiotica, una prognostica e una terapeutica tanto personalizzate richiedono un rapporto interpersonale intenso e globale, dove totale sia la dedizione del medico, totale la confidenza del malato, totale l'esplorazione della malattia nei suoi diversi aspetti, non soltanto somatici, ma anche psicologici e ambientali. Il medico infatti, oltreché sui segni fisici di malattia, porta l'attenzione «sui discorsi, i modi, i pensieri, sul sonno e sull'insonnia, sui sogni»[21] del malato, nonché sull'ambiente dove egli vive, cioè su *L'aria, le acque e i luoghi*, come recita il titolo dell'opera (databile tra il 430 e il 410 a.C.) «che reca, al pari di Antica Medicina e di Epidemie, il segno e la luce della piena maturità del pensiero ippocratico, e il fresco vigore della scienza nascente»[22].

[20] Ippocrate, *Opere*, cit., p. 335.
[21] *Ibid.*
[22] Ivi, p. 191. Il giudizio è del curatore.

Nella medicina ippocratica un duplice aspetto è fortemente caratterizzante: la coincidenza fra tecnica e antropologia e la dualità del rapporto antropologico. Nell'atto medico, da un lato l'osservazione (ispezione) del malato coincide con lo sguardo simpatetico, il tocco (palpazione) con il contatto fisico diretto, la raccolta della storia morbosa (anamnesi) con l'ascolto del vissuto esistenziale, la previsione e predizione del decorso e dell'esito (prognosi) con la risposta alla speranza, o alla disperazione, di vita; d'altro lato il rapporto a due tra medico e paziente è un referente che, nella lingua di Ippocrate, si esprime nel «duale», caso intermedio fra il singolare e il plurale, forma nominale, aggettivale e verbale adeguata a una relazione che, nella società e nella cultura della Grecia classica, ha importanza non minore del rapporto «a due» dell'amicizia e dell'amore.

Il rapporto tra medico e malato è fisico e storico: fisico, attraverso la percezione pentasensoriale (ma con la vista e il tatto privilegiati tra i cinque sensi) di questo o quel segno di malattia; e storico, attraverso il rilievo anamnestico e prognostico dell'esistenza passata e futura. La malattia non è ancora un'entità nosologica. È ancora un'esperienza esistenziale situata tra la vita e la morte, ma è già una fenomenologia antropologica (bio-tanatologica) sulla quale potrà costruirsi una peculiare conoscenza (fisio-patologica): la scienza dell'uomo sano-malato.

Sulla soglia del IV secolo il medico ippocratico si presenta dotato di un comportamento umano che è pari alla competenza tecnica. A un'alta professionalità, tutelante da ogni indebita invasione di campo, corrisponde un'altrettanto elevata deontologia, preservante da ogni caduta di moralità o di stile.

La deontologia garantisce la medicina nella sua identità. La relazione medico-malato non è un rapporto simmetrico, fra uguali, con in se stesso il proprio punto di equilibrio; è invece un rapporto asimmetrico, fra disuguali, dove al sapere-potere del medico corrisponde il soffrire-patire del paziente. Non essendo un rapporto paritetico, non può essere imperniato sul *diritto*, imparziale ed equanime; dev'essere invece imperniato sul *dovere*. Il medico ippocratico ne ha coscienza e provvede a riequilibrare le parti dandosi responsabilmente dei doveri. Nel *Dovere* del medico è detto che questi dovrà curare anche i malati a prognosi infausta, prestarsi gratuitamente ai malati indigenti, osservare un assoluto riserbo professionale, astenersi dall'usare la propria influenza nel proprio interesse privato.

Il *Giuramento* di Ippocrate, «un testo senza età, le cui origini si situano ben prima del grande Ippocrate e si confondono con le origini stesse della stirpe degli Asclepiadi»[23], è un documento che si colloca a metà tra i privilegi sacrali di quesi ultimi e i doveri professionali del medico ippocratico. In questa sorta di limbo tra la sacralità di un ruolo e la responsabilità di un mestiere il «giuramento» verrà interpretato, di volta in volta, come patto d'iniziazione, o contratto associativo, o carta giuridica, o somma di divieti. «Non darò a nessuno alcun farmaco mortale neppure se richiestone [...]; ugualmente non darò alle donne pessari per provocare l'aborto»[24]. Nella Grecia del V-IV secolo a.C. «non risulta invece che fosse diffuso il rifiuto di somministrare abortivi e neppure veleni mortali nel caso che i malati incurabili ne facessero richiesta»[25].

2. *La filosofia e le scuole*

La medicina ippocratica è, per antonomasia, la medicina della *scuola di Kos*[26], dal nome dell'isola dove Ippocrate nacque e fu maestro. Nell'arcipelago egeo che fronteggia la frastagliata costa dell'Asia Minore (e che agli Italiani di ieri è noto come Dodecanneso), Rodi è l'isola delle rose, Kos quella dei gelsomini, detta fin dall'antichità «dolce, fruttifera e fragrante». Una leggenda narra che vi approdò l'asclepiade Podalirio, finita la guerra di Troia[27].

[23] Ivi, p. 413. Il commento è del curatore.

[24] Il passo del *Giuramento* è riportato ivi, p. 415.

[25] Vegetti, *Ippocratica medicina*, nel *Dizionario di storia della salute*, cit., p. 311.

[26] «Col termine *scholè*, nel V secolo, si designa un centro localizzato in una città in cui un maestro, nel quadro di una tradizione familiare in certi casi secolare, fornisce il suo insegnamento ai figli e ai discepoli, appartenenti alla famiglia o associati alla scuola» (Jacques Jouanna, *La nascita dell'arte medica occidentale*, in *Storia del pensiero medico occidentale 1. Antichità e Medioevo*, a cura di Mirko Drazen Grmek, Laterza, Roma-Bari 1993, p. 12).

[27] Kos sarebbe nome contratto di Koos, figlia di Triopas o Meropas, mitico re dell'isola; più realisticamente sarebbe nome derivato da *kòdion*, «pelle di pecora», per la forma dell'isola e perché questa era popolata da greggi.

Separata da un breve braccio di mare da Alicarnasso nella Caria, città consociata nell'Esapoli e patria d'Erodoto, Kos era (ed è) una terra dove «l'aria, le acque, i luoghi» – per usare il vocabolario ippocratico – contribuivano in misura considerevole a rendere buona la salute e lunga la vita. Il clima è mite, le acque termali numerose, florido il porto, rigogliosi la vite e l'ulivo. A questo habitat Ippocrate fu verosimilmente debitore, almeno in parte, oltreché della propria longevità, della propria vocazione salutista e della propria fama di maestro dell'arte di guarire[28].

L'antropologia e la *tèchne* ippocratiche sono dunque anche figlie del naturalismo ambientale, climatico e geomarino, che fa da sfondo alla vita di Ippocrate. Ma nel retroterra culturale del padre della medicina è presente il naturalismo filosofico dei pensatori di Mileto, nella vicina Ionia, vissuti tra il VII e il VI secolo: Talete, Anassimandro, Anassimene, primi indagatori del «principio» (*archè*) della natura. Per quel che ci riguarda, Talete (circa 624-548 a.C.) fu una specie di traghettatore del «principio acqueo» dalle antiche culture fluviali, mesopotamica ed egiziana, alla teoria umoralista della medicina ippocratica. Anassimandro (circa 610-547 a.C.) fu invece una sorta di filosofo «vitalista» il cui «principio indeterminato» (*àpeiron*) è il corrispettivo del fango primordiale – fatto di acqua e di terra, ma con insiti anche il calore del fuoco e il soffio dell'aria – da cui è vista germinare spontaneamente la «vita». Anassimene (circa 584-524 a.C.) fu infine una sorta di filosofo «animista» il cui «principio aereo», in continua tensione tra il rarefarsi igneo e il condensarsi nell'acqua e nella terra, è visto come il punto di equilibrio corrispondente al soffio vivificatore dell'«anima» universale.

L'equilibrio somatico – lo si è visto – è il principale fattore del benessere psicofisico. La salute è *isonomia*, armonia dei principi, ed è rotta dalla *monarchia*, dalla prevalenza di un solo principio sugli altri. All'equilibrio degli umori nell'ambiente corporeo e con l'ambiente naturale corrisponde l'equilibrio tra gli uomini nell'ambiente sociale. Dice l'autore ippocratico di *L'aria, le acque e i luoghi*: «Sono deboli i popoli dell'Asia». Lo sono anche «per le

[28] Medici preippocratici a Kos furono Nevros, Apollonide, Gnosidico, Erodico, Prodico.

istituzioni. Gran parte dell'Asia infatti è retta a monarchia. Laddove gli uomini non son signori di se stessi e delle proprie leggi, ma soggetti a despoti, [...] a loro, è naturale, tocca la necessità di combattere e soffrire e morire in pro dei padroni»[29]. Se monarchia e dispotismo sono fattori di sofferenza e morìa, democrazia e libertà sono fattori di salute e benessere. La medicina ippocratica si rivela figlia non solo del pensiero filosofico, ma anche dell'ordinamento democratico delle città della Ionia, dove non alligna la tirannide.

Anche per effetto di questa *iatrodemocrazia* la scuola di Kos rivolge la sua attenzione «alla totalità della persona del malato, che viene visto nel contesto della sua storia, del suo ambiente geografico, urbanistico, sociale, del suo modo di vivere e di lavorare». In questa prospettiva ciò che più conta è «il *prendersi in carico* l'intera esistenza del malato (e anche, in senso profilattico, del sano). Questo trattamento complessivo va dall'attenzione all'ambiente fino alla regolamentazione degli esercizi fisici, dell'alimentazione, del modo di vita nel suo insieme. Nasce da qui l'idea di *dieta* o regime come governo complessivo della vita con finalità terapeutiche o preventive», analogo al buon governo della città, al regime democratico con finalità di armonia civile e di salute pubblica[30].

Alla stessa Esapoli di cui fa parte Kos appartiene Cnido, città della Caria edificata sulla punta di una penisola – il Chersoneso cnidio – tutta cinta da mura. La *scuola di Cnido* è un altro centro di irradiazione della professione medica. Le *Sentenze cnidie* sono anzi un testo anteriore agli scritti ippocratici, lontano però da ogni influenza o istanza filosofica e tutto orientato in senso empirico e pratico: l'esperienza organizza i dati osservativi in quadri patologici di riferimento immediato, tali da consentire ai medici un rapido orientamento diagnostico e una pronta prescrizione terapeutica. Le «sentenze» costituiscono un manuale di apprendimento, un breviario di consultazione, un catalogo di malattie con rapporto diretto tra queste e i medicamenti; sono un vademecum assai utile a medici itineranti da villaggio a villaggio, formati più attraverso una svelta lettura della parola scritta che attraverso un assiduo ascolto della parola del maestro.

[29] Ippocrate, *Opere*, cit., p. 219.

[30] Mario Vegetti, *La medicina delle origini. Cos, Cnido e oltre*, in «Medicina Democratica», n. 85, novembre-dicembre 1992, p. 13.

Il testo scritto è più confacente alla nomenclatura, alla catalogazione, alla precettistica; ed è bene utilizzabile sul campo da parte di medici che non sono assillati da preoccupazioni patogenetiche, fisiopatologiche, filosofiche: «prova a dare...», è l'esordio delle ricette cnidie, all'insegna di un empirismo farmacoterapico scevro da qualsivoglia teoria dei rimedi. Inoltre il testo scritto è un documento da poter esibire, per autenticare il proprio ruolo di guaritori e curanti, al posto di una patente medica che non c'è, dal momento che nella Grecia classica la medicina è una professione non istituzionalizzata e non ufficiale.

La Caria e la Ionia stanno all'estremità levantina del Mediterraneo orientale; all'estremità di ponente sta l'Italia, con la terra che sarà detta «delle due Sicilie, citeriore e ulteriore» (Sicilia propriamente detta e Bruzio o Calabria). Qui si ergono le città coloniche, tra cui Crotone, Agrigento, Locri. Sono queste le sedi urbane di irraggiamento di una terza scuola di medicina: la *scuola italica*.

A Crotone, città portuale sulla costa orientale calabra, visse a lungo Pitagora (circa 570-505 a.C.), emigrato dalla natìa Samo in odio al governo anti-aristocratico stabilitosi nella città. Capo di una setta sacerdotale dal valore morale elevato quanto il sapere teologico-matematico da essa stessa coltivato, Pitagora fu l'inventore della parola *philosophìa* e il fondatore, forse per influsso dell'astronomia babilonese, della numerologia. Per lui il numero è il limite, l'ordine, il «principio» di un mondo ordinato, contrapposto all'illimitato, al disordine, al caos, così come l'anima è contrapposta al corpo che la tiene prigioniera. Liberarla vuol dire purificarsi dalla corporeità, il che ha implicazioni evidenti in campo igienico-dietetico: il «vitto pitagorico», per esempio, è una dieta ancor più «spartana» di quella prescritta da Licurgo ai sudditi di Sparta.

Negli stessi anni a Crotone visse anche Alcmeone, filosofo di ispirazione pitagorica e medico formatosi nella tradizione di Democede, «figlio di Callifonte» che, al dire di Erodoto, «era medico ed esercitava la sua arte meglio di tutti i suoi contemporanei», al punto che seppe guarire da una lussazione al piede Dario, re dei Persiani, riuscendo là dove erano falliti i medici egiziani del re[31]. Alcmeone fu il primo a praticare la dissezione degli animali,

[31] Erodoto, *Storie*, trad. it. con testo a fronte di Augusta Izzo d'Accinni, Rizzoli, Milano 1995^{6}, libro III, 125.

intuendo la connessione anatomica tra organi di senso e cervello. Ciò gli permise di operare la distinzione filosofica tra sensazione e conoscenza, teorizzando la localizzazione cerebrale di quest'ultima. Secondo una tale *teoria encefalocentrica* il cervello è il luogo dove l'interno, cioè il soggetto, recepisce l'esterno, cioè l'oggetto: nella sede cerebrale, la conoscenza diventa cosmica in quanto l'uomo si appropria conoscitivamente del cosmo, diventandone, di fatto, il signore.

Ad Agrigento visse Empedocle (circa 483-423 a.C.), filosofo e mago, poeta e profeta, che amava «presentarsi come un taumaturgo, impassibile in abbigliamento regale, con mantello di porpora, alti calzari di bronzo e corona, seguito da un corteo di servi. [...] Certamente una cosa egli sapeva fare: far tornare alla vita corpi che sembravano morti». Si poteva dire di lui che «aveva familiarità con la morte e offriva qualche mezzo per vincerla. Qualcuno poteva sospettarlo di essere un ciarlatano»[32].

Egli peraltro sostituì al linguaggio oracolare della profezia quello razionale dell'arte oratoria fondando la «retorica» (fu maestro del sofista Gorgia da Lentini). Però la sua «logica» gli consentì d'essere, più che un retore, un tecnico e un medico: usava tecniche di controllo del respiro, guarì Selinunte da un'epidemia depurando l'acqua che infettava la città. Come filosofo naturalista, nell'opera *Della natura*, formulò la *teoria dei quattro elementi* primordiali: terra, acqua, aria, fuoco. La terra infuocata del paesaggio agrigentino, temperata dall'aria mediterranea e bagnata dal mare di Sicilia, dovette fornirgli la suggestione elementare della sua concezione, che ebbe grande fortuna (elaborata come abbiamo visto da Polibo ed ereditata come vedremo da Filistione e poi da Galeno).

I quattro elementi sono, secondo i criteri della intelligibilità dell'«essere» concepiti da Parmenide di Elea (nato nel 515 a.C.), immutabili ed eterni al pari dei due «principi» a cui sono sottoposti, l'amore (*philìa*) e l'odio (*nèikos*), *forze* di attrazione e repulsione della *materia* elementare che esse rispettivamente congiungono e disgiungono, determinando la nascita e la morte delle cose sensibili, transitorie e mutevoli secondo i criteri della

[32] Carlo Augusto Viano, *L'universo empedocleo*, in *Storia della filosofia 1. L'Antichità*, a cura di Pietro Rossi e Carlo Augusto Viano, Laterza, Roma-Bari 1993, p. 67.

intelligibilità del «divenire» concepiti da Eraclito di Efeso (nato nel 540 a.C.). I quattro elementi cosmici sono anche corporei: l'uomo si appropria conoscitivamente del cosmo perché con le parti terrose del suo corpo percepisce la terra, con le acquee l'acqua, con le aeree l'aria, con le ignee il fuoco. Queste parti sono miscelate tra loro nel sangue più prossimo al cuore, che pertanto è la sede della conoscenza secondo quanto formulato nella *teoria emocardiocentrica*.

A Locri, infine, nacque e visse nel IV secolo Filistione, il maggior esponente della scuola italica. Egli dette risalto alle qualità fondamentali possedute dai quattro elementi della cosmologia empedoclea: la secchezza della terra, l'umidità dell'acqua, la frigidità dell'aria, la calidità del fuoco. L'equilibrio qualitativo è la salute, lo squilibrio la malattia. A questo quadro fisiopatologico corrisponde lo schema terapeutico secondo cui ogni malattia va curata con il suo contrario. *Contraria contrariis curantur*, si dirà: una malattia da eccesso di calore va curata con medicamenti e cibi perfrigeranti, una malattia da eccesso di umidità con cibi secchi e medicamenti essiccanti. Tale schematismo, semplificante la complessità dei fatti biologici e clinici, fu osteggiato dalla medicina ippocratica, ma successivamente rielaborato e trasfuso nella *teoria dei quattro umori*. Nello schema tetraumorale l'umidità è posseduta dal sangue, la frigidità dal flegma, la calidità dalla bile gialla, la secchezza dalla bile nera o atrabile.

A Filistione è verosimilmente collegato il trattatello coevo *Sul cuore*, peraltro d'autore anonimo, quantunque inserito nel *corpus hippocraticum*: il cuore è visto come un muscolo di foggia piramidale, che respira attraverso le orecchiette, raffreddato dall'aria dei polmoni, e che batte nei ventricoli, riscaldato dal calore innato. Qui è la fonte della vita e la sede dell'intelletto. L'opera è il caposaldo della *teoria cardiocentrica*. Il cardiocentrismo è, come l'encefalocentrismo, una teoria unicentrica, fondata sulla unicità del principio della vita, della sensazione, della conoscenza. Il cuore o il cervello, l'uno con esclusione dell'altro e viceversa, è il principio centrale, è il centro animatore[33].

[33] Sull'encefalocentrismo e il cardiocentrismo vedi Paola Manuli, Mario Vegetti, *Cuore, sangue, cervello. Biologia e antropologia nel pensiero antico*, Episteme, Milano 1977. Sulle vedute intorno al cuore nell'antichità vedi Lino Conti,

Tra le due teorie tentò una mediazione Filolao di Crotone (circa 470-400 a.C.), filosofo di scuola pitagorica. Secondo Pitagora, scrive Diogene Laerzio nelle sue *Vite dei filosofi* (III secolo d.C.), «l'anima dell'uomo si distingue in tre parti, intelletto, mente e animo (*noùs*, *phrenès* e *thymòs*)»[34]. Filolao unisce le due teorie unicentriche in un'unica teoria policentrica, fondata su quattro radici o principi: il principio razionale con sede nel cervello; il principio animale con sede nel cuore; il principio vegetativo con sede nell'ombelico, radice dell'embrione; il principio riproduttivo con sede nel membro genitale, radice della generazione.

A questo punto la medicina, a prescindere da quella ippocratica di prima maniera portata avanti dai seguaci di «antica medicina», e a prescindere da quella di estrazione cnidia ancora tutta orientata in senso empirico-pratico, incomincia a essere sempre più intinta o intrisa di *lògos perì phỳseos*, del «discorso logico-filosofico intorno alla natura». I suoi cultori e adepti sono, da questo momento in poi, più che mai o sempre più *physiològoi*, fisiologi, filosofi della natura, filosofi. *Optimus medicus sit quoque philosophus*, dirà Galeno: intanto si incomincia a pensarlo, e a metterlo in pratica. È il tempo di Platone.

Scrive Diogene Laerzio: «Tutte le dottrine pitagoriche non furono note fino all'età di Filolao, il quale soltanto divulgò le tre celebri opere che Platone si fece comprare per cento mine»[35]. Platone (427-347 a.C.) nel corso della sua vita ottuagenaria si recò a Taranto e più volte in Sicilia, a Siracusa, dove fu in sintonia ideologico-politica con i reggitori della città. L'influenza filosofico-scientifica del pitagorismo risulta evidente nel *Timeo*, scritto da Platone in età avanzata, dopo il definitivo ritorno dalla Sicilia, intorno alla metà del IV secolo.

Nell'opera si dispiega una onnicomprensiva filosofia della natura, cosmologica e biologica, che fa riferimento al naturalismo di Empedocle, ma che tiene anche conto sia del razionalismo di

Cuore e circolo cosmico: il paradigma portante della cardiologia antica, in *Il cuore. Dal circolo cosmico al trapianto*, Ciba edizioni, Milano 1997, pp. 1-129.

[34] Diogene Laerzio, *Vite dei filosofi*, a cura di Marcello Gigante, Laterza, Bari 1962, pp. 393-394.

[35] Ivi, p. 389. Su Platone e la medicina vedi Mario Vegetti, *La medicina in Platone*, Il Cardo, Venezia 1995.

Anassagora di Clazomene (500-428 a.C.), secondo cui l'intelletto (*noùs*) è il supremo ordinatore degli infiniti semi (*spèrmata*) biologici e cosmici, sia dell'atomismo di Democrito di Abdera (circa 460-360 a.C.) rielaborato però in senso pitagorico: i quattro elementi primordiali – terra, acqua, aria, fuoco – sono costituiti da principi materiali invisibili e indivisibili come le particelle elementari democritee (*àtomoi*), ma con volumi solidi (cubico, sferico, ovoidale, piramidale) riducibili a figure geometriche piane (quadrata, rotonda, ovalare, triangolare), riconducibili a loro volta alle rispettive formule matematiche, cioè a numeri.

Nel campo della biologia è celebre il passo platonico che descrive strutture e funzioni del corpo umano. Gli dèi posero i «legami della vita, onde l'anima è collegata al corpo» nelle «salde radici» del midollo, dove fu posta «la specie mortale dell'anima». La specie divina e immortale fu posta invece in altra parte dello stesso midollo, che la mano divina «plasmò tutta rotonda» e a cui la divina mente «diè il nome di cervello»[36].

Poi gli dèi

> nel petto e nel così detto torace legarono la specie mortale dell'anima. E poiché una parte di essa era di natura migliore e l'altra peggiore, divisero in due la cavità del torace, quasi separassero l'abitazione delle donne da quella degli uomini, e vi posero in mezzo come chiusura il diaframma. E quella parte dell'anima che partecipa del valore e dell'ira e che è bellicosa, la collocarono più vicino alla testa, fra il diaframma e il collo[37].

«Il cuore», prosegue Platone, «lo stabilirono nel posto di guardia [...]. Ma al batter del cuore nell'attesa dei pericoli e al concitarsi dell'ira», precisa, «piantarono dentro il petto la figura del polmone, che in primo luogo è molle ed esangue, e poi è perforata di pori come una spugna, affinché ricevendo il fiato e la bevanda rinfrescasse il cuore e gli procurasse respiro e sollievo» quasi «come un cuscino»[38].

[36] Platone, *Timeo*, XXXIII b, c, d, a cura di Cesare Giarratano, in Id., *Opere*, vol. II, Laterza, Roma-Bari 1974, pp. 534-535.

[37] Ivi, XXXI e, a, p. 531.

[38] Ivi, XXXI b, c, d, pp. 531-532.

«Quanto alla parte dell'anima che appetisce i cibi e le bevande e quello che è necessario per la natura del corpo, gli dèi la collocarono nella regione intermedia fra il diaframma e il confine dell'ombelico.» E a guardia «composero la figura del fegato e la collocarono nella sua dimora. E lo fecero denso e liscio e lucido e dolce e fornito d'amarezza»[39].

Alla tetrapartizione *fisiologica* degli umori o parti fluide – sangue, flegma, bile, atrabile (*melas-chole*) – viene a giustapporsi la tripartizione *anatomica* delle parti solide: cervello, cuore, fegato. La prima fa da sfondo alla tetralogia *psicologica* dei temperamenti – sanguigno, flemmatico, bilioso, melancolico – che diventerà canonica con Galeno. La seconda fa da supporto alla psicologia secondo Platone, da questi svolta nel *Fedro* con il famoso mito dell'anima: l'anima, che ha sede nel capo (nel cervello), con i suoi lacci midollari è «come la potenza d'insieme di una pariglia alata e di un auriga» che governa con le redini due destrieri. «Dei due corsieri uno è nobile e buono, e di buona razza, mentre l'altro è tutto il contrario»[40]. L'uno corrisponde all'anima che ha sede nel petto (nel cuore), l'altro all'anima localizzata vicino all'ombelico (nel fegato) e nel basso ventre.

Emergenza di discipline nuove quali l'anatomia, la fisiologia, la psicologia; tendenza verso una conoscenza scientifica (*epistème*) con sempre maggior ambizione di sistematicità e di certezza; ricorso a un metodo imperniato più su criteri di coerenza logica che di verifica empirica; acquisizione di un linguaggio dove ha maggior spazio l'interpretazione analogica e minor spazio la descrizione osservativa; subordine a una concezione finalistica che tende a spiegare il «prima» (il mezzo) col «dopo» (il fine) e che approda all'idea di *organo* come strumento finalizzato a svolgere questa o quella *funzione*; sono questi i caratteri salienti di una parte consistente della medicina greca nel suo farsi «filosofa» da Platone a Galeno, attraverso Aristotele[41].

[39] Ivi, XXXII d, b, p. 532.

[40] Platone, *Fedro,* XXV a, b, a cura di Piero Pucci, in Id., *Opere*, vol. I, cit., p. 753.

[41] Sillogismo, analogia, finalismo, organicismo sono metodi e principi propri della biologia aristotelica. «È chiaramente necessario che gli animali sanguigni abbiano sangue.» «Tutti gli animali sanguigni hanno cervello, mentre degli

Aristotele (384-322 a.C.) costruì la sua enciclopedia delle scienze riservando all'anatomia e alla fisiologia un posto eminente. La sua operazione in questo campo fu di mettere d'accordo i fatti positivi emergenti dalle dissezioni e dalle ricerche embriologiche con le teorie naturalistiche da lui condivise: teoria dei quattro umori ed emocardiocentrismo.

Il cuore è il principio delle vene [...]. Anche la posizione del cuore indica che esso è sito in una regione che conviene ad un principio: è al centro [...]. Il cuore stesso è inoltre il principio e la fonte del sangue, cioè il suo primo ricettacolo. Tutto ciò è reso più chiaro dalle dissezioni e dalle ricerche embriologiche: il cuore, che si forma per primo fra tutte le parti, appare infatti immediatamente irrorato di sangue[42].

Oltreché *primum vivens* – e *ultimum moriens* – il cuore, in quanto principio del sangue, lo è anche del calore innato e del *pnèuma*, una sorta di aria calda e umida, anch'essa innata. Lo è, in generale, di tutte le funzioni vitali, somatiche e psichiche: movimento, sensazione, respirazione, digestione, produzione di sperma, facoltà razionali. Con l'intermediazione di Prassagora di Kos, forse il primo medico ad affermare che il pneuma vitale è contenuto nelle arterie mentre il sangue è contenuto nelle vene, e soprattutto attraverso Diocle di Caristo, il più importante medico della seconda metà del IV secolo e primo autore di un'opera anatomica sistematica, Aristotele consegnò alla ricerca successiva una grande impalcatura teorica, da problematizzare, criticare, arricchire, modificare.

Consegnò al tempo stesso, come làscito ideologico, la separazione tra medici-scienziati e medici-pratici. L'aver estratto dal composito sapere della medicina una scienza anatomo-fisiologica ad alto tasso teorico, coltivata da medici-scienziati, «declassa», di fatto, «la medicina a tecnica applicativa e subordinata», esercitata da medici-pratici. In altri termini, «l'esclusione della me-

altri si può dire che nessuno lo possieda, se non per analogia.» «La presenza del cervello negli animali è in funzione della conservazione dell'intero organismo.» Sono questi alcuni esempi paradigmatici, tratti da Aristotele, *Opere biologiche*, a cura di Diego Lanza e Mario Vegetti, Utet, Torino 1971, pp. 647, 609, 608.

42 Ivi, pp. 647-648.

dicina dall'enciclopedia delle scienze e la sua riduzione a mera tecnica erano», e saranno, «destinate ad avere importanti effetti negativi»[43]. Fra tali effetti c'è appunto la distinzione tra medicina-scienza e medicina-professione, destinata ad accentuarsi in età ellenistica e a perpetuarsi sempre più accentuata fino ai nostri giorni.

Il làscito scientifico di Aristotele, in campo biologico, fu raccolto dai medici del Museo di Alessandria, l'istituzione nata e cresciuta nella prima metà del III secolo per volere dei due primi Tolomei re d'Egitto, Tolomeo Soter e il figlio Tolomeo Filadelfo (quest'ultimo nativo di Kos). All'interno del Museo, dove gli studi fervevano nella grande Biblioteca (distrutta da un incendio nel 47 a.C.), si moltiplicavano le ricerche anatomiche e le elaborazioni fisiologiche da parte di medici che, senza preoccupazioni economiche, potevano seguire l'inclinazione del ricercatore anziché quella del curante. Si moltiplicavano le «sezioni»: dissezioni animali, dissezioni umane, vivisezioni. Il fatto che il Museo si trovasse in terra egiziana può aiutarci a capire come gli antichi riti dell'imbalsamazione e della mummificazione, comportanti la rimozione dei visceri dall'interno del corpo, possano aver influito sulla rifioritura in forma nuova, come tecnica «settoria» per fini scientifici, delle tradizionali pratiche intorno ai cadaveri.

Medici alessandrini di gran nome furono Erofilo ed Erasistrato, vissuti nel III secolo a.C., restauratori del primato del cervello sul cuore. Gli studi su questi due organi conobbero un grande avanzamento: del cuore furono descritte la muscolatura e le valvole, del cervello le meningi, la cavità del IV ventricolo, la confluenza dei seni venosi nel cosiddetto «torculare di Erofilo». Questi inoltre distinse i nervi motori dai nervi sensitivi, studiò l'occhio e la prostata, diede il nome al «duodeno» (lungo dodici dita trasverse).

Erasistrato dal canto suo individuò nell'epiglottide lo scambio viario posto all'incrocio tra esofago e trachea, confutando la teoria secondo cui si riteneva che le bevande giungessero, oltreché nello stomaco, nei polmoni, allo scopo di raffreddarli e temperare in tal modo il calore del cuore. Nel contesto di una nomenclatura

[43] Diego Lanza, Mario Vegetti, Introduzione a Aristotele, *Opere biologiche*, cit., p. 19.

incerta e ambigua – dove *phlebès* erano i vasi sanguigni, *arterìai* i bronchi e la trachea, *nèura* i nervi, ma anche i tendini e i muscoli – egli giunse a formulare la *teoria dei tre fluidi*, operando una chiara distinzione tra i vasi contenenti il sangue, i canali contenenti il pneuma arterioso, e i nervi, anch'essi canalicolari (*pòroi*), contenenti il *pnèuma aistetikòn*, l'«aria che permette di sentire». Che le arterie fossero prive di sangue era una conclusione formulata in base alla dissezione dei cadaveri, nei quali il sangue *post mortem* si ritrae dal letto arterioso per concentrarsi in quello venoso[44].

Entrambi furono due medici-scienziati; e se per la parte clinica Erofilo restò fedele alla tradizione ippocratica, Erasistrato se ne discostò radicalmente. Detto l'«emofobo» per la sua avversione alla flebotomia (salasso), Erasistrato teorizzò nell'opera *Sulle febbri*, andata perduta, che le infiammazioni erano dovute al passaggio di sangue *intra vitam* dalle vene alle arterie e, più generale, allo stravaso di uno dei tre fluidi in un sistema diverso da quello suo proprio (per esempio uno stravaso di sangue nel sistema nervoso poteva determinare una paralisi). La terapia delle malattie infiammatorie si articolava pertanto con una «clinica fisiologica» mirante a riportare, in quale modo non sappiamo, il fluido stravasato nel rispettivo sistema.

Fu nel periodo alessandrino che, a partire da Erofilo ed Erasistrato, presero a configurarsi «sette» di medici, rispettivamente «erofilei» ed «erasistratei», destinate a lasciare il posto più tardi a vere e proprie «scuole» di medicina. Una scuola sui generis fu la *scuola empirica*, in quanto essa ebbe piuttosto carattere di orientamento o di «movimento» (*agoghè*) e non ebbe pertanto un vero caposcuola o scolarca. Fondatore viene comunque ritenuto il medico Filino di Kos, eterodosso seguace di Erofilo, vissuto nella seconda metà del III secolo a.C.

In stretto rapporto con la filosofia scettica di Pirrone di Elide (circa 365-275 a.C.), la scuola empirica non si curò di studiare la struttura anatomica del corpo umano, rifiutando ogni possibile analogia tra corpo morto e corpo vivo, e di investigare i meccani-

[44] Sulla medicina alessandrina, con particolare riferimento alla «nascita dell'anatomia e della fisiologia», ai «rapporti tra medicina e scienza esatta», alla «nomenclatura anatomica» e al «metodo scientifico» vedi Luigi Russo, *La rivoluzione dimenticata*, Feltrinelli, Milano 2009[3], pp. 169-187.

smi fisiologici occulti delle malattie, negando credito a ogni possibile teoria generale. Questo scetticismo nei confronti dell'anatomia e della fisiopatologia venne a tradursi in una pratica medica del tutto aliena dalla fondazione anatomo-fisiologica dei sintomi e viceversa tutta ancorata alla fenomenologia clinica, alla classificazione dei sintomi e dei medicamenti, alla terapia saggiata in base alla reazione a questi ultimi e guidata dal criterio della similitudine (onde si passava per gradi «dal simile al simile» sperimentando cautamente gli eventuali benefici prodotti da un nuovo farmaco simile a un vecchio farmaco sicuramente benefico). *Autopsìa*, cioè osservazione propria, di prima mano; *historìa*, cioè storia delle osservazioni proprie e altrui; *analoghìa*, cioè confronto tra stati morbosi e relativi rimedi: questo era il «tripode alessandrino» praticato da Serapione di Alessandria, un altro celebre medico di scuola empirica, vissuto anch'egli nella seconda metà del III secolo a.C.

La scuola ebbe vita lunga e annoverò nelle sue file uno stuolo di medici pratici. Tra costoro, nel II secolo d.C., troviamo Sesto Empirico, medico e filosofo di ispirazione pirroniana. I suoi scritti di medicina sono andati perduti; restano quelli di filosofia, indirizzati contro i «professori», insegnanti di grammatica, dialettica, retorica e via dicendo, e contro i medici «dogmatici», sostenitori di teorie trasformate in «dogmi»[45].

Contrapposta alla scuola empirica è infatti la *scuola dogmatica*, a indirizzo teorico-speculativo, «accademico» (con riferimento all'Accademia platonica) e «peripatetico» (con riferimento all'insegnamento aristotelico). Anch'essa fu un movimento diffuso, più che una scuola circoscritta, un'entità più ideale che reale, alla quale fecero riferimento tutti quei medici che ritenevano che l'anatomia e la fisiologia fossero «scienze di base» fondamentali e che la terapia, per avere successo, non potesse prescindere dalla nozione anatomica preliminare delle parti corporee implicate e dalla ricerca il più possibile approfondita delle cause occulte dei processi morbosi.

[45] Sulla medicina empirica vedi Carlo Marelli, *La medicina empirica e il suo sistema epistemologico*, in *Lo scetticismo antico*, Atti del Convegno organizzato dal Centro di studio del pensiero antico del C.N.R., Roma, 5-8 novembre 1980, a cura di Gabriele Giannantoni, Bibliopolis, Napoli 1981, pp. 659-676. Vedi anche Carlo Augusto Viano, *Lo scetticismo antico e la medicina*, ivi, pp. 565-656.

Di questa scuola il principale esponente, come vedremo, fu Galeno di Pergamo, vissuto nel II secolo d.C. Ma da essa, già nel I secolo a.C., si diramò collateralmente una corrente di pensiero che nella filosofia stoica di Posidonio di Apamea, vissuto a Rodi nel II-I secolo a.C., trovò il fondamento teorico in base a cui il metafisico *lògos* o «fuoco divino» poté essere visto come *pnèuma* o «soffio caldo» generatore di vita. Secondo Ateneo di Attalia, medico vissuto nel I secolo a.C. e ritenuto il fondatore della *scuola pneumatica*, il pneuma è in parte innato e in parte inspirato: dalla frizione dell'uno con l'altro si genera il calore vitale, l'aria calda e umida distribuita attraverso le arterie a tutto il corpo, dove, a seconda del grado di raffinazione o viceversa d'impurità, veicola le diverse funzioni. Così il pneuma più raffinato si fa veicolo del pensiero e il pneuma più impuro della produzione del seme.

La teoria o il dogma pneumatico si fonda sulle molte corrispondenze. All'impostazione fisiologica corrisponde l'interpretazione patologica: ai cambiamenti qualitativi dei rapporti tra il caldo, il freddo, il secco e l'umido corrispondono le variazioni di stato del pneuma; ai gradi di tali variazioni corrispondono i gradi della gravità clinica e le gradazioni dell'intervento terapeutico. Sull'ultimo gradino della scala, all'assenza assoluta di pneuma corrisponde la morte.

Altra scuola, in opposizione alle precedenti, fu la *scuola metodica*. Essa riconobbe il suo fondatore in Asclepiade di Bitinia (130-40 a.C.), medico ispirato dalla filosofia di Epicuro (341-270 a.C.) che considera la vita umana come il luogo naturale dei patimenti fisici e delle sofferenze morali e che contempla, come suprema risorsa contro tutti i mali, l'adesione da parte di ogni uomo al proprio personale destino e la liberazione degli uomini tutti dalla paura della morte. Sul piano fisico, rifacendosi al materialismo atomistico di Epicuro (e di Democrito), Asclepiade concepì un sistema in cui l'interconnessione corpuscolare del corpo intero è assicurata da infiniti minimi meati o «pori», dotati di sensibilità e permeabili agli atomi. Sul piano etico, rifacendosi alla tesi epicurea che la vera terapia della vita malata è la filosofia, sollecitò i medici a un rapporto con i malati che fosse svolto *cito, tuto, iucunde*, cioè senza prolissità, senza nocumento e in modo affabile.

La scuola metodica fu rifondata a Roma, in età augustea, dal medico Temisone di Laodicea e seguita da Sorano di Efeso[46], medico vissuto ad Alessandria e a Roma nella seconda metà del II secolo d.C., autore di un trattato *Sulle malattie delle donne* considerato il caposaldo della ginecologia. A Temisone si deve la teoria semplificatrice secondo cui tutte le malattie si dividono in tre classi: quelle da rilasciamento dei pori (*status laxus*), quelle da restringimento degli stessi (*status strictus*) e quelle nelle quali i pori presentano una pervietà di grado intermedio (*status mixtus*). A seconda della maggiore o minore beanza dei pori, cui corrisponde lo stato più o meno rilassato o viceversa più o meno irritato del corpo, si producono le infiammazioni, i flussi, le diarree. Questo indirizzo scolastico fu estremizzato da Tessalo di Lidia, medico vissuto nel I secolo d.C. e detto «iatronico» (vincitore dei medici) in quanto portatore della tesi provocatoria che, essendo la medicina delle scuole un inganno, bastano soli sei mesi per formare un medico veramente capace.

A questo estremismo eversivo dei «metodici» più spinti, così come allo scetticismo anatomo-fisiologico degli «empirici» di più stretta osservanza, reagì decisamente Claudio Galeno (circa 130-200 d.C.), migrato a Roma dalla natìa Pergamo dopo un periodo quinquennale di formazione in Alessandria. Le matrici culturali del suo pensiero «dogmatico» sono reperibili nella filosofia di Platone, nella logica e nella biologia di Aristotele, nella clinica ippocratica e nella anatomo-fisiologia di scuola alessandrina. Da queste afferenze Galeno mosse alla costruzione di un sistema dottrinale avente le ambizioni proprie di una scienza non empirica, ma esatta, o sempre più approssimata all'esattezza.

Il sistema dottrinale galenico risulta come inscritto in un diagramma logico delineato da due coordinate teoriche: la teoria della medicina come sapere filosofico autoconcluso, che ha in se stesso le ragioni della propria valenza teoretica ed etica indipendentemente dalla portata pratica e dalle ricadute terapeutiche, e l'interpretazione in chiave teleologica del grande progetto razionale della natura, rispecchiato nelle leggi che governano sia il macrocosmo del mondo che il microcosmo dell'uomo.

[46] Nativo di Efeso fu anche Rufo, vissuto circa un secolo prima di Sorano, anatomista eccellente e autore di importanti *Quaestiones medicinales*, nonché di vari trattati, tra cui il *De corporis humani appellationibus*, donde numerosi frammenti furono tratti e riciclati da diversi autori in testi ulteriori.

Inserendosi nella tradizione medica, Galeno operò all'interno di questa un'accurata selezione. Fra i testi del *Corpus hippocraticum* scelse i riferimenti più congeniali al proprio sistema. Forte è il riferimento allo schema tetraumorale del trattato ippocratico (ma in realtà di Polibo) sulla *Natura dell'uomo*. I quattro umori corporei vengono considerati nelle loro molte corrispondenze: con gli elementi, le qualità elementari, gli organi, i temperamenti, le febbri, le stagioni. Il sangue corrisponde all'aria, al caldo-umido, al fegato che lo produce, al temperamento sanguigno, alla febbre continua, alla primavera dell'anno e della vita. La bile gialla corrisponde al fuoco, al caldo-secco, alla cistifellea che la contiene, al temperamento bilioso, alla febbre terzana estiva, all'estate e alla maturità. La bile nera («cattiva e acida» al punto da dar luogo per ebollizione a polluzioni esterne in forma di «tumori») corrisponde alla terra, al freddo-secco, alla milza che la genera, al temperamento melancolico o atrabiliare, alla febbre quartana autunnale, all'autunno e al declinare dell'età. Il flegma, infine, corrisponde all'acqua, al freddo-umido, allo stomaco ricettacolo del catarro, al temperamento flemmatico, alla febbre quotidiana catarrale, all'inverno e alla vecchiaia. Nel sistema galenico tutto si tiene, con perfetta integrazione tra cosmologia e antropologia e con adeguata consonanza, da un lato, tra fisiologia e patologia e, dall'altro, tra soma e psiche, tra corpo e anima.

Nel trattato sulle *Facoltà dell'anima*, sistematica esposizione dello scibile psicologico[47], e soprattutto nell'opera sulle *Massime di Ippocrate e di Platone*, Galeno mostra tutto il suo debito nei confronti di quest'ultimo. Come nel *Timeo* platonico, l'anima è tripartita e gli organi principali del corpo sono tre: il cervello, sede dell'anima «razionale», il cuore, sede dell'anima «irascibile», il fegato, sede dell'anima «concupiscibile». Più specificamente il cervello dà ricetto alla facoltà «intellettiva», elabora il pneuma psichico, è principio dei nervi e origine dei movimenti volontari; il cuore è il luogo della facoltà «vitale» per eccellenza, elabora il pneuma vitale, è principio delle arterie e origine dei movimenti involontari; il fegato è il luogo della facoltà «appetitiva», elabora il pneuma naturale, è principio delle vene e origine del sangue.

[47] Sulla psicologia in Galeno vedi Galeno, *Le passioni e gli errori dell'anima*, a cura di Martino Menghi e Mario Vegetti, Marsilio, Venezia 1984.

La dottrina galenica delle *Facoltà naturali* – tale il titolo di un'altra opera di Galeno – si fonda più sulla coerenza formale degli assunti che sulla spiegazione sostanziale dei fatti. Per quanto legittimo erede della tradizione fattuale anatomo-fisiologica di Erasistrato, Galeno sostituisce all'interpretazione erasistratea, causalistica e meccanicistica, dei fatti naturali un'interpretazione di segno opposto, di stampo aristotelico, tipicamente finalistica. Come Erasistrato, egli è grande anatomista e zootomista; però la fisiologia che egli elabora dalla sua vasta pratica di chirurgo dissettore e investigatore dei corpi, contempla le funzioni organiche non come le conseguenze delle particolari strutture anatomiche degli organi, ma come le finalità realizzate da questi grazie alle speciali facoltà naturali possedute. Così, ad esempio, la digestione dei cibi da parte dello stomaco non è spiegata come effetto consequenziale delle strutture gastriche della triturazione e della cozione, ma è riferita alla «facoltà digestiva» di cui lo stomaco è ritenuto essere per natura depositario.

La fisiologia galenica degli umori e delle facoltà dava fondamento a una patologia che considerava la malattia come *discrasìa* o sconcerto umorale e viceversa la salute come *eucrasìa* o armonia e «consenso delle parti». Questa patologia fondava a sua volta la clinica sul «metodo di cura» del *contraria contrariis curantur*. Così, ad esempio, l'acidità gastrica era curata con gli antiacidi o l'eccitazione nervosa con i sedativi. Nel trattato sul *Metodo di cura*, Galeno classifica i medicamenti in base a una partizione ternaria delle loro qualità (ad esempio: caldo, tiepido, freddo) e li valuta secondo una gradazione dell'intensità della loro azione e a seconda che i loro effetti siano, alla maniera di Aristotele, in potenza oppure in atto.

Non mancano – nell'ampio *corpus* delle opere galeniche, complesso quanto quello ippocratico, ma di questo assai più omogeneo[48] – gli scritti che privilegiano gli aspetti semeiotici e prognostici, propri della medicina clinica che più si ispira a Ippocrate. Galeno elabora tali aspetti, sulla scorta dei propri riscontri di clinico militante e di chirurgo anatomista, giungendo a un «colpo d'occhio» che faceva gran colpo sui pazienti, suscitava gelosie in molti medici e procurava

[48] L'edizione fondamentale degli *Opera omnia* di Galeno è quella di C.G. Kühn in 20 voll., Leipzig 1821-1833 (rist. Hildesheim 1964-1965). Vedi Galeno, *Opere scelte*, a cura di Ivan Garofalo e Mario Vegetti, Utet, Torino 1984.

a Galeno stesso accuse di stregoneria. Egli non era uno stregone; la sua grande abilità diagnostica era il frutto di una intuizione che rappresentava la scorciatoia di una intelligenza anatomo-clinica formatasi per accumulazione e selezione d'esperienza. Anche da qui derivava il grande prestigio (sul quale torneremo) di cui Galeno godeva nella Roma imperiale di Marco Aurelio e di Commodo.

3. *La «pòlis» e la «civitas»*

La medicina ieratica e la medicina tecnica, la «filosofia spontanea» dell'arte della cura e la dottrina «scolastica» dell'arte medesima ci hanno condotto, nel loro svolgimento plurisecolare, attraverso periodi storici molto differenti: da quello della *pòlis* greca e della democratica Atene – di Pericle, di Socrate, di Ippocrate – a quello delle grandi monarchie ellenistiche, nei quali viene ad approdare la *civitas* della Roma repubblicana.

Si può dire che fu nella *pòlis* greca che ebbe la sua culla la medicina occidentale. Salute e malattia dipendevano non solo dal modo come si viveva, ma anche dal luogo in cui si viveva. La *pòlis*, con la sua convivenza e i suoi contatti (contagi) interumani, era un luogo a rischio di malattia. Però dove c'era quest'ultima, in base a una consolidata credenza, c'era anche la cura. La *pòlis* era dunque anche il luogo dove, tra le *tèchnai*, c'era la *tèchne iatrikè*, l'arte del curare; ed era anche il luogo dove quest'arte si poneva al servizio non solo del singolo individuo, ma pure della collettività, instaurando una relazione tra sfera privata e sfera pubblica.

Nella medicina «privata» il singolare si protraeva naturalmente nel duale, il medico nel rapporto tra se stesso e il paziente. Nella medicina «pubblica» il singolare si protraeva altrettanto naturalmente nel plurale, il medico nel rapporto tra se stesso e la comunità. *Diàlogos* socratico e *pòlis* periclea erano modi di rapportarsi della medicina ippocratica. Nel contesto pubblico-privato il rapporto «dialogico» con il paziente e il rapporto «politico» con la comunità erano compresenti.

Il medico pre-ippocratico era appartato da un ruolo «pubblico», fisso, stanziale; la sua stessa natura originaria di medico mobile, itinerante, ne faceva l'esercente di un mestiere «privato». Tuttavia il medico ippocratico del V secolo era già un professionista che offriva i suoi servizi alla città. Vicino all'*agorà*, alla «piazza» del porto o del mercato, e lontano dall'acropoli, dal santuario o dal tempio, egli affittava il proprio *iatrèion*, la «bottega» dove esercitava la sua tecnica, la sua pratica artigianale, la sua arte a vantaggio dei cittadini. Dal IV secolo in poi questo ruolo sociale tendeva a consolidarsi, a organizzarsi in corporazione di mestiere, a istituzionalizzarsi nella figura di un medico pubblico che, pur non essendo inserito in un vero progetto di medicina «politica», era tuttavia retribuito tramite un'imposta speciale – *iatrikòn* – per la quale si impegnava ad assicurare la propria presenza in città per un periodo di tempo concordato, nonché a rinunciare all'onorario in caso di pazienti non abbienti e in cambio di privilegi quali l'usufrutto della bottega, l'esenzione dalle tasse, la fruizione dei diritti di cittadinanza.

Questo stato di medico *politès* era il frutto di due interessi incrociati: quello della *pòlis*, mirante a garantire ai propri membri la disponibilità continuativa di un medico, e quello del medico, tendente ad affrancarsi da una preesistente condizione socioeconomica precaria. Accanto a medici altolocati, apparentati per estrazione sociale ai medici dei templi e che non esitavano ad autodefinirsi «asclepiadi», c'erano infatti medici bassolocati, in cerca di promozione sociale, per molti dei quali era addirittura invalso l'attributo di «mendicanti».

Nella Roma repubblicana il commediografo Plauto (circa 254-184 a.C.), che nella commedia *Menaechmi* pone l'esigenza di un medico *sublimis*, nella commedia *Rudens* fa dialogare così due dei suoi personaggi: «Sei *medico*?» «No, non sono medico, ho una lettera in più.» «Sei dunque *mendìco*?» «Tra *mendicus* e *medicus* c'era il divario di una lettera, ma nella vita sociale del tempo non doveva esserci una gran differenza tra i due». Il medico «era un flebotomo che faceva da infermiere [...], con una camera da pronto soccorso fornita di qualche istrumento e di qualche medicina d'urgenza. Per *medicina* s'intendeva indifferentemente la casa del medico come la farmacia», l'una e l'altra accomunate dal termine *taberna medica*, indicante una bottega a metà strada tra l'ambulatorio e il dispensario. Se chiamato a domicilio, il medico «doveva addirittura recar seco il farmaco»[49].

[49] Aldo Spallicci, *La medicina in Plauto*, a cura della S.A. Giovanni Scalcerle, Milano 1938, pp. 50-51.

A rimarcare che il ruolo professionale fosse molto variegato, Platone nelle *Leggi* scrive che ci sono «due specie di quelli che si chiamano *medici*»: i medici degli schiavi e i medici degli uomini liberi. Quanto gli uni sono affrettati e sommari, tanto gli altri sono scrupolosi e accurati. Spiega Platone che i primi

> curano gli schiavi andando in giro e attendendoli nei luoghi di cura, e nessuna ragione di ciascuna delle malattie di ciacuno di quegli schiavi nessuno di tali medici dà o ascolta, e prescritto ciò che par meglio alla loro esperienza, come se ne avessero scienza perfetta, fanno come un tiranno superbo e tosto si scostano e si dirigono a un altro schiavo ammalato.

Spiega ancora Platone che il secondo tipo di medico

> invece cura quasi sempre le malattie dei liberi e le studia, le tiene fin da principio sotto osservazione, come vuole la natura, dando informazioni allo stesso ammalato e agli amici, e insieme egli impara qualcosa dagli ammalati e, per quanto è possibile, ammaestra l'ammalato stesso. Non prescrive nulla prima di aver persuaso per qualche via il paziente, e allora si prova di condurlo alla perfetta guarigione, sempre preparando docile all'opera sua con il convincimento il paziente[50].

La critica della professione medica, così come questa veniva esercitata nella *pòlis*, è da Platone portata più in profondità. Scrive nella *Repubblica*: «Non ti pare vergognoso ricorrere alla medicina [...] per la poltroneria e il regime di vita?». In altri termini non è riprovevole delegare al medico la gestione delle proprie abitudini e del proprio naturale declino, che dovrebbero invece, almeno fin dove è possibile, essere autogestiti, con autocoscienza della propria responsabilità e dei limiti del proprio corpo? Che senso ha, per quanti sono «ripieni come acquitrini di flussi e di soffi» (oggi diremmo affetti da dispepsia alimentare e da bronchite da fumo), «costringere i bravi asclepiadi a denominare le malattie flati e catarri», cioè a creare etichette e a medicalizzare mali che meriterebbero soprattutto autocura? «Se rifletti», aggiunge Platone,

[50] Platone, *Leggi*, X c, d, e, a, a cura di Attilio Zadro, in Id., *Opere*, vol. II, cit., p. 715.

«questa medicina d'oggi, che educa le malattie», cioè le coltiva, «non era usata dagli asclepiadi», una volta. «Asclepio non insegnò ai figli questo metodo terapeutico [...] perché sapeva che tutti coloro che son retti da buone leggi», cioè uniformati a buone regole di vita, «hanno ciascuno un compito determinato nell'ambito statale», in seno alla *pòlis*; «e debbono necessariamente eseguirlo, e nessuno può concedersi il lusso di restare malato e di curarsi per tutta la vita», come fa invece «il ricco [che] non si sente obbligato ad alcuna opera», cioè verso chicchessia[51].

La medicina degli schiavi e quella degli uomini liberi, la medicina per i ricchi e quella per tutti gli altri erano dunque modi d'essere professionali che nella città ellenica ed ellenistica si intersecavano con la medicina tecnica e con la medicina ieratica. Non diversamente, nella Roma dei tempi di Plauto, una «medicina domestica» autoctona si intersecava con una «medicina magico-popolare» di ascendenza etrusco-latina e si confrontava con una «medicina dotta» di derivazione greca.

L'etruscologia medica ci ha trasmesso tutto un campionario di medicina delle acque, delle erbe e dei cibi, nonché alcuni spunti sull'arte divinatoria: una medicina e un'arte particolarmente fiorenti, nel millennio precristiano, nella terra centroitalica compresa tra l'Arno e il Tevere, delimitata a est dal corso di questo fiume e a ovest dal mare Tirreno.

L'Etruria – questa la terra – era ricchissima di acque sorgive, di *medicatae venae* fautrici di risorgenze salutari e apportatrici di virtù sotterranee segrete: tali le acque calde provenienti dal mondo degli inferi, tali le acque saline dotate di magiche proprietà (i sali disciolti)[52]. Era inoltre ricchissima di torrenti versati dall'Appennino, di cascate e di laghi, di piscine naturali adatte ai bagni ristoratori, alle abluzioni e aspersioni legate a rituali magico-religiosi. Era, infine, una terra che abbondava di piante medicinali collegate a tanta ricchezza idrica: Teofrasto (372-287 a.C.), filosofo e naturalista successore di Aristotele alla testa della Scuola peripa-

[51] Platone, *La Repubblica*, XIV c, d, a, c, a cura di Franco Sartori, in Id., *Opere*, vol. II, cit., pp. 227-228.

[52] Tra le fonti etrusche note ai Romani c'erano, tra l'altre, le *Fontes Clausinii* (Chianciano), le *Aquae pisanae* (Bagni di S. Giuliano di Lucca), le *Thermae caeretanae* (Bagni del Sasso di Cerveteri).

tetica, chiamava l'Etruria «paese ricco di vegetazione di farmaci» e gli Etruschi «popolo preparatore di medicamenti»[53].

Tra una ridda di erbe variamente impiegate a scopo medicamentoso (in pozioni, lozioni, pomate, unguenti, impacchi, impiastri, profumi), non inferiori per numero a quelle in uso presso altri popoli mediterranei od orientali e che Teofrasto ha descritto e classificato a centinaia nel trattato in nove libri *Sulle piante*, veniva privilegiato il cavolo, *brassica*. Già Pitagora e Platone avevano creduto di poter ravvisare nel cavolo il simbolo della riproduzione sessuale e della rigenerazione vitale[54]. «Come simbolo degli organi sessuali ha dato origine, fin dai tempi più remoti, al noto proverbio *nascere sotto il cavolo* per indicare l'organo riproduttore da cui ha origine l'uomo»[55]. Per questo era prescritto alle partorienti in forma di decotto; per questo, più in generale, veniva tenuto in gran conto come panacea e impiegato come medicamento universale[56].

A maggior ragione veniva impiegato contro quella malattia ubiquitaria, tra paludi e maremme, che era la malaria. Contro questa, che flagellò senza tregua il popolo etrusco contribuendo in modo determinante all'estinzione della sua civiltà, venivano impiegati soprattutto grandi fuochi e fumigagioni, bruciando ginepro o altre piante odorose; e contro le febbri malariche si faceva ricorso agli indumenti di lana, che facevano sudare e spurgare il corpo, al riposo protratto, che sottraeva il corpo al mal'aere, al

[53] Tra le piante medicinali figuravano l'alloro (antiemorragico), il biancospino (astringente), la camomilla (calmante), il convolvolo (purgativo), l'edera (disinfettante), il melograno (vermifugo), il papavero (sedativo), la rosa (detergente oculare), la scamonea (anti-itterica), il salice (antireumatico), il tiglio (anticatarrale).

[54] Vedi Paola Lanzara, *Guida alle piante medicinali*, Mondadori, Milano 1978, p. 103.

[55] Vedi «cavolo», voce *ad nomen*, in Paolo Gentili, *Il volo dei sette ibis*, Kemi, Milano 1983.

[56] «Catone [il Censore] era un entusiasta sostenitore di tale pratica terapeutica: nel *De agricoltura* egli suggerisce molte piante medicinali che considera come una vera e propria panacea per tutte le malattie, come il cavolo dolce, la *Brassica lenis: de omnibus brassicis nulla est illiusmodi medicamentosior*, fra tutte le varietà di cavoli la brassica è quella che possiede le maggiori virtù terapeutiche» (Giuseppe Penso, *La medicina romana. L'arte di Esculapio nell'antica Roma*, Ciba-Geigy, Milano 1989, pp. 71-72).

latte caldo misto a miele, al «latte e miele» che ristorava le forze. Lana, letto, latte erano una triade terapeutica consolidata da un'esperienza millenaria[57].

Quanto all'arte divinatoria degli aruspici etruschi – epatoscopisti esperti nell'interrogare le viscere degli animali sacrificati –, scrive Cicerone nel *De divinatione* (I, 42) che «gli Etruschi, siccome pieni di religiosità più accuratamente e più spesso facevano sacrifici, si diedero anzitutto alla conoscenza delle viscere» e, come i popoli mesopotamici, alla lettura del cielo e delle stelle, alla interpretazione dei tuoni, dei fulmini, delle comete[58].

Questa medicina magico-popolare centroitalica, totalmente diversa dalla medicina dotta della Magna Grecia, era stata assimilata dalla medicina domestica della Roma arcaica, fosse questa la Roma monarchica dei Tarquinii, gli etruschi re romani del VI secolo, oppure la Roma repubblicana dei primi consoli, a partire dal V secolo. Nella pragmatica Roma, patria del *facere et pati fortia*, fu in ogni tempo vivamente sentita l'esigenza che la medicina restasse ispirata al principio del «fai da te» e che i malati fossero *pazienti fortificati* anzitutto dalla loro forza morale.

La funzione di medico era assunta dal *pater familias*. Il ruolo di questi era quello di un curante polifunzionale, che aveva cura della famiglia nel suo complesso, dei servi, del bestiame, dell'orto, del campo. Dal bestiame, dall'orto, dal campo egli traeva i prodotti naturali – il latte e il miele, l'olio e le erbe, il vino e il cavolo – con cui rimediare, *mederi*, e farsi *medicus*, medico a pieno titolo. Per esserlo davvero, fino in fondo, non doveva dimenticare le invocazioni ai patrii lari, le raccomandazioni ai penati. Poteva invece

[57] «Plinio [il Vecchio] così si esprime [*Naturalis historia*, XXIX, 2]: *Lanis auctoritatem veteres Romani etiam religiosam habuere.*» E aggiunge: «Le lane formano un indumento durevole. Resistono anche al ferro se vi si aggiunge aceto; anzi pure al fuoco ove vengano in caldaie purgate. Di lana si formano i materassi, e questo uso ci proviene dalla Gallia; né so dire a qual'epoca rimonti. Di paglia falciata e trita si facevano anticamente i letti» (Giuseppe Pinto, *Storia della medicina in Roma al tempo dei re e della repubblica*, Tip. Artero e C., Roma 1879, pp. 331 e 333).

[58] Sulla «mantica etrusca, l'arte di interrogare le viscere», correlando tra loro settori del fegato e luoghi celesti delle varie divinità, vedi Luciano Sterpellone, *La medicina etrusca. Demoiatria di un'antica civiltà*, Ciba-Geigy, Milano 1990, pp. 157-174.

delegare talune delle sue funzioni curative, nell'azienda agricola o nel fondo a pascolo, al *villicus* – il fattore – intermediario delle cure ai contadini, o al *magister pecoris* – il pecoraio – intermediario delle cure ai pastori e alle pecore.

Si trattava, in definitiva, di un'arte della cura senza medicina vera e propria oppure di una medicina senza professione. Così almeno la recepiva a ritroso, in età imperiale, Plinio il Vecchio, rivolgendo nella *Naturalis historia* (XXIX, 11-14) i propri strali contro gli invadenti medici greci del suo tempo: «È palese come chi tra questi superi gli altri in ciarla, diviene subito padrone di nostra vita e morte; come se non vivessero migliaia di gente senza medici e senza medicina, come fu per oltre 600 anni del popolo romano»[59].

Il grande naturalista avvalorava questa critica radicale citando Marco Porcio Catone (234-149 a.C.), l'incensurabile censore vissuto due secoli prima, il quale, in una lettera al figlio denunciante la degenerazione in Roma dell'arte medica, concludeva la propria requisitoria con l'ammonimento a non avvalersi dei medici. Catone condannava non la cosa in sé, ma il suo modo di essere: non la medicina, ma la medicalizzazione. Per questo «il Senato per 600 anni dalla fondazione di Roma si pronunciò contro l'arte [... e contro] il dannoso pregiudizio di ritenere preziose cose nocive o di nessun valore»[60]. L'austero fustigatore dei costumi decaduti «non disdegnava di curare personalmente la sua famiglia e i suoi schiavi, coltivando nel suo podere di *Tusculum* piante salutari, con cui preparava decotti, infusi e via dicendo. Egli si vantava di aver raggiunto una veneranda età e di aver mantenuto i suoi familiari in buona salute per il fatto di essersi curato da solo, senza rivolgersi ai medici di professione»[61].

Questi medici professionisti erano coloro che, dalla fine del III secolo a.C. in poi, avevano incominciato a mettere piede in seno alla *civitas*, investita sempre più dal processo di ellenizzazione dopo che Roma aveva esteso il suo dominio alla Magna Grecia e, al termine della prima guerra punica (241 a.C.), alla Sicilia. A Roma

[59] Il passo di Plinio il Vecchio è riportato da Pinto, *op. cit.*, p. 174.

[60] Il passo di Plinio il Vecchio è riportato ivi, p. 175.

[61] Clotilde D'Amato, *La medicina in epoca romana: un'arte tra scienza e magia*, in *Ars medica. La medicina nell'antica Roma*, Rizzoli, Milano 1991, p. 14.

si era già trapiantato il culto di Asclepio, latinizzato in Esculapio: secondo una mitologia ricalcante la leggenda di Enea, approdato ai lidi del Lazio dalla Troade, l'approdo nell'Isola Tiberina di una nave reduce da Epidauro – l'Isola stessa ha la forma di una nave ancorata in mezzo al Tevere – avrebbe nell'anno 462 *ab Urbe condita* (292 a.C.) portato «un serpe», colà raccolto nel tempio del divino Asclepio, a sfuggire «sguisciando» e a sparire nell'Isola. «Un tempio fu subito edificato sul nascondiglio del divino serpente»[62].

Dopo l'approdo leggendario della medicina dei templi iniziava in Roma l'immigrazione dei medici tecnici: il primo, secondo Plinio, sarebbe stato il peloponnesiaco Arcagato, nel 219 a.C., un chirurgo esperto di flebotomie, incisioni, cauterizzazioni. L'avversione nei confronti di medici come lui da parte dei curanti tradizionalisti alla Catone, che il racconto pliniano nel passo citato assume a campione dell'antiellenismo contrapposto alla corrente filoellenica degli Scipioni, era dovuta non solo a generica esterofobia, ma anche a specifico rifiuto di una medicina interventista e cruenta, talora coronata da vistosi insuccessi e antitetica all'aureo principio del *primum non nocere*. I Greci, scrive Plinio, «hanno giurato tra loro di uccidere con la medicina tutti gli stranieri» e Arcagato merita non tanto il nome di *vulnerarius*, cioè di esperto in ferite, quanto il nome di *carnifex*, di carnefice, perché le ferite le procurava lui stesso, tagliando e bruciando con vera crudeltà.

Questa avversione nei confronti di una medicina aggressiva, opposta a quella attendista del lasciar fare alla natura rispettandone la «gran forza medicatrice» – *magna vis medicatrix naturae* –, è testimoniata anche da Tito Livio, il quale scrive che di fronte a certe malattie il medico deve *plus interdum quiete quam movendo et agendo proficere*: «giovare talvolta più sapendo aspettare», assecondando la natura, «che intervenendo e operando», con il rischio di eccedere dall'arte rispettosa dell'uomo ammalato.

La via alla progressiva grecizzazione della medicina era comunque ormai aperta e praticabile. Il processo veniva portato a

[62] Vedi Giorgio Cosmacini, *Assistenza e sanità dal Medioevo all'età moderna*, in AA.VV., *L'Isola della Salute. L'Isola Tiberina dall'antichità ai nostri giorni*, a cura dell'Associazione Amici dell'Ospedale Fatebenefratelli dell'Isola Tiberina di Roma, Roma 1996, p. 109.

compimento all'insegna delle varie scuole: medici empirici, dogmatici, pneumatici, metodici erano professionisti *liberi* di operare in una Roma sempre più *caput mundi*. Era Asclepiade di Bitinia, venuto a Roma circa un secolo dopo Arcagato, colui che contribuiva maggiormente a conciliare i Romani con la medicina ellenistica. Se nell'Isola Tiberina veniva portata in isolamento la popolazione malata e biologicamente pericolosa, schiavi compresi, in attesa del miracolo della guarigione, nelle dimore cittadine la gente patrizia preferiva affidare la propria salute ai medici greci o grecizzanti, esercenti una professione libera, regolata dalle leggi del libero mercato e debitamente rimunerata.

Ma accanto alla medicina di importazione, professata e assimilata soprattutto in città, non mancavano *schiavi* medici indigeni, operanti soprattutto in campagna. Ad esempio, «Cicerone instaurò un rapporto di stima profonda col suo medico personale, lo schiavo Alessio». Alla morte di questi, nel 44 a.C., scrive all'amico Attico: «Che dispiacere ho avuto! È proprio incredibile, ma non certo per il motivo che la gente immagina quando mi chiede: 'A quale medico pensi ora di affidarti?'. Che me ne faccio adesso di un medico? e se ne ho bisogno, ce n'è forse penuria? È il suo affetto che mi manca, la sua umanità»[63].

Il pathos è anche maggiore se si pensa che il 44 a.C. è l'anno della morte dello stesso Cicerone, sessantaduenne. Egli scrive ancora all'amico Attico: «La vecchiaia mi rende amaro». In una Roma ormai prossima ai fasti imperiali, la ciceroniana *senectus* non è *ipsa morbus*: è un'età nella quale rievocare amaramente esperienze passate irripetibili. È anche l'età dove il mito della campagna salubre, dell'*otium* campestre distensivo, dell'aria buona e dell'acqua pura si opponeva al contro-mito della città patogena, del *negotium* cittadino assillante, della cattiva qualità dell'aria e dell'acqua (quest'ultima perdipiù – si suppone – resa tossica dal piombo di cui erano fatte le condutture e le cisterne urbane, cause presunte di saturnismo). È anche l'età dove il mito di una frugalità coltivata nell'ozio agreste dal *ruris amator* si contrapponeva non solo alla vita opulenta dell'Urbe, ma soprattutto alla vita di penuria

[63] Il passo della lettera ciceroniana è riportato da Chiara De Filippis Cattai, *Medici e medicine nell'antica Roma*, Gribaudo, Cavallermaggiore 1992, p. 79.

e di duro lavoro che nella stessa realtà rurale faceva invecchiare precocemente e morire prematuramente i contadini e gli schiavi, usurati dagli stenti, macerati dalla malaria[64].

La malaria era la piaga endemica che accomunava nel male, al di sopra delle guerre, i Romani e gli Etruschi. «Le acque montane», ha scritto lo storico Fernand Braudel, «raggiunta la pianura, non sempre scorrono facilmente verso il mare. Quelle che discendono dai Monti Albani e dai Volsci stagnano su un fronte di trenta chilometri tra le montagne e il mare, creando così le Paludi Pontine». Se è vero che *aqua vivimus*, «qui l'acqua è sinonimo di morte»[65].

La morte per malaria si esorcizzava affidandosi alla *dea Mefitis*, alla *dea Febris*, divinità antichissime, divinizzazioni di una malattia che aveva bisogno di essere ritualizzata per diventare oggetto della principale terapia praticata: l'invocazione, la preghiera. Terapie consigliate erano anche il cambiar aria, il vino amaro «medicato» con assenzio[66], i falò profumati con incenso e mirra (due «magici» doni, con l'oro, portati dai Re Magi d'Oriente al Dio bambino dei cristiani).

Etruschi e Romani avevano però capito che esisteva un nesso di causalità tra acque stagnanti e malaria. A capirlo per primi erano stati coloro che si occupavano di problemi agrari: prosciugare le acque, conquistare la pianura ai lavori agricoli, significava far arretrare la malattia; viceversa trascurare il drenaggio e l'irriga-

[64] Per la storia della malaria nell'Agro Romano vedi Angelo Celli, *Malaria e colonizzazione nell'Agro Romano dai più antichi tempi ai giorni nostri*, Vallecchi, Firenze 1925, e Id., *Storia della malaria nell'Agro Romano*, Memorie dei Lincei. Classe di scienze fisiche, matematiche e naturali, serie 6ª, vol. I, fasc. 3, Tip. Leonardo da Vinci, Città di Castello 1927.

[65] Fernand Braudel, *Civiltà e imperi del Mediterraneo nell'età di Filippo II*, trad. it. di Carlo Pischedda, Einaudi, Torino 1953[3], pp. 70-71.

[66] «Tra tutte le sostanze descritte», scrive lo storico della medicina in Roma Giuseppe Pinto, «noi citeremo per tipo principale l'assenzio – *Absinthium officinale, Artemisia absinthium* –, pianta indigena di cui si usano tuttora in medicina le foglie e le sommità fiorite. Questa pianta di odore penetrante e particolare, di sapore amaro ed in uno aromatico, contiene», al dire del Pinto, «olio volatile, materia resiniforme, materia animalizzata amara, clorofilla, albumina, fecula, sali e altro. Ha virtù non solo stimolanti, ma anche emmenagoghe ed antielmintiche; ed è stata anche ai nostri tempi ritenuta come rimedio valevole a prevenire le febbri, partecipando sotto questo aspetto all'azione terapeutica di tutte le sostanze amare» (Pinto, *op. cit.*, p. 374).

zione del terreno, disboscare la montagna vicina, significava farla progredire. Marco Terenzio Varrone (116-27 a.C.), nei tre libri *Rerum rusticarum*, aveva addirittura intuito l'importanza di *animalia quaedam minuta, quae non possunt oculi consegui*, cioè dello sciame di «animaletti invisibili» che pullulavano nelle paludi.

Un altro scrittore *rusticus*, Lucio Giunio Moderato Columella, vissuto nel I secolo d.C., scrive che «pessima è l'acqua che scorre lenta e si impaluda. Quella poi che sta sempre ferma nella palude è pestilenziale [...]. La palude esala d'estate un vapore nocivo e genera tutti quegli animaletti armati di pungenti aculei che poi volano a nuvole intere contro di noi»[67].

Il modello d'infestazione malarica di Varrone e Columella – tra paludismo e microfauna – resterà immutato per un tempo bimillenario. Lunga durata avrà anche l'igiene rurale degli antichi Romani, nonché la loro igiene urbana, l'una e l'altra ispirate a un regime delle acque, limpide e luride, fatto di acquedotti, pozzi, cisterne, fognature, cloache[68]. Columella, «con un sistema di *bonifica idraulica* degno della più seria considerazione, insegna a sanare i terreni paludosi. Egli propugna la fognatura», altrettanto benemerita in città, dove il ricambio della popolazione era in equilibrio perennemente precario tra l'anabolismo dei granai, cui provvedeva l'annona, e il catabolismo delle cloache, cui provvedeva un'aurorale sanità pubblica[69].

Sulla stessa idrofilia igienista si basavano anche le terme, a Roma fiorenti[70]. Dopo Asclepiade di Bitinia e nell'ambito della stessa scuola metodica, Temisone di Laodicea procedeva a un'ulteriore assimilazione da parte romana della medicina ellenistica. Egli grecizzava anche il termalismo: i bagni nel *frigidarium* accentuavano

[67] Lucio Giunio Moderato Columella, *L'arte dell'agricoltura e libro sugli alberi*, trad. it. di Rosa Calzecchi Onesti, Einaudi, Torino 1977, p. 49.

[68] Risale a circa il 500 a.C. la costruzione in Roma della Cloaca Massima e al 312 a.C. la costruzione dell'acquedotto legato al nome di Appio Claudio; risale al I secolo d.C. la decisione dell'imperatore Vespasiano di dotare l'Urbe di orinatoi.

[69] Luigi Manzi, *L'igiene rurale degli antichi romani*, Marescalchi, Casale Monferrato 1929[2], p. 89.

[70] In Roma i bagni pubblici – *balnea* –, già realizzati al tempo della Repubblica, ebbero grande sviluppo durante l'Impero. Risalgono a circa il 200 d.C. le terme di Caracalla.

lo spasmo dei pori corporei, quelli nel *calidarium* ne facilitavano il rilasciamento, quelli nel *tepidarium* favorivano l'equilibrio (*mixtus*) tra i due stati predetti (*strictus* e *laxus*). Alla ginnastica dei pori, cui contribuivano manipolazioni e frizioni con pomate a base di sostanze eccitanti o calmanti, si univa la ginnastica dei corpi, praticata nelle palestre. *Mens sana in corpore sano*: un'unica igiene, fisica e mentale, era vista provvedere a un organismo somatopsichico concepito in modo unitario.

Nella stessa età augustea in cui operava Temisone, un allievo romano di questi, Antonio Musa, medico personale di Augusto imperatore, provvedeva per ordine imperiale a organizzare la sanità pubblica in campo militare, istituendo i «medici legionari» operosi negli «ospedali delle legioni» o *valetudinaria*. Columella nel *De re rustica* (XII, 38; XV, 1) scrive che «i valetudinari devono essere tenuti scrupolosamente puliti anche nei periodi in cui non ci sono degenti», cioè nei periodi di pace e di defervescenza epidemica. In tali periodi nulla vietava che essi fossero adibiti a usi civili: «Se uno schiavo si ferisce, come spesso capita, [vi] sia subito medicato e se qualcuno si ammala sia subito ricoverato nel valetudinario con l'ordine che riceva tutte le cure necessarie»[71].

In età imperiale la medicina in Roma era ormai totalmente grecizzata, nel bene e nel male. Nel bene lo vedremo fra poco, in Celso, in Sorano, in Galeno. Nel male lo leggiamo in Marco Valerio Marziale (40-140 d.C.), fustigatore dello specialismo medico esasperante la specializzazione: «Vi sono tanti medici specialisti a Roma, dal dentista Casullio al dottor Igino che brucia le ciglia che irritano gli occhi, a Fannio che vanta un metodo per asportare l'ugola procidente senza resecarla, a Eros che riesce a cancellare le cicatrici degli schiavi, a Ermete che è il taumaturgo degli erniosi»[72].

Da questa *turba medicorum* era bene guardarsi «facendo le corna ai medici, si chiamino essi Alcone, Dasio o Simmaco. Questo Simmaco, che sentenzia [essere] molto giovevoli al corpo le ventosità, me ne ha fatta una delle sue. Ero a letto indisposto ed è venuto a visi-

[71] Le frasi di Columella sono riportate da Maria Teresa Nizzoli Volontè, *Gli ospedali delle legioni romane (I «valetudinari»)*, a cura dei Laboratori Guidotti, Pisa s.d. [ma 1993], p. 11.

[72] Il passo di Marziale è riportato da Aldo Spallicci, *I medici e la medicina in Marziale*, a cura della S.A. Giovanni Scalcerle, Milano 1934, p. 28.

tarmi con tutto il seguito de' suoi scolari. Ognuno ha voluto tastarmi il polso. Ho ancora nelle ossa il brivido di quelle mani assiderate! La febbre me l'han fatta venire questi maledetti discepoli»[73].

Gli strali di Marziale si appuntavano sulla cattiva qualità di certa professione medica, non sugli aspetti qualitativamente pregiati della medicina tecnica e dotta. Di tali aspetti era giusto estimatore Aulo Cornelio Celso, il maggior ingegno in campo medico fiorito in Roma prima di Galeno. Egli tuttavia non disdegnava anche i pregi di una medicina non dotta né tecnica; apprezzava anche la medicina popolare, purché fosse assennata, tendente all'autocura. Il suo trattato *De medicina* si apre così: «Né invero v'è paese senza medicina. Anche i popoli più ignoranti conobbero le erbe ed altri soccorsi a sollievo delle ferite e delle malattie». Quei popoli erano popoli agricoli e la medicina altro non è che una forma di agricoltura: «Come l'agricoltura procura gli alimenti ai corpi sani, così la medicina promette la sanità ai malati»[74].

Vissuto ai tempi dell'imperatore Tiberio, e quindi una generazione o due prima di Marziale, Celso era un divulgatore di medicina più che un medico, degno più del titolo di «Cicerone dei medici» che della qualifica di «Ippocrate romano». Egli storiograficamente è un personaggio problematico. La *quaestio celsia* è, come la *quaestio hippocratica*, un pozzo senza fondo: più peschi, più resta da pescare. Celso fu un intellettuale che univa alla vastità delle conoscenze la profondità della riflessione, alla capacità di sintesi la sottigliezza dell'analisi, alla serenità del giudizio l'acuzie della critica. Il suo trattato, in otto libri, doveva essere parte di un'opera enciclopedica molto più ampia, intitolata *De artibus* e comprendente agricoltura, arte militare, giurisprudenza, retorica, filosofia.

Questo enciclopedista ci dà, nei panni del patologo, un quadro completo di tutte, o quasi, le malattie conosciute agli inizi dell'era cristiana: dalle febbri quotidiane alle pestilenziali, dalle «semiterzane e terzane» alle «quartane e quartane doppie» che mietevano vittime nell'Agro Romano, dalle tre specie di pazzia – frenesia, tristezza e pazzia allegra – alla letargìa e al «mal caduco», dalla tabe alla idropisìa e al «morbo regio o itterizia».

[73] Ivi, pp. 18-19.

[74] Aulo Cornelio Celso, *Della medicina*, trad. it. con testo a fronte di Angiolo Del Lungo, Sansoni, Firenze 1985, libro I, proemio, p. 3.

Come abile semeiologo passa in rassegna i principali sintomi o segni di malattia: il catarro, la tosse, il vomito, lo sputo sanguigno, il mal di testa, il dolore di denti, i dolori articolari alle mani e ai piedi, i «tormini o dissenteria». Come esperto terapeuta fa un elenco dei principali metodi di cura o rimedi: il salasso, le coppette, i detersivi della pelle, i medicamenti «che stagnano il sangue», quelli «per far carne e riempire la piaga», i «pastilli» o impasti, gli «empiastri» e i «malagmi» (amalgame), i «catapozi» o pillole, i «pessi o pessari» (supposte e ovuli vaginali) e, sopra tutti, gli «evacuanti». Questi ultimi erano «i rimedi più diffusi nella cura delle malattie», è stato detto al riguardo. «Le varie classi degli evacuanti, emetici, diuretici, emmenagoghi, sudoriferi, epispastici, purganti, ebbero voga anche in quell'epoca»[75].

Celso non si cura delle scuole mediche, che peraltro ben conosce e descrive. Egli prende il meglio dove sa; è quel che si dice un eclettico. Enciclopedismo ed eclettismo stanno bene insieme, all'insegna della praticità, dell'utilità, del buon senso e del buon uso. «La medicina di Celso, spoglia d'ogni ambizione speculativa, è veramente positiva e pratica, osservatrice modesta e ippocratica. Temperante e riservata nell'uso dei medicamenti, che voleva unicamente riservati ai casi più gravi, egli fa insigne contrasto con la polifarmacia goffa e irrazionale, quale allora praticavasi dai medici forestieri che l'arte deturpavano in Roma»[76].

I titoli di merito di Celso sono anche altri. Egli fece propria la «dottrina dei polsi» (prendere il polso era come oggi misurare la pressione). Scrive: «Il medico prudente non deve, appena arriva, afferrare subito il braccio del paziente, ma cominciare dal mettersi a sedere con buona cera, e domandargli come si senta, e se ha qualche paura calmarla con acconce parole»[77]. Al chirurgo, ricorda: «Il chirurgo bisogna sia giovine, o almeno non tanto in là con gli anni; di mano forte, ferma, che non gli tremi mai, e che si serva non men della sinistra che della destra; di vista acuta e netta; coraggioso, pietoso sì, ma in modo di non pensare ad altro che a guarire il suo paziente»[78].

[75] Pinto, *op. cit.*, pp. 367-368.

[76] Angiolo Del Lungo, *Celso e la medicina romana*, Introduzione a Celso, *Della medicina*, cit., pp. XXXI-XXXII.

[77] Celso, *op. cit.*, libro III, VI, p. 137.

[78] Ivi, libro VII, Prefazione, p. 411.

Il buon medico, per Celso, deve saper infondere fiducia, dar prova di competenza, salvaguardare la propria dignità. All'ipotesi di un Celso non medico, ammonitore e censore di chi professa la medicina, riteniamo preferibile l'immagine di un Celso medico, militante nelle file della professione, consapevolmente autocritico e deontologo sul campo, tanto pronto a occupare il suo posto accanto al malato, quanto restìo ad invadere indebitamente la sfera del sano: «l'uomo sano [...] non deve sottoporsi ad alcuna regola fissa, né avere bisogno di medico [...]. Conviene che tenga un genere di vita svariato»[79].

Dopo Celso, Sorano. Originario di Efeso, egli esercitava la medicina nella Roma cosmopolitica degli imperatori Traiano e Adriano. Di scuola metodica, era un tipico erede della tradizione medica alessandrina, ancorata tanto alla clinica ippocratica quanto alla sperimentazione anatomo-fisiologica. Intellettuale di ampio respiro, non scrisse solo di medicina, ma compose anche opere biografiche e trattati sulla lingua e la grammatica.

Nelle opere propriamente mediche non si limitò al discorso diagnostico e terapeutico, ma si soffermò a considerare anche aspetti di tipo etico, antropologico e sociale. È così che, ad esempio, nel già citato trattato ginecologico, in virtù anche del nuovo sapere anatomico e fisiologico che metteva in evidenza la mirabile architettura e il prodigioso funzionamento del corpo femminile, Sorano cercò di trovare un compromesso fra l'ideologia maschilista di stampo aristotelico allora vigente e una visione radicalmente nuova. La donna, in altre parole, non doveva più essere considerata dal medico come un essere inferiore, unicamente votata al matrimonio, al concepimento e all'allevamento dei figli. L'autore arriva addirittura ad affermare che la donna starebbe molto meglio se la si lasciasse vivere come vuole, dedita magari al canto, alla musica, ai giochi, invece che costringerla ad assolvere le sue solite, immutabili, eterne mansioni[80].

Tra scienza e mito, l'identità del corpo femminile era stata oggetto per secoli di sguardi e di travisamenti, di riconoscimenti

[79] Ivi, libro I, I, p. 24.

[80] Devo queste osservazioni a Martino Menghi, al suo dattiloscritto d'accompagnamento alla proposta editoriale per la pubblicazione del testo tradotto, con introduzione e commento, del trattato ginecologico *Sulle malattie delle donne* di Sorano di Efeso.

e d'idee. Macchina per la riproduzione e l'allevamento o fonte di misteri, il corpo della donna era stato per secoli conteso tra antropologia medica e mitologia. I grandi miti classici della generazione e della fecondità – Hera, Giunone –, della sessualità e del piacere – Afrodite, Venere –, della verginità e dell'aggressività – Artemide, Diana – venivano a confrontarsi con le osservazioni e le ipotesi della medicina greco-romana. Vigeva il concetto biologico di Aristotele secondo cui la causa motrice, cui appartengono l'«essenza» e la «forma» che erano viste incarnarsi nel maschio, è migliore e più divina per natura della «materia», che era vista corrispondere alla femmina. In quest'ottica la riproduzione era considerata come una necessità della vita in base alla quale l'essenza doveva farsi deteriore materializzandosi. Si spiega così perché fino a Sorano i modi di questo deterioramento necessario fossero rimasti esclusi dagli interessi di una scienza medica astratta, che si occupava prevalentemente di essenze e di cause[81].

Le donne godevano di poca considerazione, come i vecchi, a meno che non fossero persone importanti. Diventare vecchi, nell'antica Roma come nella Grecia antica, voleva dire essere fortunati. Le donne che arrivavano all'invecchiamento erano poche; la maggior parte moriva prima, molte in età neonatale o infantile come i maschi, molte per complicanze della gravidanza o del parto, molte come i maschi per malattia. Nei maschi le guerre facevano le veci delle gestosi e dei parti distocici.

Nella *civitas* come nella *pòlis* la speranza di vita alla nascita si aggirava mediamente intorno ai 20-25 anni. Varrone chiama *senex* l'uomo sui 50 anni, termine oltre il quale il *civis* romano, in età repubblicana, non era più tenuto a prestare servizio militare in caso di emergenza. In età imperiale il poeta Stazio (45-96 d.C.) vedeva la vecchiaia profondamente radicata nel sociale: «Questo io solo vedo di miserrimo: essere in quell'età di peso agli altri». Galeno dal canto suo radicava la vecchiaia nel biologico, traendo da Aristotele la nozione del graduale disseccarsi dell'organismo. *Vivere enim nostrum siccescere est*. Se «il nostro vivere è un rinsecchirsi», ciò è dovuto, affermava Galeno citando Ippocrate, al graduale estinguersi

[81] Vedi Giorgio Cosmacini, *Storia dell'ostetricia*, a cura della Cilag Spa, vol. I, Milano 1989, pp. 9-10.

del calore innato. Egli fondava così una fisiopatologia dell'invecchiamento dove il caldo e l'umido, qualità essenziali di ogni essere vivente, si consumano a vicenda, con ferreo determinismo[82].

Nella Roma imperiale di Marco Aurelio, Galeno (del quale abbiamo già visto la dottrina) era il grande medico di prestigio e di successo, all'altezza dei livelli raggiunti da una scienza che egli stesso aveva contribuito a innalzare. Egli era anche all'altezza dei tempi; era cioè un intellettuale consapevole delle necessità sociali e culturali di un impero la cui compattezza era messa a dura prova dalle lotte interne e dalle religioni orientali tra cui il cristianesimo. Bisognava, sul piano culturale, consolidare la dottrina dominante, nel solco della grande tradizione platonico-aristotelica e dentro una visione del mondo che, pur restando «pagana», contemplasse la natura e la società come un tutto ordinato da una divinità provvidenziale quanto quella «cristiana», però compatibile con l'ordine costituito: un ordine morale e sociale che era in cima ai pensieri dell'imperatore-filosofo, lo «stoico» Marco Aurelio (120-181 d.C.).

Galeno era anche il medico di corte cui Marco Aurelio affidava la propria salute e quella dei propri figli Commodo e Sesto. L'imperatore voleva che fosse Galeno in persona a sovrintendere alla preparazione della *theriaca* o «triaca», la panacea composta da oltre cinquanta ingredienti fra i quali il più importante era il tritato di vipera (in greco *therìon*): contro i veleni o *virus* delle malattie si pensava che la carne viperina fosse il contravveleno sovrano, secondo una variante eterodossa – *similia similibus curantur* – del metodo di «curare i contrari con i contrari»[83].

[82] Vedi Giorgio Cosmacini, *I vecchi e la cura*, in Giorgio Cosmacini, Cristina Cenedella, *I vecchi e la cura. Storia del Pio Albergo Trivulzio*, Laterza, Roma-Bari 1994, pp. 10 e 13.

[83] La «teriaca» o «triaca» è rimedio che viene fatto risalire ad Andromaco il Vecchio, medico di Nerone, che l'avrebbe ottenuto modificando il «mitridato», preparato di tal nome in quanto legato a Mitridate Eupatore (132-53 a.C.), re del Ponto e nemico di Roma, del quale si favoleggiava che fosse stato refrattario al veleno dei serpenti al punto da uscire indenne da ripetuti tentativi di veneficio perpetrati a suo danno. Nel I secolo d.C. nella ricetta del mitridato veniva aggiunta la carne di vipera: si riteneva infatti che il veleno o *virus* della vipera fosse in grado di opporsi a qualsiasi *virus* o veleno, cioè a qualsiasi sostanza tossica o nociva introdotta nell'organismo. Nasceva così la triaca, che Plinio il Vecchio dice composta da 54 ingredienti; ma altri se ne aggiunsero in seguito.

La fiducia di Marco Aurelio era bene riposta. Ma Galeno non era solo un medico esperto e capace; era anche colui che, pur richiamandosi a Ippocrate del quale rivendicava per intero l'eredità, si scostava, e non di poco, dal modello ippocratico del medico tecnico che non si esimeva dall'esercitare la propria arte «tra escrementi e fetori», come non aveva disdegnato di fare e indicare Ippocrate stesso. Galeno incarnava piuttosto il tipo del medico colto, che sapeva di matematica e di logica, di fisica e di filosofia. La *philosophìa* era la suprema sintesi di *philanthropìa* e *philotechnìa*: essere amico dell'uomo (filantropo) era il modo migliore per essergli d'aiuto usando le risorse dell'arte (tecnofilo). Ciò implicava che la figura del medico colto si prolungasse in quella del *medicus gratiosus*, gradito, bene accetto, compiacente, influente, esercitante la professione non per guadagno, ma per amore della verità e del paziente e per scelta morale.

Galeno era certamente motivato da elevato sentire e da alti ideali: poteva permetterselo. Esercitava gratuitamente, ma era altrimenti gratificato. La frequentazione dei potenti, dei quali era il curante di elezione, e l'ammirazione dei sapienti, per i quali costituiva un esempio da imitare, lo ripagavano ampiamente. Ciò non toglie che nella realtà sociale della Roma tardoimperiale, dove una crescente richiesta di cure esigeva risposte curative da tutto uno stuolo di «empirici» e «metodici» operanti sul campo e più o meno compensati, i medici alla Galeno apparissero figure dotate sì di una nobile fisionomia morale e scientifica, ma anche di fattezze ideologiche adeguate a una medicina altolocata, moralista e scientista, lontana dalla base professionale. La polemica dei medici «dogmatici» contro le sette rivali era ispirata non solo ai principi e ai metodi della scienza da applicare alla pratica, ma anche agli interessi e ai ruoli inerenti alla pratica stessa[84].

C'era comunque una triaca per i ricchi, ricchissima d'ingredienti, e una triaca per i poveri, povera d'ingredienti e commercializzata a basso costo. Per secoli fu considerata l'antidoto per antonomasia, il rimedio per tutte le malattie, la madre di ogni medicamento.

[84] Su Galeno, la medicina ellenistica e la medicina in Roma vedi i saggi di Mario Vegetti, *Tra il sapere e la pratica: la medicina ellenistica* e di Danielle Gourevitch, *Le vie della conoscenza: la medicina del mondo romano*, entrambi in *Storia del pensiero medico occidentale 1. Antichità e Medioevo*, cit., pp. 73-120 e 121-165.

III

L'ALTO MEDIOEVO

1. *Tra pesti e lebbra*

L'anno 476 d.C., nella periodizzazione storiografica tradizionale, rappresenta una cesura epocale: la fine del mondo antico, l'inizio del Medioevo. Più in dettaglio, è l'anno in cui, nella Roma decadente del V secolo, il generale «barbaro» Odoacre depone il giovane imperatore Romolo, detto «il piccolo Augusto» (*Augustulus*), e si fa proclamare «re delle genti germaniche stanziate in Italia». La fine dell'Impero romano d'Occidente concludeva un declino che invano si era cercato di arrestare: nulla avevano potuto la tetrarchia di Diocleziano (293 d.C.) e il trasferimento della capitale a Costantinopoli (330 d.C.). La «nuova Roma», eretta sull'antica fortezza di Bisanzio, aveva anzi accentuato la fragilità dell'Impero, diventando il polo di attrazione della sola parte orientale, meglio difendibile dalle invasioni. La struttura bipolare aveva lasciato la «vecchia Roma» indifesa. Nel breve arco di mezzo secolo la città aveva conosciuto due devastanti saccheggi: il «sacco» dei Goti di Alarico (410 d.C.) e quello dei Vandali di Genserico (455 d.C.); e mentre avevano inizio le dominazioni barbariche si estendevano a macchia d'olio la religione, l'ideologia, la cultura dei cristiani. Tra germanesimo e cristianesimo, il mondo classico entrava nella dissolvenza del crepuscolo.

Nel VI secolo il tentativo di *renovatio imperii* compiuto da Giustiniano, imperatore dal 527 al 565 d.C., restava senza esito. Corollario non irrilevante del tentativo era la prostrazione dell'Italia, squassata dalla «guerra gotica» combattuta sul suo suolo – da Otranto a Roma, a Ravenna – tra gli eserciti bizantini di Belisario e di Narsete e gli eserciti ostrogoti di Vitige e di Totila.

Lo storico di quella guerra, Procopio di Cesarea (fine sec. V-565 d.C.), scrive negli *anèkdota* – una raccolta di «carte segrete» sulla vita di corte, sull'imperatore e sulla di lui consorte Teodora – che l'Italia, dalla Padania alla Sicilia, «fu dovunque un deserto». Egli sovrastima lo spopolamento in 15 milioni di morti: «moltissimi aveva uccisi la guerra, altri la malattia e la fame»[1].

Carestie e pestilenze erano il corteo obbligatorio delle stragi di guerra, ma potevano anche prescinderne. In tempi di pace, penurie ed epidemie si potenziavano a vicenda. Le crisi agricole determinavano carenze alimentari, indebolimenti organici, cadute delle difese, malattie dilaganti; queste dal canto loro comportavano crisi di manodopera, abbandono delle colture, impaludamento delle terre, crisi agricole e «mal'aria». Il risultato finale, con le malattie, era un calo della popolazione: quella italiana calava dai 7.4 milioni di abitanti degli inizi dell'era cristiana ai 4 milioni del 500 d.C. e addirittura ai 2.5 milioni del 650 d.C.; quella europea calava, alle stesse scadenze, da 32.8 milioni a 27.5 e infine a 18. Un vero tracollo demografico[2].

La peste detta «di Giustiniano», esplosa nel 543 d.C., fu una peste bubbonica. Scrive Procopio nel *De bello persico* (II, 22) che essa «in cinque anni percorreva tutto il mondo, od almeno assaissima parte, portando ovunque lo sterminio [...], cominciando dalla primavera del 543, in Costantinopoli, uccidendovi perfino da 5.000 a 10.000 uomini al giorno». Lo storico aggiunge che

> a questo castigo di Dio niun divario ponevano il sesso e l'età [...]. Incominciava la malattia con febbre improvvisa, e spesso sì lieve da non credere al pericolo che quando un bubbone nasceva in qualche parte del corpo; accompagnavano non di rado la febbre il sopore od il delirio, l'uno e l'altro mancando se i bubboni cadevano in gangrena: e per frenesia, non per sete, molti buttavansi nell'acqua. La morte avveniva dopo parecchi giorni, ovvero sollecitamente vomitando sangue: anzi taluno era tratto di vita prima d'apparire malato, e come se tocco da apoplessia e da folgore[3].

[1] Vedi Procopio di Cesarea, *Carte segrete*, a cura di L.R. Cresci Sacchini, Garzanti, Milano 1977.

[2] Cfr. J.C. Russel, *La popolazione europea dal 400 al 1500*, in *Storia economica d'Europa*, a cura di Carlo Maria Cipolla, vol. I, Utet, Torino 1979.

[3] La descrizione di Procopio di Cesarea è riportata in forma di discorso

Questa peste giustinianea – bubbonica, ma anche polmonare (escreato sanguigno) e setticemica (decorso folgorante) – non era senza precedenti storici. Quello della «peste di Atene» del 430 a.C. era molto remoto, consegnato alla memoria dei posteri da Tucidide (circa 460-395 a.C.) e da Lucrezio (98-55 a.C.). Scrive Tucidide: «La pestilenza [*loimòs*] cominciò in Etiopia, sopra l'Egitto, poi sorse anche in Egitto e in Libia». Segue una descrizione del quadro clinico che fa dello storico greco un autore «cui non erano estranei i nuovi interessi per il corpo umano e le sue malattie legati alla scuola medica di Ippocrate»[4]. Tucidide precisa:

> Il corpo, a toccarsi esteriormente, non era né troppo caldo né pallido, ma rossastro, livido, fiorito di piccole pustole e ulcere; [...] la maggior parte morivano dopo nove o sette giorni per l'ardore interno, ancora in possesso di qualche forza; oppure, se scampavano, con lo scendere della malattia negli intestini, e col prodursi di una forte ulcerazione e il sopraggiungere di una diarrea violenta, i più morivano in seguito, sfiniti per questa ragione[5].

Il quadro clinico non è quello della peste bubbonica, che sappiamo dovuta alle pulci e ai topi (vettrici e ospiti del bacillo – *Yersinia pestis* – scoperto da Alexandre Yersin nel 1894), ma è piuttosto quello del tifo esantematico o petecchiale, che sappiamo dovuto ai pidocchi (vettori del microrganismo – *Rickettsia Prowazecki* – scoperto da Howard Taylor Ricketts e Stanislaus Prowazek a fine Ottocento)[6]. La narrazione tucididea procede mostrando a tinte forti, drammatiche, l'immane morìa e i suoi effetti disastrosi. «Non esisteva, per così dire, nessuna medicina particolare.» Gli Ateniesi «per curarsi a vicenda si contagiavano e morivano l'uno dopo l'altro, come le pecore». Ne risultavano sconvolte, al limite del collasso, non solo la demografia, la biologia

indiretto da Alfonso Corradi, *Annali delle epidemie occorse in Italia dalle prime memorie fino al 1850*, Bologna 1865-1895, rist. vol. I, Forni, Bologna 1973, p. 54.

[4] Note di Giovanna Daverio Rocchi a Tucidide, *La guerra del Peloponneso*, vol. I, Rizzoli, Milano 1994[4], p. 470.

[5] Tucidide, *op. cit.*, libro II, 48, 1 e 49, 5-6, pp. 341-343.

[6] Nella storiografia medica relativa alla peste di Atene non mancano interpretazioni imputanti la pestilenza ad altre malattie, specialmente esantematiche, quali il morbillo e il vaiolo.

umana, l'economia, ma anche la psicologia collettiva e la morale: «gli uomini, infatti, sopraffatti dalla violenza delle disgrazie, ignari di quel che sarebbe stato di loro, cadevano nell'incuria del santo e del divino»[7]. Ma in Tucidide, come in Ippocrate, prevale un'attitudine razionalizzante che non tiene in gran conto gli dèi. Era il terrore della morte, non il venir meno del timor di Dio, a far infrangere ogni legge etica e civile; né la pestilenza petecchiale veniva fatta risalire al castigo divino, come abbiamo visto che invece avrebbe fatto, mille anni dopo, Procopio.

Tito Lucrezio Caro, vissuto tre secoli dopo Tucidide, accentua poeticamente la drammaticità del racconto, che conclude in modo agghiacciante il *De rerum natura* (libro VI, 1090-1286). La malattia abbattutasi su Atene è variamente definita: «pestilenza» (*pestilitas*), «effluvio mortifero» (*mortifer aestus*), «nuova calamità» (*clades nova*), «afflizione» (*maeror*), «violenza morbosa» (*morbida vis*) o semplicemente «morbo» (*morbus*). Il nome latino «morbo» è riassuntivo dei concetti espressi in greco da *kakòn* (donde cachessìa), che significa «male in sé», «danno», «sventura», da *pàthos* (donde patologia), che significa «ciò che si prova o si patisce», «patimento», «sofferenza», da *nòsos* (donde nosologia), che significa «malattia», «disgrazia», «infermità». L'*infirmitas* da cui il malato è oggettivamente affetto è l'*aegritudo* da cui il paziente è soggettivamente afflitto.

Come Tucidide, Lucrezio ritiene la «peste di Atene» un tragico evento naturale; ma, diversamente da Tucidide, non si limita a connotarne l'eziologia *negando* credito all'ipotesi della causalità divina, bensì, sulla base dell'epicureismo da cui è filosoficamente ispirato, la connota *affermando* in modo perentorio:

> Ora spiegherò quale sia la causa dei morbi, e di dove
> sorta d'un tratto una violenta infezione possa spargere
> fra le stirpi degli uomini e i branchi degli animali una funesta
> [strage.

La causa è identificata in quegli atomi di materia biologica che, tra gli infiniti «semi delle cose» (*semina rerum*), sono i germi patogeni

[7] Tucidide, *op. cit.*, libro II, 51, 2-4 e 52, 3, pp. 345 e 347.

tali da indurre morbi, e capaci di accelerare la morte[8].

È l'idea che costituisce la base speculativa (non ancora sperimentale) di quell'indirizzo di pensiero che culminerà nella pasteuriana «teoria dei germi» e quindi nella teoria microbiologica, suffragata dall'osservazione microscopica, delle malattie epidemico-contagiose.

Per quanto riguarda gli aspetti con cui la peste si manifesta, il quadro dipinto da Lucrezio si sovrappone in parte a quello descritto da Tucidide. Se ne discosta nella misura in cui la drammatizzazione a tinte forti della rievocazione del poeta si stacca dalla narrazione oggettivante della testimonianza dello storico. Ma la poesia di Lucrezio sviluppa quel che nella storia di Tucidide è appena accennato: la componente psicologica del quadro clinico. Lucrezio parla di «ansiosa angoscia», di «occhi sbarrati, riarsi dal male e insonni», di «udito assillato da una folla di suoni»:

Allora apparivano numerosi presagi di morte:
la mente sconvolta e in preda al terrore e all'affanno,
il torvo cipiglio, lo sguardo demente e furioso.

È il quadro di un collasso psicologico del malato di fronte alla certezza di avere subìto il contagio e contratto la malattia. È lo specchio della morte attesa che è già un addio alla vita:

questo era più miserabile
e doloroso, che quando ciascuno vedeva se stesso
avvinto dal male, da esserne votato alla fine,
perdutosi d'animo, giaceva col cuore dolente,
e lì stesso perdeva la vita guardando immagini di morte[9].

Aspettando la morte, l'uomo terminale lasciava anzitempo la vita.

Le malattie epidemico-contagiose come le grandi pestilenze venivano importate nell'area mediterranea dal subcontinente

[8] Tito Lucrezio Caro, *La natura delle cose*, trad. it. di Luca Canali, Rizzoli, Milano 1990, libro VI, 1090-1092, pp. 607-609 e 772, p. 587.

[9] Ivi, libro VI, 1158-1159, p. 613, 1180-1185, p. 615, 1230-1235, p. 619.

indiano e, più in generale, dall'Estremo Oriente tramite i porti medio-orientali. Un equilibrio microparassitario sensibile e instabile veniva periodicamente cimentato e reso precario dagli spostamenti di truppe e dai traffici, scambiatori tanto di merci quanto di epidemie. L'incidenza di queste era in relazione – oggi sappiamo – al grado di immunità (cioè alla presenza o assenza di anticorpi nel sangue) degli individui contagiati, sui quali operava feroce la selezione morbosa. Ma intervenivano anche altri fattori, quali il clima, il tipo di alimentazione, lo stato di nutrizione, le condizioni igieniche, le migrazioni di massa, gli ammassamenti negli accampamenti e nelle navi.

Lo storico delle pestilenze William H. McNeill afferma che anticamente «si erano formati almeno quattro diversi serbatoi eurasiatici di *virus*, ciascuno dei quali alimentava infezioni che sarebbero potute essere letali se lasciate libere di diffondersi fra le popolazioni prive di un'esperienza precedente o di una accumulata immunità. Per provocare lo spargersi di qualche malattia», conclude lo storico, «sarebbe bastato che un evento accidentale nelle comunicazioni consentisse alla catena delle infezioni di estendersi fino a un nuovo territorio in cui la popolazione fosse anch'essa sufficientemente densa da mantenere in atto l'infezione»[10].

È quanto accade a metà del VI secolo, quando la peste bubbonica si sparge da Costantinopoli all'Italia bizantina, è quanto accadrà a metà del XIV secolo, quando – come vedremo – la peste bubbonica si spargerà dai porti del Mar Nero a quelli dell'Italia meridionale. L'Italia, finché resta il centro degli scontri bellici o degli incontri mercantili, è un crocevia obbligatorio anche per i virus.

I virus – anche questo oggi sappiamo – sono agenti infettivi. L'arguzia di un microbiologo contemporaneo li ha battezzati come «cattive notizie imbustate in un involucro proteico»: la definizione allude al fatto che l'acido nucleico da cui sono costituiti è il materiale vettore dell'informazione genetica ed è avvolto da una proteina. Ciò corrisponde ai dati della moderna virologia, ma trascende il significato originario del termine *virus*. Questo

[10] William H. McNeill, *La peste nella storia. Epidemie, morbi e contagio dall'antichità all'età contemporanea*, trad. it. di Laura Comoglio, Einaudi, Torino 1981, pp. 98-99.

significava originariamente «secrezione fetida», come ci ha tramandato Lucrezio, o «fluido velenoso», come ci ha tramandato Virgilio. Nella concezione umoralista della salute e della malattia, corrispondenti rispettivamente alla buona e alla cattiva miscela degli umori corporei, il «fetore» caratterizzava la cattiva miscela indotta da malattie quali la febbre «putrida»; il «veleno» indicava invece il nocumento umorale provocato da un agente esterno, fosse questo una bevanda avvelenata o una morsicatura velenosa. Celso dava risalto alle ferite «cagionate dal morso, talora dell'uomo, talora della scimmia, spesso del cane, qualche volta delle bestie feroci o dei serpenti. Quasi ogni morsicatura contiene poi qualcosa di venefico (*quoddam virus*)»[11]. Il morso peggiore era comunque quello della vipera; e dal veleno viperino rapidamente mortale alla morte repentina per peste il passo era breve per accreditare quest'ultima di un *virus* causale morbigeno e mortifero.

Se nel mondo della latinità il nome *virus* era sinonimo di veleno, il nome *peste* ha tratto dallo stesso mondo la propria origine, etimologicamente controversa. Peste da *peius*, «peggio», a indicare la peggior malattia? Ogni malattia, se peggiore o pessima, era peste: anche il tifo petecchiale di cui si ammalò Tucidide e perì Pericle. Oppure peste da *pistare*, «ammaccare, calpestare, pestare»? «Appestato» in quanto *ab-pistatus*, «pesto dal di dentro», con riferimento all'interna «materia peccante» o alle altrettanto interne «cause occulte» ammorbanti? ma anche con riferimento all'animo pesto affranto, agli occhi pesti cerchiati, al buio pesto della fine incombente? La materia peccante si sfogava all'esterno con emorragie dal naso, dalla bocca, dall'ano, oppure tramite ecchimosi, petecchie, bubboni; e il sangue stravasato – nelle macchie sulla pelle, negli escreti, negli escreati – era visto annerirsi. La peste era dunque «nera», come la morte: una mortale epidemia.

Il termine *epidemia* risale invece al mondo greco. Nella lingua di Ippocrate esso significava una malattia incombente *epì dèmon*, «sopra il popolo». Il nome *dèmos*, «popolo», risulta incorporato tanto nel sostantivo «epidemia» quanto nel sostantivo «demografia». Per essere «epidemica» o «popolare» una malattia doveva

[11] Aulo Cornelio Celso, *Della medicina*, trad. it. con testo a fronte di Angiolo Del Lungo, Sansoni, Firenze 1985, libro V, XXVII, p. 312.

avere una larga o larghissima base demografica, essere cioè molto diffusa, il che si realizzava solo in presenza di un alto tasso di contagiosità. Erano tali le malattie epidemico-contagiose, come appunto la peste di Atene che, in sovrappiù, possedeva un alto tasso di mortalità: la città di Pericle, che prima della peste contava circa 150.000 abitanti, dopo la peste ne contava meno della metà. Una nera morìa.

Tra la peste di Atene del 430 a.C. e la peste di Giustiniano del 543 d.C. – quando viene datato, dopo il tramonto dell'Impero romano, l'inizio dell'Alto Medioevo – trascorre un millennio più un secolo. In tale lungo periodo gli annali registrano quattro grandi pestilenze. La prima è quella detta «di Diodoro», dal nome dello storico siciliano che la descrisse nell'esercito cartaginese che cingeva d'assedio Siracusa, nel 395 a.C. A prova della natura epidemico-contagiosa della malattia, Diodoro scrive che «tutti quelli che avevano qualche comunicazione cogli ammalati, ammalavansi anch'essi dello stesso morbo»[12].

La seconda è la «peste libica» del 126-125 a.C., descritta da Paolo Orosio. Questo scrittore lusitano, vissuto tra il IV e il V secolo, scrive che «in Numidia mancarono 800 mila viventi, sulla spiaggia del lato di Cartagine e di Utica [ora Biserta] più che 200 mila; e nella stessa città di Utica 30 mila soldati romani»[13]. Più nota, anche perché menzionata più volte da Galeno come «grande peste» (*mègas loimòs*), è la terza, cioè la «peste antoniniana» del 167-170 d.C., importata nell'area mediterranea dalle truppe romane reduci da una spedizione in Medio Oriente. Si tramanda che fu questa pestilenza a indurre Galeno a lasciare precipitosamente Roma e a rifugiarsi nella natìa Pergamo; salvo poi fare cauto ritorno a Roma, a peste finita. Sarebbe stato dunque proprio il grande medico uno dei primi a mettere in pratica l'aureo precetto indicato dalla medicina, a scopo preventivo: *cito*, *longe*, *tarde*, «fuggi presto, va' lontano, torna più tardi che puoi».

Quarta pestilenza è quella detta «di Cipriano», dal nome del vescovo di Cartagine, vissuto nel III secolo, che la descrisse. Essa fu «una grande peste che desolò per 15 anni [252-267 d.C.] tutto

[12] La descrizione di Diodoro Siculo è riportata da Corradi, *op. cit.*, vol. I, p. 16.

[13] La descrizione di Paolo Orosio è riportata ivi, p. 37.

l'Impero romano nell'Africa, nell'Asia e nell'Europa». Si trattava di un morbo fulminante che «propagavasi», nientemeno, «con il solo sguardo». Il quadro clinico non era però quello della peste bubbonica. Cipriano menziona «il profluvio del ventre, le fauci infiammate e piagate, il vomito doloroso e continuo, il rossore degli occhi, ed in alcuni la gangrena ne' piedi od in altre membra». Il che fa pensare a una setticemia, con necrosi delle estremità analoghe a quelle presenti nel cosiddetto «male degli ardenti» (vedi oltre): tanto più che «tant'era la sete, negli ammalati, da tenerli sempre vicini a' pozzi ed ai fiumi»[14].

Il vescovo Cipriano, fatto santo dopo il martirio da lui subìto nel 258 d.C., scrive anche che «la pestilenza è un flagello pe' giudei, pei gentili, pei nemici di Cristo, ma per i servi di Dio è una cosa vantaggiosa» perché «la morte non fa altro che accelerare il riposo dei giusti e il castigo dei cattivi». Ma il vescovo intravvede anche il motivo per cui il cristianesimo è destinato a essere promotore dell'assistenza agli appestati e, più in generale, agli infermi di ogni tipo: «Questa pestilenza, per quanto spaventosa e funesta, mette alla prova la virtù e le disposizioni dell'animo di ciascuno»[15].

La peste di Giustiniano descritta da Procopio veniva a concludere un'era ultramillenaria, che dalla «civiltà» delle *pòleis* elleniche era giunta, attraverso il sorgere e il tramontare degli splendori dell'*Urbs* e il frantumarsi delle romane *civitates*, alla «barbarie» del Medioevo italico ed europeo. Il quadro dipinto da Procopio diventa un grande affresco in Paolo Diacono (720-799 d.C.), che nella *Historia Langobardorum* (II, 4) scrive:

> In quel tempo e soprattutto in Liguria, scoppiò una terribile pestilenza. All'improvviso infatti comparivano certe macchie per le case, sulle porte, sui vasi, sui vestiti, e quando qualcuno voleva toglierle, diventavano sempre più grandi. Passato un anno, cominciarono a nascere negli inguini degli uomini e in altre parti molto delicate del corpo delle ghiandole grosse come noci o datteri, cui seguiva un ardore febbrile intollerabile, sicché in tre giorni l'uomo moriva. Se invece qualcu-

[14] La narrazione di Cipriano è riportata ivi, pp. 42-44.

[15] I passi si riferiscono a quanto riportato in san Cipriano, *Opere*, a cura di Giovanni Toso, Utet, Torino 1980.

no riusciva a superare i tre giorni, aveva speranza poi di sopravvivere. Pertanto, ovunque era lutto, ovunque lacrime. [...] Fuggivano i figli, lasciando insepolti i cadaveri dei genitori. I genitori, dimentichi dell'amore per i figli, li abbandonavano in preda alla febbre. [...] Il mondo era ridotto al silenzio dei primordi. Nessuna voce nei campi, nessun fischio di pastori, nessuna insidia di fiere contro le greggi, nessun furto di volatili domestici. Trascorso il tempo del raccolto, le messi aspettavano intatte il mietitore, le vigne, perse le foglie che coronano l'uva, restavano senza vendemmia all'avvicinarsi dell'inverno. Sia di giorno che di notte risuonavano trombe di guerra, e da molti era udito come un confuso rumore di eserciti. Non c'era ombra alcuna di passante, né si vedeva traccia alcuna d'assassino, e tuttavia i cadaveri sulle strade si perdevano a vista d'occhio. I pascoli divennero cimiteri, e le case degli uomini si trasformarono in tane di belve. La pestilenza si estese per tutta l'Italia, dalle terre romane fino alla regione degli Alamanni e dei Bavari[16].

Tra la peste descritta da Procopio e da Paolo Diacono e la peste dell'anno 1348 intercorrono ottocento anni. Sono un periodo di lunga durata, però in massima parte di silenzio pestilenziale. «La peste bubbonica, che aveva infierito a più riprese nell'Occidente europeo e in particolare in Italia tra la metà del VI e la metà dell'VIII secolo, si ritirò nei focolai endemici dell'Africa e dell'Asia. Le ultime ondate epidemiche colpirono il Mezzogiorno d'Italia negli anni 747-767; la parte centro-settentrionale della penisola vide infuriare il morbo nel 654; poi quasi sette secoli di tregua»[17]. Un lungo tempo senza peste; però non senza altre malattie importanti, quale il «fuoco sacro» – l'anzidetto «male degli ardenti» – e quale, sopra tutti, la lebbra.

Sul «fuoco sacro» – *ignis sacer* – «convengono gli storici che questa sia una delle principali epidemie». Trattasi di «morbo che è parte grandissima della patologia del Medio Evo, alla quale, insieme con la lebbra, imprime singolare carattere. E l'una e l'altra lue s'attengono alle condizioni sociali di que' tempi»[18].

[16] Paolo Diacono, *Storia dei Longobardi*, testo originale e versione italiana, Electa, Milano 1985, pp. 79-81.

[17] Lorenzo Del Panta, Massimo Livi Bacci, Giuliano Pinto, Eugenio Sonnino, *La popolazione italiana dal Medioevo a oggi*, Laterza, Roma-Bari 1996, p. 27.

[18] Corradi, *op. cit.*, vol. I, p. 76.

Nell'anno 857, nel centro d'Europa, «una gran plaga di vescicole turgescenti affliggeva la popolazione e consumava gli individui di detestabile putredine, talché le membra gangrenose si distaccavano prima [del sopraggiungere] della morte». La necrosi delle dita delle mani e dei piedi, che tante analogie aveva con la lebbra, era verosimilmente dovuta alla costrizione dei piccoli vasi sanguigni delle estremità, indotta da quello che oggi è noto come *ergotismo*, intossicazione da segale cornuta (contenente alcaloidi vasocostrittori tossici) cui erano esposti i consumatori di segale, qualità di grano sconosciuta agli antichi, portata in Europa solo nel Medioevo e parassitata dalla tossica zizzania. «Questo crudelissimo morbo, mentre desolava la Germania, la Francia, le Fiandre ecc., risparmiava l'Italia», dove la cerealicoltura forniva, quali grani di maggior consumo, l'orzo e il frumento[19].

Fatta eccezione per questa epidemia – non «contagiosa», in quanto non legata a condizioni infettive trasmissibili, ma «popolare», in quanto legata a condizioni nutrizionali diffuse –, si può ribadire che l'Europa altomedievale non conobbe epidemie. La sua scarsa base demografica, lo spopolamento delle sue città, l'isolamento dei suoi villaggi, l'insediamento abitativo sparso delle sue campagne, il carattere autoconsumistico della sua economia crearono condizioni di vita poco favorevoli agli scambi interumani, ai contatti, ai contagi.

L'unica malattia in qualche modo «scambiata» era la lebbra. Come il nome *pestis* comprendeva tutte le più grandi e più gravi epidemie, così il nome *lepra* comprendeva tutte le maggiori e peggiori malattie della pelle. Chiazze o macchie cutanee bianchicce o nerastre, arrossate o livide, rilevate o depresse, ulcerate o tumefatte, desquamanti o squamose, mollicce o indurite, costituivano le lesioni elementari polimorfe di un complesso morboso designato *lepra*, ma comprendente – tra le altre – anche la *scabies*, «scabbia», e la *psora*, «psoriasi», che erano malattie cutanee relativamente meno gravi. Gravissima era invece la cosiddetta *lepra arabica* o *morbus elephas*, una «elefantiasi» proveniente dal Vicino Oriente, la quale corrompeva, mutilava, deformava i corpi, rendendoli animaleschi.

[19] *Ibid.*

La lebbra appariva come una malattia misteriosa o sacra – *elephas sacer* – che copriva il corpo di piaghe, attutiva la sensibilità, alterava la fisionomia, faceva cadere a pezzi le dita delle mani e dei piedi. Una malattia cosiffatta, che rendeva ributtanti e dove l'anestesia delle parti era tale che il paziente poteva bruciarsi un arto senza accorgersene, non poteva non apparire carica di mistero e con origine soprannaturale.

Dalla pliniana *Historia naturalis* (XXVI, 1-16) apprendiamo che «l'elefantiasi non aveva fatto la sua comparsa in Italia prima dell'epoca di Pompeo il Grande», cioè prima del ritorno delle legioni dall'Egitto, nel 61 a.C. Come la peste, la lebbra veniva infatti dall'Oriente, dove prosperava endemica in Cina, in India, in Mesopotamia, in Palestina, in Fenicia. Di essa parlano infatti esplicitamente trattati medici cinesi e sanscriti, testi babilonesi e, come abbiamo visto, la Bibbia; quanto ai Fenici, probabilmente furono essi a portarla nei paesi del Mediterraneo. Descritta alquanto sommariamente nei testi ippocratici, dove è menzionata come *morbus phoenicius*, la malattia è segnalata in età romana imperiale come molto diffusa. Scrive Celso: «È in certi paesi frequentissima quella malattia che i Greci chiamano *elefantiasi*; e si mette fra le croniche. Tutto il corpo n'è attaccato»[20].

A partire dal VI secolo d.C. la lebbra era da considerarsi stabilmente insediata nell'Europa occidentale. Alla fine del primo millennio dell'era cristiana, quando la malattia era prossima a incrementarsi ulteriormente per via degli scambi di massa con l'Oriente dovuti alle Crociate, il controllo sociale della lebbra era affidato a un complesso di leggi, emanate e aggiustate via via, che adeguavano ai tempi e alle nuove realtà le «norme per i lebbrosi» già contemplate nel capitolo XIII del *Levitico*. Le *regulae* medievali erano il frutto di una legislazione ecclesiastica e civile che aveva le sue tappe più importanti nei concili o sinodi di Orléans (511 d.C.), di Tours (567 d.C.), di Lione (583 d.C.), di Compiègne (757 d.C.) e negli editti di Rotari (643 d.C.), di Pipino il Breve (757 d.C.), di Carlo Magno (798 d.C.). Tali regole concernevano l'unione matrimoniale tra lebbrosi (prima vietata e poi consentita), la compravendita di servi affetti dal male o so-

[20] Celso, *op. cit.*, libro III, XXV, p. 184.

spetti di esserlo, la dispensa dei lebbrosi dall'obbligo delle armi. Ma, prima ancora, concernevano il problema del riconoscimento della malattia.

L'arabo Albucasis (vedi oltre), chirurgo andaluso vissuto nel X secolo, classificava la lebbra in quattro forme o varietà, ricalcate sulla teoria tetraumorale di Galeno. La lebbra era dovuta a questo o quell'umore corporeo «adusto» o «combusto»: se l'umore era, come nella maggioranza dei casi, l'atrabile, si aveva la *lepra elephantia*; se invece era il flegma, o la bile, o il sangue, la lebbra si presentava nella forma o varietà rispettivamente *tiria*, *leonina*, *vulpina*[21].

Questa classificazione arabo-galenica, la più autorevole dell'Alto Medioevo, problematizzava la malattia fornendo di essa una interpretazione patogenetica e un criterio di differenziazione tassonomica. Ma non facilitava minimamente il suo riconoscimento diagnostico, che era unicamente affidato allo sguardo, con tutta l'alea che la sola vista comportava. Il tocco delle parti veniva evitato, il contatto era pericoloso, il contagio in agguato. In uso era invece la prova dell'anestesia, che consisteva nell'infiggere un lungo spillone nelle zone di cute maculata o piagata, onde cimentarne la sensibilità (che in caso di lebbra era ridotta o inesistente). L'esito della prova dava luogo a una serie di provvedimenti che andavano dal rilascio di una patente di sanità, nel caso di sanità accertata, alla premonizione ufficiale a non ammalarsi, nel caso di situazione a rischio, all'ingiunzione imperativa della separazione o segregazione, nel caso di malattia comprovata.

L'accertamento da parte dell'autorità era di *vitale* importanza per la *mortale* conseguenza che la diagnosi di lebbra portava con sé. La diagnosi di lebbra era infatti una vera *morte civile*, che comportava la separazione dal mondo dei sani, la segregazione dal mondo dei vivi. Ma, a questo proposito, occorre distinguere. Nell'Alto Medioevo la malattia era una endemia a focolai sparsi o dispersi; i luoghi della sua concentrazione erano raduni di lebbrosi raminghi, espulsi dal consorzio dei sani, aggregati da una solidarietà spontanea tra malati emarginati. La spontaneità di tali «adunanze», ubicate in piena campagna, si modellava «su di

[21] Vedi François Beriac, *Histoire des lépreux au moyen âge. Une société d'exclus*, Éditions Imago, Paris 1988, p. 20.

una parola impiegata in Lombardia, *adunatio*, che nell'XI secolo designa[va] una gilda, un'associazione giurata»[22].

I raduni diventavano poi villaggi – *bordella leprosorum* – con propri luoghi di lavoro, di vita associata, di culto, di sepoltura. Questa prima trasformazione trovava esplicita menzione o sanzione nel canone XXIII del III Concilio lateranense, celebrato nel 1179 da papa Alessandro III: «L'apostolo [Paolo] dice: 'Bisogna onorare maggiormente coloro che più soffrono'. [...] Noi stabiliamo dunque, in virtù della benignità apostolica, che dovunque questi uomini [i lebbrosi] siano riuniti in numero sufficiente per condurre vita in comune, possano disporre di una chiesa e di un cimitero e beneficiare di un prete»[23].

La trasformazione ulteriore, e più radicale, si colloca a cavallo tra XII e XIII secolo. A partire da quest'epoca, quando la malattia incomincia a decollare in Europa verso il suo acme, diffondendosi come fenomeno di massa in coincidenza con il tempo delle Crociate e in concomitanza con lo slancio demografico-commerciale del periodo, si assisteva nell'Occidente cristiano alla proliferazione di luoghi nuovi, destinati alla separazione-segregazione istituzionalizzata dei lebbrosi: i *lebbrosari*. Questi, nel XIII secolo, erano in Francia 2.000 e in tutta l'Europa 19.000[24].

La proliferazione dei lebbrosari era un cambiamento quantitativo. «Essi non erano un elemento familiare nei paesaggi europei dell'Alto Medioevo, quando il popolamento era spesso rado e assai discontinuo; ma lo diventavano nelle campagne più umanizzate, dove boschi, foreste e stagni si erano ritirati, due o tre secoli più tardi»[25].

Il cambiamento era anche qualitativo, in rapporto alla mutazione culturale per cui, da una solidarietà interpersonale da gruppo ristretto e da insediamento isolato, si passava a uno spirito solidaristico più ampio, proprio di comunità allargate. «Il passaggio da una comunità informe a un lebbrosario si delineava tramite l'associazione dei lebbrosi con dei monaci incaricati di prodigare

[22] Ivi, p. 156.

[23] Il dettato del III Concilio del Laterano (1179) è riportato ivi, p. 161.

[24] I dati numerici sono riportati da Maurice Bariéty, Charles Coury, *Tra una peste e l'altra*, in «Kos», a. IV, n. 33, 1987, p. 21.

[25] Beriac, *op. cit.*, p. 166.

loro delle cure spirituali»[26]. Emblematico al riguardo è il bacio dato al lebbroso mendìco non da un monaco, ma da un frate minore come lui «mendicante»: il Poverello d'Assisi[27].

Nei villaggi dell'Alto Medioevo i luoghi per i lebbrosi erano tali che l'internamento e isolamento in essi si accompagnava alla celebrazione della messa dei defunti, all'aspersione sul capo di terra cimiteriale, alla cerimonia dell'inumazione simbolica nella fossa del cimitero. Nelle tante *villae novae* o nelle rinascenti città del Basso Medioevo i lebbrosari erano invece ricoveri dove ai lebbrosi veniva prestata un'assistenza caritatevole da parte di un personale eroico per devozione, che ribaltava il rifiuto in accoglienza e la ripugnanza in solidarietà.

«La fondazione dei lebbrosari non rappresentava che un aspetto dell'esordio generale dell'assistenza ospedaliera»[28], che vedremo al paragrafo seguente. Un'assistenza dedicata interamente ai lebbrosi era quella dell'Ordine di San Lazzaro di Gerusalemme: «col ritorno dei crociati dalle guerre d'Oriente [...] si diffusero in Europa», o meglio si riattivarono, «alcune malattie, fra cui, terribile, la lebbra. Ed ecco sorgere», come fondazioni locali (nell'Italia settentrionale) o come emanazione di Ordini religiosi (nell'Italia meridionale), «gli ospedali intitolati a San Lazzaro». Essi «avevano sede fuori delle mura cittadine, nei sobborghi verso sud o verso oriente», spesso con l'aggiunta al nome del santo della dizione «al terzo» per indicarne l'ubicazione al terzo miglio extraurbano[29]. Per esempio «nessuna città originata da antichi municipi romani, collocata sulla via Emilia a una distanza media corrispondente alle *mansiones*, alle varie tappe giornaliere dei viaggi (25-30 km), era priva di un autonomo ospedale per lebbrosi, posto quasi sempre fuori la porta orientale, a circa 3 km dalle mura»[30].

[26] Ivi, p. 157.

[27] Su Francesco d'Assisi (1182-1226), storicamente definito «il Poverello», vedi il paragrafo seguente.

[28] Beriac, *op. cit.*, p. 169.

[29] Giacomo Carlo Bascapè, *Le vie dei pellegrinaggi medioevali attraverso le Alpi Centrali e la pianura lombarda*, in «Archivio storico della Svizzera Italiana», gennaio-dicembre 1936 (estratto), p. 11.

[30] Maria Bertolani Del Rio, *Gli ospedali di San Lazzaro lungo la via Emilia*, Atti del I Congresso europeo di storia ospitaliera, C.I.S.O., Reggio Emilia 1962, p. 211.

Nel 1182 la Repubblica di Venezia decideva di destinare al ricovero dei lebbrosi l'Ospedale di San Leone, costruito su un'isola della laguna. In ossequio al culto che voleva come protettore dei lebbrosi il Lazzaro risuscitato dal sepolcro (secondo l'evangelista Giovanni, 11, 1-44) o il Lazzaro coperto di piaghe leccate dai cani (secondo l'evangelista Luca, 16, 19-21), isola e ospedale cambiavano nome prendendo quello di san Lazzaro.

I santi avevano una funzione importante. Anche se i lebbrosari erano ospedali «speciali», negli ospedali medievali non esisteva alcuna «specializzazione». Però ogni malattia aveva per così dire il suo «specialista», non in terra, ma in cielo, in grado di infondere coraggio al malato: tale il potere dell'assicurazione fornita, mercé intercessione, da parte del santo protettore. Una sorta di *mutua celeste* curava, leniva, guariva, dava coraggio, in un mondo ostile, privo di sicurezza sociale, dove la sola risorsa terrena contro la malattia e la paura erano il coraggio individuale del malato, la protezione della famiglia patriarcale, la solidarietà del vicinato, la pietà elemosiniera, la carità dell'ospedale. Così, nel centro dell'Europa del XIII secolo, proprio quando nel 1257 su di un testo scritto nella neolatina *langue d'oc* compariva per la prima volta la parola *coratge*, il «coraggio» di sopportare il male, possibilmente fino a guarirne, era posto sotto la mano di san Dionigi, per il mal di testa, di san Biagio, per il mal di gola, di sant'Erasmo, per il dolore di ventre, di san Ciriaco, per il male agli occhi, di santa Barbara, per il colpo apoplettico, di sant'Egidio e san Vito, per l'epilessia, la pazzia, le possessioni diaboliche, di san Pantaleone, per la tisi e altre forme di consunzione, di san Rocco per tutte indistintamente le piaghe, di san Lazzaro per quelle piaghe speciali che costituivano gran parte delle polimorfe lesioni caratterizzanti la lebbra[31].

Tra pesti e lebbra erano trascorsi otto secoli (VI-XIII): una patologia epidemica ed endemica tutto sommato invariante veniva a confrontarsi, nel Basso Medioevo (secoli XIV-XV), con una situazione socioeconomica radicalmente mutata[32].

[31] Vedi Jean Delumeau, *Rassicurare e proteggere. Devozione, intercessione, misericordia nel rito e nel culto dell'Europa medievale e moderna*, trad. it. di Bettino Betti, Rizzoli, Milano 1992, p. 122.

[32] La periodizzazione seguita, che contempla un Alto Medioevo (secoli VI-X), un periodo intermedio (secoli XI-XIII) e un Basso Medioevo (secoli

2. *Monasteri ospitali e ospedali di Dio*

Le *pesti* o pestilenze – *bubbonica* (come la peste propriamente detta), *petecchiale* (come il tifo esantematico), *anginosa* (come la «peste di Cipriano» caratterizzata da «fauci infiammate e piagate»), *colica* (come la «peste nervosa» che vedremo fra poco) – costituivano una patologia straordinaria nei cui confronti la medicina era tanto insipiente quanto impotente: poco capiva e poco poteva. Accanto a tale patologia esisteva però una morbosità ordinaria con la quale i medici confrontavano ogni giorno le loro capacità diagnostiche, prognostiche e terapeutiche, cioè l'applicazione pratica della loro competenza e perizia.

La competenza e perizia dei medici di Bisanzio era fuori discussione. Mentre i loro colleghi d'Occidente, coinvolti nella crisi dell'Impero, subivano le conseguenze di un isolamento e slivellamento culturale sempre maggiore, i medici bizantini, specialmente dopo la presa di Alessandria da parte degli Arabi (642) e il conseguente trapianto a Bisanzio della tradizione medica alessandrina, illustravano la medicina nell'Impero d'Oriente. Ad Alessandria il galenismo aveva trionfato sulle sette rivali dei «metodici» e degli «empirici». I «dogmatici» vincitori si erano incarnati in figure di medici sapienti, maestri non solo di medicina, ma anche delle arti codificate da Severino Boezio (480-524) come *arti del trivio*: la grammatica, la retorica e la logica, arti rispettivamente del ben scrivere, del ben parlare e del ben argomentare.

Uno di questi medici sapienti o «iatrosofisti» era stato Oribasio (325-403), nativo di Pergamo come Galeno e medico dell'imperatore Giuliano l'Apostata. Alla sua sapienza enciclopedica si deve una compilazione di tutta quanta la medicina greca in una silloge di 70 libri (dei quali solo 17 giunti fino a noi), denominata *Synagogai iatrikai* o, alla latina *Collectiones medicae*, poi riassunte dall'autore stesso in un'opera in 9 libri detta *Synopsis* (donde il nome «sinossi» dato da allora alle opere riassuntive). Altri grandi medici dotti, alcuni più dotti che medici, erano stati, prima del

XIV-XV), è quella indicata da Giorgio Chittolini nella Premessa a Carlo Capra, Giorgio Chittolini, Franco Della Peruta, *Corso di storia. I. Il Medioevo*, Le Monnier, Firenze 1992.

passaggio di Alessandria in mano araba, Ezio di Amida, autore di una enciclopedia medica in 16 libri detta *Biblia iatrika*, ma più nota come *Tetrabiblion*, e Alessandro di Tralles (525-605), autore di un trattato in 12 libri *De re medica (therapeutica)*, denso di pratica. Considerato come il medico più importante di tutto il millennio medievale, Alessandro di Tralles non fu, come la maggior parte degli altri medici dotti attivi fra Roma e Bisanzio, solo un autore enciclopedico e un cultore della dottrina ippocratico-galenica nel segno della tradizione; egli fu anche un clinico d'esperienza, dotato di penetrazione osservativa, ricco di osservazioni originali. Come lui Paolo di Egina (625-690), vissuto in Alessandria durante le vicende della conquista araba, fu autore di una enciclopedia medica in 7 libri denominata *Epitome*, ma anche instauratore di un rapporto critico con l'ippocratismo-galenismo tradizionale, specialmente nel campo chirurgico.

«Nei tempi nostri», scrive Paolo di Egina, «incrudelisce un certo dolore colico, il quale cominciando dalle regioni italiane, si espande in molti altri luoghi della romana repubblica a pari della labe pestilenziale in modo contagioso. In seguito del quale dolore, molti soffrono il morbo comiziale [epilessia], altri la paralisi del movimento degli arti rimanendo superstite il senso». Verrebbe da pensare a una forma di polioencefalomielite, che l'autore testimonia essere curata da «un certo medico italiano» con «pura acqua ghiacciata». La cura della *peste colica* era dunque nient'altro che acqua fresca, però prescritta in coerenza con il metodo rinfrescante[33].

Le cure più invalse nell'uso comune, quantunque la scienza medica tendesse ad accumulare contenuti sempre più sofisticati e *complessi*, erano *semplici*, soprattutto se fruite da chi non poteva permettersi farmaci complicati e costosi (come la triaca che abbiamo visto preparata personalmente da Galeno per l'imperatore Marco Aurelio). «Semplici», d'altra parte, era il nome che veniva dato alle erbe medicinali. Anche la *cultura* ridondante dei medici dotti spesso si «semplificava» all'atto pratico nei rimedi resi disponibili dalla *coltura* delle erbe. Erano queste le stesse cui

[33] Il passo di Paolo di Egina è riportato da Salvatore De Renzi, *Storia della medicina in Italia*, tomo secondo, Tip. del Filiatre-Sebezio, Napoli 1845, rist. Forni, Bologna 1966, p. 22.

avevano fatto ricorso gli antichi Egiziani (il ricino, la senna, l'aloe, il tannino, la menta) e i loro sudditi ebrei (il sicomoro, l'issopo, il pino, il cumino); erano le stesse classificate e descritte nella *Historia plantarum* da Teofrasto (il papavero, la cicuta, la mandragora, l'elleboro) e coltivate e impiegate dagli Etruschi e dai Romani.

Si trattava dello stesso grande complesso fitoterapico che nel I secolo d.C. Dioscoride Pedanio di Anazarba aveva illustrato sistematicamente nel *De materia medica*. L'opera in 5 libri elencava 785 sostanze medicamentose, di cui ben 650 di origine vegetale. Essa era destinata a rimanere per circa un millennio e mezzo il testo di riferimento fondamentale della farmacologia (la quale riceverà pertanto inizialmente il nome di «materia medica»). Galeno, dal canto suo, nell'opera *De simplicium medicamentorum temperamentis et facultatibus* aveva elencato 473 farmaci a base di erbe, anch'essi destinati a proporsi per oltre mille anni come presìdi indiscussi dell'arte della cura in Europa: farmaci «riscaldanti» nella cura delle malattie o fasi morbose «fredde», farmaci «rinfrescanti» nella cura delle malattie o fasi morbose «calde» (come la «peste colica» di Paolo di Egina).

Le erbe, per loro natura, implicavano gli orti, i campi, il suburbio campestre o le aperte campagne, i boschi e le valli. Presupponevano una popolazione contadina che anticamente si riconosceva nel *pagus*, o distretto rurale dall'insediamento isolato, ed era pertanto «pagana». L'estrazione dalle erbe delle loro «essenze» curative corrispondeva, per così dire, alla estrazione sociale contadina di una medicina semplice. «Semplici» non erano solo le erbe medicinali; lo erano anche i tanti *homines simplices* che le coltivavano e raccoglievano. Nella realtà incolta dell'Occidente medievale, questa medicina «dal basso» colmava i tanti vuoti di una medicina «dall'alto» sempre più rarefatta nelle spopolate città. Il clima socioculturale del Medioevo europeo comprendeva anche questo rarefarsi e quasi dissolversi della medicina e dei suoi dotti protagonisti.

Era tuttavia dal Medioevo non pagano, ma cristiano, che venivano emergendo concetti e valori di grande rilevanza per la medicina. Già il cristianesimo delle origini aveva influito positivamente sulla pratica del curare. Lo stesso evangelista Luca, al dire del suo contemporaneo san Paolo (Saulo di Tarso, I secolo d.C.), era un «diletto medico», emulo di Cristo nel risanare il fisico quanto lo spirito. Luca, nel terzo Vangelo, dà risalto all'operato di Gesù guaritore, come nel caso di «una donna che già da dodici anni soffriva di un flusso di sangue e che aveva speso tutto il suo avere nei medici» (8, 43-44). Inoltre sottolinea la necessità di assistere i malati e i feriti, come nel celebre passo: «Un uomo scendeva da Gerusalemme a Gerico e si imbatté nei briganti, i quali, spogliatolo e battutolo a sangue, se ne andarono lasciandolo mezzo morto. [...] Un samaritano, che era in viaggio, arrivò presso di lui, gli fasciò le ferite, cospargendole d'olio e di vino; poi, fattolo salire sul proprio giumento, lo portò all'albergo e si prese cura di lui» (10, 30-34).

Da un lato si affermava il concetto che il malato era un tutto unico, anima e corpo; dall'altro si affermava il valore dell'accoglienza, dell'assistenza, dell'ospitalità. Il concetto dell'unicità trovava teorizzazione in Ireneo (circa 135-200), padre della Chiesa che bollava di eresia il dualismo tra corpo e anima, e in Clemente Alessandrino (circa 150-215), che di quando in quando faceva ricorso a teorie fisiologiche per spiegare fatti spirituali. Un altro padre della Chiesa, Gregorio di Nissa (335-395), sosteneva nell'opera *De opificio hominis* che il corpo umano era stato concepito e creato per essere sede preziosa dell'anima[34].

Il valore dell'ospitalità, d'altro lato, era noto solo marginalmente al mondo classico. I templi degli asclepiadi e i valetudinari dei legionari romani avevano sì ospitato malati, ma non erano propriamente luoghi destinati a essi. Era il Medioevo cristiano a dare fondamento etico alla *hospitalitas*: questo stesso nome, conosciuto sì dagli antichi ma solo come attitudine od opzione individuale e come obbligo giuridico nei confronti dell'ospite, si affermava nella bassa latinità come comandamento condiviso, come servizio

[34] Un altro padre della Chiesa, Nemesio, vescovo di Emesa, vissuto nel IV-V secolo e autore dell'opera *Perì phỳseos anthròpou* [*Della natura dell'uomo*], situava l'anima nei ventricoli cerebrali: nell'anteriore (ventricoli laterali) la sensazione e l'immaginazione, nel medio (III ventricolo) il pensiero e la ragione, nel posteriore (IV ventricolo la memoria). Tale localizzazione ventricolare, condivisa anche da sant'Agostino, costituiva il superamento della concezione che poneva la sede dell'anima nella sostanza cerebrale: l'anima, essendo una sostanza senza corpo, non poteva localizzarsi in alcuna sostanza corporea (vedi in proposito Ynez Violé O'Neill, *Il corpo dello spirito*, in «Kos», a. II, n. 14, maggio 1985, p. 24).

reso al bisognoso e al sofferente nell'ambito di un cristianesimo che si proclamava religione dei poveri.

«Perché io ebbi fame e mi deste da mangiare; ebbi sete e mi deste da bere; fui senza tetto e mi accoglieste; fui ignudo e mi vestiste; fui ammalato e mi visitaste; fui in carcere e mi veniste a trovare»: con queste parole di Cristo l'evangelista Matteo (25, 35-37) aveva posto le premesse delle sette opere di misericordia corporale (*vesto*, *poto*, *cibo*, *redimo*, *tego*, *colligo*, *condo*). Tali opere ricevevano una loro organizzazione da parte della Chiesa primitiva: i *diaconi* erano i «ministri» delegati dai vescovi ad amministrare la distribuzione di viveri ed elemosine, l'assistenza a vedove e orfani, l'alloggio a poveri e malati. Le prime «case ospitali» o *domus episcopi*, sorte accanto alle residenze vescovili, erano gli archetipi delle istituzioni ospitaliere. Dalle *Epistulae* di san Gerolamo (347-420) apprendiamo che fu una matrona della *gens Fabia* convertita al cristianesimo a fondare in Roma nel 380 la prima casa ospitale.

Il cristianesimo primitivo, in opposizione al paganesimo, poneva il suo messaggio di salvezza nella rinuncia al mondo, al demonio, alla carne. I tre peccati capitali erano quelli mondano dell'egoismo, demoniaco dell'orgoglio, carnale della concupiscenza. Erano questi i tre nemici della salute dell'anima, così come i tre flagelli medievali – fame, peste, guerra – erano i nemici della salute del corpo. Si poteva preservarsi da essi seguendo un ideale di perfezione ascetica, fuggendo in solitudine e praticando la penitenza, la mortificazione, la contemplazione, la preghiera. Solitario, nell'eremo, era il monaco eremita: il nome stesso di *monaco* (dal greco *mònos*) significa «solo», adattandosi bene a definire un rapporto isolato ed esclusivo di amore con Dio. Ma l'«amare il Signore Dio tuo» non escludeva, anzi includeva l'«amare il tuo prossimo». In questo rapportarsi agli altri, l'ideale dell'ascesi eremitica entrava in crisi, l'eremo era superato dal *cenobio*: il nome stesso (dal greco *koìnos bìos*) significa «vita in comune». Alla vita solitaria degli anacoreti subentrava la vita associata di monaci convenuti in conventi, conviventi, esercenti non solo la preghiera, ma anche il lavoro comunitario. Il di più di questo lavoro permetteva ai monaci di dimostrare tangibilmente il loro amore per il prossimo, dando aiuto al prossimo bisognoso, esercitando l'ospitalità per gli aventi bisogno. I monasteri medievali aprivano le loro porte: le loro «foresterie» agli ospiti forestieri, le loro «infermerie» agli infermi.

I primi centri di vita cenobitica si costituivano, a partire dal IV secolo, in Oriente: in Egitto, Palestina, Siria, Armenia. I maggiori o più noti erano quelli istituiti a Tabennisi sul Nilo, nella Tebaide, da Pacomio (292-346) e a Cesarea di Cappadocia, in Asia Minore, da Basilio (330-379), fratello del già menzionato Gregorio di Nissa. La «Basiliade» era una istituzione di accoglienza strutturata in *domunculae*, «casupole». Istituzioni analoghe si moltiplicavano nel corso dei secoli V e VI, dando luogo a una fioritura di nomi tendenti a definirne gli scopi. Si parlava ad esempio di *nosokomèion*, «nosocomio», per le case dove «aver cura dei malati» (*noso-komèin*), e di *xenodokèion*, «xenodochio», per le case dove «ospitare gli stranieri» (*xeno-dokèin*)[35].

Il termine «xenodochio», trasferito in Occidente, valeva a indicare le case ospitali aperte non solo ai viandanti forestieri, ma anche particolarmente a quei viandanti precari sulla via della vita, dall'alba al tramonto, che erano i bambini senza famiglia (talora accolti in apposito *brephotrophèion*, «brefotrofio») o i vecchi senza risorse (talora accolti in apposito *gerontokomèion*, «gerontocomio») o, sopra tutti, gli *infirmi*. Questi erano tutti coloro che pativano – pazienti – e sopportavano – pazientemente – una condizione di vita invalidante. La loro invalidità si contrapponeva, nelle parole e nei fatti, alla *valetudo*, intesa come autosufficienza e come salute corporale. Privi dell'una e dell'altra erano tutti coloro che vivevano là dove la malattia, la sofferenza, la mancanza, il bisogno erano prodotti dalle stesse precarie condizioni di esistenza, erano le scadenze ineluttabili di un triste destino, necessitato dalle scorrettezze della natura e dalle sregolatezze della società.

Il nome e il concetto di *infirmus*, di malato, era strettamen-

[35] Il monachesimo basiliano, fondato sulla *regula maior* dell'obbedienza e della carità, veniva a costituire il modello duraturo del monachesimo orientale. Ma il monachesimo varcava il mare, trasferendosi in Occidente. Qui le aree di primo impianto erano, oltre all'Italia, la Provenza e la Gallia. Nel 371 Martino, vescovo di Tours, fondava il monastero di Marmoutier; nel 410 Onorato, poi vescovo di Arles, fondava un monastero nell'isola di Lerina (le odierne isole di Lérins, al largo di Cannes); pochi anni dopo Giovanni Cassiano fondava a Marsiglia il monastero di San Vittore. Era Cassiano ad affermare già nel V secolo che «ci sono tante regole quanti monasteri» (vedi in proposito Raymond Hostie, *Vie et mort des ordres religieux. Approches psychosociologiques*, Desclée de Brouwer, Paris 1972, p. 63).

te legato o addirittura identificato, con il nome e il concetto di povero, di *pauper*. I due nomi e concetti venivano giustapposti, sovrapposti, citati in un sol fiato nella locuzione ricorrente: *pauperes infirmi*. Tra i due si realizzava uno scambio reciproco di significati, facendo dell'uno e dell'altro, alternativamente, un attributo e un sostantivo: l'infermo povero e il povero infermo. Essi esprimevano una categoria composita, senza troppa distinzione tra indigenza economica ed emergenza sanitaria, con inclusi gli storpi e i vagabondi, i ciechi e i mendicanti, i folli e i pezzenti, gli orfani e i vecchi.

Sotto l'autorità di un vescovo nascevano case ospitali urbane: in Italia, nelle città settentrionali, a Milano, Vercelli, Brescia, Verona, Bologna. Sotto l'autorità di un abate stanze ospitali venivano allestite nei monasteri: in Italia, nelle regioni centrali, Umbria, Lazio, Campania. Erano i primissimi ospizi, gestiti da diaconi o da monaci che erano anche *infirmarii*, addetti agli infermi. *Infirmi infirmariis curantur*: «il simile si cura col simile». In questa «omeopatia» antropologica si realizzava compiutamente, quale modello di etica interumana nella cruda realtà del Medioevo, un'antropologia relazionale fatta di «com-passione» e di «sim-patia».

Per vescovi e abati il dovere dell'ospitalità misericordiosa era un dovere morale: ripartire anche a favore dei poveri i proventi delle donazioni fatte a chierici e monaci da parte di chi intendeva in tal modo manifestare il proprio prestigio, costituiva un obbligo delle istituzioni ecclesiali, tanto più dove le istituzioni civiche erano inefficienti o inesistenti. Il monopolio da parte della Chiesa sulle opere di misericordia era soprattutto il risultato di una supplenza, che colmava un gran vuoto.

Come la storia dell'infermità si interseca con quella del pauperismo, così la storia dell'ospitalità si interseca con quella del monachesimo. Una forma di monachesimo era, nell'Occidente continentale, quella «celtica» importata dai monaci irlandesi Patrizio (370-461), Colomba (521-597) e Colombano (540-615). La *regula monachorum* e la *regula coenobialis* di quest'ultimo, diffuse lungo il Reno e in terra elevetica (Luxeuil, Disentis, San Gallo, Coira), facevano di Bobbio la sede dello *scriptorium Italiae*, dove il sapere veniva trascritto, conservato, tramandato dall'opera di monaci amanuensi. I monaci, votati alla clausura e al silenzio, si applicavano nelle loro celle alla copiatura degli scritti dei Padri della Chiesa e delle somme autorità del mondo classico. «Benché l'attività amanuense non fosse specificatamente prevista dalle prime regole, fu presto riconosciuta come una lodevole forma di lavoro, e non vi fu rinascita della disciplina monastica che non fosse accompagnata da un rinnovato zelo nello scrivere»[36].

Un'altra forma di monachesimo era, all'estremità meridionale di un'Italia contesa fra Goti e Bizantini, quella «vivariense» dovuta a Cassiodoro (circa 480-550), il quale, dopo avere ricoperto posti di potere con Teodorico, Amalasunta, Atalarico e Vitige, si era ritirato a Vivarium, in Calabria, fondandovi un monastero dove i monaci coltivavano, con i «semplici» degli orti, le dottrine dei classici. Nel *Corpus vivariense* (oggi parzialmente conservato presso l'abbazia di Montecassino) «troviamo l'elenco delle piante di Dioscoride da cui ricavare i principali rimedi per ogni male; la medicina *a capite ad calcem* dei trattati di Aureliano e Galeno, compendi di patologia ordinaria; i consigli ippocratici sulle erbe e sui cibi, tratti probabilmente dai *De diaeta*»[37].

È all'iniziativa di Cassiodoro che si devono le *Institutiones* di «una vera e propria *paidèia* monastica sulla base delle arti e discipline liberali» con aggiunta, a quelle del «trivio» codificate da Boezio, delle *arti del quadrivio* – aritmetica, geometria, musica, astronomia – e della medicina, «l'arte prima fra le più utili»[38]. Più in generale, è alla visione positiva del corpo umano, considerato dalla patristica come la sede preziosa dell'anima, che si deve la conservazione della letteratura medica classica, soprattutto di quella galenica, dal momento che Galeno era stato un benevolo osservatore del movimento cristiano. Trascriverne, conservarne e tramandarne le opere, anziché disperderle come eretiche, era un lavoro meritorio quanto la preghiera[39].

[36] Charles Homer Haskins, *La rinascita del XII secolo*, trad. it. di Paola Marziale Bartole, Il Mulino, Bologna 1972, p. 67.

[37] Fabio Troncarelli, *Una pietà più profonda. Scienza e medicina nella cultura monastica medievale italiana*, in *Dall'eremo al cenobio. La civiltà monastica in Italia dalle origini all'età di Dante*, Scheiwiller, Milano 1987, p. 705.

[38] Ivi, p. 704.

[39] Assai meno benevolo nei confronti del movimento cristiano era stato l'atteggiamento di Celso, il quale considerava i cristiani alla stregua di zotici ignoranti o di bambocci impauriti dal medico. *Contra Celsum* scrisse Origene (185-253), padre della Chiesa autore dell'opera *De principiis*. La reazione anti-

«La cultura ricuperata non è un tesoro da chiudere in cassaforte al riparo degli sguardi curiosi e cupidi. Le opere che essa produce si rivolgono agli altri.» Esse invitano a lasciarsi istruire, educare. «Basilio il Grande aggiunse esplicitamente l'educazione dei giovani. Egli pensò soprattutto agli orfani. Il monaco si interessò poi dei più sprovvisti»[40]. Benedetto vi aggiunse i malati.

Ora et labora era la parola d'ordine del monachesimo benedettino, creatura del VI secolo dovuta a Benedetto da Norcia (480-546), fiorita dapprima a Subiaco, alla fine del V secolo, nel «protocenobio» dedicato ai santi protettori dell'arte medica Cosma e Damiano[41] e poi a Montecassino, nel monastero fondato nel 529, a conclusione di una trentennale fuga dal mondo. La regola dettata da san Benedetto, modellata in parte su di una preesistente *regula magistri*, recita al capitolo XXXVI: *Infirmis ante omnia et super omnia omnis cura adhibenda est*, «prima di tutto e soprattutto bisogna prendersi cura dei malati».

La *regula Benedicti* riceveva un forte impulso da Gregorio Magno (540-604), papa benedettino e grande pedagogo della sofferenza, il quale tra l'altro scriveva (*Regulae pastoralis liber*, III, 12): «Perché gli ammalati conservino la virtù della pazienza», cioè siano pazienti di nome e di fatto, «è bene esortarli a considerare quanti e quali mali il nostro Redentore subì». Il che significava anche considerare i malati non per la loro *specie* di male, cioè per quel che effettivamente erano, uomini affetti da questo o quel male *specifico*, ma tutti insieme come *genere* umano, cioè come rappresentanti in modo *generico* della carne piagata e della sofferenza del loro Redentore.

Sotto il pontificato di Gregorio Magno il monachesimo benedettino si diffondeva a macchia d'olio in Italia e fuori d'Italia. Do-

celsiana fu probabilmente all'origine della dispersione dell'opera encidopedica di Celso, fatta eccezione per il *De medicina*. Nonostante la deplorazione complessiva, Celso era apprezzato per la sua condanna della vivisezione umana e della embriotomia (vedi in proposito O'Neill, *op. cit.*, pp. 21-22).

[40] Hostie, *op. cit.*, p. 92.

[41] I santi Cosma e Damiano vissero nella seconda metà del III secolo. Si vuole che avessero studiato medicina in Siria, esercitando poi in Cilicia e qui acquistando fama e rispetto per il loro talento professionale e il loro zelo cristiano. Arrestati al tempo delle persecuzioni religiose di Diocleziano, pagarono il loro rifiuto ad abiurare con la morte per decapitazione.

po quelle sublacensi e di Montecassino sorgevano in epoca longobarda, nella prima metà dell'VIII secolo, le grandi abbazie di Farfa, in Sabina, e di San Vincenzo al Volturno, fondate entrambe intorno all'anno 700, seguite dai complessi abbaziali della Novalesa in Val di Susa, sorto nel 726, e di Nonantola presso Modena, sorto nel 752. Agostino, detto poi di Canterbury, esportava con una quarantina di monaci la regola di san Benedetto in Inghilterra; Bonifacio era l'apostolo della Germania. Reichenau, sul lago di Costanza, e Fulda, in Assia, erano centri monastici benedettini di prima grandezza, fondati rispettivamente nel 724 e nel 744. A metà del secolo, San Gallo accoglieva la regola di Montecassino.

L'età carolingia era il periodo dell'affermazione piena del vivere virtuoso *more benedictino*, con inclusa la nozione che «la virtù si perfeziona nell'infermità», secondo quanto aveva scritto nella *Seconda lettera ai Corinzi* (12, 9), san Paolo. Carlo Magno, incoronato imperatore da papa Leone III nella notte di Natale dell'anno 800, aveva compreso tutta l'importanza politica che le grandi abbazie avevano per il Sacro Romano Impero. Egli ne valorizzava l'importanza economica per la tripartita società imperiale, dove i cavalieri *bellatores* potevano trarre profitto da un'attività che non era solo quella dei monaci *oratores*, ma era anche quella dei tanti *laboratores* abbaziali, monaci o contadini che fossero. Su tutto il territorio controllato dai Franchi si sviluppavano o si rinnovavano centri monastici tanto produttivi di ricchezza quanto trasmettitori di sapere e prodighi di ospitalità. «Ogni convento, un ospizio», era la massima sancita dal Concilio di Aquisgrana, nel 799. Ospizi non abbaziali, ma episcopali, erano attivi a Lione dal 513 e a Parigi dal 652. A Milano, dal 789, era attivo un ospizio canonicale per trovatelli, fondato dall'arciprete Dateo.

L'ospitalità monastica aveva influenzato quella episcopale: numerose sono le lettere di Gregorio Magno nelle quali si sancisce l'obbligo di destinare all'esercizio dell'ospitalità un quarto delle decime; nell'età della *rinascenza carolingia* essa influenzava anche l'ospitalità statale: il capitolare di Carlo Magno del 793 fa rientrare tra i doveri del sovrano anche l'*officium hospitalitatis*[42].

[42] Vedi Cosimo Damiano Fonseca, *Forme caritative e strutture caritative nella Chiesa del Medioevo*, in *Stato e Chiesa di fronte al problema dell'assistenza*, C.I.S.O. Edimez, Roma 1982, pp. 13 e 15.

L'età carolingia era anche il periodo nel quale «la definizione di *xenodochium* mutuata dalla tarda antichità fu affiancata sempre più frequentemente da quelle di *hospitale* e *hospitium*. Se in un primo tempo *xenodochium* sembrava più indicare il ricovero per forestieri, mentre *hospitale* quello per i poveri, i due termini divennero presto intercambiabili, finché il vocabolo di derivazione latina non soppiantò quello di origine greca»[43].

Inoltre, in età carolingia, il rituale dell'accoglienza e dell'ospitalità veniva rielaborato. «È nota l'importanza attribuita da san Benedetto all'ospitalità di cui il povero è un beneficiario privilegiato perché la considerazione che occorre mostrargli corrisponde al rango di colui che rappresenta, cioè il Cristo»[44]. Recita la regola: *omnibus congruus honor exhibeatur*, «a tutti sia riservato il giusto onore». Questo «giusto onore» introduceva peraltro, nella pratica dell'accoglienza, una differenziazione tra l'*affectus* riservato al povero e l'*obsequium* riservato al potente. Il *portarius*, o «padre portinaio», si sdoppiava all'atto pratico, sulla soglia del convento, nelle due figure dell'*hospitalarius*, o «custode degli ospiti» da trattare con riguardo personalizzato nell'*hospitium hospitum*, e dell'*elemosynarius*, o «elemosiniere» dei poveri – *infirmi*, *infantes*, *veteres*, *stulti* (deboli di mente) – da trattare indistintamente in modo egualitario nell'*hospitium pauperum*, senza lesinare gioiosità (*libente animo*), allegria (*cum hilaritate*) e liberalità (*cum largitate*). Ai poveri veniva comunque riservata l'abluzione solenne dei piedi, proprio perché giungevano a piedi scalzi al convento.

In questo panorama figure di grande spicco erano monaci come Rabano Mauro (784-856), abate di Fulda e poi vescovo di Magonza, fondatore della teologia tedesca e autore dell'opera enciclopedica *De universo*, e Valafrido Strabone (809-849), abate di Reichenau e teologo anch'egli, autore del poema *Hortulus*, descrivente le piante dell'orto abbaziale. Ancor prima grandi figure erano state Isidoro (560-636), vescovo di Siviglia, autore di una enciclopedia in venti libri intitolata *Etymologiae* od *Origines* e

[43] Hans Conrad Peyer, *Viaggiare nel Medioevo. Dall'ospitalità alla locanda*, trad. it. di Nicola Antonacci, Laterza, Roma-Bari 1990, p. 130.

[44] Michel Mollat, *I poveri nel Medioevo*, trad. it. di Maria C. De Matteis, Laterza, Roma-Bari 1982, p. 54.

comprendente tutto lo scibile umano, e il Venerabile Beda (672-735), considerato il massimo erudito dell'Alto Medioevo.

Isidoro di Siviglia, nella parte propriamente medica (libro IV) della sua opera monumentale, fa risalire l'etimologia di *medicina* a *modus*, cioè alla «giusta misura» che deve guidare chi la professa. I rapporti tra medicina e arti del trivio e del quadrivio meritano una lunga citazione:

> Si chiede da alcuni perché l'arte della medicina non sia compresa tra le discipline liberali. Per questo motivo, che quelle trattano argomenti individuali, mentre la medicina li abbraccia tutti. Al medico si conviene che conosca la *grammatica*, affinché sia in grado di capire e di esporre ciò che legge (13.1). Parimenti la *retorica*, affinché sia capace di definire con argomenti validi le malattie che esamina. Inoltre la *logica*, perché sappia sceverare e curare le cause delle infermità con l'aiuto della ragione. Così pure l'*aritmetica* per il computo delle ore nei parossismi e dei giorni nei periodi di malattia (13.2). Nello stesso modo la *geometria*, per le proprietà delle parti e la posizione dei punti, dei quali insegnerà ciò che è opportuno osservare. La *musica* inoltre non gli sia ignota, giacché si legge che questa disciplina ha risolto molti casi di malattie, come fu di David che sanò Saul dallo spirito immondo con l'arte della melodia. Anche il medico Asclepiade ristabilì un uomo soggetto a frenesia facendogli ascoltare della musica (13.3). Infine, conosca l'*astronomia*, per mezzo della quale potrà contemplare il sistema delle stelle e il mutare delle stagioni, giacché, come dice un medico, i nostri corpi cambiano con le proprietà dei cieli. Per questo la medicina è chiamata *seconda filosofia*, poiché entrambe le discipline sono complementari all'uomo (13.4).

In tal senso si può ribadire, con Galeno, che non c'è medico che non sia anche filosofo.

Isidoro dettò anche una regola monastica secondo cui l'assistenza ai malati «deve essere affidata a un uomo assennato e pio che si curi di loro». Fissò inoltre criteri di ubicazione dei locali per gli infermi: «Il luogo riservato ai malati deve trovarsi a grande distanza dalla chiesa e dalle celle dei fratelli, in modo da non essere disturbato da canti o da orazioni recitate ad alte voci»[45].

[45] I passi citati sono riportati da Heinrich Schipperges, *Il giardino della salute. La medicina nel Medioevo*, trad. it. di Anna Martini Lichtner, Garzanti, Milano 1988, pp. 194-195.

Il Venerabile Beda, dal canto suo, è autore di una *Historia ecclesiastica gentis anglorum* nella quale leggiamo che «Giovanni di Beverley, vescovo di York, chiamato una volta al capezzale d'una malata, seppe brillantemente dimostrare di non aver dimenticato i precetti di medicina ricevuti in convento dall'arcivescovo Teodoro di Canterbury [circa 602-690] suo maestro». In effetti il contributo dei monaci irlandesi, scozzesi e inglesi alla medicina era cospicuo, tanto quanto il loro impulso all'assistenza agli infermi.

Lungo il corso della Somme – tanto per esemplificare – erano scaglionati i tre conventi di Peronna Scotorum, Saint Riquier, Corbie, improntati in molti punti al tipo di cultura anglosassone. L'importanza da essi attribuita all'assistenza agli infermi risulta tra l'altro dagli statuti del convento di Corbie stesi dall'abate Adalardo (circa 751-826), nipote di Carlo Magno, da cui apprendiamo che il servizio di infermeria era affidato a tre dei sette monaci del convento, aiutati da due medici laici e da due inservienti[46].

Nel IX secolo l'organizzazione sanitaria di ogni grande monastero non era molto diversa da quella vigente intorno all'anno 820 nel convento di San Gallo: un *infirmarium*, o «infermeria», con un *cubiculum valde infirmorum*, o «sala di degenza per malati gravi», e con un giardino di piante medicinali, un locale per clisteri e salassi e un altro locale dotato di *armarium*. Questo poteva essere un *armarium librorum*, «armadio di libri» o proto-libreria, oppure un *armarium pigmentorum*, «armadio di medicinali» o proto-farmacia: in pratica due scaffali, perlopiù in due luoghi distinti, che i monaci arricchivano con i prodotti rispettivamente della loro attività amanuense e delle loro manipolazioni «essenziali» (cioè delle operazioni con cui estraevano dalle erbe le «essenze»). Vigeva il detto: *claustrum sine armario est quasi castrum sine armamentario*, «un convento senza farmaci [o libri] è come un castello senz'armi».

A moltiplicare questi organismi sanitari, così da formare una sorta di rete ospitaliera avvolgente l'Europa, contribuivano i pellegrinaggi. Essi avevano preso piede nel IV secolo, sviluppando-

[46] Hanno Caprez, *Medicina monastica*, in «Rivista Ciba», a. VI, n. 34, aprile 1952, pp. 1143-1144.

si grandemente nei secoli successivi. Sui tracciati degli *itineraria* romani, già disseminati di *stationes*, *mansiones*, *mutationes* con i rispettivi xenodochi, si snodavano le vie dei «santi viaggi» verso Gerusalemme, Roma, Santiago in Galizia. Il viaggio verso la Terrasanta e il Santo Sepolcro era un'avventura lunga e pericolosa, che praticamente cessò nell'VIII secolo dopo la caduta della Palestina in mano all'Islam, per riprendere sotto forma di pellegrinaggio armato all'epoca delle Crociate. L'andata alla tomba galiziana di san Giacomo, divenuto, dopo la vittoria di Carlo Martello sui «mori» a Poitiers (732), il gran «Matamoro», simbolo della lotta contro i Musulmani, aveva inizio a partire dal IX secolo. Pressoché continuativa era invece la visita alle tombe romane dei santi Pietro e Paolo, dove stavano le più sacre reliquie della cristianità.

Sul suolo italiano si inoltrava la *via francigena*, o «strada originata dalla Francia», collettrice del Nord Europa. Essa varcava le Alpi al Gran San Bernardo, sede dell'omonimo ospizio, passava per Aosta, Ivrea, Vercelli, Piacenza, valicava l'Appennino attraverso il monte Bardone (*mons Langobardorum*, non lontano dall'attuale passo della Cisa), costeggiava il fiume Magra e si dirigeva su Luni, donde facendosi *via romea*, attraverso Siena e Sutri (sul tracciato della romana via Cassia), arrivava a Roma[47]. Un itinerario non meno importante era quello che collegava la Germania con la val Padana, attraverso Coira, il Lucomagno, la *via regina*, Como e Milano. Da qui partivano, oltre al collegamento con la strada romea, la *via ungaria*, diretta nei paesi danubiani attraverso Treviso e Cividale, e la *via oltremarina*, diretta ai grandi porti dell'Adriatico – Venezia, Ancona, Brindisi – per il viaggio ai paesi d'oltremare. «La Lombardia era dunque tagliata in croce dalle due grandi direttrici di marcia: nord-sud e occidente-oriente»[48]. Lungo tali direttrici e lungo il reticolo dei percorsi tributari, punteggiati di santuari e di pievi, si infittivano gli alberghi

[47] La *via francigena* o *francisca* ammetteva anche un percorso attraverso il valico del Moncenisio (o del Monginevro), dove giungeva l'*itinerarium burdigalense* o *hierosolomitanum*, percorrente la Francia meridionale, e dove esisteva un ospizio gestito dai monaci dell'abbazia della Novalesa, fondata da Abbone e poi dotata di larghi possedimenti a cavaliere delle Alpi.

[48] Giacomo Carlo Bascapè, *Le vie dei pellegrinaggi medioevali attraverso le Alpi Centrali e la pianura lombarda*, in «Archivio storico della Svizzera Italiana», gennaio-dicembre 1936 (estratto), p. 11.

di tappa, i ricoveri, gli ospizi[49]. Ai vecchi *xenodochia* subentravano definitivamente, dopo il Mille, i nuovi *hospitalia.*

L'ambiguità dei pellegrinaggi era la stessa ambiguità degli ospedali. I primi venivano intrapresi da pellegrini variamente motivati: da devozione, pietà, espiazione di peccati palesi od occulti, voto per grazia ricevuta, obbligazione per lasciti testamentari, brama di lucrare indulgenze, ricerca di cura, speranza di guarigione. Gli ospedali, conseguentemente, erano alimentati da folle di individui d'ogni classe o categoria, nel cui seno gli infermi erano solo una parte degli ospiti ricoverati. In alcune grandi abbazie l'*hospitale pauperum*, per i poveri infermi o gli infermi poveri, era addirittura separato dall'*hospitale peregrinorum*. Era una distinzione non di categoria, tra pellegrini e malati, ma di censo, tra abbienti e indigenti, e che costituiva uno dei tanti indizi di declino, prima e dopo l'anno Mille, dell'ideale monastico.

Sotto la grande ala della Chiesa, la *medicina monastica* era inscritta nelle due coordinate dell'ospitalità, intesa come assistenza agli infermi nell'ambito delle istituzioni ospitaliere, e della custodia dottrinale, intesa come conservazione e salvaguardia del patrimonio medico classico. Essa era tanto supportata da una generale *scientia* o *philosophìa* (nel Medioevo, come nell'antica Grecia, scienza e filosofia erano strettamente legate e l'una era considerata un ramo dell'altra) quanto era praticata nei modi particolari – vitto e alloggio, generi di conforto spirituale e materiale, ivi compresi i medicamenti – della cura agli infermi. Afferiva a essa anche la medicina popolare, come autorevolmente aveva sancito il vescovo Isidoro; di lui è stato scritto che «con brio ed eleganza [seppe] eleva[re] le grossolane tecniche della medicina popolare a un'*ars magistralis*»[50].

La medicina monastica dipanava la sua trama di teorie e di pratiche tra una scienza custodita da monaci *litterati* e un'arte

[49] Gli ospizi sui valichi fornivano prestazioni essenzialmente alberghiere. A Roncisvalle, donde si inoltrava in terra iberica la strada per Santiago de Compostela, esisteva un grande ospizio conventuale. Sui passi alpini che univano Aosta al Vallese e alla Savoia, davano ricetto ai pellegrini gli ospizi fondati da Bernardo di Mentone e detti rispettivamente del Gran San Bernardo e del Piccolo San Bernardo. Analoga accoglienza ai viandanti davano l'Ospizio di San Pietro al passo di Settimo (*Septimer pass*), quelli di Casaccia e di Chapella verso i Grigioni e quelli situati ai valichi del Sempione e del Gottardo.

[50] Schipperges, *op. cit.*, p. 159.

esercitata da monaci che potevano anche essere *illitterati*. Un comune stato monacale faceva sì che le due medicine – quella dei monaci dotti e quella dei monaci che non lo erano – fossero giustapposte coappartenendosi. In un contesto culturale dove non si faceva distinzione tra una «superiore» cura dell'anima e una «inferiore» cura del corpo, ma si teorizzava e praticava un'unica cura di tutto l'essere umano, i curanti dei conventi mediavano tra le due medicine, di fatto integrandole.

Il monaco *tonsor, rasor et minutor*, esperto di forbici e rasoio, come tonsurava e radeva, così si applicava a *minuere sanguinem*, cioè a salassare nella giusta misura, estraendo con il sangue la «materia peccante», funesta per la salute del corpo quanto il peccato per la salute dell'anima. Il cavar sangue era sì una pratica empirica, però regolata da procedure codificate secondo dottrina e in quanto tali elevanti la pratica del salasso a flebotomia, ad «arte magistrale». Non diversamente la preparazione dei medicamenti aveva le sue regole e le sue procedure, che le promuovevano da pratica di cucina esercitata dalle «donne delle erbe» ad «arte dei semplici» esercitata da protospeziali. Ma i curanti dei conventi, oltreché salassare e somministrare farmaci, imponevano le mani e impomatavano, massaggiavano e crocesegnavano, applicavano toccamenti e toccasana, lenivano con gesti rituali ed elisir, facevano sorbire acquasanta e baciare reliquie. La *restitutio ad integrum* della salute fisica era tutt'uno con la salvaguardia della salute spirituale.

Il declino dell'ideale benedettino, dovuto al rilassamento della regola e alla sua contaminazione da parte di interessi mondani, portava con sé anche una mondanizzazione dell'attività culturale e assistenziale dei conventi. «Nei primi anni del secolo X furono in diversi a prendere coscienza della necessità che l'ideale monastico riprendesse slancio e vitalità. [...] Il monachesimo cluniacense ebbe, soprattutto nel secolo XI, un ruolo importante nella storia del tempo»[51]. Si trattava della riforma promossa e attuata dai monaci del monastero di Cluny, in Borgogna, fondato dall'abate Bernone nel 910 e salito in posizione sempre più dominante con i suoi successori Oddone (abate dal 927 al 954), Maiolo (dal 954 al 994), Odilone (dal 994 al 1049), Ugo (dal 1049 al 1109). A

[51] Marcel Pacaut, *Monaci e religiosi nel Medioevo*, trad. it. di Jacob Catalano, Il Mulino, Bologna 1989, pp. 97 e 129.

metà del XII secolo, sotto Pietro il Venerabile (abate dal 1122 al 1156), i cluniacensi contavano oltre 500 abbazie e priorati[52].

Si trattava di un «sistema fortemente centralizzato intorno a un unico abate», cioè organizzato gerarchicamente e come tale «eccellente ai fini della colonizzazione»; ciò «favorì notevolmente la ripresa dei viaggi e delle comunicazioni, lo scambio di libri, di idee, di esperienze»: una diffusione di cultura, quindi, che «non tardò a dare i suoi frutti nelle città e lungo le grandi vie», con «stazioni di raccolta e di ristoro per i viaggiatori, rifugi di pace e di consolazione, santuari di devozione e a volte di miracoli»[53]. Una vera ospitalità policentrica per la povertà-infermità itinerante.

La riforma era comunque, sotto l'aspetto medico-assistenziale, ambigua: per esempio, ai monaci riformatori veniva affidato, nel 986, il monastero di Marmoutier, sede di celeberrimi monaci-medici, sovente gratificati con vistose donazioni dai loro pazienti ricchi. Il cambiamento nulla cambiava. Infatti «non tardarono a levarsi proteste contro l'attività medica svolta dai religiosi fuori convento, che appariva inconciliabile coi veri fini e le tradizioni del monachesimo. Succedeva perfino che certi medici-monaci, che volevano dedicarsi con maggior libertà alla cura dei malati, uscissero temporaneamente o definitivamente dal convento per esercitare la medicina»[54].

Il prevalere, in seno allo stesso movimento riformatore, di motivazioni d'ordine economico e di potere sfociava nell'esigenza di una ulteriore, più incisiva riforma, richiamante a una *regula maioris observantiae*, adottata da ordini monastici nuovi, quali il camaldolese (1012), il vallombrosano (1036), il certosino (1084), il cistercense (1098), quest'ultimo nato nel monastero borgognone di Citeaux (Cistercium), presso Beaune, fondato da Roberto di Molesme e potenziato da Bernardo di Clairvaux (Chiaravalle) a partire dal 1112. Alla morte di san Bernardo, nel 1153, le abbazie cistercensi erano 343, per diventare poi oltre 500 alla fine del XII secolo[55].

[52] Vedi Glauco Maria Cantarella, *I monaci di Cluny*, Einaudi, Torino 1993.

[53] Haskins, *op. cit.*, pp. 44 e 47.

[54] Caprez, *op. cit.*, p. 1146.

[55] Nelle regioni d'oltralpe il più famoso centro di cultura fu Bec, in Normandia. L'abbazia, fondata nel 1034, dovette il suo prestigio a Lanfranco di Pavia,

Il monachesimo cistercense si richiamava all'*humilitas*, all'originaria *simplicitas*: bisognava ritornare a essere «semplici», come i frutti del campo e le piante dell'orto, a essere mistici o pratici e il meno possibile dotti. Filosofia e medicina erano *vanae curiositates*: san Paolo aveva ammonito che *scientia inflat*, «la scienza gonfia», e san Gerolamo aveva ribadito che *monachi officium est lugentis, non legentis*, volendo significare che i monaci dovevano «aver occhi per piangere di contrizione, non per leggere codici». «La ricostruzione della biblioteca di Chiaravalle, condotta sulla base di quello che ci è pervenuto, ha messo in luce che i codici del XII secolo sono quasi tutti scritturali, patristici e liturgici [...]. Il diritto, la medicina, la filosofia, la scolastica non figurano minimamente»[56].

Sotto il pontificato di Innocenzo II, il sinodo papale di Clermont (1130) inibiva ai monaci lo studio della medicina; tale inibizione veniva reiterata a Reims l'anno dopo, con il divieto all'esercizio extraconventuale dell'arte medica e con messa al bando di questa come fonte di profitti materiali. Un nuovo indirizzo dell'assistenza conventuale agli infermi veniva inoltre a contrastare ogni manipolazione mondana dell'assunto caritativo primigenio.

Siamo a una svolta, segnata, oltreché dal predetto atteggiamento della Chiesa nei confronti dell'esercizio della medicina, dalle ripercussioni del movimento crociato sulla pratica dell'ospitalità e dall'«impatto sulle masse dei movimenti evangelici che portò, nel XII secolo e maggiormente nel XIII, a vedere Cristo come una povera creatura sofferente e a considerare i poveri come suoi rappresentanti tra gli uomini»[57].

«A partire dal XII secolo» le istituzioni ospitaliere «vennero fondate, sull'onda della nuova consapevolezza che si diffuse sul problema della povertà, soprattutto da laici caritatevoli, i quali poi ne affidarono la gestione a ordini religioso-cavallereschi, a canonici agostiniani, a confraternite pie»[58]. Alcuni ordini religiosi, imperniati, secondo quanto dettato da sant'Agostino, nella ricer-

che vi entrò nel 1042, diventandone nel giro di poco tempo abate, e al successore di lui Anselmo d'Aosta, abate dal 1079 al 1092.

[56] Haskins, *op. cit.*, pp. 45-46.

[57] André Vauchez, *Ordini mendicanti e società italiana. XIII-XIV secolo*, trad. it. di Michele Sampaolo, Il Saggiatore, Milano 1990, p. 222.

[58] Peyer, *op. cit.*, p. 139.

ca di Dio *in interiore homine*, facevano voti di povertà assoluta, di dedizione obbediente, di lavoro fecondo. Tra quelli che dedicavano interamente questo lavoro all'ospitalità erano l'Ordine di San Giovanni di Gerusalemme (poi Sovrano militare ospitaliero Ordine di Malta), fondato per il servizio in Terrasanta in un ospedale destinato ai pellegrini crociati (1125-1153), e l'Ordine degli Ospedalieri di Santo Spirito, fondato all'incirca nel 1170 da Guy de Montpellier nell'omonima città della Linguadoca, donde i cavalieri partivano via mare per l'impresa crociata salpando dal porto di Aigues Mortes. La stretta relazione di questo Ordine con la Sede apostolica romana era all'origine della decisione presa poco dopo da papa Innocenzo III di fondare in Roma, affidandolo a Guy e ai suoi religiosi, l'Ospedale di Santa Maria in Sassia (poi Santo Spirito in Sassia), sorto nel 1198-1201 nella sede transtiberina dell'antica *Schola saxonum*, una foresteria esistente fin dal 725 per accogliere i pellegrini anglosassoni in visita alla Città eterna.

I *fratres* di Guy «si consideravano *ministri indigentium*», servi dei poveri, mentre i giovanniti o gerosolomitani «ritenevano gli ammalati Signori e Padroni»[59]. Nella regola dell'Ordine di San Giovanni di Gerusalemme i malati erano menzionati come *domini nostri pauperes*; e a Montpellier si nominavano come *les seigneurs malades*[60]. La malattia era una condizione di vita che aveva, tra i tanti lati negativi, almeno un pregio: trasformare i malati da poveri in signori, facendo loro rimontare i gradini della scala sociale.

Ildegarda di Bingen (1098-1179), *abbatissa* benedettina detta anche *magistra* e poi addirittura *sancta* (anche se non mai canonizzata), traeva dalla sua natura di «donna melanconica», dal suo spirito di donna mistica e dalla sua sapienza di donna longeva «aiutata sia dal buon Dio che dalla medicina», la facoltà profetica che faceva di lei «l'oracolo di Bingen» e l'arte dialettica che la portava a essere una fiera interlocutrice sia del papa Eugenio III, un cistercense legato a san Bernardo, sia dell'imperatore Federico Barbarossa[61]. Ella era autrice di una *explanatio regulae*, o glossa

[59] *Liber regulae S. Spiritus (Regola dell'Ordine ospitaliero di S. Spirito)*, a cura di A. Francesco La Cava, Hoepli, Milano 1947, p. 21 e n.

[60] Vedi Schipperges, *op. cit.*, p. 190.

[61] Vedi Mariateresa Fumagalli Beonio Brocchieri, *Ildegarda la profetessa*, nel volume collettaneo *Medioevo al femminile*, Laterza, Roma-Bari 1989, pp. 145-149, *passim*.

alla regola di san Benedetto, dove scriveva con accenti che, se non fossero stati dettati dall'amore per il prossimo, sembrerebbero ispirati alla lotta di classe: «Dio permette al ricco di possedere ricchezze che vengono sottratte ai poveri. Egli ama tuttavia la figura del povero, perché ne è la sua immagine». E aggiungeva: «proprio Lui, che possiede le ricchezze del Cielo, è sceso umilmente fra i poveri». E dunque, sia «per amore verso Dio», sia «perché in quanto uomo è nostro fratello», il povero «deve essere accolto e mantenuto»[62].

La predicazione di Ildegarda era un monito

> nei confronti dei benedettini e dei certosini, cui si rinfaccia[va] di tenersi troppo in disparte e di vivere troppo agiatamente. In realtà ciò che si rimproverava loro era la religione di rinuncia e di compiaciuto egoismo. I cavalieri-monaci del Tempio e dell'Ospedale [templari e ospedalieri] erano guardati più di buon occhio: essi almeno combattevano nel mondo, esaltando l'ideale di valore e di conquista della morale cattolica e proiettando l'immagine di un cristianesimo d'azione[63].

Questo cristianesimo attivo vedeva appalesarsi il *dominus Deus* della trascendenza nei tanti *pauperes Christi* di una presenza immanente. Un rinnovato spirito di misericordia si espandeva nel complesso delle fondazioni ospedaliere con cui religiosi zelanti e laici devoti davano attuazione al comandamento evangelico di corrispondere con slancio ai bisogni primari prodotti da molte mancanze e produttivi di molte sofferenze. A tutti i portatori di tali bisogni si adattava la figura umana del Cristo. I «poveri di Cristo» diventavano, nella voce popolare, i «poveri cristi». In tal senso, al passaggio dall'Alto al Basso Medioevo, non solo l'ideologia religiosa, ma anche la mentalità comune ricuperava in pieno la pedagogia della sofferenza di Gregorio Magno e addirittura ribaltava radicalmente la figura del Cristo *sotèr*, *iatròs*, *philànthropos* – «salvatore, medico, amico» – dell'antica patristica nella figura del «povero cristo» malato, da salvare, da curare o perlomeno da assistere.

[62] Le frasi di Ildegarda di Bingen sono riportate da Schipperges, *op. cit.*, p. 190.

[63] Georges Duby, *L'arte e la società medievale*, Laterza, Roma-Bari 1977, p. 165.

Alfieri di queste idee e di questo comune sentire, che mettevano in pratica nel loro andare per il mondo, erano i nuovi Ordini Mendicanti, dei «Predicatori» e dei «Minori», fondati rispettivamente da Domenico di Guzmán (1170-1221) e da Francesco d'Assisi (1182-1226). «Gli atteggiamenti domenicani e francescani erano fondati su di una stessa antropologia», basata sulla buona parola, sul conforto dell'amicizia e sulle pratiche di misericordia per tutti gli emarginati: «attraverso cammini differenti, il dotto canonico [Domenico], fondatore di un ordine d'intellettuali predicatori, e l'*idiota*, nel senso di poco o niente scolarizzato, espressione con la quale storicamente si definiva il Poverello [Francesco], si erano incontrati in una stessa identica maniera di vedere il mondo e gli uomini». Al centro di questa visione del mondo stavano gli obiettivi della misericordia e della carità. «La rapidità della diffusione degli Ordini Mendicanti prova che i loro obiettivi corrispondevano alle inquietudini dei loro tempi»[64].

Per frate Francesco alleviare la tribolazione della carne sottomessa allo spirito era un atto d'amore nei confronti di «frate corpo», il più fedele amico dell'anima; per frate Domenico praticare la mortificazione della carne non esimeva dal curare la salute corporale onde fortificare quella spirituale. A tale proposito il domenicano Umberto de Romans, nel suo commentario alla *Regula Sancti Augustini*, in polemica con quei religiosi che per fervore di santità si facevano un obbligo del non usare medicamenti, scriveva che secondo l'*Ecclesiastico* (38.4) «l'Altissimo creò dalla terra le medicine» e che esistono tre buoni motivi per curare con esse i malati: la compassione, la comune utilità e l'aspettativa della ricompensa promessa da Cristo con le parole del Vangelo secondo Matteo (25,36): «ero malato e mi visitaste».

Comunque, se l'antica misericordia, altomedievale, era stata una manifestazione di prestigio sociale da parte dei potenti, la nuova carità, bassomedievale, era invece una forma di redenzione dei peccati da parte dei ricchi di nuova formazione. «Lo sviluppo dell'economia mercantile tra l'XI e il XII secolo creò una nuova situazione sociale» in cui anche «l'*èthos* della povertà aveva subìto una trasformazione». Si può dire che nel Basso Medioevo *i poveri*

[64] Mollat, *op. cit.*, pp. 139-140 e 143.

erano necessari per consentire ai nuovi ricchi – mercanti, banchieri, faccendieri, impresari – di scontare benefacendo le colpe che fossero alla base delle loro fortune, cui facevano riscontro sacche sempre più ampie di povertà. Elargizioni monetarie e donazioni d'ogni tipo avevano questo scopo: il riscatto. Il modo principale di realizzare tale imperativo fu «la grande diffusione delle fondazioni caritative nei paesi dell'Occidente cristiano fra il XII e il XIII secolo»[65].

In una situazione sociale di relativa stabilità, caratterizzata da un rapporto tra popolazione e risorse tutto sommato in equilibrio, si sviluppava una rete capillare di assistenza, costituita da una molteplicità di ospedali urbani e di confraternite elemosiniere – *pia loca*, *consortia*, *scholae* – promosse e sostenute da quel ceto borghese che in Italia, ad esempio, era l'anima dei Comuni. La rete degli ospedali fondati dai benefattori in un'epoca di radicato pauperismo sta a dimostrare il nesso stringente che si era venuto a creare tra ospedalità e povertà: «ospedale, signoria del povero»[66]. L'ospedale bassomedievale aveva parecchio in comune con lo xenodochio altomedievale che lo aveva preceduto, ma poco in comune con l'ospedale rinascimentale che lo seguirà. Esso restava un ospizio polivalente, che svolgeva un'attività alberghiera di nome finalizzata ai poveri – «albergo dei poveri» –, ma di fatto destinata ad aprirsi a tutti i soggetti privi di risorse, senza discriminazione tra indigenza, incapacità, infermità. Così la rinnovata *hospitalitas*, aggiornata dalla nuova *charitas*, veniva sempre data non solo ai poveri, ma anche ai bambini e vecchi soli e, sopra tutti, ai malati.

Il Basso Medioevo segnava la rinascenza, dal grembo terriero della feudalità altomedievale, delle città europee, raccolte intorno alle cattedrali e popolate di poveri «senza terra». Cambiava la vita, anche quella assistita. Ogni città importante d'Europa, sia che fosse l'antica città vescovile rinata, come in Italia e in Francia, sia che fosse il borgo fortificato ampliato, come all'est del Reno e a nord

[65] Bronislaw Geremek, *La pietà e la forca. Storia della miseria e della carità in Europa*, trad. it. di Anna Marx Vannini, Laterza, Roma-Bari 1986, pp. 11-13, *passim*. Il capitolo da cui sono tratte le citazioni è intitolato *Medioevo: i poveri sono necessari?*

[66] La frase, risalente al Medioevo, è riportata da Mollat, *op. cit.*, p. 167.

del Danubio, possedeva almeno un *ospedale*, *hôpital*, *Spital*, che spesso si chiamava «ospedale di Dio», *God's house* in Inghilterra, *Godshuis* nei Paesi Bassi, *Hôtel-Dieu* nella neolatina *langue d'oïl* che si parlava a Parigi. L'*Hôtel-Dieu* di Parigi «fondato probabilmente già nel VI secolo come ospizio per forestieri, e menzionato per la prima volta nell'829 sull'Isola della Senna, divenne nel corso del Medioevo il maggior ospedale della Francia e come tale servì di esempio a lungo. La sua posizione ad occidente della cattedrale di Notre-Dame indica che fu una fondazione vescovile»[67].

Gli ospedali vescovili o conventuali erano edifici in diretta connessione con il luogo del culto, con commistione tra esigenze sacre ed esigenze profane. Ma «dal principio del XII secolo la vita ospedaliera inizia a distaccarsi dall'esclusiva correlazione al convento e a fondazioni ecclesiastiche. [...] L'idea della sistemazione dei ricoverati in diretta comunicazione con la chiesa viene abbandonata progressivamente dal XIV secolo. [...] Lo stile sacrale della costruzione ospedaliera cede via via di più a forme profane. Risultato di questa tendenza è l'*ospedale civile*»[68].

«In Italia l'attrezzatura ospedaliera, importante anche nelle città di media grandezza, lo era soprattutto nelle metropoli dell'economia»[69]. Tra le prime fondazioni ospedaliere c'erano gli ospedali toscani: a Siena l'Ospedale di Santa Maria della Scala (1090), a Pistoia l'Ospedale del Ceppo (1271), a Firenze l'Ospedale di Santa Maria Nuova (1288). Nel 1288, a detta di Bonvesin de la Riva, maestro di grammatica e terziario degli Umiliati, Milano disponeva di

> dieci ospedali per i malati poveri e quasi tutti adeguatamente dotati di beni temporali. Tra essi primeggia l'Ospedale del Brolo, ricchissimo per cospicui possedimenti, fondato nel 1145 da Goffredo da Bussero. In questo ospedale, così attestano i suoi frati e decani, si trovano talvolta, e specialmente nei giorni di carestia come quando se ne fece il conto, più di cinquecento malati poveri a letto e un numero anco-

[67] Dankwart Leistikow, *Dieci secoli di storia degli edifici ospedalieri in Europa*, trad. it. di Hans Wildt, Boehringer Sohn, Ingelheim am Rhein 1967, pp. 26-27.

[68] Ivi, pp. 51 e 53.

[69] Mollat, *op. cit.*, p. 168.

ra maggiore di malati non costretti a letto, tutti mantenuti a spese dell'ospedale; inoltre alle sue cure sono affidati nientemeno che più di trecentocinquanta bambini, di cui fin dalla nascita si occupano altrettante balie. Tutti i malati poveri, eccetto i lebbrosi, ai quali è destinato un altro ospedale – l'Ospedale di San Lazaro, situato fuori mura a Porta Romana –, vi sono accolti e vi sono ristorati di letto e vitto con benevolenza e larghezza. Infine «nel contado vi sono quindici ospedali o pressapoco»[70].

L'evoluzione medievale del *modello di perfezione spirituale* aveva portato dalla *stabilitas* dei monaci appartati dal mondo e assorti nella preghiera e nel lavoro edificante, ivi compreso quello amanuense e ospitaliero, alla *vagatio* dei frati impegnati nel mondo e votati alla evangelizzazione e all'apostolato, ivi compreso quello esercitato di ospedale in ospedale. Parallelamente l'evoluzione medievale del *modello di misericordia corporale* aveva portato dalla *hospitalitas* nei monasteri all'*ad-sistere*, allo «stare ripetutamente o continuamente accanto», all'assistenza negli ospedali. La pietà e la carità si erano realizzate nel «prendersi cura» dei malati; ma la «cura», pur ricorrendo talora alle risorse – medicamenti, diete, manipolazioni – proprie dell'arte curativa, era rimasta e rimaneva una pratica pietosa e caritatevole[71], capace di recare consolazione e sollievo, e non diventava ancora una pratica terapeutica capace di portare con sé la guarigione, o almeno capace di tentarne la via.

3. *Gli Arabi e l'Oriente*

«Il tronco della *medicina bizantina*», scriveva centotrent'anni fa lo storico della medicina Francesco Puccinotti, «dopo aver mandato il suo ramo in Occidente» – il ramo «occidentale di scuole monastiche e di clinica xenodochiale» –, «piegò l'altro ne' paesi

[70] Bonvesin de la Riva, *De magnalibus Mediolani*, trad. it. di Giuseppe Pontiggia, Bompiani, Milano 1983, pp. 55 e 57. Sugli ospedali italiani, con particolare riguardo a quelli toscani, lombardi, veneti e romani, vedi *Ospedali e città. L'Italia del Centro-Nord, XIII-XVI secolo*, a cura di Allen J. Grieco e Lucia Sandri, Le Lettere, Firenze 1997.

[71] Vedi John Henderson, *Piety and Charity in Late Medieval Florence*, Oxford University Press, Oxford 1994.

dell'Asia e del Kurdistan e a Baghdad prese nome, modificato di nuovo da orientali innesti come in Alessandria, di *medicina araba*»[72].

Sono qui indicate, unitamente al divaricarsi tra Oriente e Occidente della cultura del Basso Impero, le due vie attraverso cui la medicina dei Greci effettuò, a partire dall'VIII secolo, il suo incontro con gli Arabi: la via che da Bisanzio – attraverso la Cappadocia, la Siria, l'alto bacino del Tigri e dell'Eufrate – porta a Baghdad e la via che invece passa per Alessandria, la culla della cultura ellenistica conquistata dagli Arabi nel 642.

Nel 730, a cent'anni dalla morte di Maometto (570-632), «i Califfi reggevano da Damasco uno Stato che andava dall'Atlantico e la Spagna alle steppe dell'Asia centrale»[73]. Trent'anni dopo, nel 762, Baghdad, *Madīnah al-Salām*, la «città della pace celeste» (come la chiamò il suo fondatore, il califfo al-Manṣūr), veniva data a questo impero subentrando a Damasco e sigillando il passaggio dalla dinastia degli Omàyyadi a quella degli Abbàsidi. L'Europa appariva stretta da sud da una grande tenaglia che andava dai Pirenei al Caucaso, da Roncisvalle a Samarcanda: un'ideale mezzaluna che il Mediterraneo lambiva in tutta la concavità. La dilagante marea dell'Islam aveva sommerso in meno di un secolo e mezzo territori sterminati, pari a 9 milioni di km^2, a cominciare dalla Siria, dalla Persia, dall'Egitto: un'area territoriale assai feconda anche in campo medico, con epicentri rispettivamente a Edessa, a Gondeshapur, ad Alessandria.

Nella «grande oasi» tra Siria eufratense e Mesopotamia, la città di Edessa era stata, tra il IV e V secolo, un centro di alta cultura, sede di una fiorente scuola di studi teologici e filosofici in lingua siriaca. La traduzione delle opere di Aristotele aveva contribuito a fare della logica aristotelica la base epistemica della teologia cristiana. A Edessa, nel 435, era stato confinato il patriarca Nestorio, bandito da Bisanzio per le sue eterodosse dottrine cristologica (dualità della persona del Cristo, umana e divina) e mariologica (Maria considerata madre del Gesù-uomo, non del Gesù-Dio). Con lui era migrato un folto stuolo di teologi e filosofi, ma anche

[72] Francesco Puccinotti, *Storia della medicina*, Pellerano, Napoli 1863, vol. II, libro IV, p. 6 (vedi anche vol. I, libro III, p. 318). I corsivi sono miei.

[73] Francesco Gabrieli, *Il risorgimento arabo*, Einaudi, Torino 1958, p. 11.

di astronomi, matematici e medici. Rotoli di pergamene, con i testi delle supreme *auctoritates* della medicina ellenica ed ellenistica, avevano fatto di Edessa una sorta di «città ippocratica»; ma nel 451 i nestoriani erano stati cacciati e nel 489 la scuola era stata chiusa per ordine dell'imperatore Zenone.

I dotti bizantini, grandi traduttori e chiosatori dei testi greci in siriaco e aramaico (la lingua di Cristo, semitica come l'ebraico), si erano rifugiati oltre confine. a Gondeshapur, come vedremo fra poco, e a Nibisi, nella fascia mesopotamica del Regno persiano sasanide. Qui, nel V e VI secolo, era in grande splendore la capitale Ctesifonte, distesa sulla sinistra del Tigri di fronte all'ellenistica Seleucia e sede di un'intensa attività culturale. Vi aveva trovato accoglienza una colonia nestoriana, il cui patriarca (*katholikòs*) era il capo di tutti i cristiani tollerati nel Regno (la cui religione di Stato era lo zoroastrismo). In seno a essa avevano avuto grande fioritura le traduzioni, oltreché dal greco, dall'ebraico e dal sanscrito. Conquistata nel 636 dagli Arabi, Ctesifonte, al sorgere di Baghdad, era già in declino.

L'araba Baghdad, se politicamente e culturalmente oscurava Ctesifonte, in campo medico raccoglieva, continuava e potenziava la tradizione di Gondeshapur, la «città giardino» (Genta Sapura significava in lingua iranica «bel giardino») le cui vestigia ideali si situano nell'odierno villaggio di Shah Abad nella provincia iraniana dello Yuzistan (Persia sud-occidentale)[74]. Qui altri dotti – non ultimi i filosofi «pagani» cacciati da Atene dall'intolleranza dell'imperatore Giustiniano, che nel 529 aveva imposto la chiusura dell'Accademia platonica – erano stati accolti nel Regno sasanide, dove i decenni centrali del VI secolo avevano segnato il periodo più florido di Gondeshapur. In questa città, nella quale dal III secolo esisteva un ospedale – *maristān* –, dal VII secolo si era formata una scuola di medicina che trasmetteva il sapere e il

[74] «L'origine di Gundi-Shabur o Gondeshapur è interessante: la sua fondazione risaliva al Sasanide Shabur I dopo la sua vittoria sull'imperatore Valeriano e il sacco di Antiochia. Shabur l'aveva chiamata Veh-az-Andev-i-Shabur, che significava 'Shabur è superiore ad Antiochia': il nome finì per essere abbreviato in Jundi-Sabur o Gundi-Shabur [o Gondeshapur]». Così scrive Donald Campbell, *Islam e medicina*, in «Kos», a. II, n. 14, maggio 1985, p. 47 (il saggio, dato nella traduzione di Laura Donghi, è tratto da Id., *Arabian Medicine*, APAPhilo-Press, Maarsen 1974).

mestiere di padre in figlio, all'interno di vere e proprie dinastie di medici.

Il primo medico arabo di cui si ha notizia era un contemporaneo di Maometto, al-Ḥāriṯ ibn Kalādah (morto nel 634), formatosi a Gondeshapur e di cui restano massime celebri: «Cos'è la medicina? Essenzialmente temperanza, poiché l'ingordigia è causa di tanti mali». «Non fare il bagno a stomaco pieno; non avere rapporto con tua moglie ubriaco; non dormire nudo la notte; non andare a tavola in collera»[75]. La scuola di Gondeshapur era stata trasmettitrice di linfa medica al mondo arabo. Il primo medico chiamato da Gondeshapur a Baghdad, nel 768, era Girgis (nome poi latinizzato in Georgius), figlio di Bahtīsū (letteralmente «servo di Dio»), capostipite nestoriano di una dinastia di medici arabi che successivamente serbava la supremazia professionale per più generazioni, fino all'anno Mille.

L'altro tramite fra medicina greca e medicina araba era stato, come s'è detto, Alessandria. Si è detto anche che Paolo di Egina, il grande medico bizantino del VII secolo, aveva vissuto in prima persona le vicende della conquista araba della città; suo contemporaneo e contestimone era stato il medico siriano e cristiano Aharon, «Aronne il Presbitero», autore delle *Pandectae medicae*, silloge in 30 libri di tutto quanto il pensiero medico, poi tradotte in arabo da Yuḥannā ibn Māsawayh (777-857), medico di Damasco convertitosi all'Islam e dal Rinascimento noto col nome di Mesue il Vecchio o Giovanni Damasceno. Ma già nel VI secolo le opere di Ippocrate, Galeno, Dioscoride avevano incominciato a essere volte in arabo da traduttori facenti capo al vescovo di Alessandria Giovanni il Grammatico e al filosofo Giovanni Filopono (morto nel 567), detto anch'egli «il Grammatico».

L'incendio della grande biblioteca alessandrina, consumato nel 642, avrebbe contribuito ad accreditare nel mondo occidentale, presso i contemporanei ma soprattutto presso i posteri (al tempo delle Crociate), la tesi degli Arabi tanto infedeli quanto incolti, spregiatori d'ogni libro che non fosse, come il Corano, una

[75] Le massime citate sono tratte da una fonte documentaria, registrante un dialogo tra il re persiano Khusraw e il suo medico al-Ḥāriṯ, riportata in Luciano Sterpellone, Mahmoud Salem Elsheik, *La medicina araba*, Ciba-Geigy, Milano 1995, p. 15.

copia terrestre della «Legge» celeste. Al califfo incendiario Omar I veniva attribuita la frase famigerata, profferita a motivazione del rogo librario: «Se si trova in essi [i libri] quanto già racchiude il Corano, sono inutili; se contengono altre cose, sono nocivi». E invece l'arabizzazione politico-territoriale delle aree culturali più fertili, e più prossime all'Arabia, veniva a determinare quel che era avvenuto nel II-I secolo a.C. con la conquista romana del mondo greco: *Persia, Syria et Aegyptus capti ferum victorem ceperunt*[76].

Mesue, che era figlio del farmacista dell'ospedale di Gondeshapur e membro di un'altra dinastia di medici da qui originaria, si trasferiva anch'egli a Baghdad e nell'anno 830 era nominato dal califfo al-Ma'mūn «maestro dei traduttori» nella *Bayt al ḥikmah* o «Casa della saggezza», voluta dal califfo Hārūn al-Rašīd, «Aronne il Ben Guidato» (predecessore e padre di al-Ma'mūn), al quale si doveva pure la fondazione del più grande ospedale esistente in città. La città delle *Mille e una notte*, «nei secoli del suo più grande splendore (IX, X, XI)» era «il vero faro del mondo orientale, la cui luce arriva[va] fino all'Europa che comincia[va] il suo risveglio. È inutile elencarne i monumenti e le bellezze architettoniche, mentre val la pena di ricordare che dal IX secolo a Baghdad furono attivi tre ospedali, gestiti dallo Stato; che il califfo abbaside al-Muqtadir, nel 931, fece vagliare da una speciale commissione coloro che volevano esercitare la professione di medico: 860 furono gli iscritti all'albo». Le provvidenze adottate denotavano «un interesse per la salute e l'igiene pubblica impensabile, in quel tempo, nel mondo occidentale»[77].

L'interesse del mondo arabo per la salute e per la sapienza medica nelle sue tante afferenze e diramazioni è documentato emblematicamente nella «Storia della schiava Tawaddud», giovane donna tanto bella quanto sapiente, descritta nelle *Mille e una notte* come versata in tutte le scienze, tra cui la medicina. Per ordine del califfo Hārūn al-Rašīd ella è sottoposta all'esame di vari esperti, fra i quali un «medico eminente» che così le dice: «Ora fa' attenzione alla scienza dei corpi e parlami dell'uomo: qual è la

[76] Vedi in proposito Franco Cardini, *Noi e l'Islam. Un incontro possibile?*, Laterza, Roma-Bari 1994, p. 48.

[77] Sergio Noja, *Le mille e una luce di Bagdad*, in «Medicina nei Secoli», vol. VI, n. 2, 1994, pp. 272-273.

sua struttura, quante sono le vene del suo corpo? Quante sono le ossa?». Risponde la schiava:

[Dio] creò Adamo composto dei quattro elementi, i quali sono acqua, terra, fuoco ed aria. La bile gialla ebbe la natura del fuoco, essendo calda-secca; la bile nera ebbe la natura della terra, essendo fredda-secca; la pituita ebbe la natura dell'acqua, essendo fredda-umida, e il sangue la natura dell'aria, essendo caldo-umido. Dio creò nell'uomo trecento sessanta vene e duecento quaranta ossa e tre spiriti: animale, razionale e naturale [...].

«Hai risposto bene», dice il medico. «Ora parlami dei sintomi apparenti per mezzo dei quali si manifestano le malattie delle membra e degli organi interni.» Risponde Tawaddud:

Quando il medico è dotato di comprensione, osserva lo stato del corpo e trae indizi palpando le mani, secondo che siano dure, calde, aride, o fredde o umide. [...] La conoscenza delle malattie per mezzo dei sintomi interni si ricava da sei norme: primo, gli atti dell'ammalato; secondo, ciò che evacua dal corpo; terzo, il dolore; quarto, il punto dolente; quinto, il gonfiore; sesto, l'odore.

«Hai detto bene», replica il medico. «Ora spiegami in quanti rami è divisa la medicina.»

In due rami: la diagnostica e la terapia – risponde la schiava; poi aggiunge – Chi desidera esser longevo, consumi la prima colazione di buon mattino e non ceni tardi; sia parco nelle relazioni con le donne, e usi moderatamente del salasso e delle coppette. Divida il suo ventre in tre parti: un terzo per il cibo, un terzo per l'acqua e un terzo per il respiro [...].

Seguono indicazioni sul cibo, il bagno, il vino, il coito[78].

[78] *Le mille e una notte*, a cura di Francesco Gabrieli, Einaudi, Torino 1958, vol. II, pp. 595-601, *passim*. Quanto al cibo, al bagno, al vitto, al coito, le indicazioni mediche sono in linea con quelle coraniche: «lo stomaco è la dimora della malattia e la dieta è il principio della guarigione»; «il bagno è la felicità della casa: pulisce il corpo e rammenta il fuoco dell'Inferno»; nel bere vino «il peccato è maggiore del giovamento»; il coito «fa cessare le preoccupazioni e le

La sapienza medica metteva d'accordo Galeno e il Corano. La stessa «Casa della saggezza» di Baghdad era un'istituzione dove il sapere era contemplato nella sua accezione medievale comprensiva di logica e matematica, di astronomia e medicina, ma dove il legame fra medicina e saggezza era ben più stringente: «Il saggio o *ḥakīm*, che fu nell'intera storia dell'Islam la figura centrale nella propagazione e trasmissione delle scienze, era di solito un medico. La relazione fra i due è difatto così stretta che sia il saggio sia il medico sono chiamati *ḥakīm*»[79].

Per il califfo Hārūn al-Rašīd la «Casa» era una semplice «biblioteca di libri sapienziali», acquisiti in questa o quella parte dell'Impero bizantino, tradotti e chiosati, tenuti a disposizione del califfo e del suo *entourage*. Ma per il suo vero fondatore al-Ma'mūn la «Casa» era invece una aperta «biblioteca reale» che «si inscriveva nella politica culturale a difesa dell'Islam» e nel progetto di «integrazione culturale del mondo musulmano»[80].

Mesue, oltreché tradurre e far tradurre un gran numero di opere, componeva di suo una quarantina di libri spazianti nelle varie branche della medicina, tra cui il primo trattato arabo di dietetica[81] e una serie di consigli etico-medico-pratici, poi tradotti in latino dalla Scuola di Salerno (vedi oltre) e noti come *Aphorismi Johannis Damasceni*[82]. Il suo miglior allievo, e successore, Ḥunaīn ibn Isḥāq (808-873), dal Medioevo noto col nome di Giovannizio, era nativo di Hīra non lontano da Gondeshapur, dov'era stato educato dai medici nestoriani. Egli meritava l'appellativo di *al-turgumān*, «il traduttore» per eccellenza. L'eponimo calzava su di lui come un guanto, per il suo plurilinguismo, il suo impe-

inquietudini, fa tacere la passione e la collera, giova alle ulcere», però nuoce «il coito in stato di pletora» e «il coito con donna ammalata».

[79] Seyyed Hossein Nasr, *Scienza e civiltà nell'Islam*, trad. it. (dall'inglese) di Libero Sosio, Feltrinelli, Milano 1977, p. 151.

[80] Marie-Geneviève Balty-Guesdon, *Bayt al-hikmah et politique culturelle du calife al-Mamun*, in «Medicina nei Secoli», vol. VI, n. 2, 1994, p. 288.

[81] Vedi Gérard Troupeau, *Le premier traité arabe de diététique*, in «Medicina nei Secoli», vol. VII, n. 1, 1995, pp. 121-139.

[82] Di Mesue il Vecchio sono note impareggiabili sentenze lapidarie, talune delle quali riportate da Sterpellone, Elsheik, *op. cit.*, p. 29: «Qual è il piacere che non provoca nessun danno? Bere un po' di vino di ottima qualità. E qual è il danno che non provoca nessun piacere? Andare a letto con una donna vecchia».

gno, il suo lavoro di gruppo, il suo metodo[83]. Nella biblioteca di Baghdad lavorava sotto la sua direzione una folla di traduttori, veri operai del sapere, che confrontavano le fonti (metodo critico comparativo), volgevano in arabo i testi, li correggevano, li riassumevano, li elaboravano. Insieme ai suoi collaboratori e discepoli, Giovannizio mise a punto più di trecento libri e trattati, fra cui tutto, o quasi tutto, Ippocrate, Galeno, Dioscoride. Di suo mise a fuoco le più importanti questioni mediche nell'opera *Isagoghè*, o *Introduzione alla medicina*, uno dei testi medievali più autorevoli sia in Oriente che in Europa[84].

In base a quanto detto fin qui muovendo dall'ottocentesca asserzione storiografica di Puccinotti (riportata all'inizio del paragrafo) si potrebbe pensare – e ciò in accordo con buona parte della storiografia anche successiva – che della medicina araba «il principale, se non unico, merito è quello di aver trasmesso la medicina antica e bizantina»; invece, «se è vero che il mondo arabo ha ripreso dalle epoche anteriori la loro medicina, è altrettanto vero che, a partire da questa eredità, ha sviluppato un proprio sapere»[85].

Nella seconda metà del IX secolo, quando la medicina araba decolla verso i suoi trionfi, l'Impero dei «fedeli» – ovvero dei «musulmani» – era una consolidata realtà multietnica (ben diversa dall'originaria «zattera bruciata dal sole» qual era l'Arabia) dove i califfi di Baghdad e Cordoba, successori di Maometto, rivestivano la massima autorità politico-religiosa, affiancati dai *visir* in campo amministrativo, dai *cadì* in campo giudiziario, dagli *emiri* in campo militare. Gli elementi cementanti in modo unitario e

[83] Circa il metodo usato da Giovannizio, egli stesso così si esprime, a proposito dell'opera *De sectis* di Claudio Galeno: «Io l'ho tradotta quando ero giovane, partendo da un manoscritto greco difettoso. Più tardi, quando avevo quarant'anni, il mio allievo Houbaiš, che aveva riunito un certo numero di manoscritti greci, mi chiese di correggere la prima traduzione. Io allora feci una collazione di tali manoscritti per avere un esemplare corretto, comparai quest'ultimo con la traduzione siriaca e lo corressi. Ho l'abitudine di operare così nel mio lavoro di traduttore». Il passo è riportato da Boubaker Ben Yahia, *Aperçu sur la «période arabe» de l'histoire de la médecine*, Palais de la Découverte, Paris 1952, p. 13.

[84] Su Giovannizio vedi Joseph Habbi, *Le rôle de Hunayn, médecin et traducteur*, in «Medicina nei Secoli», vol. VI, n. 2, 1994, pp. 293-308.

[85] Luciana Angeletti, Alain Touwaide, *La medicina araba medievale. Presentazione*, ivi, p. 267.

universale un Impero che di fatto andava frazionandosi in molti Stati erano la religione e la lingua del Corano. Se la cultura materiale era quella polimorfa simboleggiata nei «damaschi» della Siria, dal cuoio «marocchino» del Maghreb e dalle «mussoline» dell'Iraq (Mosul), la cultura sapienziale, teologica, giuridica era quella uniforme, unica, del Libro rivelato attraverso l'Angelo del Signore. La «religione di legge» scritta nelle pagine del Corano, soprattutto nei detti e nei fatti del Profeta dell'Islam, è ricca di norme deontologiche, di prescrizioni igieniche, di regole sanitarie costituenti la cosiddetta «medicina del Profeta».

«L'Islam, concepito come una guida per l'intera varietà di aspetti della vita umana, dovette occuparsi anche dei principi più generali della medicina e dell'igiene.» Numerosi sono i versetti coranici e i detti del Profeta nei quali si fa riferimento alla salute e alla malattia, all'assistenza e alla continenza, al digiuno e all'astinenza dal coito (nel mese del Ramadan), alla dieta e alla pratica del lavarsi. Per questo l'uomo medievale islamico, diversamente dall'uomo coevo dell'Occidente cristiano, lavava molto se stesso e la propria biancheria; anche per questo molte malattie risparmiavano il mondo arabo e colpivano la cristianità. Inoltre nel Corano si fa menzione di mali particolari, quali la lebbra e l'oftalmia, e di metodi e usi speciali, quali le cauterizzazioni, le coppettazioni, l'uso del miele. «Questo corpus di affermazioni su questioni mediche fu sistematizzato da autori islamici posteriori e divenne noto col titolo di *Medicina del Profeta* (Ṭibb al-Nabī)»: era «il primo libro che doveva essere studiato dagli studenti di medicina» e svolgeva «una parte di primo piano nel determinare l'atmosfera generale in cui la medicina islamica veniva a essere praticata»[86].

Questa sorta di teologia medica, nel farsi immanente come filosofia di vita e nell'incarnarsi come antropologia della salute e della malattia, conferiva alla medicina un'accezione vasta. La medicina veniva a comprendere, oltreché gli aspetti tecnici dell'arte, cioè i *mezzi* di diagnosi e cura, anche i *fini* propri del curare, cioè il farsi carico degli individui sani-malati nella loro dimensione integrale, somatica e psichica, e nella totalità dei loro rapporti di appartenenza, familiari, tribali, comunitari, ambientali.

[86] Nasr, *op. cit.*, pp. 157-158.

Ciò dà conto di alcuni lati fortemente caratterizzanti e positivi della medicina araba: la sua vocazione di arte curativa del corpo e dell'anima, tanto somatologica quanto psicologica; la sua attenzione agli aspetti anche soggettivi della malattia, intesa come sofferenza e non solo come turba di umori; la sua considerazione per il vissuto esistenziale, visto svolgersi nell'*habitat* suo naturale. Tale era la cornice filosofico-antropologica entro cui veniva a inquadrarsi, nel suo farsi sempre più scientifico-tecnico, il patrimonio empirico della medicina. Quest'ultima, accanto alle inerzie legate al suo permanere nell'empirìa, registrava accelerazioni legate a una tecnica sempre più coltivata e colta. Accanto alla predominanza rurale e tribale dei pratici, esisteva una sempre più nutrita schiera di medici professanti l'arte nei *maristān* cittadini sulla falsariga dei testi tradotti, assimilati, metabolizzati, riscritti.

Tra gli empirici candidati nel 931 al precitato esame di abilitazione professionale, uno diceva all'esaminatore: «Io non so né leggere, né scrivere in modo soddisfacente, ma ho una famiglia che mantengo con l'esercizio del mio mestiere, e chiedo la grazia di non togliermi ciò che la fa vivere». Avendo l'esaminatore replicato che gli sarebbe stato permesso di continuare a esercitare purché si impegnasse a non salassare né purgare, salvo che in casi estremi, il candidato assicurava: «La pratica di tutta la mia vita è stata quella di non avventurarmi mai aldilà dell'ossimele e del giulebbe»[87]. Ma accanto a questi empirici non alfabetizzati e non tecnici, esistevano i tecnici acculturati attraverso le traduzioni e gli scritti. «I loro migliori scrittori furono dopo la metà del IX secolo», scrive al riguardo il De Renzi, aggiungendo che «il persiano Rhazes morì nel 932; Avicenna, nativo del Khorasan al pari di Alī Abbās, fioriva nel 980; Avenzoar fiorì in Andalusia dopo il Mille; Averroè in Cordova dopo il 1100, ed Albucasis poco prima»[88].

Bastano le dita di una mano per numerare i maggiori protagonisti della medicina araba. Incominciamo da Rhazes – Muḥammad ibn Zakāriyyā al-Rāzī (864-925) –, nativo di Rayy (Rhagae), opulenta città (distrutta dai Mongoli nel 1221) ubicata a sud del

[87] Il passo è riportato da Ben Yahia, *op. cit.*, pp. 28-29. L'*ossimele* è una mistura di polpa di mele e cipolle marine, il *giulebbe* è sinonimo di sciroppo.

[88] Salvatore De Renzi, *Storia della medicina in Italia*, vol. II, Tipografia del Filiatre-Sebezio, Napoli 1845, rist. Forni, Bologna 1966, p. 71.

mar Caspio (dove poi sorse Teheran) lungo la strada carovaniera tra Bukhara e Baghdad. Nella città esistevano un'importante biblioteca e un grande ospedale: Rhazes studiò nell'una e divenne medico-capo dell'altro, prima di diventare direttore dell'ospedale principale di Baghdad. Suo predecessore, se non suo maestro, fu ʻAlī ibn Sahl Rabbān al-Ṭabarī – ʻAlī figlio del maestro Sahl e nativo del Tabaristan –, migrato anch'egli da Rayy a Baghdad e autore fra tante opere del *Paradiso della saggezza*, florilegio della medicina e primo compendio medico in lingua araba.

Rhazes fu medico d'osservazione, studioso di casi clinici, scrittore enciclopedico; per questo è considerato «il massimo clinico del periodo medioevale» e l'autore arabo, «insieme con Avicenna, il più influente sia in Oriente, sia in Occidente»[89]. Della sua vastissima produzione, comprendente quasi 150 titoli, l'opera forse più nota (pluristampata in Occidente tra il 1498 e il 1848) è il *Liber de pestilentia* o *Trattato del vaiolo e del morbillo*. Ma le maggiori opere di Rhazes sono il *Liber Almansoris* (Kitāb al-Manṣūrī) e il *Liber continens* (Kitāb al-Hāwī) o «libro comprensivo». Il primo fu inviato dall'autore all'emiro di Bukhara, al-Manṣūr (*ad regem Almansorem*), che era malato e lontano, con queste parole: «Io sono questo libro, e attraverso questo libro tu puoi ottenere il tuo scopo [la guarigione], così che non c'è più bisogno di me». Il secondo è detto anche *Compendium* ed è una monumentale enciclopedia che alla multiforme casistica clinica, ricca di osservazioni e spunti originali, unisce un cumulo di digressioni dotte e di citazioni: «i medici antichi e moderni», dice Rhazes inserendo tra questi ultimi se stesso, «ripetono tutti le medesime cose»[90].

Il metodo usato da Rhazes nelle sue opere[91] è quello di esporre

[89] Nasr, *op. cit.*, p. 161.

[90] I due passi di Rhazes sono riportati ivi, pp. 162 e 168. Il *Liber Almansoris* è anche noto perché, tradotto in versi da un medico veneziano di nome Arcibaldo detto «Cibaldone», passò per qualche tempo sotto l'eponimo di *Zibaldone*: un appellativo che faceva torto al libro, che brilla per ordine e metodo e il cui capitolo nono, chiamato *Nonus Almansoris*, tratta di tutta la patologia speciale, dalla testa ai piedi, in modo organico. Per questi suoi pregi fu a lungo adottato come testo di studi universitari nel Medioevo e nel Rinascimento.

[91] Sulle opere di Rhazes vedi Lutz Richter-Bernburg, *Abu Bakr Muhammad al-Razi (Rhazes) medical Works*, in «Medicina nei Secoli», vol. VI, n. 2, 1994, pp. 377-392.

i casi clinici occorrenti alla sua osservazione, di argomentare in proposito e di riportare fedelmente tutto ciò che sull'argomento avevano scritto sia i medici antichi, con in testa Ippocrate e Galeno, sia i medici arabi suoi predecessori. Così all'esperienza si univa il ragionamento, all'argomentazione la rassegna storica, all'erudizione l'elaborazione concettuale.

Rhazes fu un clinico di vaglia e uno scrittore enciclopedico, come dopo di lui 'Alī ibn al-'Abbās al-Magūsī, autore del *Liber regius* (Kitāb al-Malakī), un testo in grande auge fino all'avvento del *Canone di medicina* (al-Qānūn fi al-ṭibb) di 'Alī al-Ḥusayn ibn Sīnā. Il patronimico *ibn Sīnā* (figlio di Sīnā), allorquando nel XII secolo i traduttori di Toledo e di Palermo intrapresero a latinizzare i più autorevoli testi medici arabi e i nomi dei loro autori, subì la metamorfosi in *Aven Cina* e la trasformazione ulteriore, operata da copisti poco scrupolosi, in Avicenna.

Avicenna (980-1037), nativo di Afshana presso Bukhara (oggi nell'Uzbekistan), è il massimo esponente della medicina araba. Anch'egli clinico valoroso e scrittore poligrafo, autore di 200 e più opere, fu uomo politico e filosofo a tutto campo, protagonista di quell'«umanesimo orientale» di cui l'antropologia della medicina, con al centro l'uomo, fu uno degli aspetti maggiormente positivi e caratteristici, che avrebbe fatto dire a Pico della Mirandola, mezzo millennio dopo: «Ho letto nei libri degli Arabi che non si può vedere niente di più ammirevole al mondo che l'uomo»[92].

Ingegno precocissimo, fin dall'adolescenza Avicenna dette prova di possedere talenti che, secondo quanto dice egli stesso nei cenni autobiografici dettati al discepolo e amico al-Ǧuzǧānī, gli permisero a dieci anni di sapere a memoria tutto il Corano e poi via via di conoscere a fondo i teoremi di Euclide, la logica, la fisica e la metafisica di Aristotele, l'*Almagesto* di Tolomeo, l'intero *corpus* dottrinario di Ippocrate e di Galeno nella versione di Giovannizio. A diciotto anni disponeva di una vastissima cultura filosofico-scientifica (teologica, cosmologica, astronomica, logico-matematica, giuridica, medica) e iniziava a professare la medicina. I talenti naturali avevano potuto dar frutto grazie a

[92] La frase di Pico della Mirandola è riportata da Floreal Sanagustin, *Ibn Sina, ou la raison médicale maîtrisée*, ivi, p. 403.

un terreno reso culturalmente fertile da «tre fattori determinanti: una città [Bukhara] economicamente attiva, un potere [esercitato dalla dinastia samanide] aperto alle scienze razionali, la presenza [a Bukhara e nelle altre città di cultura dove Avicenna sarebbe vissuto: Gurgandj, Rayy, Isfahan, Baghdad, Hamadan] di ricche biblioteche»; perché «il libro fu indiscutibilmente, in una civiltà arabo-musulmana essa stessa fondata sulla rivelazione di un Libro, uno strumento di studio, d'insegnamento [e apprendimento], di costruzione di una razionalità»[93].

Avicenna fu un libro vivente, tanto enciclopedico quanto sistematico. Il *Canone* rappresenta la più ordinata e completa ricapitolazione della medicina ippocratico-galenica, unita alla filosofia-biologia di Aristotele e integrata da consistenti apporti personali. L'opera, che conobbe cento e più edizioni, fu considerata per secoli il testo medico per eccellenza, quello che insieme agli *Aforismi* di Ippocrate e all'*Ars parva* di Galeno costituiva la terna sacra dei libri di testo per gli studenti di medicina sia orientali che occidentali. Nelle università dell'Occidente medievale Avicenna fu salutato *princeps medicorum*, mentre in Oriente, già nel secolo posteriore alla sua morte, il medico Nizami Aruzi di Samarcanda (1106-1155) scriveva che l'intero scibile medico «si trova nel *Canone* con ben maggiore precisione» che nelle opere di tutti gli altri autori, onde «se Ippocrate e Galeno tornassero in vita, dovrebbero [anch'essi] rendere omaggio a una tale opera»[94].

Fu verosimilmente accogliendo questo messaggio che Dante menzionò uniti «Ippocrate, Avicenna e Galieno» (*Inferno,* IV, 143), da lui incontrati nel Limbo tra «li spiriti magni» insieme ad Aristotele, «il maestro di color che sanno». Il primato dell'opera di Avicenna, sotto l'aspetto didattico, resisté fino al Rinascimento: a metà Cinquecento il medico padovano Giovanni Battista de Monte (*Montanus*), nel commento a un'ennesima riedizione, scrisse che «Avicenna compose il *Canone* perché si accorse che né i Greci né gli Arabi possedevano libri in grado di insegnare l'arte medica co-

[93] Ivi, pp. 396-397.

[94] La citazione, tratta da *I quattro discorsi*, trad. it. a cura di Guido Vercellin, «Studi Iranici», Centro culturale italo-iraniano, Roma 1977, è riportata dallo stesso Guido Vercellin nella sua Introduzione a *Il Canone di Avicenna fra Europa e Oriente nel primo Cinquecento*, Utet, Torino 1991, p. 17.

me disciplina compiuta e coerente», essendo Ippocrate alquanto enigmatico, Galeno alquanto prolisso e Rhazes alquanto confuso[95].

Invece Avicenna fu tanto esplicito quanto conciso e chiaro. Il suo approccio alla medicina fu di tipo tecnico, pratico. «*Canone*, sia in arabo che in italiano, equivale a regola, norma, modello. E l'intento, del tutto riuscito, di Ibn Sīnā fu proprio quello di fornire al medico generico un manuale pronto per l'uso, senza preoccuparsi eccessivamente dei presupposti teorici.» Tuttavia «spetta al medico, il quale conosce l'anatomia, il regime di vita, i sintomi e medicamenti del proprio paziente, sostiene Ibn Sīnā, indagare le cause materiali, formali e finali del corpo sano o malato servendosi dei propri sensi e ricavando i fondamenti della scienza medica e la teoria dei quattro elementi dalla filosofia della natura»[96].

«Scrivendo la sua monumentale enciclopedia medica, il *Canone*, Ibn Sīnā stabiliva definitivamente un sistema medico concettualizzato e universale: in altri termini, una medicina sapiente e ufficiale al servizio d'istituzioni d'insegnamento [università] e di trattamento [ospedali]»[97]. Egli portava a compimento l'operazione difficile e abile di staccare dal Corano la medicina popolare ed empirica, naturalmente inserita nella tradizione profetica, per ancorarvi invece una scienza medica filosofica ed elitaria, però consapevole dei propri limiti e pertanto esente da pericolose tentazioni invasive del campo teologico: «il ruolo del medico non richiede che si indaghi su problemi filosofici disgiunti dalla propria attività»[98].

[95] Il giudizio espresso da Giovanni Battista de Monte è riportato da Nancy G. Siraisi, *Avicenna in Renaissance Italy. The «Canon» and Medical Teaching in Italian Universities after 1500*, Princeton University Press, Princeton 1987, p. 20.

[96] Lenn E. Goodman, *L'universo di Avicenna*, trad. it. di Sergio Crapiz, ECIG, Genova 1995, p. 57. Il *Canone* è diviso in 5 libri: generalità (strutture e funzioni del corpo umano; concetti di salute e malattia; cause di malattia; segnaletica dei polsi e delle urine; principi di igiene, dietetica e terapeutica); catalogo descrittivo di 760 farmaci «semplici» e delle loro proprietà; rassegna delle malattie di ciascun organo o parte corporea, con descrizione dalla testa ai piedi; rassegna delle malattie non caratteristiche di una parte corporea particolare, come le febbri e le ferite; e precisazione dei concetti di sintomo e segno (sintomatologia e semeiotica) e di diagnosi e prognosi; elenco, infine, di tutti i medicamenti «composti» come gli elettuari e le triache.

[97] Sanagustin, *op. cit.*, p. 399.

[98] Goodman, *op. cit.*, p. 57.

Oltre al *Canone*, Avicenna scrisse il *Poema della medicina* (al-Urǧuza fī al-ṭibb), un'opera medica in 1.326 versi, a ciascuno dei quali corrisponde una proposizione pregnante. Il poema è scandito su di un metro – il *Raǧaz* – che richiama la cadenza di marcia di un cammello nel deserto: un espediente per facilitare l'apprendimento mnemonico, un utile mezzo dell'arte della memoria. Dopo una premessa (vv. 1-22) d'invocazione a Dio e di definizione della medicina (*ṭibb*) come «arte di conservare la salute ed eventualmente guarire la malattia sopravvenuta nel corpo», l'opera si suddivide in due parti, teorica (vv. 23-771) e pratica (vv. 772-1326). La *teoria* comprende «sette componenti naturali» (elementi, temperamenti, umori, organi, spiriti, forze, azioni) e «sei fattori necessari alla vita» (aria, cibo e bevande, sonno e veglia, movimento e riposo, evacuazione e stitichezza, sentimenti); alle variazioni di tali componenti e fattori sono legate le cause delle varie malattie; queste ultime si rendono manifeste attraverso i sintomi e i segni, tra cui sono particolarmente significativi quelli connessi ai caratteri del polso, dell'espettorato, dell'urina, delle feci, del sudore, indicativi della predominanza di questo o quell'umore corporeo e premonitori della crisi, della guarigione o della morte. La *pratica* «si attua in due azioni, una esercitata con le mani, l'altra con le droghe e i regimi»: questa comprende la materia medica (farmacologia), l'igiene e la dietetica; quella si identifica nella chirurgia, con i salassi, le incisioni e asportazioni, le riparazioni di lussazioni e fratture. «Ecco esposto tutto», conclude Avicenna. «Termino qui il mio proposito: ho finito»[99].

L'Avicenna medico è tutt'uno con l'Avicenna scienziato e filosofo. La medicina è accorpata alle altre scienze e con esse integrata alla filosofia. L'arte della cura è integrata alla concezione generale dell'uomo nella sua totalità antropologica, nella sua unità psicofisica, nella sua relazione col mondo. Non è casuale che la più importante opera filosofica di Avicenna, in 18 libri, scritta poco dopo il *Canone* e articolata in logica, matematica, fisica e metafisica, si intitoli come un testo di medicina, *Libro della guarigione dell'anima* (al-Šifā), indicando l'intento dell'autore di procedere a emendare la mente dall'ignoranza come se questa fosse una

[99] Avicenna, *Il poema della medicina*, trad. it. di Michele Papa, Brancato, Catania 1991, pp. 18-19 e 170.

malattia da guarire. Avicenna concepisce la filosofia e le scienze come medicine dell'anima: anche il *Libro della salvezza dall'errore* (al-Nağāt), opera filosofica di poco posteriore, le contempla come mezzi di liberazione dal male dell'errore, come strumenti di ricupero della salute spirituale.

Onnisapiente e «umanista», Avicenna non fu solo un grande scrittore, lettore, didatta. I suoi scritti tendevano a decifrare meglio le malattie, le sue letture a leggere meglio i malati, i suoi insegnamenti a far apprendere al meglio l'arte della cura, cioè il mestiere di medico nella sua piena dignità ed efficacia. Servivano non solo alla conoscenza della malattia nel malato, ma anche alla comprensione del malato nella malattia. La tecnica medica di Avicenna, preziosa per vincere il male e ridare la salute, non oltrepassava mai i contenuti umani dell'essere medico, non prevaricava mai l'antropologia dell'essere uomo al servizio dell'uomo.

Nell'anno 1021, press'a poco al tempo in cui Avicenna poneva fine alla stesura del *Canone*, un giovane apprendista medico, di ascendenza ebraica, muoveva dalla natìa Inghilterra, su cui regnava Canuto il Grande, alla volta di Isfahan, nella cui *madrasah* (università) e nel cui *maristān* (ospedale) insegnava ed esercitava Avicenna. Il giovane era consapevole che nessuno al mondo più di «Ibn Sīnā era in grado di vedere cose invisibili agli altri», di medicare piaghe immedicabili, di lenire dolori indicibili. Nelle sale ospedaliere Avicenna gli insegnava anche a curare i pazienti debilitati da quella grande malattia medievale che era la miseria con la sola medicina che poteva riuscire efficace: un buon vitto (nella fattispecie a base di datteri e latte caldo). Ai medici che esercitavano, chi più, chi meno, un accanimento terapeutico ai limiti della sopportabilità (salassi, purganti, digiuni), Avicenna diceva, indicando i malati: «Non li spaventiamo, signori. Spesso non riusciamo a salvarli, talvolta la nostra cura li uccide. Cerchiamo almeno di non farli morire di fame»[100].

Al suo ritorno in Occidente il giovane, divenuto medico nella pienezza tecnica e umana del ruolo, aveva imparato, castrando i fanciulli destinati a essere eunuchi, a operare i portatori di ernia;

[100] Noah Gordon, *Medicus*, trad. it. di Paola Tornaghi, Rizzoli, Milano 1988, pp. 337-338. *Medicus* è un personaggio immaginario, però descritto in modo realistico e con aderenza alla storia.

aveva imparato, affondando nell'occhio il cristallino opacato da cataratta, a ridare la vista ai ciechi; ma da Avicenna aveva imparato anche, e sopra tutto, ad applicare la suprema virtù del buon medico: essere egli stesso la prima medicina.

Il viaggio di un giovane ebreo occidentale in Oriente, alle fonti del sapere medico, faceva torto non tanto alla cultura europea occidentale, che appena doppiato l'anno Mille era ancora in fase di aurorale risveglio, quanto alla stessa cultura araba, che proprio nell'Occidente iberico, cioè nel califfato omayyade di Cordova (al-Andalus), era già in grande fioritura. Era «un'autentica età aurea della Spagna musulmana, che godette di una posizione analoga a quella della Grecia nel vecchio mondo. Fu in quest'epoca che Cordova, Granada, Toledo e Siviglia divennero le sedi principali della cultura [anche medica] nell'Europa occidentale: ed è grazie ai califfi Omàyyadi se le scienze [tra cui la medicina dotta] furono salvate dall'estinzione in Europa». Inoltre, proprio intorno «al tardo X secolo», l'apporto culturale dei medici ebrei si faceva importante, «quando a Cordova venne fondata un'accademia israelita e il centro del sapere ebraico si spostò dalla Mesopotamia alla Spagna». Più in generale, «tra il IX e il XII secolo l'Occidente arabo elevò il livello e la dignità della cultura in Europa: molte opere [anche mediche] vennero scritte, soprattutto a Cordova, da cristiani, ebrei e musulmani»[101].

Cordova, sorta sul fiume Wādī al-Kabīr (Guadalquivir), era una città di oltre mezzo milione di abitanti, con 300 moschee e 50 ospedali (senza contare i bagni pubblici), seconda nel mondo islamico solo a Baghdad e nel mondo cristiano solo a Costantinopoli. Era detta «luce dell'Andalusia» e «madre dei filosofi»: nella sua «nobile università», risalente all'VIII secolo, una biblioteca di 25.000 volumi costituiva la sorgente del sapere anche per quei cristiani che non si negavano, anzi ambivano, agli «studi saraceni». Qui i certami cavallereschi dei paladini di Francia cedevano il passo ai «tornei dialettici» degli studiosi di Spagna, destinati a fecondare il terreno delle prossime future *disputationes* scolastiche.

Cinque miglia a nord-est di Cordova sorgeva la regale *Madīnah al-Zahrah*, «la città del fiore», fondata nel X secolo, raro

[101] Campbell, *op. cit.*, pp. 44 e 38.

esempio di eleganza architettonica e di sapienza urbanistica, tutta palazzi e giardini. «Comunque la si voglia descrivere o definire – Pompei degli Arabi o Versailles degli Omàyyadi – Zahrah era sicuramente una città splendida, vivace culturalmente e ricca spiritualmente. Ed è qui che nacque e visse il medico arabo Abū Qāsim al-Zahrāwī, meglio noto in Occidente col nome storpiato di Albucasis»[102].

Albucasis (936-1013) è l'autore di una enciclopedia medica intitolata *La compilazione* (kitāb al-Taṣrīf) e suddivisa in 30 libri. L'ultimo di questi consiste in una trattazione completa delle tecniche chirurgiche ed è intitolato *Chirurgia*: l'opera fu «apprezzata per il suo rigore scientifico, la fermezza della sua logica, l'esattezza delle sue nozioni»; per tali pregi fu letta e messa in pratica da molte generazioni di chirurghi. Essa costituisce il *terminus a quo* della tradizione chirurgica medievale e moderna in quanto «rappresenta indubbiamente la prima opera di chirurgia razionale e pratica, oltre ad essere l'unico lavoro dell'epoca dove sono discussi e illustrati gli strumenti chirurgici»: sonde, bisturi, uncini, seghe, forbici, pinze, cateteri, cauteri. Questi ultimi, a detta di Albucasis, servono per curare il mal di testa, la scrofola, le emorroidi, la gotta, la lebbra, e comunque soltanto «ogni volta che le altre cure siano fallite»[103].

Con Albucasis, Avenzoar e Averroè sono i «tre magi» della medicina araba d'Occidente. Abū Marawān 'Abd al-Malik ibn 'Abd al-Alā ibn Zuhr, noto come Avenzoar (1092/95-1161), nato a Siviglia e appartenente a una famiglia di medici d'alto rango, fu forse il più grande clinico del Califfato occidentale e certo il più «ippocratico» dei medici arabi. Nella sua opera maggiore, *Dei medicamenti e delle diete* (kitāb al-Taysīr), sostiene che la clinica deve basarsi sull'esperienza e che a nulla giovano, anzi sono nocive, le speculazioni sofisticate, sul piano teorico, e, sul piano pratico, le preparazioni polifarmaceutiche e le operazioni troppo cruente. Il fraintendimento di questo giusto concetto «accentuerà ulteriormente quella separazione così diffusa nel mondo arabo tra medici,

[102] Mahmoud Salem Elsheik, Introduzione a *La chirurgia di Albucasis*, versione occitanica della prima metà del Trecento, Istituto farmacobiologico Malesci, Firenze 1992, pp. XVII-XVIII.

[103] Ivi, pp. XXII-XXIII e XXVI.

chirurghi e farmacisti, e che si protrarrà per tutto il Medioevo e il Rinascimento»[104].

Quanto ad Abū Walīd Muḥammad ibn Rušd, noto come Averroè (1126-1198), nato a Cordova e vissuto tra Siviglia e Marrakesh, presso il califfo del Marocco, egli fu soprattutto il gran «Commentatore» di Aristotele, fautore di un aristotelismo intinto di motivi neoplatonici e capostipite dei tanti aristotelici *magistri averroistae* dell'Occidente bassomedievale. In campo medico fu essenzialmente un rifondatore della medicina sulle basi della biologia aristotelica. Il suo contributo maggiore fu l'opera in sette libri intitolata *Regole generali di medicina* (kitāb al-Kulliyyāt fī al-ṭibb) e poi tradotta in latino *Colliget*. In essa, tra l'altro, è il concetto, destinato a fortuna di lunga durata, che «la medicina è una scienza nella sua parte teorica e un'arte nella sua attuazione pratica»[105].

A Cordova nacque, dieci anni dopo Averroè, il medico ebreo Rabbi Moshe ben Maimon (1135-1204), detto Maimonide. La politica e la cultura dell'Islam erano tanto dogmatiche nei principi, ispirati a rigorismo religioso, quanto pragmatiche nei confronti del comportamento dei sudditi non arabi. Nei paesi islamici, i cristiani e gli ebrei – *mozarabi* o *muwallad* (mulatti) – vivevano senza troppi problemi. La loro «diversità» era sufficientemente assimilata; la tolleranza nei loro confronti era uno dei caratteri culturali dell'arabismo, tanto più dell'arabismo andaluso, ammorbidito da mollezze anche climatiche. Ciò era tanto più vero per quella branca del sapere – la medicina – che si ispirava a regole di temperanza e a criteri di moderazione (medicina da *modus*), e tanto più lo era per quella casta professionale – i medici ebrei – che perpetuavano in ogni dove, dalla Persia alla Siria-Palestina, dall'Egitto alla Spagna, una tradizione di buon senso nelle cure e di buon uso delle risorse terapeutiche.

Quanto detto resta valido fin verso la metà del XII secolo. Poi, da un lato una più rigida ortodossia religiosa dei Sultani residenti in Marocco e ormai lontani dalla penisola iberica (retta per loro conto da occhiuti governatori), d'altro lato la reazione agli sforzi di *reconquista* cattolica della Spagna musulmana e al succedersi delle imprese crociate contro l'Islam facevano mutare

[104] Sterpellone, Elsheik, *op. cit.*, p. 144.
[105] Ivi, p. 156.

da comprensivo a repressivo l'atteggiamento arabo nei confronti di tutti i «diversi», non importa se cristiani oppure ebrei. Anche alla famiglia rabbinica di Moshe ben Maimon toccava di prendere la via dell'emigrazione, insediandosi alla fine in Egitto, a Fustat, antico quartiere del Cairo. Qui il trentenne Maimonide – teologo, filosofo, naturalista, medico, uomo di corte – saliva in grande fama, come rivela questa lettera da lui scritta a un amico: «Essere curante del Sultano è per me molto impegnativo. Lo vedo ogni giorno, già di prima mattina. Quando lui, o uno dei suoi figli, o una delle sue concubine si ammala, sono come prigioniero, passo quasi tutto il giorno a corte. Non è raro poi che debba curare anche qualche funzionario di palazzo». Rincasando a metà giornata, «trovo in attesa una rumorosa folla di pagani ed ebrei, di plebei e di nobili, di giudici e di mercanti, di amici e di nemici. Saluto tutti, mi lavo le mani e chiedo rispettosamente loro che mi diano il tempo di rifocillarmi. Poi salgo a visitarli e a prescrivere le medicine che reputo convenienti, e lavoro fin tardi, talvolta spossandomi al punto che non riesco quasi più nemmeno a parlare»[106].

Prima che medico, Maimonide è un «talmudista» che attraverso la revisione del materiale religioso sparso nel *Talmud* fissa ed espone in modo sistematico le regole di vita dell'ebreo; più in generale, è un teologo-filosofo morale che nell'opera intitolata *Guida ai perplessi* dà agli Ebrei il testo-base del loro tirocinio etico-spirituale (tra l'altro contrastando lo sdoppiamento della verità in verità di religione e verità di ragione)[107].

Come medico, Maimonide ha lasciato molte opere[108]. Tra esse spicca quella intitolata *Guida alla buona salute* (Kitāb fī tadbīr al-ṣiḥḥah), poi tradotta in latino col titolo *Regimen sanitatis*. L'o-

[106] Il brano della lettera di Maimonide all'amico Samuel ibn Tibbon è riportato in Maimonides, *Obras médicas*, Ediciones El Almendro, Cordoba 1991, p. 16. La traduzione è mia.

[107] Tra gli scritti non medici di Maimonide videro la luce nel 1180 l'opera *Mishné Torà*, in cui sono fissate ed esposte le disposizioni di legge concernenti la vita pubblica e privata dell'ebreo, e nel 1190 l'opera *Moré Nevuchim*, di grande importanza per l'ebraismo sotto l'aspetto filosofico, come tale utilizzata dai pensatori ebrei successivi (per esempio da Spinoza).

[108] Le opere mediche di Maimonide comprendono i trattati sul coito, sulla cura delle emorroidi, sull'asma, sulle cause e i sintomi, contro i veleni. Inoltre: un commentario sul numero delle droghe e uno sugli *Aforismi* di Ippocrate, nonché un libro di personali *Aforismi* (kitāb al-Fuṣūl), scritti tra il 1187 e il 1190.

pera, scritta nel 1193, è dedicata al Sultano al-Afdad, figlio di Ṣalaḥ al-Dīn, «il Saladino» fondatore della dinastia degli Ayyubidi, regnanti tra XII e XIII secolo su Egitto, Palestina, Siria, Alta Mesopotamia e Yemen.

Era pratica comune che una persona di posizione economica elevata desse incarico al suo medico di scrivergli un trattato sulla malattia o sul problema di salute che lo affliggeva. Il più completo di questo tipo di trattati era una regola di salute in cui si contemplavano tutti gli aspetti concernenti la vita di una persona, dall'aria che respirava, ai cibi di cui si nutriva, ai bagni, ai rapporti sessuali, all'attività fisica e via dicendo[109].

Il Maimonide medico che «guida alla buona salute» è lo stesso Maimonide teologo che «guida i perplessi» verso la verità. Il dodicesimo paragrafo del capitolo terzo del *Regimen* (articolato in quattro capitoli) si apre con la frase significativa che «le affezioni dell'anima alterano molto il corpo». «Maimonide prende in considerazione l'influenza psicosomatica nell'ingranaggio della malattia. L'influenza dell'anima [o dell'animo] sulla salute è tale che il medico, prima di iniziare ogni altro tipo di trattamento, deve procurare che i moti psichici siano in equilibrio»[110].

Mosè Maimonide fu anche l'autore di una «preghiera del medico» che suona così:

> Dio di bontà [...], sostieni le forze del mio cuore e dell'anima mia, affinché io mi trovi sempre disposto a servire egualmente il ricco ed il povero, l'onesto e il malvagio, l'amico e il nemico; a non riguardare nei malati che l'immagine mia sotto i patimenti; perché tu sei egualmente il creatore, il padre e il conservatore del ricco, del povero, del buono, del cattivo, del tuo amico e del tuo nemico[111].

Dall'Egitto di Maimonide, così come dalla Persia di Rhazes e di Avicenna e dall'Andalusia di Albucasis e di Avenzoar, la medi-

[109] Lola Ferre, *Introducción* a Maimonides, *op. cit.*, pp. 22-23.

[110] Ivi, p. 26.

[111] Il passo tratto dalla «preghiera del medico» di Maimonide è riportato da Giacomo Mottura, *Il giuramento di Ippocrate*, Editori Riuniti, Roma 1986, p. 74.

cina araba era un campo aperto agli apporti culturali da Oriente, anzitutto a quelli dell'alchimia. L'apporto di questa derivava dalle conoscenze della medicina cinese. «Il problema dei reciproci rapporti fra l'alchimia cinese e quella dell'Islam (e dell'Occidente) ha dato origine a molte discussioni [...]. Non è da sorprenderci se troviamo che la cultura alchimistica cinese ha influenzato i cultori di quella disciplina in Persia, in Mesopotamia e in Egitto»[112]. Non a caso il Profeta aveva detto: «Seguite la via della scienza; dovrete per questo andare fino in Cina».

In Cina l'alchimia, come la medicina di cui era parte integrante, aveva un lungo passato. «I seguaci del taoismo desideravano una lunga vita, il meglio per prepararsi al Paradiso, ed a tal fine praticavano la meditazione, una ginnastica respiratoria, vari esercizi fisici, una dieta severamente frugale; era naturale pertanto che il desiderio di longevità si trasformasse in una speranza di immortalità e che i seguaci di quel culto fossero indotti alle dottrine e alle pratiche alchimistiche»[113].

Filosofia taoista, medicina igienica e alchimia formavano un tutto coerente. Il culto dell'immortalità e le regole di vita sobria si prolungavano naturalmente nell'uso di distillati o sublimati minerali allo scopo di preservare la salute e prolungare la vita: così una miscela di zolfo, arsenico, allume, cianuro e resina di pino era ritenuta in grado di trasmutare il cinabro in oro e il piombo-stagno in argento. Con questi metalli pregiati doveva essere fatto il vasellame entro cui porre i cibi da mangiare e le bevande da bere: così gli uni e le altre sarebbero diventati alimenti di lunga vita; oppure da quel miscuglio doveva trarsi quell'*elisir di lunga vita* che, assunto come farmaco per cento giorni di seguito, avrebbe portato all'immortalità. «Pillole d'immortalità» erano detti alcuni preparati aurei, tanto più straordinariamente efficaci quanto più minuti e quasi impalpabili.

Alla filosofia-medicina cinese era per così dire connaturata un'alchimia intesa come «arte sacra», fatta di religiosità e soteriologia non meno che di ricerca naturalistica e prassi artigianale. Ne derivava un complesso di tecniche finalizzate alla cura dei corpi e dalle quali originariamente esulava ogni disprezzabile intento di

[112] Eric John Holmyard, *Storia dell'alchimia*, trad. it. di C.G. Ciappei, Sansoni, Firenze 1972, p. 36.

[113] Ivi, p. 33.

sfruttare a fini di lucro la trasmutazione dei metalli vili nei metalli nobili. L'alchimista era un uomo eletto e puro, non contaminato da incredulità, anzi ricco di fede, che conosceva da virtuoso le virtù dei metalli e che operava mirabili trasformazioni assecondando i processi cosmico-naturali. Tale era stato ed era lo sviluppo tendenziale dell'alchimia dell'Oriente.

«Questa tendenza apparve nell'alchimia medio-orientale dopo che le prime navi arabe ebbero gettato l'ancora a Canton nel 714 d.C.» Nei paesi del Mediterraneo orientale l'alchimia si irradiò da Alessandria: «fra la Cina e Alessandria esistevano scambi» e la «trasfusione si operava per diretti contatti in Alessandria» anche «attraverso la mediazione dei centri culturali di Harran, Nibisi ed Edessa nella Mesopotamia occidentale»[114].

Nei paesi dell'Islam l'alchimia ebbe il suo fondatore in Giabir ibn Ḥayyah, vissuto nell'VIII-IX secolo fra la natìa Cufa, fiorente città sulla sponda occidentale dell'Eufrate, e la capitale Baghdad. Peraltro gli studi intorno alla sua figura di capostipite dell'alchimia medievale hanno posto in evidenza che il *corpus* di opere scritte in arabo e tradotte nel Medioevo in latino sotto il nome latinizzato di *Geber* ha poco a vedere con la malcerta personalità storica di quest'ultimo. Infatti «molti di quegli scritti erano stati diffusi, e forse del tutto composti, da membri della setta degli Ismailiti», quella stessa detta «degli Assassini, così denominata perché gli iniziati avevano l'abitudine di esaltarsi con l'uso del *hashìsh*»[115].

Ma «le conoscenze che la medicina araba mutuò dalla medicina cinese non riguardavano soltanto l'alchimia». Basti un esempio: la particolare attenzione posta da Avicenna allo studio del polso è correlabile al *Maijing* o «manuale di pulsilogia» di Wang Shuhe, medico cinese del III secolo, che raccogliendo tutte le osservazioni compiute in questo campo dai suoi predecessori aveva distinto ventiquattro tipi di polso. Tra questi «il polso alto e superficiale si vede a occhio nudo, tanto da essere paragonato a un fiume in piena, mentre il polso profondo e sommerso dà l'impressione di toccare un piccolo sasso tondo in fondo a un fiume povero d'acqua»[116].

[114] Ivi, pp. 37 e 67.

[115] Ivi, p. 74.

[116] Dominique Holzey, *Storia della medicina cinese*, trad. it. di Mireille de Gouville, Cortina, Milano 1990, pp. 79 e 64-65. Il rilevamento palpatorio del

La grande dinastia cinese dei Tang, prospera per tre secoli (VII-IX) e particolarmente nei decenni in cui visse Geber, evoca l'immagine di una Cina aperta, esportatrice delle proprie conoscenze ed esperienze, anche mediche. «L'avvento al potere della dinastia Sung (960-1276 d.C.) segnò l'inizio di un'epoca d'oro per l'organizzazione della medicina cinese. Vennero istituite varie scuole mediche, fra cui l'Imperiale collegio medico. L'assistenza sanitaria fu organizzata e controllata dallo Stato»[117]. L'antica medicina fu rinnovata, aggiornata, strutturata in varie branche: «lo studio della teoria, la medicina generale, il trattamento dei reumatismi e delle paralisi, l'oftalmologia, l'ostetricia, l'odontologia, il trattamento degli ascessi e delle fratture, l'*agopuntura-ignipuntura*» e, infine, una «cura per mezzo della magia che in pratica comprendeva le pratiche dette della longevità, spesso esercitate dai monaci taoisti e buddisti»[118].

L'immagine di una Cina aperta agli scambi commerciali e culturali – e tra questi anche a quelli concernenti la medicina e l'alchimia – è continuativamente offerta, dopo il Mille, da viaggiatori e mercanti. Nella Cina mongola del XIII secolo, l'intraprendente membro di una illustre famiglia di mercanti veneziani, Marco Polo (1254-1324), divenuto uomo di fiducia del Gran Cane dei Tartari, cioè ambasciatore e reggitore di città per conto di Cublai Can, un autentico «imperatore» cinese più che un barbaro «kahn» mongolo, ci ha dato quel libro delle meraviglie che è *Il Milione*, vera e propria «guida dell'Asia» alle soglie del Trecento. La Cina vi figura come il cuore e la mente del grande continente asiatico, con la sua capitale Cambaluc (Pechino) e con la bella città di Chinsai (Hang-chow) non seconda neppure a Venezia poiché, come questa, «metropoli alla cima della mente del mondo»[119].

polso, eseguito a sinistra dalla mano destra del medico e a destra dalla mano sinistra, nonché effettuato anche ai due piedi e ai due lati del collo, era ritenuto espressivo dello stato anatomo-funzionale degli organi e visceri interni. La palpazione era praticata con tre dita (indice, medio, anulare) e con tre diversi gradi di digitopressione, lieve, media, forte.

[117] Francesco Fiorenzuola, Francesco Parenti, *Medicina e magia nell'antico Oriente*, Melita, Genova 1987, p. 203. Sull'agopuntura-ignipuntura vedi *infra* la nota 121.

[118] Anita Cignolini, *Lo sviluppo della medicina nella società cinese*, in «Medicina moderna italiana», a. II, vol. I, n. 8, ottobre 1989, p. 73.

[119] Sergio Solmi, Prefazione a *Il libro di Marco Polo detto il Milione*, Einaudi, Torino 1954, p. XVI.

Anche se non parla espressamente della medicina di questo «enorme impero, prospero e pacifico, in cui abbondano le ricchezze e il commercio, gli uomini istruiti e le cose belle», sappiamo che quanto agli uomini istruiti in medicina e alle cose relative al benessere «ciò che Marco Polo vide in Cina è certamente più di quello che egli racconta»[120]: una Cina come «il centro della medicina in Asia»[121].

[120] Eileen Power, *Vita nel Medioevo*, trad. it. di Lodovico Terzi, Einaudi, Torino 1974[7], pp. 60-61.

[121] Holzey, *op. cit.*, p. 75. La medicina cinese si presentava come l'erede di una sapienza antichissima, con alle spalle una sua mitologia. I suoi fondamenti sapienziali erano espressi nel *Nei ching* o *Canone di medicina* di Yu-Hsiung (2698-2599 a.C.), l'Imperatore Giallo, figura centenaria e forse leggendaria, come forse posteriore di molti secoli è l'opera a lui attribuita, composta da 44.000 ideogrammi. Vi è detto che l'anima della materia (*qi*), cioè la vita, sta nell'equilibrio tra due principi, l'uno attivo e maschile (*yang*), cui corrispondono il caldo, il sole, il cielo, la luce, l'altro passivo e femminile (*yin*), cui corrispondono il freddo, la luna, la terra, l'oscurità. Visceri importanti sono lo stomaco, il grosso intestino, il piccolo intestino, la cistifellea, la vescica; ma gli organi principali sono il cuore, sede dello spirito vitale e della felicità, i polmoni, che lo sono dei flussi e della depressione, la milza, sede della sensibilità e del pensiero vigile, il fegato, sede dell'animalità e dell'animosità, i reni, «porte della vita», della sessualità e del vigore.

La medicina cinese si articolava in tecniche elaborate. Organi e visceri, oltreché fornire indizi sul proprio stato anatomo-funzionale attraverso i polsi (vedi *supra* la nota 116), avevano una mappa di rilevamento nelle linee di forza o meridiani corrispondenti ai percorsi corporei dei due principi vitali. Su ciò si basava (e si basa) l'*agopuntura*, tecnica antichissima consistente in una stimolazione meccanica di punti cutanei ubicati sui predetti meridiani, esercitata allo scopo di rafforzare o viceversa smorzare, negli organi e visceri corrispondenti a tali punti, l'energia *yin* o *yang* in difetto o in eccesso. Praticata con aghi d'oro o d'argento, sarebbe stata effettuata nei tempi più remoti con schegge di pietra. Sua variante era l'ignipuntura o *moxibustione*, derivante da pratiche primordiali di cauterizzazione: veniva effettuata inducendo sulla pelle lievi colpi di calore, ottenuti bruciando piccoli coni epicutanei di polvere vegetale (foglie di artemisia). Un altro pilastro della medicina cinese, peraltro in comune con quelle medio-orientali e occidentali, era la terapia medicamentosa, risalente al *Pen Tsao* o *Grande libro delle erbe* di Shen Nung, l'Imperatore Rosso, che l'avrebbe compilato o fatto comporre nel 2737 a.C. Nell'opera, anch'essa verosimilmente d'età più tarda e comunque rielaborata e ampliata nel VI secolo d.C., sono originariamente elencati e descritti – nelle loro proprietà, preparazioni e vie di somministrazione – 365 medicamenti (tanti quanti i giorni dell'anno), di cui 252 di origine vegetale, 67 di origine animale e 46 di origine minerale. Tra i primi figurano il rabarbaro contro l'indigestione, l'efedra contro la tosse, il salice contro i reumi, il melograno contro i vermi, l'olio di *chaulmoogra* contro la lebbra e

Ma la medicina asiatica d'estremo Oriente aveva un altro centro importante nel subcontinente indiano, dove il periodo mongolico, che datava dall'anno Mille, era succeduto a oltre duemila anni di medicina «vedica» e «brahmanica». La prima (1500-800 a.C.) era basata sui *Veda*, in particolare sùll'*Ayur Veda* o *Libro della salute*, dettato da Dhavantari, padre della medicina corrispondente all'Asclepio dei Greci e propugnatore dello *yoga*; la seconda (800 a.C. - 1000 d.C.) era legata ai due grandi medici Susruta e Charaka, fondatori rispettivamente dell'anatomofisiologia e della clinica indiane[122].

Più appartato, per non dire escluso, dal circuito medievale della medicina era il Giappone, dove la cura della salute si fondava soprattutto sul *furô*, cioè sul «bagno», non solo igienico ma anche distensivo e depurativo, e sul *jû-jutsu*, cioè sulla cultura del corpo esercitata nel combattere senz'armi, uomo contro uomo. Come quella dei Greci, la cultura fisica giapponese coltivava tanto la forza d'animo quanto l'atletismo, con ugual riguardo per la mente e le membra: la filosofia *zen* non aveva difficoltà a integrarsi con le «arti marziali»[123].

Diversamente o in maggior misura rispetto alle medicine cinese e indiana, la medicina giapponese darà prova, dopo la venuta di Portoghesi e gesuiti nei secoli XVI e XVII, di eclettismo e sincretismo nei confronti della cultura medica occidentale, che verrà assimilata via via non senza fasi storiche di rigetto improntate ad aperta xenofobia.

il *ginseng* contro l'invecchiamento. Quest'ultima pianta, antropomorfa come la mandragora (*ginseng* significa «forma d'uomo»), aveva in sé la segnaletica che ne faceva un farmaco destinato a prolungare la vita.

[122] La medicina vedica di Dhavantari si articolava in dietetica, chirurgia, impiego di medicamenti e pratica dello *yoga*. Quanto all'anatomofisiologia di Susruta, essa si basava su 107 parti vitali e 3 umori fondamentali – *vayu*, *kapha*, *pittam* – corrispondenti all'aria, al flegma, alla bile. La clinica di Charaka, infine, contemplava molteplici malattie, di cui 80 dovute all'aria cattiva, 40 ad alterazioni biliari e 20 ad alterazioni flegmatiche: più in dettaglio, gli *asma* si diversificavano in 5 tipi, le diarree in 6, le ritenzioni urinarie in 8, le infestazioni da vermi in 12, le tumefazioni addominali in 14, le malattie del naso in 31 e quelle della bocca in 65.

[123] Vedi la voce *giapponese, medicina* di Giorgio Cosmacini, in *Dizionario di storia della salute*, a cura di Giorgio Cosmacini, Giuseppe Gaudenzi, Roberto Satolli, Einaudi, Torino 1996, pp. 257-259.

IV

IL BASSO MEDIOEVO

1. *Salerno e gli Studi*

La lingua araba era originariamente una lingua di poeti e di pastori («pastori erranti nell'Asia» potremmo dire con Leopardi); in quanto tale, era priva di un suo lessico filosofico. La stessa filosofia – quale conoscenza o ricerca dei supremi principi, delle cause prime e dei fini ultimi – era considerata un'attività dello spirito alternativa o competitiva nei confronti della religione e pertanto vista con sospetto. Tuttavia l'opera dei grandi traduttori come Giovannizio e poi dei grandi pensatori come Avicenna e Averroè aveva fatto sì che le scienze medico-naturali, parti integranti della filosofia della natura, potessero da un lato riappropriarsi delle testimonianze scritte della medicina classica (Ippocrate, Galeno, Dioscoride) e dall'altro immettere in una riattivata circolazione d'idee un patrimonio di cultura dotta supportato da un concordismo scientifico-religioso accettabile e dotato di un proprio linguaggio autorevole ed esemplare. Per la medicina del mondo medievale «l'affacciarsi della civiltà araba nel bacino del Mediterraneo costituì una sferzata di novità»[1].

Sulla sponda meridionale tirrenica della penisola italiana, protesa in questo bacino, «Salerno costituì il vero tramite tra le scuole di medicina orientali e occidentali prima del Rinascimento»[2]: una

[1] Annamaria Torroncelli, *Flos medicinae. La chirurgia di Rolando*, in «Kos», a. II, n. 19, 1985-1986, p. 18.

[2] Sven Stelling-Michaud, *La storia delle università nel Medioevo e nel Rinascimento: stato degli studi e prospettive di ricerca*, trad. it. di Anna Buiatti, in

«scuola medica» a Salerno? Nell'847 la città era diventata la capitale di un principato longobardo indipendente, il cui territorio formava una specie di arco intorno a Napoli. Geografia e storia concorrevano a fare di Salerno una *hippocratica civitas*. Il clima salubre propizio a malati e convalescenti, il retaggio della civiltà bizantina dei monasteri, l'esistenza di un chiostro benedettino con annessa casa ospitale, l'apertura del porto ai commerci oltremarini, la presenza di una consistente colonia ebraica erano gli elementi naturali e socioculturali dal cui crogiuolo derivava una matrice medico-sanitaria già fertile, riconosciuta e apprezzata prima del Mille[3].

Non senza ragione un'antica leggenda (accreditata da un'opera manoscritta del 1608[4]) vedeva la Scuola medica salernitana come una creatura tetragenita. Suoi genitori sarebbero stati quattro medici leggendari: un rabbino apolide (*Helinus* o Eliseo), un maestro saraceno (*Adela* o Abdullah di Aleppo), un greco bizantino (*Pontus*) e un maestro indigeno (*Salernus*). Quest'ultimo, secondo un'altra fonte, sarebbe stato un patrizio romano discendente dei Flavii, decaduto da tanta nobiltà e costretto a errare mendicando (Antonio, *medicus mendicus*). Costoro «declararono quella città [Salerno] avanzare tutte l'altre di temperie d'aria, et de tutti beni dotata d'ogni ottima qualità»; il monte sovrastante «lo nominarono *Mons bonae diei*, monte del buon tempo, monte mellifluo di tutte gratie pieno»[5]. Circa la reale identità di questi

Le origini dell'Università, a cura di Girolamo Arnaldi, Il Mulino, Bologna 1974, p. 165.

[3] Le cronache cittadine parlano di un *Joseph medicus* e di un *Josan medicus*, entrambi verosimilmente ebrei, di un Gerolamo archiatra nell'870 e di un Raghenfrido medico nel chiostro ospitaliero sul finire del IX secolo. La fama dei medici di Salerno era comunque grande a partire dal X secolo: un anonimo cronista francese dà notizia che Adalberto II, dopo la sua elezione a vescovo di Verdun nel 985, andò a Salerno a curarsi e lo storico medievale Richer di Reims riferisce a sua volta di un dibattito su temi di medicina che si sarebbe svolto sul finire del X secolo tra Deroldo, vescovo di Amiens, e un non meglio identificato «dottore salernitano».

[4] Vedi il *Documento 19. Intorno all'origine della Scuola Medica di Salerno*, estratto dall'opera manoscritta *Dell'origine di Longobardi et di Normandi* [...] di Matteo Geronimo Maza patricio salernitano, 1608, riportato in appendice a Salvatore De Renzi, *Storia documentata della Scuola Medica di Salerno*, Gaetano Nobile tipografo, Napoli 1857, rist. Ferro edizioni, Milano 1967, p. XXX.

[5] Ivi, p. XXXI.

quattro fondatori, va detto che «non si tratta di individui, bensì di tendenze, di indirizzi culturali, di punti d'intersezione della Scuola, ove la cultura ebraica, araba, greca e latina concorrono», in un raro esempio di tolleranza e arricchimento reciproci, «al definirsi dell'*ars medica*»[6].

Prima del Mille un più stretto rapporto con la Curia romana aveva fatto di Salerno una sede vescovile, con evidenza dei vescovi-medici Pietro e Grimoaldo[7]. Doppiato l'anno Mille, la città era un rinomato luogo di cura, prima che di cultura, sede privilegiata di un mestiere professato da una schiera di pratici prima che di un sapere coltivato da una frangia di dotti. In una Salerno pre-scolastica, *magistri salernitani* erano «maestri d'arte» formatisi spontaneamente sul campo, maestri del fare; essi diventavano maestri del sapere, «maestri di scienza» da impartire, a cominciare dalla seconda metà dell'XI secolo. Nel 1059 (secondo il precitato manoscritto protoseicentesco) si registrava la venuta a Salerno di un medico, Rodolfo Malacorona, allo scopo di discutere di medicina «dove scuole di medici esistono fin dai tempi antichi»: *ubi maxime medicorum scholae ab antiquo tempore habentur*.

In realtà la Salerno scolastica iniziava con l'avvento di Alfano (1010-1085), monaco di Montecassino e a lungo arcivescovo di Salerno (dal 1058 alla morte), reggitore della città nella fase di passaggio dalla dominazione longobarda a quella normanna di Roberto d'Altavilla detto il Guiscardo («l'Astuto»). «Alfano, poeta eletto e medico insigne, forse fu il più grande personaggio che per cultura letteraria e scientifica ebbe Salerno al suo tempo»[8].

[6] Massimo Oldani, *Un Medioevo senza santi: la Scuola Medica di Salerno dalle origini al XIII secolo*, in *La Scuola Medica Salernitana*, a cura di Maria Pasca, Electa, Napoli 1988, p. 16.

[7] «L'Italia meridionale – scrive il De Renzi nella *Storia documentata della Scuola Medica di Salerno* (cit., p. 69) – era quella che avea maggior nome per l'esercizio della Medicina. [...] Molti vescovi non isdegnavano di esercitare eglino stessi a prò degl'infermi. La Storia, oltre molti Arcivescovi Salernitani, ricorda Milone Arcivescovo di Benevento che professava Medicina. [...] Sempre Montecassino avea per queste arti il primato. [...] Lo stesso Desiderio [abate di Montecassino, che nel 1086-87 fu papa sotto il nome di Vittore III] era oltremodo perito di cose mediche».

[8] Pietro Capparoni, Note introduttive a *Il «De quattuor humoribus corporis humani» di Alfano I Arcivescovo di Salerno (sec. XI)*, Istituto Nazionale Medico Farmacologico Serono, Roma 1928, p. 11.

Come poeta, certamente fu tra i primi a celebrare l'«ippocratismo» di Salerno, città che, a suo dire,

> tanto fiorì nell'arte di curare
> da non potervi male alcuno stare[9].

Come medico, altrettanto certamente fu tra i primi a trasformare la medicina pratica in medicina dotta. «Durante il secolo XI», è stato scritto in autorevoli studi sulla Scuola medica salernitana, «appaiono le prime tracce di letteratura medica, le quali indicano l'inizio di un insegnamento più metodico e teorico»[10].

È con Alfano che la tradizione pre-scolastica viene a incanalarsi nell'alveo della *schola*. Grecista e latinista come ogni alto prelato del suo tempo, Alfano tradusse in latino dal greco il trattato *Della natura dell'uomo* di Nemesio di Emesa. Egli è inoltre autore del libro *De pulsibus*, ricalcato sugli scritti di Galeno di analogo argomento, e del libro *De quattuor humoribus corporis humani*: un lavoro clinico-terapeutico dove sono trattati gli stati pletorici e la putrefazione degli umori, il brivido febbrile e il letargo (coma), la sintomatologia in generale e l'uroscopia, l'idroterapia e la dieta, i salassi e i massaggi, e dove infine sono elencati i medicinali «semplici» (tra cui il tamarindo, la cassia, la borragine, la scamonea, i trisandali, i mirabolani citrini, gli sparagi, l'oppio) e «composti» (tra cui l'ossimele, la teriaca, il mitridato, il vomitivo del patriarca, la pozione di san Paolo).

Contemporanei di Alfano furono Garioponto, Petroncello, Trotula. Garioponto (*Guarimpotus*) è il medico cui viene attribuito il *Passionarius*, in 7 libri, compilati con testi e frammenti di vari autori, greci e bizantini: un'opera didascalica verosimilmente a più mani, che ebbe grande successo al punto che al nominativo del titolo fu aggiunto il genitivo *Galeni*, indicativo dell'attribuzione al grande medico di Pergamo. Petroncello (un *Petrus parvus*

[9] Il distico elegiaco, tratto dall'ode dedicata da Alfano a Guido, fratello di Gisulfo, ultimo principe longobardo di Salerno, suona così: *Tum medicinali tantum florebat in arte / Posset ut hic nullus languor habere locum*. La traduzione è mia.

[10] Paul Oskar Kristeller, *Studi sulla Scuola medica salernitana*, Istituto italiano per gli studi filosofici, Napoli 1986, p. 24.

non meglio identificato) è il medico cui appartiene la *Practica*, in 150 capitoli: un'opera descrittiva delle malattie «dalla testa ai piedi» e dei rimedi per curarle, un manuale pratico di consultazione destinato anch'esso ad avere fortuna.

Trotula (*Trocta*, *Troctula*) è stata identificata dai più come una donna medico, «nata a Salerno dall'antica e nobile famiglia de Ruggero, attiva e famosa intorno al 1050. Ella avrebbe sposato il celebre medico Giovanni Plateario il Vecchio, generandogli due figli, Giovanni il Giovane e Marco, noti anch'essi come maestri della Scuola, i *Magistri Plateari*»[11]. Secondo un'altra interpretazione il nome femminile singolare di Trotula sarebbe invece riassuntivo dei nomi di ben 7 *mulieres salernitanae*: Abella, Calenda, Costanza, Francesca, Guarna, Mercuriade e Rebecca, tutte quante medichesse. Trotula sarebbe la personificazione di trattazioni orali, poi scritte, convergenti sui temi e problemi della gravidanza, del parto e del puerperio, riservato dominio dell'esperienza e della competenza femminili. Da qui sarebbe stata «tratta» (*tracta*), sullo scorcio dell'XI secolo, quell'opera d'argomento ostetrico-ginecologico intitolata *De mulierum passionibus ante, in et post partum*, ai cui temi sarebbe stato applicato il nome neutro plurale, corrotto, di *Trocta*.

L'opera rappresenta, otto secoli dopo Sorano di Efeso, una riappropriazione, da parte della competenza medica, della pratica empirica delle levatrici. La stessa Trotula è figura a metà strada tra la levatrice e la medichessa; come levatrice raccomanda la protezione del perineo durante il travaglio del parto, come medichessa raccomanda la sutura dello stesso in caso di lacerazione.

Il fatto che sia realmente esistita «una Trotula che, pur non avendo evidentemente il diritto di fregiarsi del titolo onorifico e accademico di *magistra*, godeva però dell'unanime stima popolare al punto da essere definita *quasi magistra*» sembrerebbe provato dalla testimonianza del già citato medico Malacorona: «dalla *Storia ecclesiastica* del monaco anglo-normanno Orderico Vitale (III, 28 e 76) apprendiamo che Rodolfo Malacorona, normanno di nobile stirpe che prima di farsi monaco aveva compiuto in Francia approfonditi studi di medicina, giunto in visita a Salerno nel 1059

[11] Ferruccio Bertini, *Trotula, il medico*, nel volume collettaneo *Medioevo al femminile*, Laterza, Roma-Bari 1989, p. 99.

'non trovò alcuno che fosse in grado di tenergli testa nella scienza medica tranne una nobildonna assai colta'»[12].

Sono circa un centinaio i manoscritti compresi tra il XIII e il XIV secolo attribuiti a Trotula, «definita anche [...], anonimamente, *sanatrix salernitana*, vale a dire 'guaritrice di Salerno'»[13]. Di lei sono anche uno scritto *De compositione medicamentorun*, concernente la preparazione dei farmaci, e uno scritto *De ornatu mulierum*, concernente un tema squisitamente femminile come l'arte cosmetica, con il corollario della cura delle malattie della pelle. Una donna medico tra storia e leggenda: in lei «scienza e magia si confondono e insieme contribuiscono ad alimentare il fascino misterioso che ancora circonda la sua enigmatica figura»[14]. Comunque, a parte la questione della sua reale esistenza o identità, resta il fatto che fu molto importante a Salerno «il contributo dato dalle donne a una struttura non soltanto scolastica, ma anche dotata di una propria attività ambulatoriale fino a ipotizzare un vero sistema di ospedalizzazione»[15].

Un altro medico salernitano del tempo di Alfano, oltre ai «maestri Plateari» che abbiamo visto ipoteticamente legati a Trotula da legame maritale e filiale, è «maestro Niccolò», autore di un *Antidotarium*, ricettario molto apprezzato contenente circa 150 prescrizioni medicinali. L'autore dichiara di esserne stato espressamente «richiesto da parte di coloro che vogliono studiare nella pratica medicina». È stato autorevolmente rilevato al riguardo che «questa letteratura sembra mostrare molto maggiore interesse per la pratica medica che per i problemi teorici generali. [...] Ma il fatto che tali osservazioni e prescrizioni vennero scritte indica ovviamente che era in formazione e in sviluppo una tradizione di insegnamento medico, che divenne sempre più teorica e metodica»[16].

Sullo scorcio dell'XI secolo, quando Salerno era ormai, dal 1075, la radiosa capitale del ducato normanno di Puglia e di Ca-

[12] Ivi, pp. 109 e 99. Il testo originale del passo tradotto è il seguente: *neminem in medicinali arte, praeter quandam sapientem matronam, sibi parem inveniret*.

[13] Ivi, p. 106.

[14] Ivi, p. 117.

[15] Oldani, *op. cit.*, p. 18.

[16] Kristeller, *op. cit.*, pp. 26-27.

labria, gli incontri-scontri con gli Arabi di Sicilia, la cui dominazione sull'isola tramontava tra il 1061 e il 1091, aumentava l'influenza culturale araba. Nel 1077 giungeva nella città da Cartagine Costantino Africano (1010-1085), definito da Paolo Diacono, cui dobbiamo un elenco dettagliato delle sue opere, «un monaco pienamente erudito in tutte le discipline filosofiche, maestro d'Oriente e d'Occidente, nuovo fulgido Ippocrate»[17].

A Montecassino, dove veniva a trascorrere gli ultimi anni di una vita tutta spesa negli studi e nei viaggi – in Arabia, Persia, India, Etiopia –, Costantino si dedicò alla traduzione dall'arabo e alla introduzione in Occidente di numerosi trattati: il *Pantegni*[18] (*Liber regius* o Kitāb al-Malakī) di 'Alī ibn al-'Abbās, l'*Isagoghè* di Giovannizio, il libro *De urinis* di Ishāq al-Israīlī (Isacco Giudeo), il libro *De melancholia* di Ishāq ibn Imrān. La «melancolia» (dal greco *mèlas*, nero, e *chole*, bile), dovuta a eccesso di bile nera, era considerata responsabile delle più gravi malattie sia somatiche (come il cancro) che psichiche (come la misantropia e la pazzia). Questa discrasia atrabiliare ha una sua storia: considerata come matrice del «furore», essa aveva in Omero la valenza positiva di «malattia degli eroi»; in Platone coincideva con l'insania morale che oscurava e indeboliva la ragione e la volontà; in Aristotele era anche una componente costitutiva dell'uomo di genio; nel Medioevo cristiano, diversamente che nel Medioevo islamico, era la «malattia del diavolo». Ma i nessi tra medicina e astrologia, abbinanti la milza produttrice dell'umor nero al pianeta Saturno, faceva poi vedere la malattia come una «saturnofobia»; e poiché la milza è un viscere ipocondriaco, ubicato cioè sotto le coste, il concetto di melancolia trapassava in quello di «ipocondria» giunto fino a noi.

Costantino Africano fu inoltre un gran traduttore dei traduttori di Ippocrate e di Galeno; tradusse dall'arabo in latino gli *Aforismi* e i *Pronostici* del primo e l'*Ars parva* del secondo. Di suo, scrisse trattati sulle virtù dei «semplici», sui gradi delle medicine,

[17] La definizione di Costantino Africano data da Paolo Diacono è riportata da Anna De Martino, *Costantino Africano*, in *La Scuola Medica Salernitana*, cit., p. 50.

[18] *Pantegni* è deformazione latino-medievale di *pan-techne*, o *tota ars*, o «arte medica completa». In uso anche i termini *megategni*, o *ars magna*, e *microtegni*, o *ars parva*.

sull'anatomia e la chirurgia, sulle malattie dello stomaco, sul coito e lo sperma. La sua opera complessiva e, più in generale, «da traduzione del materiale arabo significò un aumento notevole della cultura scientifica del tempo»[19].

Nel successivo XII secolo l'incremento degli scambi con le terre d'oltremare – Spagna, Africa, Terrasanta – aumentava ulteriormente l'influenza della cultura araba e in più favoriva l'afflueenza di malati e feriti reduci dalle Crociate, i quali a Salerno trovavano cure sapienti ed efficaci. «Il secolo XII segna certamente il punto culminante dello sviluppo della Scuola medica di Salerno», la quale «cominciò all'inizio del secolo XII a passare dal *compendio* e dalla collazione di ricette e di prescrizioni alla forma del *commentario*, vale a dire dall'istruzione pratica a quella teorica», basata sulla lettura e sulla spiegazione di testi autorevoli. «Il successivo passo avanti, che può essere collocato nella seconda metà del secolo XII, fu di basare l'istruzione teorica nella medicina non sui primi prodotti della letteratura salernitana, ma sulle opere classiche di medicina greca e araba che erano state tradotte da Costantino Africano»[20].

Pratica empirica dell'arte della cura; formulazione scritta, in forma sommaria e a scopo mnemonico, del sapere medico nato dall'esperienza; elaborazione di questo sapere tramite apporti dottrinari – dottrina dei polsi e delle urine, materia medica, chirurgia anatomica – tratti dai testi greco-bizantini (da Alfano e dai suoi successori) con il fine di mettere a disposizione *compendi* diagnostico-terapeutici di agevole consultazione; problematizzazione ulteriore del sapere medesimo, in forma di *commenti* a scopo didattico, ottenuta mercé l'arricchimento fornito dai testi arabi (da Costantino e dai suoi epigoni): queste le tappe che nell'arco di due secoli (950-1150) segnano l'evoluzione della medicina in Salerno.

Il carattere sempre più teorico dell'insegnamento e degli scritti salernitani – è stato detto – ha il suo corrispettivo in un significativo cambiamento di terminologia che ebbe luogo intorno allo stesso tempo. Nel latino classico il dottore è regolarmente chiamato *medicus*, laddove il termine greco *physicus* è riservato agli studiosi di scienza o

[19] Kristeller, *op. cit.*, p. 32.
[20] Ivi, pp. 35 e 39-40. I corsivi sono miei.

filosofia naturale. [...] Solo all'inizio del secolo XII il termine *physicus* cominciò ad essere adoperato per «dottore in medicina» e divenne gradualmente sempre più frequente rimanendo in uso fino alla fine del Medioevo[21].

La piena maturazione dei frutti della medicina salernitana si compie nella *schola*. Il fior fiore di questa è, anche nel nome, il *Flos medicinae Salerni*, l'opera collettanea comunemente nota come *Regimen sanitatis salernitanum*. Essa sarebbe stata dettata da *tota schola Salerni* per un *anglorum rex* identificato in Roberto duca di Normandia, figlio di Guglielmo il Conquistatore. Il duca, avendo riportato una brutta ferita a un braccio durante l'assedio di Gerusalemme sotto la guida di Goffredo di Buglione, aveva voluto consultare i medici di Salerno facendo sosta nella città sulla via del ritorno in patria, sul finire dell'anno 1100; e i maestri salernitani avevano voluto accompagnare la cura della piaga con il dono di un breviario di salute.

Il «regime sanitario» è infatti una somma di precetti compendiati in 362 versi (tali almeno nella prima edizione a stampa del 1479), scritti in modo da essere facilmente memorizzati, presenti alla mente e pronti all'uso. I buoni rimedi si alternano agli utili consigli. Il «florilegio medico» è, a ben vedere, tale da negare se stesso: l'opera ha infatti per scopo di insegnare a vivere una vita sobria e tranquilla facendo a meno del medico. Se la salute, in quanto bene sommo, è un fine imprescindibile, la medicina è un mezzo dal quale è possibile prescindere.

Valga a dar conto di tutta l'opera il suo *incipit*:

> Se vuoi vivere sano e senza mali,
> schiva gli affanni; guardati dall'ira;
> bevi e mangia, ma poco; dopo il pasto
> alzati tosto e mai non assopirti;
> svuota i visceri a tempo, senza indugi;
> così facendo avrai lunga la vita[22].

[21] Ivi, p. 43.

[22] Il *caput primum* del *Regimen sanitatis salernitanum* suona così: *Si vis incolumen, si vis te reddere sanum / Curas tolle graves; irasci crede profanum / Parce mero, coenato parum; non tibi vanum / Surgere post epulas; somnum fuge meri-*

Se il *Regimen*, per la sua struttura, appartiene più al genere del compendio, appartengono più al genere del commentario altre opere: quelle di Matteo Plateario, glossatore dell'«antidotario» di maestro Niccolò e autore di un trattato sui «semplici» noto (dalle due prime parole del testo) come *Circa istans*; quelle di maestro Bartolomeo e di Pietro Musandino, chiosatori dei trattati ippocratico-galenici tradotti dall'arabo da Costantino; quelle di Giovanni Afflacio, autore di un *Liber aureus* d'argomento terapeutico, e di Cofone il Giovane, autore di una *Ars medendi* e di una fondamentale *Anatomia porci*; quelle, infine, dell'Arcimatteo, commentatore con altri tre medici della *Cyrurgia* di un altro celebre maestro, Ruggero da Frugardo.

Dal sommario elenco emergono alcuni aspetti peculiari della medicina salernitana: l'attenzione per la *dietetica* e, più in generale, per le cure preservative (prevenzione); la ricerca dei principi e dei metodi dell'*arte di medicare*, articolata attraverso le proprietà, la composizione, la preparazione, le indicazioni e gli effetti dei diversi medicamenti (farmacologia e terapia); lo studio dell'anatomia comparata, fondato sulla zootomia (di maiali, anatomicamente più simili all'uomo che non le scimmie, studiate da Galeno) e fondamento a sua volta, dal punto di vista teorico-sperimentale, della *pratica chirurgica*.

Dietetica, farmaceutica e chirurgia sono da qui i «tre pilastri» della medicina medievale: una medicina che si rifà al modello classico, come dimostrano le effigi coeve di Esculapio, rappresentato con tre simboli, anello, bastone e serpente. «Simbolo della chirurgia è un anello di ferro», tenuto nella mano sinistra, «quello della dietetica il bastone», tenuto nella mano destra, «e della farmacia il serpente», avvolto intorno al bastone[23].

Alla dietetica si dà largo spazio, come nel *Regimen*. L'arte di medicare si basa soprattutto sui libri *de herbis* o *secreta salernitana*, «uno dei molti nomi con cui si sono designati i libri dei semplici risalenti alla Scuola di Salerno nel XII secolo»[24]. La chi-

dianum / Non mictum retine, nec comprime fortiter anum / Haec bene si serves, tu longo tempore vivas. La traduzione è mia.

[23] Vedi Heinrich Schipperges, *Il giardino della salute. La medicina nel Medioevo*, trad. it. di Anna Martini Lichtner, Garzanti, Milano 1988, p. 130.

[24] Peter Jones, *Secreta Salernitana*, in «Kos», a. I, n. 1, 1984, p. 35.

rurgia, dal canto suo, incomincia a far parte del bagaglio culturale del medico, senza più essere come prima demandata a praticoni «girovaghi, molti dei quali arabi». Prima, «la chirurgia a Salerno [era] considerata come una pratica da evitare: si cercava, infatti, di risolvere tutti i problemi relativi alla salute con cure basate sull'uso di medicinali e sui salassi»[25]. Poi, invece, con Ruggero da Frugardo, autore nel 1180 del trattato noto come *Cyrurgia Magistri Rogerii*, «si ebbe una codificazione sistematica delle norme fondamentali dell'insegnamento chirurgico» con conseguente proselitismo tra i medici[26].

Il trattato di Ruggero non contemplava però la trattazione dell'oftalmoiatria. La medicina-chirurgia oculistica era uno dei vanti della Scuola di Salerno, un vanto anch'esso di filiazione araba. La sua trattazione si lega ai nomi di Benvenuto Grafeo, autore di una *Practica oculorum*, e del maestro Davide Armenio, autore di un *Liber pro sanitate oculi*. Con tali opere «si fece luce in questo campo per la prima volta» e ad esse «si volgerà tutta la medicina oftalmoiatrica successiva, che le considererà come dei modelli da seguire»[27].

Un altro modello salernitano che avrà seguito sarà l'*uroscopia*. L'*ispezione dell'urina* aveva avuto un ruolo diagnostico già in età ippocratica ed era stata successivamente valorizzata da Galeno. Trascurata dai medici bizantini e arabi, veniva riportata in auge prima da Alfano e da Costantino, poi da Urso di Calabria e da Mauro Salernitano, autori ambedue di un trattato *De urinis*. Il trattato di Mauro era da questi addirittura perfezionato nelle *Regulae urinarum*, in base alle quali il medico vedeva smescolarsi per gravità nella *matula* – vaso di vetro a forma di vescica e a collo largo – le quattro «sezioni» di urina, corrispondenti alle quattro «parti» del corpo umano. Così si argomentava che, dal basso in alto, il «fondo» corrispondesse agli organi inferiori (tra cui i reni), la «sostanza» o «corpo» ai *membra nutritionis* (tra cui il fegato), la «superficie» ai *membra spiritualia* (cuore e polmoni), la «corona» o «circolo» ai *membra animata* (tra cui il cervello).

[25] Fiorella Liotto, *Benvenuto Grafeo e l'oftalmoiatria*, in *La Scuola Medica Salernitana*, cit., p. 138.
[26] Emilia Affinito, *La chirurgia*, in *La Scuola Medica Salernitana*, cit., p. 122.
[27] Liotto, *op. cit.*, p. 138.

Si trattava, in pratica, del primo esame di laboratorio. Su di esso si fondava quella scienza d'osservazione che guardava non più soltanto al malato, ma anche al suo escreto liquido, nell'ipotesi o meglio nella certezza che il liquido versato all'esterno riflettesse in qualche modo il liquido o meglio la miscela circolante all'interno. Dal punto di vista organolettico, non si trascurava di saggiare l'urina con il tatto, valutando tra i polpastrelli delle dita la consistenza del suo sedimento, con l'olfatto, fiutandone l'odore attraverso il collo della matula, con il gusto, assaggiandone una goccia in punta di lingua. Ma era la vista il senso più impegnato in questa semeiotica, permettendo di classificare l'urina in *albicans*, *crocea*, *rubiconda*, *cruenta* e via dicendo. L'osservazione trascendeva poi la semeiotica, finalizzata alla diagnosi, diventando anche strumento di prognosi. L'uroscopia diventava *uromanzia*. Nell'urina raccolta in quel momento cruciale che è la malattia, il medico intravvedeva origini e destini, predeterminazioni e finalità.

Esami di laboratorio *ante litteram*, visite in ambulatorio dove i malati sostavano anche un giorno intero (in una sorta di anticipato *day hospital*), prestazioni mediche, chirurgiche, specialistiche (ostetrico-ginecologiche, oculistiche, curative delle malattie della pelle): la medicina salernitana, che comprendeva tutto ciò, era sì una *schola*, ma una «scuola ospedaliera». Lo studio dei libri – dei compendi, dei commentari, dei testi autorevoli chiosati e spiegati – non era disgiunto dallo studio di quei «libri della natura» che sono i malati. «La natura sia il libro che ti consente di vedere», aveva detto sant'Agostino; ebbene la lettura di quei «libri naturali» che erano i malati si prolungava nella loro cura.

Sotto l'aspetto istituzionale, la *Schola Salerni* si realizzava nel suo farsi sul campo. Una vera e propria istituzionalizzazione degli studi era ancora di là da venire. È stato ipotizzato che «gli studenti in una certa fase della loro carriera cominciavano a diventare essi stessi docenti» e si è affermato che «non vi è alcuna prova di qualche laurea accademica in medicina formalmente concessa a Salerno nel secolo XII. Non è stato conservato alcun diploma»[28].

Non diversa era, sotto l'aspetto professionale, la realizzazione della Scuola in *Collegium*. Questo non era altro che «un'associazio-

[28] Kristeller, *op. cit.*, pp. 56-57.

ne di fatto, a completa somiglianza delle associazioni religiose»[29] e dimostrava semplicemente la «genesi corporativa della *Societas Medicorum* salernitana nel secolo XI»[30]. Come la Scuola non rilasciava lauree o diplomi, così il Collegio non rilasciava abilitazioni o licenze. Ambedue erano organismi spontanei, non istituzioni giuridiche. Anche l'organizzazione e legalizzazione della professione era ancora di là da venire. «D'altro canto l'assenza di organizzazione istituzionale a Salerno nel secolo XII corrisponde a ciò che si conosce dello sviluppo degli altri centri universitari. Il secolo XII testimonia anche lo sviluppo della giurisprudenza a Bologna, della teologia a Parigi, della medicina a Montpellier, ma fu solo all'inizio del secolo XIII che queste università raggiunsero un'organizzazione»[31].

La gestazione delle università coincide, all'anagrafe della storia, con la cosiddetta *rinascita del XII secolo*: «il secolo s'apre con la fiorente stagione delle scuole annesse alle cattedrali e si chiude con le prime e già famose università di Salerno, Bologna, Parigi, Montpellier e Oxford»[32]. È una rinascita culturale legata almeno in parte (specialmente in Italia) alla rinascenza demografica delle città, al rinascere della convivenza civica e della vita civile organizzata in comune. Prima, doppiato l'anno Mille, la nascita della «scolastica» si era venuta realizzando nelle *scholae* – episcopali, monastiche, laiche – formatesi via via nell'Occidente medievale. Scuole episcopali si erano formate presso le cattedrali metropolitane, per opera di chierici la cui *philosophia* era finalizzata a fornire i fondamenti della dottrina. Scuole monastiche si erano formate nei conventi cittadini, per opera di monaci la cui *sapientia* era finalizzata a promuovere l'educazione dello spirito. Scuole laiche si erano formate nei centri delle grandi città, per opera di uomini di cultura eccellenti il cui *magisterium* era finalizzato a trasmettere la logica di una «ragione» attivamente operante in seno alla «tra-

[29] Aurelio Mussi, *Il Collegio Medico Salernitano in età moderna*, in *La Scuola Medica Salernitana*, cit., p. 29. Mussi cita Andrea Sinno, *Vicende della Scuola e dell'Almo Collegio Salernitano. Maestri finora ignorati*, Salerno 1950, p. 49.

[30] *Ibid.* Mussi cita Leopoldo Cassese, *La «datatio» e la «roboratio» nelle lauree del Collegio Medico di Salerno*, in «Rassegna Storica Salernitana», XI, 1950, p. 43.

[31] Kristeller, *op. cit.*, pp. 57-58.

[32] Charles Homer Haskins, *La rinascita del XII secolo*, trad. it. di Paola Marziale Bartole, Il Mulino, Bologna 1972, p. 14.

dizione». Bernardo di Chartres, vissuto a cavallo tra l'XI e il XII secolo, Ugo di San Vittore (1096-1141) e Pietro Abelardo (1079-1142), *magister philosophiae* nella nuova scuola dell'Ile-de-la cité di Parigi, erano rispettivamente gli esponenti prototipici di questi tre diversi modelli scolastici[33].

«I miei studenti – ha lasciato scritto Abelardo – esigevano delle ragioni umane; più che di affermazioni avevano bisogno di spiegazioni intelligibili». Alla radice di queste spiegazioni e delle investigazioni successive Abelardo poneva il dubbio. Diceva: «Dal dubbio ci muoviamo alla ricerca, e attraverso la ricerca percepiamo la verità»[34]. Nelle scuole dei *liberi magistri* come Abelardo la filosofia – distinta in *logica* o *rationalis*, *physica* o *naturalis*, *ethica* o *moralis* – era la *disciplina disciplinarum*, cioè la disciplina collegante fra loro i diversi settori del sapere. Perciò queste scuole erano permeabili a discipline in cui la scienza, promossa da veri e propri *mercatores* e *artifices* di cultura mossi da *curiositas* e *vagatio*, cioè studiosi in vari campi e itineranti in varie scuole, aveva maggior modo di aprirsi ad argomenti giuridici e tecnici, *iuris et artium*. Fra tali «arti» figurava l'arte medica, che aveva i requisiti di razionalità, naturalità ed eticità richiesti dalla filosofia. Anche per questo si vedevano *discipuli* «gettati sui libri raccolti nelle splendide biblioteche di Toledo e di Palermo; febbrilmente si erano fatti tradurre dall'arabo in latino ciò che gli arabi a suo tempo avevano tradotto dal greco. Parigi conobbe queste traduzioni»[35].

Ma anche le scuole dei chierici e dei monaci, animati questi da *meditatio* e *stabilitas*, raccoglievano nelle loro biblioteche, accanto

[33] La Scuola di Chartres sorse nel 980 per opera di Fulberto (960-1028), già allievo di Gerberto d'Aurillac, maggior esponente della Scuola di Reims dal 972 al 999, indi papa dal 999 al 1003 col nome di Silvestro II. Alla Scuola appartennero, tra gli altri, Gilberto Porretano (1076-1154) e Guglielmo di Conches (1180-1246). La Scuola presso l'abbazia parigina di San Vittore, fondata nel 1113, ebbe come capostipite Guglielmo di Champeaux (morto nel 1121), trasferitosi dalla Scuola di Notre-Dame dopo la famosa *disputatio de universalibus* con Pietro Abelardo. Scolarchi magistrali come Abelardo, non legati in modo fisso a cattedrali o monasteri, furono, tra gli altri, Giovanni Roscellino e Adelardo di Bath.

[34] Le parole di Abelardo sono riportate da Georges Duby, *L'Europa nel Medioevo*, trad. it. di Lanfranco Binni, Laterza, Roma-Bari 1991 (1ª ed. Garzanti, Milano 1987), p. 126.

[35] *Ibid.*

alle opere teologiche e bibliche e ai testi delle arti del trivio e del quadrivio, testi di giurisprudenza e di medicina. Quest'ultima era annoverata tra le sette *arti meccaniche* o «adulterine» (insieme all'agricoltura, alla navigazione, alla caccia, al teatro, all'abbigliamento, all'armamento) contrapposte alle sette *arti liberali* o «genuine». Ma nelle biblioteche presso la cattedrale di Chartres o presso l'abbazia di San Vittore, alle porte della Parigi medievale, c'erano anche libri di matematica, astronomia, alchimia, filosofia naturale e arte medica, provenienti da Salerno e dalla Spagna andalusa.

Dalla Spagna la diffusione della scienza araba metteva in crisi l'equilibrio interno fra le arti del trivio e del quadrivio. Ad esempio, per quel che concerne l'aritmetica, il nuovo tipo di calcolo basato sui numeri arabi veniva «definito *algorismus* da una corruzione del nome di al-Khuwarizmi (IX secolo)», del quale si usavano anche le tavole astronomiche che consentivano «una precisazione prima impossibile nella determinazione delle disposizioni reciproche di stelle e pianeti, anche nel futuro, e prepara[va]no in certo modo il terreno per una relazione sempre più stretta tra astronomia e astrologia», nonché – come vedremo – tra quest'ultima e la medicina[36].

Bernardo di Clairvaux, campione della mistica cistercense, predicava crociate contro gli «infedeli». Però il cluniacense Pietro il Venerabile, di cui esiste tra l'altro un carteggio su argomenti medici con un maestro della Scuola di Salerno, pur polemizzando aspramente con i musulmani, andava dicendo loro: «Mi avvicino a voi non con le armi, come spesso fanno i nostri, ma con le parole; non con la forza, ma con la ragione». La forza della ragione imponeva quell'apertura per cui Adelardo di Bath (1070-1160), scolarca di Tours che era stato a Salerno e nella Spagna, valorizzava il pensiero scientifico arabo contrapponendolo all'ignoranza dei cristiani. Diceva: «Ho imparato dai maestri arabi a farmi guidare dalla ragione»[37].

Dopo Cluny e Clairvaux, grandi abbazie della Francia feudale, erano dunque Parigi, Chartres, Tours i maggiori centri culturali

[36] Mariateresa Fumagalli Beonio Brocchieri, Massimo Parodi, *Storia della filosofia medievale*, Laterza, Roma-Bari 1996, pp. 215-216.

[37] Le parole di Pietro il Venerabile e di Adelardo di Bath sono riportate ivi, pp. 212 e 216.

della Francia urbana. Secondo la teoria della *translatio studii*, «la Francia [era] come l'erede della Grecia e di Roma, e Parigi era come la nuova Atene»[38]. «La Francia fu nel complesso la massima protagonista della *rinascita del XII secolo* con i suoi monaci e i suoi filosofi, con le scuole delle sue cattedrali che possono essere considerate l'immediato precedente delle strutture autonome dell'Università di Parigi.» Anche l'Inghilterra, la Germania e soprattutto l'Italia vi ebbero parte. Nell'Italia settentrionale, già alla fine dell'XI secolo, Bologna era «la maestra della scienza giuridica» e nell'Italia meridionale Salerno era «il primo *Studio di medicina* dell'Europa»[39].

La Scuola di Salerno otteneva lo statuto giuridico di *Studium generale* dall'imperatore Federico II, per il tramite del suo ministro Pier delle Vigne, con le *Constitutiones Regum Regni utriusque Siciliae*. In queste *Costituzioni melfitane*, emanate a Melfi nel 1231, era fatto «divieto dell'esercizio della medicina a chi non avesse conseguito con pubblico esame l'approvazione dei maestri di Salerno» (libro III, titolo XLIV). Era anche proibito l'esercizio della medicina agli ebrei, pena il carcere duro (libro III, titolo LXX)[40]. Il riconoscimento ufficiale della Scuola di Salerno giungeva quando questa appariva già in fase di declino rispetto ai più avanzati ed emergenti Studi settentrionali, di Bologna e di Padova, quest'ultimo fondato nel 1222 da una diaspora di studenti di Bologna. L'appellativo «generale» non si riferiva alla multifunzionalità dell'istituzione, cioè alla presenza in questa di molteplici insegnamenti (a Salerno, infatti, si insegnava solo medicina), ma alla possibilità di conferire una «licenza» valevole dovunque (*licentia*

[38] Ivi, p. 188.

[39] Haskins, *op. cit.*, pp. 17 e 27-28. I corsivi sono miei. Circa il significato del termine *studium* va fatta una distinzione tra la sua accezione ideologica e quella istituzionale. L'ideologia della società medievale «poneva lo *studium* a fianco dei due poteri, spirituale – il *sacerdotium* – e temporale – il *regnum*». In quanto istituzione, invece, lo *studium* «veniva inteso nel doppio significato di scienza e di concretizzazione della scienza nelle scuole». È quanto afferma Sven Stelling-Michaud, *La storia delle università nel Medioevo e nel Rinascimento*, cit., p. 157.

[40] Giuseppe Pitrè, *Medici, chirurgi, barbieri e speziali antichi in Sicilia (secoli XIII-XVIII)*, a cura di Giovanni Gentile, Casa editrice del libro italiano, Roma 1942, pp. 9 e 99.

ubique docendi) in quanto ratificata da un'autorità universale come il papa o l'imperatore.

Mentre lo Studio di Salerno declinava, lo Studio di Bologna ne raccoglieva in Italia l'eredità nel campo medico (anche se s'imponeva soprattutto come centro di rinascita nel campo del diritto). Esso otteneva tuttavia la qualifica di *Studium generale* solo nel 1291, quando una bolla di papa Niccolò IV riconosceva valore «universale» alla licenza «universitaria». Fu comunque nel suo seno che «si elaborarono le forme istituzionali che furono poi il modello di tutte le università italiane successive, con le sole eccezioni di Napoli e di Roma»[41].

L'università di Napoli, fondata dallo stesso imperatore Federico II nel 1224 come scuola ghibellina in opposizione alla scuola guelfa di Bologna, e l'università di Roma, fondata da papa Bonifacio VIII nel 1303, differivano dal modello bolognese perché le rispettive istituzioni nascevano «per fondazione», cioè dall'alto, per mano imperiale o papale, e non dal basso, in forma «spontanea» e autonoma, per libera aggregazione di maestri e/o scolari. Tali aggregazioni o associazioni erano dette inizialmente *societates* – o «corporazioni», «confraternite», «gilde» a seconda dei luoghi – e solo in un secondo tempo, pervenute a una meglio definita articolazione istituzionale, *universitates*.

Un altro elemento di differenziazione di queste nascenti università era il fatto che l'associazione poteva consistere in una unitaria aggregazione di studenti (*universitas scholarium*), come a Bologna e a Padova, oppure di docenti (*universitas magistrorum*), come a Parigi e a Montpellier. Scolari e maestri erano, gli uni e gli altri, raggruppati in comunità nazionali (*nationes*). A Parigi, modello delle università dell'Europa continentale, e dove le più antiche tracce d'insegnamento medico risalgono al 1213, le «nazioni» erano quattro: c'era la nazione normanna, quella francese (comprendente anche Italiani e Spagnoli), quella piccarda (comprendente anche Valloni e Fiamminghi), quella inglese (comprendente anche i Tedeschi dell'ovest e dell'est). A Montpellier, modello con Bologna delle università dell'Europa mediterranea, la spontaneità

[41] Giorgio Cencetti, *Studium fuit Bononiae*, in *Le origini dell'Università*, cit., p. 134.

dell'istituzione, legata al favore concesso nel 1181 dall'autorità signorile locale (nella persona di Guilhem VIII) a quei medici che avessero voluto aprire liberamente una scuola, approdava nel 1220 a uno *Studium generale* di medicina posto sotto la giurisdizione papale (mediata dalla tutela del vescovo di Maguelonne).

Di questo brillante sviluppo Montpellier va debitrice a un complesso di fattori di carattere scientifico, geografico, politico e religioso. In primo luogo, la posizione geografica della città non poteva essere più favorevole: da un lato rivolta al Mediterraneo e vicina alla Spagna, dove fiorivano le scuole islamiche [di Cordova e di Toledo], e dall'altro abbastanza vicina all'Italia per poter direttamente ricevere [da Salerno] il retaggio spirituale dell'antichità classica[42].

Dalla Spagna l'intransigenza religiosa dei Sultani, quella stessa che abbiamo visto a metà del XII secolo costringere all'emigrazione Maimonide, costringeva altri ebrei a trasferirsi nel Mezzogiorno della Francia. Il *Midi*, dal Rossiglione alla Linguadoca alla Provenza, era un'ampia regione in pieno sviluppo manifatturiero, commerciale, culturale. Centri di cultura ebraica si formavano a Narbona, a Béziers, a Lunel, a Montpellier. Qui l'apporto della medicina ebraica non fu meno consistente di quello della medicina araba e salernitana; era inoltre fiorente dal 1170, come già s'è detto, l'attività ospitaliera della *confrérie* di Guy de Montpellier. «Così, mentre la Scuola salernitana andava declinando e quella di Parigi si trovava paralizzata dalla rigidità del dogma, la Scuola di Montpellier ricevette un continuo impulso dagli ospedali degli ordini monastici, che fornivano ai medici e agli insegnanti ricco materiale d'osservazione»[43].

Viceversa a Parigi, città della «scolastica», questa si realizzava in un ambito di studi dove l'osservazione cedeva il passo all'astrazione: tali le «facoltà» parigine di teologia e di diritto canonico. Il termine *facultas*, nel campo degli studi superiori, faceva la sua comparsa nel 1219, usato da papa Onorio III per indicare una disciplina o un complesso di discipline con sbocco in un diploma specifico. Si trova menzione, datata 1231, di una «facoltà» parigina

[42] A.G. Chevalier, *La facoltà medica di Montpellier*, in «Rivista Ciba», a. II, n. 14, novembre 1948, p. 447.
[43] Ivi, p. 448.

nella quale convergevano *magistri artium et physice*, cioè maestri d'arti e medicina[44]. Comunque il fatto stesso che gli studi superiori si applicassero a Parigi al campo teologico, non a quello filosofico, e al campo giuridico-canonico (ecclesiastico), non a quello del diritto romano (laico), la dice lunga sul *modus parisiensis* di concepire gli studi: l'approccio osservativo cedeva il passo alla speculazione astratta e il metodo analitico e critico cedeva il passo al dogmatismo verbale e sillogistico. Un'arte come quella medica, basata sull'osservazione e l'analisi, non poteva che risultarne penalizzata. Un greve bagaglio ideologico-dottrinale, congeniale agli intendimenti dell'autorità politico-religiosa dominante, non mancava d'influenzare pesantemente il clima culturale ripercuotendosi altrettanto pesantemente sulla medicina: sulla critica testuale, sulla pratica clinica, sulla ricerca anatomica. Lo stesso papa Onorio III inibiva ai chierici e ai monaci ogni ingerenza nella pratica medica.

Circa la supremazia in medicina degli *Studia* meridionali, rispetto a quelli settentrionali, non c'è ombra di dubbio. Ne dà testimonianza Egidio de Corbeil, il chirurgo francese forse più celebre tra quelli attivi fra XII e XIII secolo, intenzionato a promuovere anche a Parigi lo sviluppo degli studi medici. A suo riguardo la storiografia rileva che «dalle Scuole di Salerno e di Montpellier si recò a Parigi» allo scopo «di portarvi le cognizioni acquisite»[45]; e, più in generale, aggiunge che «le università medioevali non portarono contributi alla conoscenza medica, eccezion fatta per qualche progresso nell'anatomia e nella chirurgia in alcune Scuole del sud, come Bologna e Montpellier»[46].

Vedremo più avanti come il progresso nell'anatomia e nella chirurgia sia l'aspetto consequenziale saliente, in campo medico, della «rinascita della filosofia e della scienza» che caratterizzò sul piano culturale il XII secolo e che diede risalto alle «origini delle università»[47]. Università ricche di prestigio, quando il Medioe-

[44] Marie-Cristine Pouchelle, *Corpo e chirurgia all'apogeo del Medioevo*, trad. it. di Maria Palazzesi, Il Melangolo, Genova 1990, p. 37n.

[45] Haskins, *op. cit.*, p. 273.

[46] Id., *L'origine delle università*, in *Le origini dell'Università*, cit., p. 51.

[47] Nel libro *La rinascita del XII secolo*, cit., l'autore Charles Homer Haskins intitola gli ultimi tre capitoli *La rinascita della scienza* (pp. 247-284), *La rinascita della filosofia* (pp. 285-305), *Le origini delle università* (pp. 307-331).

vo toccò nel XIV secolo il proprio apogeo e insieme sprofondò nell'abisso della grande peste, erano già insediate in molti punti d'Europa. Oltre a quelle italiane e francesi – in Francia, oltre a Parigi e a Montpellier, ne esistevano a Reims, Orléans e Tolosa – c'erano le università di Oxford (fine del XII secolo) e di Cambridge (1208) in Inghilterra, le università duecentesche di Palencia, Salamanca, Valladolid e Siviglia in Spagna, l'università di Lisbona-Coimbra (1289) in Portogallo, l'università di Praga (1347) in Boemia. In Italia, oltreché a Bologna, Padova, Napoli e Roma, esistevano università, sorte tra la metà del Duecento e la metà del Trecento, a Perugia, Firenze, Pisa, Siena, Vicenza, Piacenza, Vercelli e in altre città centro-settentrionali.

Le facoltà di medicina si erano moltiplicate anch'esse, ma la loro presenza in seno alle istituzioni universitarie non era la regola; alcune università erano infatti prive di facoltà mediche; altre nascevano ma, se la loro offerta di istruzione era inadeguata (per difetto o per eccesso) alla domanda, morivano dopo qualche anno di vita e con esse gli studi medici ivi coltivati.

Centro di studi importanti era Parma, dove alla fine del XII secolo esisteva una scuola così fiorente da far ombra in campo medico, o più propriamente chirurgico, alla stessa Bologna. Un esponente di spicco fu il già menzionato Ruggero Frugardo da Parma, la cui *Cyrurgia*, sistemata formalmente dal maestro di logica Guido d'Arezzo, fu poi arricchita e aggiornata dall'allievo Rolando da Parma divenendo nota con il nome di «Rolandina»[48].

Sul proscenio del Basso Medioevo, sulla scena del curare e del guarire, la figura del medico, che nell'ambito delle neonate università incominciava a definire la propria fisionomia scientifico-professionale, e la figura del chirurgo, personificata in valentuomini di capacità e di prestigio come il citato Egidio de Corbeil, venivano ad aggiungersi alle figure di curanti e guaritori caratteristiche dell'Alto Medioevo: re taumaturghi (d'Inghilterra e di Francia, che al venerdì santo toccavano e sanavano le parti

[48] Sulla parmigianità di Ruggero Frugardo non deve trarre in inganno il binomio *Rogerius Salernitanus* con cui «mastro Roggero» fu noto a Montpellier: al tempo della fioritura della medicina in Salerno, fuori d'Italia ogni medico italiano era detto «salernitano».

malate)[49], vescovi e abati, diaconi e monaci, frati infermieri, chirurghi di campagna, donne delle erbe e dei parti, nonché – ultimi ma non in coda – i «ciarlatani» e i «salimbanchi», cioè coloro che con «ciarle» si «impancavano» a dispensare unguenti ed elisir o a estrarre denti guasti (cavadenti) e a manipolare arti rotti o lussati (conciaossa)[50].

Ai religiosi che esercitavano un'arte subordinata alle preghiere e ai miracoli, marginale rispetto alle pratiche di misericordia e di carità, ai profani che esercitavano la stessa arte senza alcun riferimento dottrinale e nei modi di un mero empirismo, venivano ad aggiungersi medici che imparavano a curare non tanto il corpo e l'anima alla «scuola del Salvatore» quanto gli umori e i temperamenti alla «scuola d'Ippocrate».

Ancora nel X secolo il vescovo di Verona Raterio (888-974) ammoniva che «tutta la sapienza viene da Dio» (*Ecclesiastico*, 1.1) quasi rinnovando il monito divino «Sono io, il Signore, colui che [ti] guarisce» (*Esodo*, 15.26). Se nell'Alto Medioevo la medicina era un *donum Dei*, nel Basso Medioevo essa era ancora un dono da Dio dato all'uomo, ma non come sapienza perfetta e compiuta, bensì come scienza da perfezionare e da compiere, cioè come sapere potenziale da tradurre in atto mediante lo studio, l'applicazione pratica, l'esercizio professionale acculturato e ben regolato. Era un *donum scientiae*, con la sua propria tecnica o arte.

2. *Officine del sapere e fabbriche della salute*

Nonostante il fiorire delle università, fra XIII e XIV secolo i centri europei produttivi di scienza medica – *officine del sapere* – si contavano sulle dita di una mano. Evidente, ma solo a noi posteri, era inoltre il seguente paradosso: i luoghi dove più si affollavano i malati, cioè gli ospedali, erano privi di medici; viceversa i

[49] Sulla credenza del miracoloso potere dei re francesi e inglesi di guarire gli scrofolosi vedi Marc Bloch, *I re taumaturghi*, trad. it. di Silvestro Lega, Einaudi, Torino 1973.

[50] Il termine «ciarlatano» sembra derivi dall'incrocio lessicale tra «ciarla» e «cerretano», nome quest'ultimo derivante da Cerreto, località dell'Umbria da cui in età medievale provenivano molti guaritori girovaghi.

luoghi dove questi si venivano formando, cioè le università, erano privi di malati. Le due sedi istituzionali della medicina procedevano su binari differenti, senza incontrarsi (con la sola eccezione di Montpellier). Le università erano luoghi di sola dottrina e gli ospedali luoghi di sola assistenza. Gli ospedali non erano ancora centri produttivi di salute – *fabbriche della salute* – aventi per fine la terapia e, ove possibile, la guarigione dei malati.

L'incontro dei malati con i loro curanti, cioè con coloro che, se licenziati dall'università, erano detti «fisici» piuttosto che «medici», avveniva altrove: la *visita medica* era un'attività che si svolgeva o nella residenza dei malati, perlopiù abbienti, o nella dimora dei medici. Questi, al sorgere delle università, erano figure, come s'è visto, ancora in cerca di un'identità definita. In Francia, ad esempio, si incarnavano nei cosiddetti *mires*, al cui riguardo ancora ci si interroga: «medico? chirurgo? come l'uno e l'altro, essi erano apparsi verso la fine del XII secolo», per «scomparire poi gradualmente nel XV» con l'affermarsi pieno delle facoltà universitarie di medicina. «Forse era solo il nome *mires* che spariva, in sincronia con il fatto che i *fisici* diventavano *medici*»[51].

«Visita» viene dal latino *visito*, iterativo di *viso*, «vedo», a significare il vedere più volte, l'osservare ripetutamente: *observatio et repetitio*. «Visita medica» è la pratica fondamentale del rapporto medico-paziente, una pratica svolta fra sintomi e storie, fra le storie del passato e del futuro – *praeterita agnoscere* (anamnesi) e *futura praevidere* (prognosi) – e la sintomatologia del presente – *praesentia scire* (semeiotica diagnostica) – una pratica volta a fini di *tuitio* (prevenzione) o di *restauratio* (terapia riparativa) ed esercitata, oggi diremmo, in forma domiciliare o ambulatoriale. Nel Basso Medioevo, solo comprendendo nel nome «visita» anche la pratica relazionale di quanti – ministri, assistenti, infermieri – di fatto amministravano cure assistendo gli infermi, potremmo considerarla anche una pratica ospedaliera.

Chi erano allora, nel Basso Medioevo, i medici e i chirurghi, cioè gli esercenti – ai più alti livelli di competenza, ma su diversi piani di applicazione – delle arti del curare e del guarire? I

[51] Pierre Duhamel, *Histoire des médecins français*, Plon, Paris 1993, p. 122.

religiosi – monaci e chierici – che nell'Alto Medioevo abbiamo visto farsi mediatori terreni del Divino guaritore erano finiti fuori gioco, spiazzati dai decreti dei concili (Montpellier 1162 e 1195; Parigi 1212) e dalle bolle papali che inibivano loro di professare la medicina in quanto arte che comprendeva pratiche cruente, in contrasto con il dettato conciliare *Ecclesia abhorret sanguine* (Tours 1163), e soprattutto in quanto arte che veniva esercitata da molti non più come mezzo di perfezione, in grado di rendere il medico simile a Dio, ma con fine di «curiosità» o, peggio, di lucro. Per questo si diceva che eccellessero i medici ebrei, che infatti erano eccellenti (anche se inibiti alla professione, peraltro con deroghe). Però erano gli stessi papi a fondare le università e a legittimare le licenze per insegnare ed esercitare la medicina dovunque. Sulle prime, pertanto, i medici continuavano a identificarsi nei *clerici vagantes*: non era solo una moda che vestissero l'abito nero, né era solo una «etichetta», cioè una morale spicciola, che si atteggiassero con la gravità e il riserbo propri del clero. Tuttavia questi medici-chierici, non potendo più esercitare le pratiche cruente dell'arte, delegavano tali pratiche ad altri; e costoro altri non erano che i chirurghi.

È a partire dal XIII secolo che le figure del medico e del chirurgo si separano gradualmente. La formazione del primo si legava a un *curriculum* universitario ben definito, che peraltro non era affatto una breve corsa. Era invece un *excursus* approfondito in tutto lo scibile medico, generalmente della durata di sei anni, secondo quanto indicato nella bolla di papa Clemente V emanata l'8 settembre 1309 da Avignone e ispirata da Guglielmo Corvi da Brescia (1250-1326), «medico e cappellano», ma soprattutto dal sommo Arnaldo da Villanova, medico papale: «I baccellieri che vogliono essere promossi al grado di maestro [o dottore] in questa Facoltà [di medicina] e in questo Studio [di Montpellier] devono portare all'esame i testi di Ippocrate, Galeno, Avicenna, Rhazes, Isacco l'Ebreo, Costantino Africano, Arcimatteo e altri maestri della Scuola di Salerno».

Ma prima di ciò dovranno essi aver seguito le lezioni di medicina nelle rinomate sedi di questa stessa Facoltà, per un periodo di cinque anni nel caso che abbiano già conseguito il grado di maestro delle arti del trivio e del quadrivio, altrimenti per sei anni, contando almeno otto mesi per anno; e sempre più in questi luoghi dovranno aver esercitato la pratica della medicina per otto mesi o due estati almeno[52].

Arnaldo da Villanova (1238/40-1313), catalano, era la massima autorità medica di Montpellier, rettore universitario dal 1289 al 1299, curante di papi (Bonifacio VIII, Benedetto XI, Clemente V) e di sovrani (Giacomo II d'Aragona, Federico II). Il suo *Breviarium*, a uso di medici e studenti, era tanto diffuso quanto rinomato, presso i contemporanei e i posteri, era il suo «commento» al *De regimine sanitatis* salernitano. L'intera produzione letteraria di Arnaldo sfiora le 60 opere, comprendenti argomenti di alchimia, astrologia, medicina, matematica. L'introduzione in campo medico di tecniche di calcolo rappresentò il suo tentativo di quantificazione delle qualità elementari. Ad esempio nei suoi *Aforismi*, modellati su quelli ippocratici allo scopo di fornire ai medici quanto poteva loro bastare per l'esercizio della professione, egli inserì quelli *de gradibus*, nei quali cercò di «graduare», cioè misurare e per così dire assiomatizzare *more mathematico*, le qualità dei farmaci «complessi» (diversi da quelli «semplici»)[53].

Egli fu filosofo e teologo: univa infatti alla vocazione di riformatore degli studi medici quella di riformatore della Chiesa all'insegna dello stesso rigore dottrinario razionalmente indirizzato, un rigore da lui ritenuto più che mai necessario in tempi calamitosi come i suoi. Si intitola infatti *De tempore adventus antichristi* un suo libro profetico e ammonitore, per il quale l'autore fu a lungo in odore di eresia, tanto quanto lo fu per le sue pratiche e teorie astrologiche e alchemiche, mutuate dalla medicina araba. Era il tempo in cui l'alchimia era in Occidente una *novitas* e gli alchimisti occidentali intraprendevano a trasmutare i metalli e ricercare il *lapis philosophorum* – la «pietra filosofale» o agente materiale di perfezione – e incominciavano a cercar d'isolare il «quinto elemento» o «quint'essenza», purificata dall'impura materia dei

[52] I passi della bolla papale sono riportati da Jole Agrimi, Chiara Crisciani, *Malato, medico e medicina nel Medioevo*, Loescher, Torino 1980, p. 163.

[53] Devo questo rilievo a Jole Agrimi, relatrice su *Forme di scrittura della medicina come scienza operativa nel Medioevo: aforismi, parabole, esempi* alla Giornata di studio su *Le forme della comunicazione scientifica*, Milano, 23 aprile 1997.

quattro elementi naturali[54]. In questa linea di ricerche e di tentativi verrà a collocarsi la creazione dell'«acqua infiammabile» (alcol a 60°) e dell'«acqua della vita» o *aqua vitae* (alcol a 90°).

Per certi aspetti accostabile alla figura di Arnaldo era quella del suo contemporaneo e conterraneo Raimondo Lullo (1235-1314), nativo di Palma di Maiorca, uomo di scienza vasta e profonda, la cui *Ars generalis* si proponeva come *clavis universalis* per aprire e svelare tutti i segreti della natura, ivi compresi quelli medici. Alchimista, astrologo e teologo, fu per il Medioevo un simbolo delle aspirazioni proprie dell'età; a lui furono attribuite una vita ultracentenaria e oltre tremila opere.

Montpellier, dove la figura di Arnaldo dominava, era allora più che mai un crogiuolo di teorie e di pratiche mediche. Oltre ai medici locali e a quelli catalani, lusitani, ebrei e «salernitani» (italiani), era folta la colonia britannica, rappresentata da Gilberto Anglico, autore di un noto *Compendium*, dal presunto oriundo scozzese Bernard de Gordon (in realtà nativo di Gourdon in Provenza), docente nell'università dal 1283 e autore nel 1305 di un celebre *Lilium medicinae*, e poi da John di Gaddesden (1280-1349), autore di una altrettanto celebre *Rosa anglica* e successivamente insegnante a Oxford. *Lilium* e *rosa* erano nomi indicativi del «florilegio» o raccolta «antologica» in cui consistevano le due opere.

Lo scorcio del Duecento e la prima metà del Trecento erano decenni aurei per l'università della Linguadoca, dove si parlava la *langue d'oc*; ancora nel 1378 Montpellier contava oltre mezzo migliaio di studenti. Ma anche l'attigua Provenza, dove in campo letterario fioriva la «scuola provenzale», e la vicina Valle del Rodano ne erano popolate, specialmente nel periodo della «cattività avignonese» dei papi, cioè dal 1305 al 1377, quando la corte papale dava lustro e grande importanza ad Avignone. Di studenti Avignone, nello stesso anno 1378, ne contava addirittura mille.

Un medico-papa, però anteriore al trasferimento della sede papale ad Avignone, era, nel maturo Duecento, Pietro Ispano (1226-1277), nativo di Lisbona e formato a Parigi. Medico papale prima di Adriano V e poi di Gregorio X, da questi veniva ordinato vescovo

[54] Vedi in proposito Chiara Crisciani, Michela Pereira, *L'arte del sole e della luna. Alchimia e filosofia nel Medioevo*, Centro italiano di studi sull'Alto Medioevo, Spoleto 1996.

di Tuscolo; indi era eletto papa nel 1276 con il nome di Giovanni XXI. L'anno dopo moriva per il crollo del tetto della sua stanza nel Palazzo dei papi di Viterbo, si disse per una trama ordita contro di lui. Del papa-medico sono opere insigni un testo di oftalmoiatria, il *Liber oculorum*, e un trattato di terapia per il popolo, il *Thesaurus pauperum*, finalizzato a fornire ai non abbienti i criteri e suggerimenti terapeutici per ovviare alle crescenti medicalizzazioni delle cure, costosità delle cure mediche, esosità dei medici curanti.

Il «tesoro dei poveri» era davvero tale? Con il senno di poi è stato detto che conteneva «un'anatomia corretta nelle linee generali, ma deformata dall'incomprensione totale del sistema circolatorio»; che includeva «una fisiologia ricca d'intuizioni, ma ossessionata dall'idea dei quattro umori»; che contemplava «una patologia più abile nel descrivere e distinguere i sintomi delle malattie che nello scoprirne le cause e i rimedi»; che proponeva «una farmacologia provetta nell'uso delle erbe, ma del tutto incapace di usare i composti chimici»[55]. Tra i rimedi suggeriti trovavano posto la tela di ragno applicata alle tempie, contro le febbri, e il piè di lupo appeso al collo, contro i dolori colici.

L'intenso lavorio dottrinale e disciplinare attraverso cui si veniva formando nelle università medievali il sapere medico del quale abbiamo visto protagonista a Montpellier Arnaldo da Villanova (e di cui vedremo altri protagonisti a Bologna e a Padova) si rifaceva in parte all'altrettanto intensa elaborazione filosofica di due grandi *maîtres à penser* del Basso Medioevo, non medici, ma scienziati, anche se non nel senso moderno del termine: Alberto Magno e Ruggero Bacone. Il loro pensiero fa da cornice al quadro filosofico-scientifico in cui, tra Medioevo e Rinascimento, veniva a configurarsi una nuova medicina. Elementi in comune ai due grandi pensatori – due figure e stature per certi versi simmetriche – erano l'abito degli Ordini Mendicanti (rispettivamente dell'Ordine dei Predicatori e dell'Ordine dei Frati Minori) e la longevità (ultrasettantenni entrambi) estesa a quasi tutto il XIII secolo.

Alberto Magno (1206-1280), di nobile famiglia sveva, era un padre domenicano a trent'anni già maestro di teologia a Parigi.

[55] Roberto Sabatino Lopez, *La nascita dell'Europa. Secoli V-XIV*, Einaudi, Torino 1966, p. 408.

La sua attività teologica si concretava in una *Summa de creaturis* che, attraverso la lettura cristiana di Aristotele (anticipatrice di quella ulteriore del suo allievo Tommaso d'Aquino), si specificava scientificamente nei tre trattati di storia naturale *De animalibus*, *De vegetalibus*, *De mineralibus*: una vera enciclopedia naturalistica destinata, nelle intenzioni dell'autore, a dare alla cristianità una scienza nuova, ricostruita, come aveva fatto Averroè per l'Islam, sulle basi di quella aristotelica antica. Per Alberto Magno, Aristotele non era affatto un filosofo pagano da «bollare» come avevano fatto i papi Innocenzo III e Gregorio IX, ma era una *auctoritas* da studiare, approfondire, commentare, contraddire, correggere, alla luce di una *ratio* analiticamente operante sulla base dell'*experimentum*. Nelle scienze della natura non valeva l'*ipse dixit*, ma avevano valore soltanto le cose *probatae per experientiam*; e gli *experti* erano i soli titolati a dar conto di ciò che veramente accade nel triregno della natura[56].

Ruggero Bacone (1214-1292), di ricca e potente famiglia inglese, studente e poi maestro d'arti a Parigi, fattosi frate francescano a quarant'anni (in concomitanza con il rovescio delle fortune familiari), si impegnava a Oxford nel grandioso progetto di una enciclopedia del sapere universale: un progetto condensato in tre opere – *Opus maius*, *Opus minus*, *Opus tertium* – inviate nel triennio 1266-68 a papa Clemente IV perché ne facesse il fondamento di una riforma non solo religiosa, ma anche civile e scientifica. Nel solco tracciato dal suo maestro di Oxford, il francescano Roberto Grossatesta (1175-1253), cancelliere universitario e vescovo di Lincoln, egli concepiva come *scientia prima* la matematica, considerata non solo come base comune delle arti del quadrivio, ma anche come mezzo dato da Dio all'uomo per decifrare quantità e misura di tutte le cose create, tra cui quelle fisico-naturali. Questa matematizzazione della natura fisica, tra cui quella corporea, da un lato era vista convergere con i dati dell'esperienza sensibile in una *scientia experimentalis* poiché, come asseriva Ruggero Baco-

[56] Controfigura, per così dire, di Alberto Magno fu Vincenzo di Beauvais, anch'egli domenicano, autore dell'enciclopedico *Speculum maius* – tripartito in *naturale*, *doctrinale*, *historiale* – che nella seconda parte comprende il sapere medico fondato su una ragione analiticamente operante in seno alla tradizione aristotelica.

ne, *sine experientia nihil sciri potest*; d'altro lato era vista esprimersi con chiara evidenza nella «fisica della luce», od ottica geometrica, dove le tenebre della corporeità si dissolvevano nella luce dello spirito. Come si vede, nel pensiero di questo *doctor mirabilis*, elementi filosofico-scientifici d'avanguardia si intrecciavano con elementi di eterodossia religiosa: erano questi ultimi, uniti al retaggio di un arabismo astrologico-alchemico non mai rinnegato, a portare il filosofo in carcere e i suoi scritti alla condanna[57].

Le coordinate epistemologiche e metodologiche di una nuova scienza, anche medica, erano l'autonomia dalla teologia, un'autonomia che significava non contrasto ma distacco, e la fondazione speculativo-sperimentale, matematizzante in Ruggero (e minoritaria), aristotelizzante in Alberto (ed egemone): tale, a grandi linee, l'orizzonte concettuale in cui veniva a disegnarsi, nei secoli XIII-XV, la «filosofia naturale», di cui era parte la «medicina scolastica». *Edocere medicos*, nel Basso Medioevo, significava trarre dagli studenti di medicina dei medici nuovi, legati sì alla *traditio*, ma aperti alla *ratio*. Significava inoltre raccordare quest'ultima alla *experientia*, onde non fare della medicina una dottrina astratta preservandola nel contempo dal rischio di ridursi a congerie caotica di dati empirici[58].

A cavallo tra Duecento e Trecento correvano gli anni in cui la medicina, legittimata a *scientia* in quanto fondata sulla speculazione e sul metodo dialettico-disputatorio come la scienza del diritto, e assimilata all'*ars* in quanto arricchita da comportamenti nascenti dall'esperienza diretta di prima mano, diventava una *theorica* e una *practica* armonizzate fra loro, evitando da un lato l'eccessivo teorizzare, enfatizzante la posizione elitaria del medico ma vanificante la sua vera ragion d'essere, ed evitando dall'altro l'eccessivo praticismo, snaturante la professione relegandola tra i mestieri meccanici e vili.

[57] Su Ruggero Bacone la bibliografia è vastissima: vedi Franco Alessio, *Un secolo di studi su Ruggero Bacone (1848-1957)*, in «Rivista critica di storia della filosofia», n. 14, 1959, pp. 81-102. Sulla sua figura vedi Francesco Bottin, Introduzione a Ruggero Bacone, *La scienza sperimentale*, Rusconi, Milano 1990, pp. 7-41 (con appendice bio-bibliografica).

[58] Vedi Jole Agrimi, Chiara Crisciani, *Edocere medicos. Medicina scolastica nei secoli XIII-XV*, Istituto italiano per gli studi filosofici, Guerini e Associati, Napoli 1988.

Scienza, arte, teoria, pratica, tutte avevano radici in nuove condizioni socioculturali, in nuove concezioni dell'uomo e del mondo. Uomo e mondo, liberandosi da interventi divini, da origini e fini soprannaturali, diventavano gli oggetti di filosofie umanistiche e naturalistiche progressivamente erosive dell'area teologica medievale. Diventavano gli oggetti di una indagine medica a sé, per la quale il corpo umano era un insieme ordinato di fenomeni naturali direttamente osservabili e di cui la ragione poteva ricavare le leggi.

Scientificamente fondata, autonoma, inserita in modo organico nel contesto filosofico-culturale del tempo, la medicina era, alle soglie e agli inizi del Trecento, prossima a darsi una nuova identità anche in Italia. A Bologna il suo insegnamento si ristrutturava, nell'ambito di una riorganizzazione generale dello Studio bolognese che prevedeva

> un assetto nuovo, non più basato sulle divisioni per *nationes* [toscani, romani, lombardi, ultramontani], ma su aggruppamenti disciplinari per qualche aspetto anticipatori delle moderne facoltà. Sul rafforzamento da posizioni di autonomia delle discipline medico-chirurgiche nel novero delle arti incise in misura notevole il Comune che, verso fine secolo, già era in grado, sostituendosi in ciò alle *universitates*, di stipendiare e forse anche di designare non pochi maestri dello Studio; ciò fece non di rado valendosi di dottori di provenienza esterna e segnatamente toscana, come è provato fra l'altro dalla chiamata a Bologna del lucchese Ugo Borgognoni per tenere prima una condotta medico-chirurgica comunale e poi un insegnamento di fisica presso lo Studio; seguito in ciò dai figli Veltro, Francesco e Teodorico; come è ancora testimoniato dalla venuta del fiorentino Taddeo d'Alderotto[59].

Taddeo Alderotti (1223-1295), nativo di Firenze, insegnò a Bologna dal 1260. Fu tra i primi a illustrare con ampi commenti gli *Aforismi* di Ippocrate, l'*Ars parva* di Galeno, la *Isagoghè* dell'arabo Giovannizio. È l'autore di uno dei più antichi testi medici in volgare, «sulla conservazione della salute», scritto per l'amico Corso Donati: uno scritto, sulla falsariga del «regime» salernitano, per dar consigli a un potente, dietro sua richiesta, sul come star bene e vivere a

[59] Augusto Vasina, *Lo Studio bolognese fra XIII e XV secolo*, in AA.VV., *Storia illustrata di Bologna*, a cura di Walter Tega, AIEP, San Marino 1987, pp. 92-93.

lungo. Un'opera veramente inaugurale, scritta verosimilmente per influenza sugli «artisti» (i medici) da parte dei «legisti» (i giuristi), è quella dei *Consilia medicinalia*, che dà inizio a un genere letterario del tutto nuovo, i «consigli medici», messi per iscritto e concernenti casi concreti o casi tipici, con riferimenti alle persone, alle loro condizioni professionali e sociali, alle loro storie, ai loro sintomi di malattia, alle presunte cause di questa e ai rimedi prescritti. Si trattava di pareri tanto ambìti quanto ben retribuiti, dal momento che i biografi dell'Alderotti (tra i quali Filippo Villani) lo dicono «molto arricchitosi con l'arte sua» (nonché «avaro» ed esoso).

Quel che più conta di lui è l'instaurazione da parte sua, nello Studio bolognese, del metodo scolastico applicato all'insegnamento-apprendimento della medicina. Egli iniziava la lezione con la *lectio*, appunto, o *expositio* di un passo tratto da un testo autorevole, che poteva essere l'*Articella* galenica per gli studenti alle prime armi o il *Canone* di Avicenna (tradotto in latino a Toledo da Gerardo da Cremona) per quelli già avanti negli studi. Procedeva poi per *quaestiones*, talora con digressioni *extravagantes* rispetto all'argomento principale; questo veniva affrontato con riferimento alle quattro cause aristoteliche (secondo un modello messo in auge da Michele Scoto, filosofo e maestro di alchimia, astrologia e fisiognomica, transitato a Bologna nel 1220 prima di stabilirsi alla corte di Federico II): causa materiale (cioè la materia della trattazione), causa formale (cioè la sua forma espositiva), causa efficiente (cioè l'autore dell'opera), causa finale (cioè il fine o scopo dell'argomento prescelto). Il maestro formulava a questo punto una serie di *dubia*, cui facevano seguito i momenti euristici della *disputatio* (dove la dialettica dell'Alderotti si lanciava a polemizzare con i colleghi rivali) e infine della *solutio*. Per una scienza di lunga durata come quella medievale, coltivata nel segno delle *auctoritates* in un mondo di pergamene, il tardo Duecento e poi il Trecento erano un periodo di accelerazione in cui essa, da conclusa e perfetta, si apriva e problematizzava nel segno di *rationes* inauguranti una procedura nuova: il *motus de cognitis ad incognita*, cioè un processo di ricerca che andava dal già risaputo verso un nuovo sapere[60].

[60] Su Taddeo Alderotti vedi Nancy G. Siraisi, *Taddeo Alderotti and His Pupils. Two Generations of Italian Medical Learning*, Princeton University Press, Princeton (N.Y.) 1981. Tra gli allievi dell'Alderotti troviamo Gentile

La metodologia riformatrice dell'Alderotti, tra l'*experientia* e la *observatio* delle sue visite mediche e la *ratio* e la *disputatio* delle sue lezioni *ex cathedra*, diventava epistemologia rivoluzionaria in Pietro d'Abano (1257-1315). Questi, nel libero Comune di Padova dove il suo contemporaneo Marsilio era detto «luce della città», faceva brillare, accanto alla filosofia politica del marsiliano *Defensor pacis*, una nuova filosofia della scienza medica. Nel 1307 lo troviamo a insegnare medicina, filosofia e scienza degli astri nella facoltà patavina delle «arti». Tale approdo in patria faceva seguito a un lungo periodo trascorso a Costantinopoli, città erede della tradizione medica greco-bizantina e sede del rifiorire della medicina sotto lo stimolo culturale degli Arabi. Perfetto conoscitore delle lingue araba e greca, Pietro aveva studiato alle fonti l'astrologia, l'alchimia e la medicina d'Ippocrate e di Galeno. Poi, intorno all'anno 1300, era stato a Parigi, dove aveva insegnato ed elaborato un sapere di mediazione tra le *scientiae* classiche, arricchite dall'arabismo, e le *artes* di Francia. Nel suo pensiero si erano venute a creare inconsuete alleanze tra discipline: tra alchimia e medicina, tra medicina e matematica, tra medicina e astrologia.

I nessi interdisciplinari sono uno dei principali temi della sua opera maggiore, il *Conciliator differentiarum philosophorum et praecipue medicorum*, imponente trattato di medicina teorica e pratica, unite a problemi di filosofia della natura. Il medico, per Pietro, è anzitutto un matematico, studioso del moto degli astri, che si fa dapprima astrologo, studioso delle influenze degli astri sull'uomo, e poi umanista e naturalista, studioso degli aspetti antropologici (suo è anche un *Liber compilationis physionomiae*) e degli aspetti fisiopatologici di tali influssi astrali. L'astrologo non si oppone al medico, anzi coincide con esso: l'astrologia guida l'arte indicandole il momento più propizio od opportuno per agire con efficacia. L'astrolabio non è solo uno strumento di calcolo astronomico per misurare l'altezza del sole e delle stelle sull'orizzonte; è anche uno strumento d'uso medico per ricavare dalla posizione degli astri le informazioni necessarie per cogliere le erbe al momento giusto e per somministrare i rimedi nelle migliori condizioni possibili.

da Cingoli, Dino e Tommaso Del Garbo, Bartolomeo da Verona, Gentile da Foligno e Mondino de' Liuzzi.

La medicina, per Pietro, non è solo *un'*arte aggiuntiva alle sette arti del trivio e del quadrivio, né è solo *una* scienza inserita alla pari fra le altre; è invece *la* scienza per eccellenza, la *scientia scientiarum*, la *philosophia* fatta dalla sintesi delle sette arti. Il medico quindi è, più che mai, *philosophus naturalium rerum*, un filosofo della natura, ivi compresa, al primo posto, la natura umana.

Gli ultimi anni della vita di Pietro d'Abano furono tormentati da tre processi giudiziari intentati contro di lui per eresia. Dei cinquantatré capi d'accusa i più gravi erano quelli di «magia nera» o negromanzia, di derisione dei miracoli dei santi, di negazione dell'esistenza dei dèmoni. In realtà egli era un mago nel senso in cui lo erano, nel Basso Medioevo, l'alchimista e l'astrologo; era cioè uno scienziato premoderno, tanto curioso ricercatore delle *causae propinquissimae* dei fenomeni naturali, quanto rispettoso assertore delle *causae remotissimae*, soprannaturali, dei fenomeni stessi. Per lui la consegna era *de naturalibus naturaliter*, cioè ricercare e disputare «intorno alle cose della natura in modo naturale», ovverossia con metodo naturalistico, senza riguardi alla soprannatura. Il medico non ha difficoltà ad «ammettere l'efficacia del fascino e degli incantesimi», che gli sono utili «come gli è necessaria la fiducia da parte dell'infermo»; ma il medico, diceva Pietro d'Abano, «non deve considerare che quelle cose che si possono vedere o sentire»[61].

Quanto all'astrologia sempre in bilico tra «magia bianca», lecita, e «magia nera», illecita, «del numero enorme di scritti astrologici accessibili fin dal XIII secolo [...], e giudicati con alterni sentimenti di trepidante disgusto e di attrazione invincibile, era prova», tra gli altri, «lo *Speculum astronomicum* (1277) di Alberto

[61] Le parole di Pietro d'Abano sono riportate, rispettivamente, in modo indiretto da Bruno Nardi, *Le dottrine filosofiche di Pietro d'Abano*, in Id., *Saggi sull'aristotelismo padovano dal secolo XIV al XVI*, Sansoni, Firenze 1958, p. 37, e in modo diretto da Arturo Castiglioni, *Le origini della Scuola medica padovana*, in «Rivista Ciba», a. III, n. 19, 1949. Su Pietro d'Abano vedi Franco Alessio, *Filosofia e scienza. Pietro d'Abano*, in *Storia della cultura veneta*, II, *Il Trecento*, Neri Pozza, Vicenza 1976, e Francesco Bottin, *Pietro d'Abano e la conciliazione tra filosofia, astrologia e medicina*, in *I secoli d'oro della medicina. 700 anni di scienza medica a Padova*, Panini, Modena 1986, pp. 27-32. Vedi anche Nancy G. Siraisi, *Pietro d'Abano and Taddeo Alderotti. Two Models of Medical Culture*, in «Medioevo», XI, 1985, pp. 139-162.

Magno. L'averroismo, e una curiosa metafisica della luce di origine neoplatonica, rappresentata soprattutto dall'inglese Grossatesta [...], ridavano ampiezza e profondità di respiro alle teorie astrologiche»[62].

Nel processo di emancipazione e trasformazione strutturale della medicina era di grande rilevanza l'aristotelismo, coltivato a Padova in versione arabizzata o averroistica. Averroè era il medico-filosofo che spiegava Aristotele sostenendo le sue tesi non come *veritates*, ma come *probabilitates*. Egli era il punto di riferimento dei tanti «maestri averroisti», tra cui molti medici, che popolavano l'Occidente bassomedievale. La sua dottrina, a torto accusata di doppiezza e a torto etichettata come dottrina della «doppia verità», permetteva peraltro una distinzione fra la *theologia*, che desumeva i principi del sapere dalla parola divina rivelata, e la *philosophia*, che ammetteva come criteri e metodi della scienza solo i lumi della ragione.

La distinzione comportava due possibili conseguenze: una era la subordinazione della ragione alla rivelazione o della scienza alla fede (*scientia ancilla fidei*); l'altra era la separazione, il distacco, tra i due ambiti. Distacco, non contrasto. Ma successivamente

il contrasto, da prima latente, doveva portare, e portò, al conflitto delle due principali facoltà degl'istituti universitari, quella delle arti e medicina e quella di teologia. Nelle facoltà delle arti si leggevano e si commentavano i libri d'Aristotele e le trattazioni di Avicenna, d'Averroè, di Galeno, di Tolomeo e di numerosi altri autori greci ed arabi. E vi rifiorirono così, e si accrebbero, l'antica astrologia, la matematica, la medicina, l'alchimia e la magia, tutte insomma le scienze create e sviluppate dal genio greco ed arabico. Che queste scienze fossero infestate da inveterati pregiudizi metafisici, non toglie che il loro sviluppo abbia concorso in larga misura allo sviluppo del sapere scientifico e al progresso dello spirito umano. Per mezzo di esse si inaugurò nell'occidente cristiano il metodo della ricerca filosofica, e s'iniziò la libera indagine delle cause naturali dei fenomeni del mondo terrestre. Al pregiudizio teologico si sostituì, è vero, quello astrologico. Ma l'errore di aver riposto le cause dei fenomeni naturali in influenze

[62] Franz Boll, Carl Bezold, Wilhelm Gundel, *Storia dell'astrologia*, trad. it. di Bruno Maffi, Laterza, Roma-Bari 1977, pp. 49-50.

astrologiche, non è poi così grave e imperdonabile, se esso significava anzitutto libera ricerca di cause naturali, affermazione di leggi ed esclusione dell'arbitrario dal mondo dell'esperienza. E intanto quell'astrologia, quell'alchimia, la vecchia medicina e la stessa magia venivano raccogliendo da ogni parte ed accumulando preziose osservazioni ed esperienze, che, nella Rinascenza, doveva portare al superamento dei vecchi pregiudizi e concetti metafisici, e contribuire direttamente al rinnovamento della scienza. Al quale non si sarebbe mai giunti, senza l'inaugurazione di quel metodo razionale, la cui legittimità era stata proclamata all'unanimità dagli stessi teologi scolastici, non solo in teoria ma anche in pratica[63].

Tra una pratica preponderante – l'arte del taglio – e una teoria consistente – la scienza dei corpi – si svolgeva anche la formazione del chirurgo. Uno dei maggiori chirurghi di Francia, Henri de Mondeville (1260 o 1270-1320), attivo prima a Montpellier e poi a Parigi, successore di Jean Pitard come chirurgo-giurato di Filippo il Bello, nel proemio della sua *Chirurgia*, opera dedicata ai santi Cosma e Damiano (protettori della confraternita dei chirurghi, fondata sembra nel 1268), distingue tre specie di chirurghi: quelli «istruiti»; quelli «ignoranti» ma «orgogliosi», che «hanno ricevuto l'arte della chirurgia dai loro genitori e dai loro avi da tempo immemorabile»; e infine coloro che, per quanto «non istruiti», tuttavia riconoscono che «quelle poche conoscenze che posseggono le devono a medici e chirurghi istruiti»[64].

Un altro grande chirurgo francese, di poco posteriore, Guy de Chauliac (1300-1370), attivo anch'egli a Montpellier e poi archiatra di papa Clemente VI in Avignone, abbozza nella sua *Cyrurgia*, ultimata nella provenzale «città dei papi» nel 1363, una breve storia della chirurgia più recente. La sua rassegna comprende cinque scuole o «sette»: la prima di Ruggero e Rolando di Parma, inclini a far suppurare le ferite con cataplasmi; la seconda di Bruno di Longobucco e Teodorico Borgognoni, tendenti a lavare e medicare le ferite col vino; la terza di Guglielmo da Saliceto e di Lanfranco da Milano, mediatori tra le due scuole precedenti in quanto propensi

[63] Nardi, *op. cit.*, pp. 72-73.
[64] I passi della *Chirurgia* di Henri de Mondeville sono riportati da Agrimi, Crisciani, *Malato, medico e medicina nel Medioevo*, cit., pp. 168-169.

a curare con unguenti ed empiastri dolci; la quarta «dei soldati tedeschi» che «con scongiuri e pozioni e olii e lana e foglie di cavoli curano tutte le ferite, fondandosi su ciò: che Dio ha conferito potere alle parole, alle pietre, alle erbe»; la quinta «delle donne e di gran parte del volgo: costoro soltanto ai santi affidano i malati»[65].

Guy de Chauliac riconosce le afferenze italiane e popolari alla sua grande sintesi. Di Ruggero e Rolando da Parma già sappiamo. Bruno di Longobucco (o da Longoburgo, in Calabria) è l'autore di una *Cyrurgia magna* (1252) dove la chirurgia è considerata ancora *instrumentum medicinae*. La stessa considerazione si ritrova in Teodorico Borgognoni (1205-1298), autore di una *Cyrurgia* dove però le affezioni chirurgiche non sono più esposte «da capo a' piedi», ma suddivise in ferite-fratture e altri mali. Teodorico, figlio di Ugo, era detto «medico pulito» per i suoi ripetuti lavaggi delle ferite; era l'inventore della *spongia somnifera*, pallottola di stoppa imbevuta d'oppio, belladonna, giusquiamo, mandragora e cicuta, posta davanti al naso del paziente per essere da questi inalata a scopo analgesico. Per le cure prestate a papa Innocenzo III fu fatto nel 1266 vescovo di Bitonto, e poi di Cervia. Guglielmo da Saliceto (1210-1277) è l'autore di una *Summa conservationis et curationis*, detta «Guilelmia», dove le affezioni chirurgiche sono distinte, secondo le cause, in interne (scrofola ed emorroidi) ed esterne (ferite-fratture). Per lui la chirurgia non è più lo «strumento della medicina», ma una «scienza contenuta nella medicina» stessa. Fu inoltre il chirurgo che rilanciò il ferro tagliente (bisturi) nei confronti del ferro rovente (cauterio) usato da Albucasis e dai chirurghi arabi in genere. Lanfranco da Milano è l'autore di una *Chirurgia magna* (1296) molto studiata a Parigi, dove il chirurgo milanese, bandito per motivi politici dal ducato visconteo, aveva trovato accoglienza e rinomanza. A Parigi, dove il dominio della facoltà teologica lasciava più spazio a un'attività pratica come la chirurgia che a un'attività densa d'implicazioni filosofiche come la medicina, Lanfranco si confrontava con la tradizione chirurgica di Egidio de Corbeil, rinnovandola mediante l'apporto teorico e pratico dei chirurghi italiani. Derivava da qui la grande chirurgia transalpina dei maestri citati – de Mondeville e de Chauliac – e di Jan Yperman (1260-1332), il padre della chirurgia delle Fiandre.

[65] I passi della *Cyrurgia* di Guy de Chauliac sono riportati ivi, pp. 170-171.

Questi grandi maestri di chirurgia non erano da meno dei loro colleghi medici: dal punto di vista del potere, essi erano richiesti da re e da papi, da vescovi e da nobili, da condottieri di eserciti e da capitani di ventura, ed erano elevati in grado, tanto quanto in abilità e competenza, nonché riveriti e retribuiti lautamente. Dal punto di vista del conoscere e del fare, la loro arte era sì «meccanica», oggetto di trasmissione pratico-manuale e non logico-verbale, però si realizzava nella *operatio*, come tale partecipe della *scientia operativa*, pratica, giustapposta alla *scientia cognitiva*, teorica, nel corpo dell'intera medicina. La chirurgia era dunque parte integrante di questa, come aveva sostenuto Guglielmo da Saliceto, e i chirurghi, ai loro massimi livelli, erano pari ai medici; tanto più che nelle loro mani abili ed esperte veniva prendendo forma una pratica fattuale sì, ma foriera di molte conoscenze: l'anatomia.

Se l'astrologia era la tentazione, forte e duratura ma alla fine caduca, che percorreva la medicina, l'anatomia era una tentazione altrettanto forte ma assai più duratura, tanto da non avere a tutt'oggi declino. Essa percorreva la chirurgia, accomunata a questa dalla manualità del taglio (*anatomia* è parola greca che viene da *anatèmno*, «taglio»), e poi percorreva anche la medicina, legandosi a essa per le conoscenze che forniva circa la sede, la morfologia, la struttura degli organi interni. Ancora Guglielmo da Saliceto, oltreché affermare il carattere scientifico della chirurgia, aveva affermato l'importanza che in essa aveva l'anatomia dedicando a quest'ultima un capitolo a parte nel contesto della sua opera. Il suo esempio era stato poi puntualmente seguito e anzi valorizzato da Henri de Mondeville e da Guy de Chauliac.

Nel mese di gennaio del 1315, a Bologna, Raimondo de' Liuzzi detto Mondino (ca. 1270-1326) faceva portare nell'aula di lezione un cadavere umano – di una donna, priva di anima come pensavano alcuni – segnando la nascita dell'anatomia moderna. Nella culla bolognese degli studi medici (Taddeo Alderotti) e chirurgici (Ugo e Teodorico Borgognoni) nasceva l'*Anathomia*: tale il titolo dell'opera mondiniana datata 1316 e nella quale molte parti anatomiche sono ancora designate con i loro nomi arabi (l'omento è *zirbuc*, il peritoneo è *siphac*). L'anatomia si autopromuoveva a dissezione sistematica del corpo umano, riscattandosi per così dire dall'*anathomia porci* dei medici salernitani, cioè dalle conoscenze ricavate dalla pratica settoriale dei maiali.

Tuttavia,

nonostante questa ritrovata disponibilità all'indagine diretta sul cadavere umano, il riconoscimento delle parti anatomiche degli organi femminili si attiene ancora interamente all'anatomia degli animali e in ispecie a quella della scrofa. Mondino analizza infatti l'utero a partire dal presupposto che esso sia riconducibile al paradigma degli organi genitali maschili rovesciati verso l'interno, per parlare quindi dei suoi due testicoli che «non sono veramente testicoli come che negli uomini; ma come [quelli] del lepre». Mette inoltre in rilievo come la grandezza della matrice [cioè dell'utero] sia in relazione alla capacità riproduttiva; proprio per questo l'utero «de la porcha dela quale feci anathomia nel anno 1306» è di estensione non ritrovata mai in nessuna «femina humana». E ancora: si vede una sola vena che sale alle mammelle «ad cuocere el sangue el quale si deve convertire in latte» ed è «assai manifesta nelle porche gravide»[66].

La dissezione mondiniana veniva esercitata sul cadavere non più appeso verticalmente, ma disteso in posizione orizzontale. Le mani che «aprivano» i corpi non erano più quelle del sanaporci divenuto *sua sponte* chirurgo, ma erano quelle del chirurgo esperto divenuto «istruito» (per ricorrere all'espressione usata da Henri de Mondeville).

Itali quidem primi corpora humana dissecuerunt[67]. Mondino non era il primo a tagliare i corpi umani; però era il primo a farlo pubblicamente, nell'aula di lezione, a scopo didattico. Bolle papali, pregiudizi, scrupoli, creavano qualche impaccio, frapponevano qualche impedimento. Nel settembre 1299, alla vigilia del primo «anno santo» della storia, un decreto di papa Bonifacio VIII contiene il divieto di far bollire i cadaveri per ricavarne, *carnibus per excotionem consumptis*, gli scheletri su cui studiare l'osteologia. L'intendimento papale era quello di impedire che a cadaveri di uomini eccellenti – come al corpo di Luigi IX, «il Santo» re dei Francesi morto trent'anni prima sotto le mura di Tunisi – toccasse la sorte di essere fatti a pezzi e poi cotti in acqua e vino finché le

[66] Guido Panseri, *Nel segno del porco: l'errante radice dell'anatomia umana*, nel volume collettaneo *Per una storia critica della scienza*, a cura di Marco Beretta, Felice Mondella e Maria Teresa Monti, Cisalpino, Milano 1996, p. 476.

[67] Salvatore De Renzi, *Storia della medicina italiana*, Napoli 1845, rist. Forni, tomo III, Bologna 1966, p. 150. La frase latina è di Albrecht von Haller.

ossa «pure e candide» potessero venire «strappate dalla carne» e distribuite nelle abbazie che ambissero serbarle come reliquie. Si trattava di evitare che, nel giorno del giudizio universale e della resurrezione della carne, le anime dei defunti fossero costrette a vagare alla ricerca delle diverse parti del proprio corpo, onde procedere precipitosamente alla *restitutio ad integrum* di quest'ultimo prima di presentarsi davanti al Giudice supremo.

L'anatomia pertanto, in molti luoghi e per lungo tempo, doveva esercitarsi in condizioni di semiclandestinità, superando proibizioni e superstizioni, contando sullo zelo dei suoi cultori nel trafugare salme e sottrarre cadaveri alla fossa comune. In un misto ambiguo di sacralità e dissacrazione, di ufficialità e segretezza, di tolleranza e contravvenzione, l'anatomia poteva moltiplicare la propria casistica e ricavare da questa la propria «norma». La moderna anatomia «normale», sostanzialmente diversa da quella antica galenica, era un'*anatomia umana* e *non comparata*, cioè ricavata dallo studio settorio dell'uomo e non per comparazione dallo studio settorio di maiali, di macachi, di cani. Ed era «normale» e non «patologica», in quanto i cadaveri non erano quelli dei morti in ospedale, sui quali ricercare le sedi e le cause delle malattie mortali.

Lo sbocco dell'«anatomia umana normale» nell'«anatomia patologica» avverrà nell'università di Padova, ma dopo quattro secoli e mezzo[68]. Analogamente l'incontro tra medicina e anatomia nell'«anatomia clinica» avverrà negli ospedali di Parigi, ma cinque secoli dopo[69]. Tuttavia, senza qui ricorrere a precorrimenti antistorici (che spiegano il *prima* col *dopo*), già in quel secolo fecondo che abbraccia la seconda metà del Duecento e la prima metà del Trecento, i chirurghi facevano il loro ingresso in non pochi ospedali europei, anticipando in ciò i medici. L'esperienza dei chirurghi nella cura dei «mali esterni», palesi come le «ferite», era più immediatamente fruibile che la scienza dei medici, applicata alla

[68] L'anatomia patologica nasce con Giambattista Morgagni, professore di anatomia e medicina a Padova, e con i suoi cinque libri *De sedibus et causis morborum per anatomen indagatis* (Venezia 1761).

[69] L'anatomismo clinico nasce negli ospedali della capitale dell'Impero napoleonico dall'incontro tra l'anatomia patologica di Xavier Bichat e la semeiotica clinica di Jean Nicolas Corvisart (metodo della percussione) e di René Théophile Hyacinthe Laënnec (metodo dell'auscultazione mediata).

cura dei «mali interni», occulti come le «febri». La loro arte non era ancora l'«anatomia chirurgica» di chi, abile a incidere il corpo dei morti, esportava tale competenza sul corpo dei vivi. Era ancora la «chirurgia anatomica» di chi, avvezzo a incidere vene e bubboni o a tagliare le «parti di sotto», esercitava tale manualità non più *empiricamente*, in virtù di un mestiere tramandato da padre in figlio nella bottega, ma *anatomicamente*, in virtù di una «istruzione» impartita dai maestri dell'arte e messa a frutto anche in ospedale.

D'altronde l'arte della cura, nel Medioevo, comprendeva – già sappiamo – dietetica, farmaceutica e chirurgia. Le prime due erano naturalmente presenti in ospedale come vigilata somministrazione agli infermi rispettivamente del vitto e dei medicamenti; la terza diventava anch'essa, nel Basso Medioevo, una presenza per così dire connaturata all'ambiente ospedaliero, tanto più dove maggiormente progredivano le cure passando da un'assistenza indifferenziata a pratiche terapeutiche finalizzate alla guarigione.

La Regola di Santo Spirito (nella sua formulazione di metà Duecento) «con le esplicite parole *cura verso gli infermi* sottintende[va] che i frati possedevano le cognizioni mediche dell'epoca e praticavano nei loro ospedali», da Roma a Marsiglia, «l'arte sanitaria. Per questo motivo nei primi secoli non comparvero nomi di medici»[70]. Tali nomi non comparivano né nelle regole di altri ordini ospedalieri, né negli statuti di altri ospedali. L'eventuale menzione della presenza di un *clericus physicus* non è sufficiente ad avvalorare l'ipotesi di un servizio medico ospedaliero. Può valere pertanto, in via generale, e nonostante che Pietro d'Abano sollecitasse i medici a frequentare gli ospedali per accrescere il bagaglio delle loro conoscenze, l'affermazione, attendibile fino ad almeno il 1280, che «non conosciamo esempi nell'Occidente medioevale riguardanti l'apprendistato chirurgico o l'insegnamento medico in ambiente ospedaliero»[71].

Tuttavia, sullo scorcio del Duecento e poi nel Trecento, qualcosa cambiava. In Italia, nell'Ospedale del Brolo di Milano, Bonvesin de

[70] *Liber Regulae S. Spiritus*, a cura di A. Francesco La Cava, Hoepli, Milano 1947, p. 102.

[71] Mirko Drazen Grmek, *Le médecin au service de l'hôpital médiéval en Europe occidentale*, in «History and Philosophy of the Life Sciences», vol. IV, n. 1, 1983, p. 49.

la Riva rilevava nel 1288 che «tutti i poveri che hanno bisogno di cure chirurgiche sono scrupolosamente curati da tre chirurghi che sono specificamente destinati a ciò e che ricevono un salario dal Comune»[72]. Nelle Fiandre, a Ypres, Jan Yperman era incaricato nel 1297 di svolgere servizio chirurgico in ospedale. In Francia, «l'Ospedale Maggiore di Parigi aveva un chirurgo nel 1328; Guido di Chauliac esercitava al Saint-Just a Lione nel 1367». In Svizzera «l'ospedale degli Infanti a Ginevra aveva, nel 1373, un medico, un chirurgo e un barbiere; nel 1396 a Basilea si assunse un medico per esaminare i lebbrosi». In Inghilterra, «Giovanni di Mirfield fu contemporaneamente addetto al St. Bartholomew di Londra»[73].

«Gli ospedali», come si vede, «furono dotati molto lentamente di un personale medico». Peraltro, «la vocazione terapeutica dell'ospedale si precisava, mentre si affermavano a tutti i livelli i principi della specializzazione, della competenza, dell'efficienza»[74]. L'evoluzione verso le rinascimentali *fabbriche della salute* sembrava dunque inarrestabilmente avviata.

3. *La fine del mondo*

In pieno Trecento gli ospedali dell'Occidente medievale erano una moltitudine. Il loro moltiplicarsi era una diretta conseguenza della permeazione capillare della società medievale da parte dell'ideologia caritativa che abbiamo visto affermarsi. La diffusione sistematica di tale ideologia – un vero e proprio *sistema della carità* – trovava espressione nella «fioritura di statuti ospedalieri in applicazione dei Concili di Parigi (1212), di Rouen (1214) e soprattutto del

[72] Bonvesin de la Riva, *De magnalibus Mediolani*, trad. it. di Giuseppe Pontiggia, Bompiani, Milano 1983, pp. 55, 57.

[73] Michel Mollat, *I poveri nel Medioevo*, trad. it. di Mario Sanfilippo, Laterza, Roma-Bari 1982, p. 326.

[74] *Ibid.* Il problema della medicalizzazione ospedaliera «è senz'altro il campo sul quale dovrebbero essere condotte delle ricerche approfondite affinché sia meglio conosciuto il funzionamento degli ospedali medioevali» (Pierre Racine, *Il sistema ospedaliero lombardo. Secoli XII-XV*, nel volume collettaneo *Città e servizi sociali nell'Italia dei secoli XII-XV*, Atti del XII Convegno di studi del Centro italiano di studi di storia e d'arte [Pistoia, 9-12 ottobre 1987], edizione a cura del Centro, Pistoia 1990, p. 362).

IV Concilio lateranense (1215)». A sua volta l'ideologia, con circuito virtuoso, nasceva dalle esigenze della società. «A Parigi, capitale dalle molteplici funzioni, una sessantina di stabilimenti ospedalieri bastavano appena per una popolazione stimata, verso il 1328, superiore a duecentomila abitanti.» Quanto alla capienza, «l'Ospedale maggiore di Parigi poteva contenere quattro-seicento malati. A Firenze, nel 1339, una trentina d'ospedali di differenti dimensioni disponevano complessivamente di un migliaio di letti». A Roma, il «Santo Spirito disponeva di trecento letti; gli ospedali di Norimberga e Ratisbona di duecento-duecentocinquanta letti». A Londra il Saint Bartholomew e a Barcellona il Santa Cruz non erano da meno. A Milano e dintorni – già lo abbiamo appreso da Bonvesin de la Riva – gli ospedali urbani e suburbani erano almeno venticinque[75].

L'Ordine dei cavalieri di San Giovanni, arricchito da innumerevoli donazioni, raggiungeva nel XIII secolo la sua massima espansione ospedaliera. «Gli Ospitalieri davano in genere la preferenza a costruzioni a due piani, in quanto costruivano, sopra una chiesa, altri ambienti profani» adibiti a corsie: la più importante di tali architetture, affermatasi soprattutto nei paesi di lingua tedesca, era la chiesa-ospedale di Niederweisel presso Buzbach in Assia, menzionata per la prima volta nel 1245. Ma il fulcro dell'ospedalità gerosolomitana era l'Ospedale di Rodi, dove l'Ordine si trasferiva nel 1308 dopo la perdita della Terra santa (trasferendosi poi a Malta dopo la perdita di Rodi): «come nei caravanserragli orientali il piano terra ospita[va] soprattutto botteghe, magazzini», mentre «al piano superiore trova[va]no posto gli ambienti ospedalieri»[76].

A un altro ordine cavalleresco, l'Ordine dei cavalieri teutonici, fondato nel 1190 durante l'assedio di Acri e diffuso in Germania e in Italia grazie al sostegno dell'imperatore Federico II, appartenevano molte *Firmarien* d'oltralpe e non poche «infermerie» dell'Italia meridionale, a Bari, Barletta, Brindisi, Palermo. A un altro ordine ospedaliero, però non cavalleresco, quello di Sant'Anto-

[75] Per le citazioni vedi Michel Mollat, *I poveri nel Medioevo*, cit., pp. 168 e 171-172.

[76] Dankwart Leistikow, *Dieci secoli di storia degli edifici ospedalieri in Europa*, trad. it. di Hans Wildt, Boehringer Sohn, Ingelheim am Rhein 1967, pp. 38 e 40.

nio, modellato dal 1247 sulla regola dei canonici di Sant'Agostino, appartenevano altri ospedali, taluni dei quali con caratteristiche abbaziali, diffusi soprattutto nei paesi di lingua latina.

L'Ordine ospedaliero di Santo Spirito «nel 1291 possedeva novantanove case, la maggior parte in Italia e in Francia, ma anche in Germania» e nei paesi scandinavi, dove «l'importante fondazione [ospedaliera] di Copenhagen si distingueva per le sue notevoli dimensioni»[77]. Da una bolla papale di Niccolò IV, datata 22 maggio di quell'anno, apprendiamo che su suolo italiano e francese le case-ospedale erano ubicate in Sicilia, nelle province di Campagna e Marittima, nella Tuscia, nell'Umbria, nella Marca di Ancona, nel patriarcato di Aquileia, in Borgogna, nella Lorena, nelle province di Arles, Auxerre, Berry, Bordeaux, Narbona.

Il centro nodale dell'ospedalità gestita dall'Ordine fondato da Guy de Montpellier restava comunque l'ospedale romano primigenio, della cui capienza s'è detto. Però a Roma, durante il periodo della vacanza della sede apostolica con i papi ad Avignone, «l'istituzione, come altre del resto, risentì dell'abbandono sia spirituale che temporale»[78]. In altre parole, l'Ospedale di Santo Spirito in Sassia regrediva, anziché progredire, tanto più perché veniva coinvolto nelle tribolate vicissitudini di Cola di Rienzo (1314-1354), il tribuno incoronato il 1° agosto 1347 come *Spiritus Sancti miles* proprio dal precettore ospedaliero frate Giacomo e poi ucciso in un tumulto di popolo.

Tuttavia proprio uno dei maggiori ospedali dell'Ordine, quello di Santo Spirito edificato sul Reno a Magonza, fornisce l'esempio della trasformazione a cui andava incontro una «istituzione dapprima dipendente da una confraternita e poi dalla città». L'ospedale da «religioso» si faceva «profano»: dal punto di vista architettonico «la sala del piano terra» subentrava a quella del piano superiore e «comincia[va] a sostituire come corsìa la sala-chiesa dell'Alto Medioevo». Più in generale, «l'ospedale della confraternita non rappresentava necessariamente un passaggio verso quello civile, benché spesso in realtà lo fosse»[79].

[77] Ivi, pp. 43 e 45.
[78] *Liber Regulae S. Spiritus*, cit., p. 30.
[79] Leistikow, *op. cit.*, p. 52.

Ciò avveniva, in modi diversi, anche in altri contesti e in altre latitudini: nel XIII secolo

> gli spedali milanesi perdono il loro carattere d'istituti intieramente religiosi, per assumerne uno misto, religioso-civile. È civile l'amministrazione, retta da laici; è religiosa la direzione dell'assistenza: presiede all'una un collegio di cittadini, all'altra un monaco, chiamato prelato o ministro o maestro, aiutato da persone pie dell'uno e dell'altro sesso, formanti due altri collegi o capitoli distinti, che non sono propriamente frati e monache, ma pur assumono un carattere religioso col titolo di *conversi* e *converse*[80].

Gestito da *congregationes* chiericali o da laiche *fraternitates*, il sistema ospedaliero della carità si caratterizzava, agli inizi del Trecento, per la sua estensione pressoché ubiquitaria. Si caratterizzava inoltre per la sua incipiente medicalizzazione. Tutto lasciava presagire che l'ingresso di chirurghi «istruiti» e di medici «addottorati» nei luoghi religiosi e pii dell'assistenza caritatevole avrebbe portato questa, nel corso dello stesso secolo, a trasformarsi definitivamente in un'assistenza curativa comprensiva di valenza terapeutica. E invece no: «il sistema ospedaliero dei secoli XII e XIII, sotto la dominazione e il controllo della Chiesa, non resisté alla crisi del Trecento»[81].

Un secolo di crisi? Ma il Trecento non è il «secolo d'oro» di Dante, del Petrarca, del Boccaccio? Sì, ma l'*Inferno* reale non è quello poetico dantesco, bensì quello in cui arde e si consuma l'Europa nel triennio compreso fra l'autunno del 1347 e i primi mesi del 1350. La morìa che oscura il continente e ne riduce di un terzo la popolazione è la «morte nera» che falcia inesorabile le «belle membra» della musa ispiratrice del *Canzoniere* petrarchesco, Laura de Sade, spentasi in Avignone il 3 aprile 1348. La rovina individuale e sociale dell'umanità europea è la stessa catastrofe naturale e morale della città di Firenze, qual è descritta nelle prime pagine del *Decamerone*.

La morìa è la peste. La «mortifera pestilenza», narra il Boc-

[80] Pio Pecchiai, *L'Ospedale Maggiore di Milano nella storia e nell'arte, con notizie documentate su le origini dell'organizzazione spedaliera milanese dall'Evo Medio ai tempi nostri*, Pizzi e Pizio, Milano 1927, pp. 12-13.

[81] Racine, *op. cit.*, p. 368.

caccio, era cosiffatta: «Nascevano nel cominciamento d'essa a' maschi ed alle femmine parimente o nell'anguinaia [agli inguini] o sotto le ditella [sotto le ascelle] certe enfiature» dette «gavoccioli», le quali erano «certissimo indizio di futura morte»; infatti «quasi tutti infra il terzo giorno dell'apparizione de' sopraddetti segni, chi più tosto e chi meno, ed i più senza alcuna febbre o altro accidente morivano»[82].

Una morte inevitabile, repentina, che fulmina gli individui. Una morte collettiva, di massa, che fulmina la società. La peste è una sciagura personale tanto quanto è una «disgrazia sovraindividuale». «La sua verità sono le fosse comuni, che Boccaccio con freddezza paragona ai carichi di mercanzia sulle grandi navi»[83]. Scrive infatti che i morti, «in quelle stivati, come si mettono le mercatantìe sulle navi a suolo a suolo, con poca terra si ricoprìeno infino a tanto che della fossa al sommo si pervenìa»[84].

La disgrazia collettiva è un crollo demografico, anzitutto italiano. L'Italia contava, a metà Trecento, 11 milioni di abitanti, quasi 1/5 della popolazione attuale. È come se oggi, nel giro di un anno, venissero cancellati dall'elenco dei vivi non meno di 5 milioni di italiani: una strage. Un numero proporzionalmente pari di vite umane scompare infatti tra il settembre del 1347 e l'agosto del 1348. Muore, funesto primato del «triangolo commerciale» e dei suoi porti, oltre il 30% degli abitanti di Genova, Pisa, Venezia. Una pressoché uguale letalità falcia Firenze e la Toscana, le città dell'Emilia-Romagna, Perugia e Orvieto, Ancona, Napoli e la Sicilia. Roma, città senza papa – Clemente VI è ad Avignone –, conta anch'essa i suoi morti. Nel grande circuito italiano della peste, il punto di partenza è Messina, nel cui porto sono entrate sul finire dell'estate 12 navi, provenienti da Caffa in Crimea, base dei traffici genovesi nel Mar Nero: 12 vascelli fantasma, con le stive colme di grano ucraino infestato di topi e con a bordo cadaveri e moribondi, cioè i morti e i morenti di peste[85].

[82] Giovanni Boccaccio, *Il Decameron*, a cura di Giuseppe Petronio, Einaudi, Torino 1961[6], p. 12.

[83] Kurt Flasch, *Poesia dopo la peste. Saggio sul Boccaccio*, trad. it. di Rosa Taliani, Laterza, Roma-Bari 1995, p. 43.

[84] Boccaccio, *op. cit.*, p. 17.

[85] Cfr. Giorgio Cosmacini, *Storia della medicina e della sanità in Italia. Dalla*

La peste dilaga incontenibile. In Francia approda a Marsiglia, donde si diffonde lungo due direttrici: l'una porta l'epidemia verso ovest, ad Avignone, Montpellier, Carcassonne, Tolosa, Bordeaux; l'altra la porta verso nord, lungo il Rodano, a Lione e a Parigi, raggiunta nel maggio del 1348. Su questo *tour de France* non mancano le cronache, tra cui quella del medico papale Chalin de Vinario che ci informa su Avignone, provvisoria capitale europea della cristianità, e quella del frate carmelitano Jean de Vinette che ci informa su Parigi, dove dall'Hôtel-Dieu venivano dimessi circa 500 cadaveri di appestati ogni giorno.

Nelle Isole Britanniche la peste approda dalla Guascogna e da Calais, entrambi possedimenti inglesi, e prende piede in Cornovaglia e nel Sussex. Falcidia Bristol, la città più popolosa dopo Londra. Nella capitale l'epidemia giunge nel settembre del 1348, con una mortalità di 300 vittime al giorno. Passa poi a Cambridge, più colpita di Oxford, e investe successivamente il Galles, l'Irlanda, la Scozia.

Nei paesi di lingua tedesca la peste arriva dalla valle del Rodano, dai valichi alpini della Lombardia, del Trentino, del Friuli. L'Alsazia, le terre elvetiche, l'Austria, la Baviera vengono travolte. Nel biennio 1349-1350 si registrano grandi perdite umane a Strasburgo, Ginevra, Basilea, Berna, Vienna, Würzburg. Lungo le vie commerciali e fluviali l'epidemia è come se inforcasse la Germania, diramandosi poi nelle Fiandre, nei Paesi Bassi, nei territori del Baltico. Dappertutto le cronache ripetono le stesse parole: «veleno», «desolazione», «morìa»...

Nella penisola iberica, i cui porti meridionali sono immersi in quel brodo epidemico che è il Mediterraneo solcato dalle navi mercantili, l'insorgenza della peste è altrettanto o più precoce che in Italia. Dalle Baleari passa a Barcellona e poi in Aragona, da Almeria passa in Andalusia, nel settembre del 1348 è in Castiglia. «L'armata castigliana accampata di fronte a Gibilterra resistette all'epidemia fino al marzo del 1350 per essere poi decimata all'improvviso [...]. Sulle orme dei pellegrinaggi che si recavano alla tomba di san Giacomo, la peste raggiunse infine Santiago. Come

peste europea alla guerra mondiale. 1348-1918, Laterza, Roma-Bari 1994[6], pp. 6 sgg.

era successo nel Mediterraneo, attraverso il traffico marittimo essa arrivò anche in molti porti dell'Atlantico»[86].

È il crollo demografico dell'Europa. «Nel complesso dell'Europa si stima che – su una popolazione che doveva aggirarsi sui 100 milioni – circa 30 siano potuti perire in questa spaventosa *prima epidemia*»[87]. Prima epidemia: il tragico evento non restò infatti isolato. Per limitarci al Basso Medioevo, «fra metà Trecento e metà Quattrocento, il periodo più segnato dalla presenza del morbo, vi furono almeno sette ondate epidemiche a carattere generale e altre cinque che colpirono l'Italia centro-settentrionale, risparmiando soltanto il Mezzogiorno e le isole»[88].

La peste è una malattia infettiva dovuta al bacillo di Yersin (identificato nel 1894 nel corso della peste di Hong-Kong), che ha il suo serbatoio vivente nei topi (*Rattus rattus*, *Rattus norvegicus*), il suo vettore nelle pulci (*Xenopsylla cheopis*, *Pulex irritans*) e il suo destinatario nell'uomo. È una malattia epidemico-contagiosa, il che, in termini medievali, vuol dire che si tratta di una malattia «popolare», diffusa nella popolazione, e che è vista, anche dal Boccaccio, divampare «non altrimenti che faccia il fuoco alle cose secche o unte quando molto vi sono avvicinate». La peste appariva «appiccarsi da uno ad altro» e «non solamente [dal]l'uomo all'uomo», ma anche da questo agli animali e viceversa[89].

In un'epoca che precedeva di molto l'osservazione microscopica dell'infinitamente piccolo e di parecchio le prime congetture sul «contagio vivo», i bacilli non potevano trovare posto nello

[86] Klaus Bergdolt, *La peste nera e la fine del Medioevo*, trad. it. di Anna Frison, Piemme, Casale Monferrato 1997, pp. 113 e 117. Da qui (pp. 95-150) sono tratte le notizie che precedono, relative alla diffusione della peste di metà Trecento in Europa e ricavate da un'ampia letteratura tra cui: J.-N. Biraben, *Les hommes et la peste en France et dans les pays européens et méditerranéens*, t. I-II, Paris-La Haye 1975-1976; R.S. Gottfried, *The Black Death. Natural and Human Disaster in Medieval Europe*, London 1986; R. Hoeniger, *Der Schwarze Tod in Deutschland. Ein Beitrag zur Geschichte des 14. Jarhrhunderts*, Berlin 1882; J.F.D. Shrewsbury, *A History of Bubonic Plague in the British Islands*, Cambridge 1970; G. Sticker, *Die Pest. I: Die Geschichte der Pest*, Giessen 1908.

[87] Lorenzo Del Panta, *Le epidemie nella storia demografica italiana (secoli XIV-XIX)*, Loescher, Torino 1980, p. 116.

[88] Lorenzo Del Panta, Massimo Livi Bacci, Giuliano Pinto, Eugenio Sonnino, *La popolazione italiana dal Medioevo a oggi*, Laterza, Roma-Bari 1996, p. 51.

[89] Boccaccio, *op. cit.*, p. 13.

schema interpretativo della peste. E nemmeno potevano trovarvi posto i topi e le pulci, nonostante che la loro presenza fosse un dato macroscopico. Però non era un dato fuori della norma, la loro presenza non era patologica; era anzi fisiologica a un metabolismo cittadino in continuo svolgimento tra magazzini e cloache, tra granai e canali di scolo, tra approvvigionamento di cibo e smaltimento di rifiuti. Medici e non medici non prestavano attenzione a questa fauna domestica, che non rappresentava un'anomalia da spiegare. Non si poteva pensare a essa come a una possibile causa o concausa esplicativa. Però i topi non erano senza rilevanza nell'inconscio collettivo: pur senza sapere quanto potessero essere pestiferi, la favola nordica del pifferaio di Hamelin già li indicava come ospiti indesiderabili e insidiosi, dai quali era bene liberare la città.

Più esplicativi di pulci e topi apparivano gli astri e il clima. Se la peste non era propriamente una malattia nuovissima, poiché «noi leggiamo», scrive Guy de Chauliac, «di quella che si abbatté sui popoli soggetti a Roma al tempo di Galeno», tuttavia l'eccezionale gravità dell'epidemia trecentesca rendeva quest'ultima eccezionale, «inaudita». La si riteneva dovuta a cause astrali straordinarie. Prosegue Guy de Chauliac:

> La causa agente universale fu la disposizione di una grande congiunzione dei tre corpi superiori, cioè Saturno, Giove e Marte, che si era verificata l'anno 1345, il 24° giorno del mese di marzo, nel 14° grado dell'Acquario. E infatti le congiunzioni più gravi significano – come ho detto nell'opuscolo da me compilato sull'astrologia – eventi sorprendenti e inconsueti e forti e terribili, come cambiamenti di segni, avvento di profeti e grandi morìe[90].

Le straordinarie cause astrali si prolungavano in straordinarie cause telluriche e marine: nel terremoto capace di sprigionare dalle viscere della terra fumi e vapori infernali, nel maremoto capace di sollevare ingenti masse d'acqua portando a morte e putrefazione grandi masse di pesci. Il mare e la terra potevano tremare per cause siderali o planetarie, ma anche per mano di Dio: papa Clemente VI, rinchiuso nel suo palazzo d'Avignone, citava espres-

[90] Il passo citato, tratto dalla *Chirurgia* di Guy de Chauliac, è riportato da Agrimi, Crisciani, *Malato, medico e medicina nel Medioevo*, cit., pp. 296-297.

samente l'ira divina che affliggeva di pestilenza i cristiani. Non diversamente, come abbiamo visto, l'ira di Apollo aveva afflitto di pestilenza gli Achei, infiggendo nei loro corpi i dardi che l'iconografia medievale vedeva infiggersi nelle sedi bubboniche del corpo esangue di san Sebastiano[91]. Alle parole papali faceva eco il Boccaccio ipotizzando la peste «per le nostre inique opere da giusta ira di Dio a nostra correzione mandata»[92].

Astri e clima erano peraltro le sole presenze naturali e razionali in grado di dare plausibilità non teologica, ma logica, alla tesi medica dell'unica causa possibile, probabile, certa: quella dell'aere corrotto, pensabile anche come corruttore, del mal'aere propiziato da eclissi e comete, da primavere piovose ed estati nebbiose. Un mal'aere sparso dappertutto, come sparsa dappertutto, cioè diffusa ed epidemica, era appunto la peste.

Questo era quanto capiva e sapeva, o credeva di capire e sapere, la scienza medica, allibita davanti all'insulto biologico, al contagio inarrestabile, alla malattia inguaribile, al decorso morboso fulminante. «Dalle quali cose e da assai altre a queste simiglianti o maggiori», scrive il Boccaccio, «nacquero diverse paure ed immaginazioni in quegli che rimanevano vivi»[93]. Le reazioni alla paura di morte portavano chi a rinserrarsi in casa atterrito, praticando astinenze e penitenze, chi a darsi temerario a vita sfrenata, facendosi beffe della malasorte. L'insulto non era solo biologico, era anche psicologico. Non solo il corpo era sprovvisto di anticorpi

[91] Sebastiano, soldato romano nativo di Narbona (IV secolo d.C.), funzionario imperiale perseguitato per la sua fede cristiana, fu fatto bersaglio delle frecce scagliate contro di lui da arcieri a ciò comandati, ma riuscì a sopravvivere grazie alle cure pietose di una matrona di nome Irene. «Ed è l'arma del supplizio, le frecce che saettano veloci contro il suo corpo, a diventare simbolo della peste nell'Europa cristiana del tempo, sulla scia di una tradizione iconografica classica che assimilava alle frecce scagliate da Apollo la collera degli dèi contro l'umanità disobbediente. Nel suo profilo di taumaturgo entra a far parte anche l'esser scampato al martirio ed è a Roma nel 654 che viene per la prima volta invocato durante un'epidemia di peste. Il culto cresce e si alimenta delle sue reliquie che giungono a Soissons nell'826: meta di pellegrinaggi, la devozione a San Sebastiano si estenderà poi ulteriormente durante la Peste Nera» (Giulia Calvi, *La peste*, in «Storia e Dossier», inserto redazionale allegato al n. 4, febbraio 1987, p. 57).

[92] Boccaccio, *op. cit.*, p. 12.

[93] Ivi, p. 13.

immunocompetenti; anche la mente, sprovveduta di anticorpi logici, era incompetente a capire, a razionalizzare i moti dell'animo, le pulsioni e i comportamenti.

Per la peste vigeva la legge del «tutto o nulla»: se non la si evitava, si moriva. Ma anche chi era favorito dalla fortuna poteva morirne, di angoscia o di paura. Un anonimo cronista orvietano annoverava tra le cause di morte anche lo «sbigottimento delle genti». L'impatto con la peste, quanto era biologicamente esiziale, tanto era psicologicamente traumatico. Fuga e aggressività erano comportamenti reattivi istintivi e inconsci, reazioni esistenziali alla paura e all'angoscia di morte. La fuga si massimizzava nell'abbandono degli appestati da parte degli stessi familiari; l'aggressività si massimizzava nella isterìa errabonda dei flagellanti e nella caccia all'ebreo come capro espiatorio.

È un fatto storico che l'antisemitismo si scatenò in Occidente alla fine dell'XI secolo. Da allora gli ebrei non cessavano (e non cesseranno) di fornire ai cristiani capri espiatori in tempi di calamità o avversità. L'accanirsi contro alcune minoranze rispondeva al bisogno delle masse, consapevoli della loro impotenza di fronte ai flagelli e sempre alla ricerca dei responsabili diretti delle loro sofferenze. Non sappiamo come abbia avuto inizio la dicerìa che la peste era causata ad arte dagli ebrei. In una *Cronaca elvetica* del 1348 si scrive che «molte persone sagge sono dell'opinione che gli ebrei non siano colpevoli di avvelenare l'acqua dei pozzi e che lo confessino soltanto sotto tortura». A Ginevra la tortura estorceva agli ebrei tutta una serie di autoaccuse. A Strasburgo l'autorità civile difendeva gli ebrei perché non c'erano prove contro di loro, ma il tumulto popolare costringeva i governanti a cedere: non pochi erano gli ebrei arsi vivi. In Italia le genti dimostravano minore intolleranza e papa Clemente VI in due bolle, una del 4 luglio e l'altra del 26 settembre 1349, condannava le persecuzioni antiebraiche sotto pena di scomunica[94].

Il trauma mentale indotto dalla paura della peste era violento. Nella sensibilità collettiva e nel senso comune, la buona morte, porta d'ingresso felice nella vera vita, si deritualizzava circondandosi di

[94] Vedi al riguardo *La Peste Nera (1347-1350)*, testo ciclostilato del Seminario di Storia medievale, coordinato da Giovanni Cherubini, nell'anno accademico 1969-1970 all'Università degli Studi di Firenze, Facoltà di lettere e filosofia. La citazione della *Cronaca elvetica* è a p. 146.

orrore e terrore. La ragione medica non era più attrezzata del senso comune, né meglio orientata. Essa assisteva impotente. Vano risultava ogni «umano provvedimento» preso «a conservazione della sanità» da parte di «uficiali sopra ciò ordinati». Però questi *ufficiali di sanità*, dei quali fa menzione il Boccaccio, non erano medici, ma funzionari di governo, che cercavano almeno di governare il morbo facendo «da molte immondizie purgata la città»[95]. Invece la *medicina ufficiale* appariva come colta da capogiro davanti al vuoto scientifico spalancato improvvisamente dall'interrogativo inquietante: la peste, cos'era? Nonostante le illazioni astrologiche e «aeriste», l'incubazione brevissima, il rapido propagarsi, l'acuzie del quadro clinico, la prognosi infausta, facevano della peste una malattia rivoluzionaria, che veniva improvvisa, dopo sette secoli di silenzio, a irrompere nella rete dei concetti medici, scompigliandola.

Sappiamo che nello schema ippocratico-galenico tutte le malattie, dunque anche quelle epidemiche come la peste, erano dovute ad alterata miscela degli umori. Questo sconcerto poteva estrinsecarsi anatomicamente, in forma generale o locale, oppure funzionalmente, colpendo questa o quella facoltà. Esso aveva sempre le sue regole, attinenti alla qualità e quantità degli umori circolanti e ai loro vari condizionamenti interni ed esterni; e aveva sempre le sue preferenze costituzionali e temperamentali, la sua distribuzione geografica per aree elettive, la sua cadenza cronologica per periodi e giorni critici. Invece la peste contraddiceva ogni regola, sregolando e sovvertendo ogni criterio di tempo, di luogo, di costituzione.

Dall'insipienza e dalla incomprensione derivava l'impotenza. La peste era, scrive Guy de Chauliac, «poco vantaggiosa per i medici e tale da farli vergognare, poiché essi non osavano visitare i malati per paura di essere contagiati; e quando li visitavano poco o nulla facevano e non guadagnavano niente. Quasi tutti i malati infatti morivano» e «i più morivano tra la gente del popolo e cioè i più debilitati dalle fatiche e quelli che vivevano male». Continua il chirurgo-medico:

Per preservare la salute non c'era di meglio che fuggire dalla regione prima di essere contagiato e purgarsi con pillole d'aloe, diminuire il sangue con la flebotomia, purificare l'aria col fuoco e sostenere il cuore

[95] Boccaccio, *op. cit.*, p. 12.

con teriaca e frutti e cose di buon odore; infine confortare gli umori con bolo d'Armenia e contrastare la putrefazione con cose acide. Per quanto attiene alle cure, si facevano dei salassi e delle evacuazioni, degli elettuari e sciroppi cordiali; e gli ascessi esterni venivano portati a maturazione con fichi e cipolle cotte, tritate e mescolate con lievito e burro; poi venivano incisi e trattati con la cura delle ulcere. I carbonchi erano trattati con ventose, scarificati e cauterizzati. E io per sfuggire al discredito non osavo allontanarmi[96].

Più che un consuntivo dell'intervento medico, è un atto notarile del fallimento teorico-pratico della medicina. Di tale fallimento è ben consapevole il Boccaccio, che pone il sigillo alla descrizione della peste con queste parole: «Quanti valorosi uomini, quante belle donne, quanti leggiadri giovani, li quali non che altri, ma Galieno, Ipocrate o Esculapio avrieno giudicati sanissimi, la mattina desinarono co' lor parenti, compagni ed amici, che poi la sera vegnente appresso nell'altro mondo cenaron con li lor passati!»[97].

Il Boccaccio «fa emergere la essenziale inadeguatezza della scienza medica a questa mostruosa realtà: persino i supremi rappresentanti dell'arte medica [Galeno e Ippocrate, e il fondatore di tale arte Esculapio] sarebbero stati sopraffatti da questa malattia. [...] Anche i mitici rappresentanti della scienza medica avrebbero necessariamente fallito»[98].

La medicina è un *epifenomeno*, mentre la sanità o salute, oppure il suo contrario, la malattia, è un *fenomeno* naturale e sociale:

[96] Anche questo passo è riportato da Agrimi, Crisciani, *Malato, medico e medicina nel Medioevo*, cit., pp. 296 e 299. La teriaca o triaca, di cui s'è detto *supra* (capitolo secondo, paragrafo 3, nota 83) era la panacea che veniva raccomandata dalla medicina ufficiale anche contro la peste (vedi la scheda di Giampaolo Lotter e Lorenzo Lazzarini, nel volume collettaneo *Venezia e la peste. 1348-1797*, Marsilio, Venezia 1979, p. 149).

Il bolo d'Armenia (ematite e argilla) era, tra le «pietre», quella più comunemente usata nella preparazione dei medicamenti antipestosi. Fredda e secca, era ritenuta contrastare il caldo e l'umido e in tal senso opporsi alla putredine della peste. Polverizzata e ingerita col vino, si riteneva che quest'ultimo la veicolasse direttamente nel cuore (dal catalogo, con modifiche, relativo a *Le teorie mediche sulla peste*, a cura di Andreina Zitelli, ivi, pp. 54-55).

L'elettuario, del quale esistevano varie forme e varie indicazioni, era un composto zuccherino denso, a base di sciroppo, polpa di frutti e miele.

[97] Boccaccio, *op. cit.*, p. 18.

[98] Flasch, *op. cit.*, pp. 54-55.

così, nel mezzo del Trecento, il fallimento della medicina è un epifenomeno di quel fenomeno naturale e sociale che è la peste. A riguardo di questa, un cronista senese testimone della virulenza del morbo in Toscana, dà una notizia che suona come un lamento: «E nessuna campana suonava e nessuno piangeva [...]. E la gente diceva e credeva: è la fine del mondo»[99].

La fine del mondo. La Peste Nera era la livida impronta del quarto sigillo apocalittico (*Apocalisse*, 6, 8): «E subito vidi apparire un cavallo verdastro, e colui che vi stava sopra aveva nome la Morte, e l'Inferno la seguiva. E fu data loro autorità su un quarto della terra per uccidere con la spada, colla fame, colla peste». L'apocalisse esorcizzata dall'invocazione *A fame, peste, bello, libera nos, Domine*, che affidava di nuovo al Divino protettore e guaritore la difesa dal male, si rifletteva in una *crisi della medicina* che vedeva i medici esautorati da ogni capacità di tutela e di guarigione. Non la medicina empirica dei guaritori e dei ciarlatani aveva fallito, ma la medicina dotta degli allievi di Taddeo Alderotti, la chirurgia istruita degli emuli di Guy de Chauliac. Dunque, perché fidarsi dei medici?

Il discredito della medicina e dei medici presso l'opinione pubblica nella seconda metà del Trecento ha un elemento di prova nella prosa di un trecentesco *maître à penser*, Francesco Petrarca. Questi, dalla sua residenza in Avignone, fa pervenire a palazzo, al papa Clemente VI che vi giace malato, la seguente lettera, datata 13 marzo 1352: «Beatissimo padre, [...] so che dai medici è il tuo letto assediato: e questa è la cagion primissima dei miei timori». «Tutti quanti essi sono, mentre da trovati nuovi speran la fama, delle nostre vite fanno lor traffico; e, singolar privilegio di tal professione, basta che alcun si spacci medico che ciecamente gli si presti fede, quantunque in nessun'arte vi sia l'impostura come in questa pericolosa. E noi non vi badiamo, tanto per ciascuno sono potenti le lusinghe della speranza.» Dopo un'ulteriore tirata contro quei medici dotti che, «le dottrine ippocratiche con le tulliane [ciceroniane] squisitezze frammischiando, [...] non dell'esito delle loro cure, ma della vuota eloquenza delle parole vanno tronfi», il Petrarca conclude la propria requisitoria epistolare rivolgendo

[99] La frase del cronista senese è riportata da B.W. Tuchmann, *Uno specchio lontano*, trad. it. di G. Paroni, Mondadori, Milano 1979, p. 118.

al papa un'esortazione all'auto-cura: «Fa di aver cura della tua salute, sta di buon animo e spera bene»[100].

«Così quando, di soli sessantun'anni, il 6 dicembre 1352 Clemente VI si spense in Avignone, non mancò il Petrarca d'incolpare la medica imperizia»[101]. L'«usignolo di Valchiusa» non è il primo, né l'ultimo rappresentante del filone storico di critica della medicina che – da Catone il Censore a Ivan Illich[102] – costituisce un vero e proprio genere letterario e insieme uno specchio di riflessione – deformante, infedele, fedele – della categoria dei medici. La prosa petrarchesca, più che alla linea logico-critica o a quella retorico-satirica, appartiene a una linea che possiamo definire «iatrofobica». Ma tale «iatrofobia» non è riconducibile tutta a vicende di vita ed esperienze personali. Si tratta, nella epistola citata, di un punto di vista espresso con forza inconsueta dall'intellettuale dominatore dell'Europa colta del tempo (come tale incoronato in Campidoglio l'8 aprile 1341) alla massima autorità terrena, il romano (avignonese) pontefice; ed è un punto di vista mosso dall'onda lunga della peste nera e che viene ribadito, tra il 1352 e il 1355, nei quattro *libri invectivarum contra medicum quemdam*.

Al medico Francesco Bartolomeo Casini di Siena che, dopo aver letto tali «invettive», gli chiedeva se «nessuno dunque tra i medici si trovi immeritevole di tanto vituperio», il Petrarca rispondeva (*Seniles*, XVI, 3) che «sa Iddio quanto trovarlo io brami: [...] ma a che giova dissimulare o fingere? Invano ho cercato finora eccezioni alla regola»[103]. Tuttavia qualche eccezione egli pur la faceva. In una lettera (*Seniles*, XII, 1) indirizzata a Giovanni Dondi dell'Orologio, professore di medicina a Padova, egli diceva molto bene di Tommaso Del Garbo, l'illustre medico fiorentino che, vi-

[100] I passi dell'epistola petrarchesca a Clemente VI sono riportati da Lorenzo Felci, *Francesco Petrarca, Erasmo da Rotterdam e la medicina*, Bergamo, Sede dell'Ateneo, 6 marzo 1975, pp. 22-23.

[101] Lorenzo Gualino, *Storia medica dei romani pontefici*, Ed. Minerva Medica, Torino 1934, p. 468.

[102] Su Catone il Censore vedi quanto detto a pp. 89-90; per Ivan Illich vedi Ivan Illich, *Nemesi medica*, Mondadori, Milano 1977.

[103] Questo passo e i successivi, tratti dai XVII libri delle epistole *Seniles*, scritte dopo il 1362, quando il Petrarca aveva compiuto il 58° anno, sono riportati da Felci, *op. cit.*, pp. 18 e 10.

sitatolo, lo aveva trovato sano e robusto[104]. Ma allo stesso Dondi, poco dopo, scriveva (*Seniles*, XII, 2): «Quel mio concittadino che nella lettera precedente ti adducevo quale testimonio vivente della mia robusta complessione, verde ancor negli anni e vigoroso come un toro, in un batter d'occhio è passato all'altra vita. Vedi volubilità di fortune, incertezza e inutilità della medicina».

Cave medicum, dunque. L'oggetto delle «invettive» petrarchesche era considerato tanto in basso da dover ricevere anche qualche colpo basso, come l'accusa d'essere averroista: «Questo cane di Averroè voi coltivate, amate e seguite e non per niun'altra cosa se non perché voi odiate Cristo che è viva verità». La «doppia verità» imputata ad Averroè era causa della doppiezza dei medici suoi seguaci. Costoro, come meritavano sotto l'aspetto religioso l'accusa d'essere «anticristiani», così sotto l'aspetto scientifico-professionale meritavano quelle di «mecanici», «temerari», «mercenari» e «schiavi della pecunia». Inveiva il Petrarca: «Mecanico! Lo ripeto più volte volentieri questo nome perché di niun'altra villania più t'adiri». Egli definiva inoltre «colore di medico» il giallore riflesso sul volto di chi scrutava l'urina nella matula e con-

[104] Giovanni da Padova, figlio di Jacopo (anche questi medico insigne), fu detto «dell'Orologio» perché artefice di una ingegnosa macchina rappresentante il movimento di tutti i corpi celesti e messa in moto da un solo contrappeso che faceva girare più di duecento ruote. Tommaso Del Garbo, figlio di Dino (anche questi celebre medico), fu detto da Filippo Villani, nel suo *Liber de origine civitatis Florentiae et eiusdem famosis civibus*, che «imitatore ed erede dell'acume paterno, fu filosofo grandissimo e famoso in medicina. [...] Essendo il nome suo per tutta l'Italia divulgato, divenne in tanta stima e in tanta reputazione di dottrine e diligenza nel medicare che i potentissimi tiranni, dei quali è l'Italia abbondante, stimarono di dover morire se egli Tommaso non li medicava». Tommaso Del Garbo morì verosimilmente nel 1362, nel corso di una recrudescenza epidemica di peste (quella stessa in cui trovò la morte il figlio del Petrarca, Giovanni); egli fu autore di un *Consiglio contro la pistolenza* «composto per bene e salute degli uomini che abitano la città di Firenze». Esso si colloca agli inizi della copiosa letteratura medica *de peste* espressa nei *regimina contra pestilentiam* nei quali si evolvono, dopo la peste nera, i precedenti *regimina sanitatis*. Prototipo di tale letteratura può considerarsi il *Consilium de peste* scritto da Gentile da Foligno, professore di medicina a Perugia e morto di peste nel 1348. Alla fine del Trecento, nel 1398, si colloca il *Consilium de peste* di Pietro Curialti da Tossignano, professore di medicina a Bologna. Su questa letteratura vedi Arturo Castiglioni, *I libri italiani delle pestilenze*, in Id., *Il volto di Ippocrate*, Soc. ed. Unitas, Milano 1925, pp. 147-169.

temporaneamente pensava in cuor suo al denaro da lucrare: «Il tuo pallore è dovuto alla tua cupidità. [...] Tu ragguardi l'orina e il tuo pensiero è pur nell'oro»[105].

Il fallimento della medicina davanti alla peste era anche il fallimento dell'etica medica davanti ai supremi momenti della verità, quelli della malattia e della morte. In questi momenti la verità non può essere «doppia»: sono i momenti dove più si rivela il disinteresse di un impegno morale, lo zelo di una professione partecipe, la vocazione autentica di un'arte nella quale il malato ripone le sue speranze per preservarsi o guarire dal male. Il fallimento dell'arte della cura, preservativa o terapeutica, era lo stesso fallimento della scienza medica, teoretica ed etica. La gente medievale, invocante protezione o guarigione, dopo la peste nera e davanti alle sue recidive giustificatamente confidava, più che nel sapere-potere dei medici, nel potere d'intercessione di san Sebastiano e di san Rocco[106].

Il duro impatto con la peste aveva esautorato la medicina dal ruolo, in via di acquisizione, di teoria convalidata e di pratica efficace. Parallelamente aveva scalzato i medici dal ruolo, acquisito per tradizione e convenzione, di curanti disinteressati e partecipi. In tal modo faceva bruscamente rinculare l'inoltrato processo di laicizzazione della scienza medica, da un lato, e, dall'altro, l'avviato processo di secolarizzazione dell'arte salutare all'interno degli ospedali.

Pur se gli ospedali erano ancora luoghi più di religiosi che di medici, la trecentesca crisi della medicina era anche una crisi ospedaliera. «Vi era senza dubbio una *crisi* morale: dalla realtà

[105] Per queste citazioni vedi Felci, *op. cit.*, pp. 27-29.

[106] Rocco, nato a Montpellier all'inizio del Trecento, segnato dall'infanzia da una piccola croce rossa sul petto (verosimilmente un angioma) che lo indicava come votato a Dio, intrapreso un lungo pellegrinaggio alle tombe dei ss. Pietro e Paolo, fu fermato sulla via di Roma, ad Acquapendente, dalla peste nera. Egli guariva i malati dai segni del contagio mediante imposizione delle mani. A Roma si trattenne tre anni, indi, sulla via del ritorno, fu fermato nuovamente, a Piacenza, da una recrudescenza pestosa. Rifugiato in un bosco, qui fu fatto oggetto delle cure di un angelo e della pietà di un cane, che gli portava tutte le mattine un pane per sostentarlo. Rientrato a Montpellier e scambiato per un brigante, fu gettato in prigione, dove morì. Alla sua morte «il culto per San Rocco taumaturgo inizierà a diffondersi insieme alle sue reliquie traslate in numerose città europee. Dalla fine del XV secolo il suo nome appare, accanto o in sostituzione a quello del più antico San Sebastiano, fra i quattordici santi ausiliatori come intercessore speciale nella guarigione contro la peste» (Calvi, *op. cit.*, p. 58).

trecentesca erano ben lontane le spinte religiose che avevano motivato», nel passato più remoto e più prossimo, «la nascita delle comunità ospedaliere». E vi era indubbiamente una «*crisi* delle strutture ospedaliere tradizionali», in parte dovuta a un'altrettanto «indubbia *crisi* nella gestione dei patrimoni», in parte da ricercarsi «nei riflessi della *crisi* trecentesca sui problemi dei poveri e della povertà» e «nel diffondersi delle epidemie di peste»[107].

Di questa crisi multipla degli ospedali – padani, italiani, europei – le epidemie di peste, con le loro grandi masse di «infetti» e «sospetti»[108], con le loro folle di moribondi, con le loro moltitudini di malati acuti, erano i fattori genetici forse più rilevanti; inoltre, destabilizzando economia e società, erano tra i fattori genetici più importanti nel rendere, al di là di ogni possibile contenimento, incontenibile dalle sale ospedaliere la quantità dei poveri bisognosi d'aiuto (compensante oltre misura la scarsità degli appestati convalescenti e l'inesistenza dei cronici).

Però queste stesse epidemie erano, proprio nel campo ospedaliero, i fattori genetici di una trasformazione strutturale di grande rilievo: la *transizione dal lebbrosario al lazzaretto*[109]. L'ospedale per lebbrosi che, come s'è detto, la Repubblica di Venezia aveva costituito nel 1182 su un'isola della laguna era intitolato a san Lazzaro. Due secoli e mezzo dopo, il Maggior Consiglio della Repubblica Serenissima, di fronte alla ricorrente minaccia di peste, decretava che l'isolamento degli «infetti» e dei «sospetti» – la *quarantena*[110]

[107] Giuliana Albini, *Città e ospedali nella Lombardia medioevale*, Clueb, Bologna 1993, pp. 97, 113, 99, 109 (nell'ordine). I corsivi sono miei.

[108] «Di norma si faceva distinzione tra *infetti* e *sospetti*. *Infetto* era colui nel quale la malattia di contagio fosse stata diagnosticata da un medico o da un chirurgo; *sospetto* chiunque fosse venuto in contatto con persona infetta, con oggetti considerati infetti, o venisse da un'area ritenuta appestata. Gli epidemiologi moderni insistono che a nessun costo infetti e sospetti siano rinchiusi insieme in una casa colpita dal morbo come si faceva nel Medioevo» (Carlo Maria Cipolla, *Cristofano e la peste*, Il Mulino, Bologna 1976, p. 20).

[109] Cfr. Giorgio Cosmacini, *Storia della medicina e della sanità in Italia*, cit., in particolare il paragrafo *Dal lebbrosario al lazzaretto*, pp. 61-68.

[110] Il periodo d'isolamento precauzionale era stato inaugurato nel 1374 a Reggio Emilia da Bernabò Visconti, con l'ordine che i sospetti di peste entrassero in città non prima di essere rimasti isolati, fuori le mura, per dieci giorni. Nel 1377 la città adriatica di Ragusa aveva decretato che le navi provenienti da località infette entrassero in porto dopo un mese d'isolamento: questo periodo,

– si svolgesse nell'isola lagunare dov'era il monastero agostiniano di Santa Maria di Nazareth e dove il personale di assistenza destinato all'emergenza pestilenziale veniva fatto affluire dall'Ospedale di San Lazzaro: *nazaretho*, *lazaretho*.

Lebbrosario e lazzaretto erano entrambi spazi chiusi extraurbani, d'isolamento e d'interdizione. Ma tra essi la continuità era solo apparente. Tra lebbroso e appestato c'era differenza non di grado, ma di qualità. Infatti il malato di lebbra anticipava in vita la decomposizione della carne propria della morte; però non induceva paura di morte, come invece il malato di peste, ma soltanto ribrezzo. Il suo corpo corrotto, mutilato, deformato, era il simbolo di una «diversità» considerata da molti come una «colpa»; ma era anche, per altri, l'incarnazione vivente del Redentore che si era fatto carico delle colpe da redimere. Il corpo dell'appestato invece, in quanto trasmettitore di un contagio mortifero, era un'anticipazione inesorabile del cadavere, un apportatore di morte certa per chi lo avvicinava.

Allo stesso modo tra lebbrosario e lazzaretto c'era una discontinuità reale, una differenza non graduale, ma qualitativa. Infatti il *lebbrosario* era uno spazio chiuso che partecipava della valenza simbolica ambigua della lebbra: spazio extraurbano opposto alla città e insieme spazio a struttura cittadina, composto dagli elementi ambientali – luoghi di lavoro, di vita associata, di culto, di sepoltura – propri della città. Un ghetto per un tempo indefinito, uno spazio creato per viverci tutta una vita, un recinto per individui contagiosi e pericolosi, ma con pericolosità *quoad vitam* non elevata, però irricuperabili e come tali segregati in permanenza dal consorzio dei sani, nonché organizzati stabilmente in modo autonomo.

Il *lazzaretto* invece era uno spazio chiuso privo di ambiguità: spazio chiuso a struttura ospedaliera, fuori della città ma non anticittà. Uno spazio creato per un tempo provvisorio, transitorio; uno spazio non semplicemente recintato, valicabile, ma addirittura sbarrato, invalicabile. Un luogo di segregazione per individui

per chi viaggiava via terra, era stato portato a quaranta giorni. La dottrina ippocratica dei giorni critici stabiliva infatti che il quarantesimo era l'ultimo giorno nel quale poteva manifestarsi una malattia acuta, quale appunto la peste; una malattia che insorgesse dopo questo termine non poteva che essere cronica e dunque non poteva essere peste.

anch'essi contagiosi e pericolosi, ma con pericolosità elevatissima, però non irricuperabili in assoluto, anche se la virulenza della peste lasciava poche possibilità di ricupero.

Erano l'epidemiologia e la clinica della lebbra e della peste a determinare le rispettive valenze e metafore, a condizionarne le rispettive istituzioni e strutture, create a difesa. La lebbra era una malattia cronica, subcronica, invalidante, non mortale. Era morte civile, non fisica. La peste era una malattia acuta, iperacuta, non invalidante, mortale. Era morte vera, non metaforica. Conseguentemente la lebbra era destinata a una struttura ospedaliera che aveva più del cronicario, del nosocomio per sempredegenti. La peste invece era destinata a una struttura ospedaliera per malati acuti, dove questi o morivano o, se fortunati, scampavano alla morte e venivano dimessi, guariti. Il luogo della lebbra, il lebbrosario, era più simile al vecchio ospizio; il luogo della peste, il lazzaretto, era più simile all'ospedale moderno, che di fatto, in certo qual senso, anticipava.

La peste era dunque un agente non solo destrutturante a più livelli, ma anche mutante, in positivo. Era una spada di Damocle incombente che induceva gli Stati – quelli italiani prima degli altri in Europa – a darsi uomini e strutture capaci di farvi fronte. Agli «oficiali» che il Boccaccio vedeva attivi in Firenze veniva assegnato il compito di sorvegliare i mercati, di accertare la provenienza di merci e mercanti, d'impedire la rivendita d'indumenti e suppellettili appartenuti a individui morti di peste. A Pistoia il controllo del mercato della lana era motivato dal timore che tra le maglie delle stoffe potesse essere trattenuto alcunché di «appiccicaticcio» che fosse in grado di diffondere la malattia; e veniva istituito il primo corpo speciale di quelli che saranno poi, dappertutto, i «beccamorti» o «monatti». Si vietavano assembramenti e cortei funebri, ma funzioni religiose e processioni propiziatorie erano risorse protettive tanto offerte e richieste, quanto contrastanti con le misure d'isolamento. A Orvieto si colpiva lo sciacallaggio nelle case abbandonate: la paura del male non riduceva la brama della roba altrui, né faceva diminuire l'attaccamento alla propria che si temeva di vedere alienata, distrutta. Ma proprio la roba era un fomite di contagio da tenere sotto stretto controllo. Sempre a Orvieto, tra i controllori della peste c'era anche un medico reclutato con specifico incarico di sorveglianza sanitaria civile. A Milano si barricavano porte e finestre di alcune case infette, lasciandovi reclusi gli appestati e i loro parenti: così la città era tra le poche che riuscivano, nel 1348, a scampare alla Peste Nera.

Alle predette misure «quarantottesche» se ne aggiungevano, con il ripetersi delle epidemie e il cumularsi delle esperienze, altre più incisive e diffuse. Sorgevano via via, nei ducati e nelle repubbliche d'Italia, gli *Uffici di Sanità*, istituzioni dapprima improvvisate, poi provvisorie, infine definitive, che facevano propria la teoria contagionista delle epidemie, che cercavano di controllare queste ultime in base a tale interpretazione e che, con le armi del tempo, affrontavano problemi sanitari ed economici di capitale importanza, tentando di essi una gestione bilanciata e, almeno in parte, risolvendoli.

A concepire, approntare, impiegare tali armi – o arti – di difesa non era la scienza-professione medica, ma l'evoluta, efficiente ed efficace tradizione amministrativa degli Stati italiani. Anche se nei ranghi di questa organizzazione sanitaria non mancavano i medici, assunti come consulenti esterni oppure reclutati od «obbligati» come medici «pubblici», lo sforzo era compiuto fuori dei ranghi della medicina; e questo nonostante che le università italiane fossero, proprio nel campo della medicina, all'avanguardia in Europa[111].

In anticipo sul resto d'Europa nasceva in Italia un'organizzazione sanitaria d'avanguardia, esemplare per gli altri paesi europei[112]. «Il controllo della peste a Venezia era di molto in anticipo rispetto a quanto accadeva nel Nord-Europa», anche se «in fase ancora primitiva se paragonato alla pratica del Ducato di Milano, dove un *Ufficio di Sanità* esisteva già prima della metà del XV secolo»[113], articolato in tutta una serie di regolamenti e strutture modello: dalle quarantene ai lazzaretti, dalle «bollette di sanità» ai cordoni sanitari, dalle «fumigagioni» (disinfezioni) al controllo delle devianze biologicamente pericolose (meretrici, accattoni, forestieri randagi).

Questi stessi regolamenti e strutture, che *in tempore mortalitatis* si impegnavano nella difesa contro le epidemie, in tempi

[111] In proposito vedi Carlo Maria Cipolla, *Origine e sviluppo degli Uffici di Sanità in Italia*, in «Annales cisalpines d'Histoire sociale», serie I, n. 4, 1973, pp. 89-90.

[112] In proposito vedi Id., *Chi ruppe i rastelli a Monte Lupo?*, Il Mulino, Bologna 1977, p. 21.

[113] Richard Palmer, *L'azione della Repubblica di Venezia nel controllo della peste*, nel volume collettaneo *Venezia e la peste. 1348-1797*, cit., p. 105.

normali e paranormali – di quella paranormalità medievale fatta di carestie, crisi frumentarie, penuria endemica, pessima igiene – si occupavano anche d'altro: della quantità e qualità delle derrate alimentari, della commestibilità dei viveri, della nettezza urbana, dell'espurgo dei cenci, dell'allontanamento dei mendicanti foresi, delle provvidenze per quelli indigeni. La peste era un agente mutante che trasformava le strutture idonee a fronteggiarla in organismi stabili, capaci di affrontare, dopo di essa e indipendentemente da essa, problemi igienico-sanitari permanenti[114].

I maggiori Stati della penisola, sotto lo stimolo delle epidemie, si davano un'aurorale, o solare, sanità, successivamente importata, per imitazione, da parte dei paesi d'oltralpe; e in tempi di epidemie, al di là delle contese diplomatiche e al di sopra delle lotte politiche, si collegavano tra loro tramite una rete informativa e protettiva a maglie strette. Per salvaguardare la salute propria e dell'intera penisola, compivano un grande sforzo in comune, realizzando una unificazione d'Italia anticipata di secoli.

La *fine del mondo* provocata o minacciata dalla Peste Nera aveva almeno il vantaggio di contribuire alla nascita di una coscienza unitaria e, soprattutto, di portare con sé la gestazione e la *nascita della sanità pubblica*. Con questo specifico riferimento sanitario possiamo sottoscrivere l'affermazione che «il 1348, anno della Peste Nera, rappresenta l'anno del concepimento dell'uomo dell'età moderna»[115].

[114] A titolo d'esempio, a proposito dei Provveditori alla Sanità eletti nel 1486 dal Senato veneziano, si è scritto che «vigilavano i lazzaretti, la nettezza della città, la salubrità delle cisterne, i canaletti interni, il buon ordine e la nettezza degli alberghi, i commestibili, le carni, i vini, i pesci, le beccarie, le abitazioni dei poveri, gli scaricatori del porto»; che «esaminavano le fedi di sanità dei bastimenti e disponevano in merito alla contumacia dei bastimenti sospetti e all'espurgo delle merci e della corrispondenza»; che «erano preposti alla repressione dell'accattonaggio» e «sorvegliavano il meretricio» (Salvatore Carbone, *Provveditori e Sopraprovveditori alla Sanità della Repubblica di Venezia*, in «Quaderni della Rassegna degli Archivi di Stato», n. 21, 1962, p. 15).

[115] La frase, scritta nel 1932 da Egon Friedell nella sua storia della civiltà nell'età moderna, è riportata da Bergdolt, *op. cit.*, p. 7. Anche Roberto Sabatino Lopez, nella sua opera sulla «nascita dell'Europa» pubblicata nel 1966 (vedi *supra* la nota 55 al paragrafo 2), «fa coincidere la fine del Medioevo proprio con la grande pandemia del 1347-50», come rileva Egidio Bruzzone, *Storia e medicina nella storiografia della peste*, ECIG, Genova 1987, p. 78.

V

L'ETÀ MODERNA

1. *Un mondo nuovo: un morbo, un corpo, un medico nuovo*

Nella storia delle malattie, e della lotta intrapresa dall'uomo per combatterle, si configura tra il 1350 e il 1550 un «caso italiano» esemplare. «Il caso dell'Italia», in quel periodo che dura due secoli, è quello di un «osservatorio privilegiato all'incrocio delle conoscenze mediche e delle epidemie»[1]. Distesa in uno spazio liquido solcato da un andirivieni di uomini e cose, la penisola italiana presenta la ricettività patologica di una geografia umana immersa in un mare epidemico qual è, tra Medioevo e Rinascimento, il Mare Mediterraneo.

La mercantilizzazione dell'economia, i traffici con paesi lontani epidemiologicamente diversi imprimevano un movimento accelerato alla circolazione delle malattie infettive, contribuendo alla «unificazione microbica del mondo»[2]. Uomini e cose, con i loro ectoparassiti, facevano la parte dei vettori morbiferi; e la microbiologia faceva il resto, con il suo gioco complesso di veleni e contravveleni, con una patogenicità giocata tra la virulenza degli agenti infettivi e la resistenza degli organismi infetti.

La società italiana, tra Medioevo e Rinascimento, era una «società aperta»: aperta ai commerci, agli scambi, alle invasioni, alla

[1] Pierre Darmon, *Quando il vaccino faceva paura agli inglesi*, nel volume collettaneo *Per una storia delle malattie*, a cura di Jacques Le Goff e Jean-Charles Sournia, Dedalo, Bari 1986, p. 361.

[2] Vedi Emmanuel La Roy Ladurie, *Un concept: l'unification microbienne du monde (XIVe-XVIIe siècles)*, in «Revue suisse d'Histoire», n. 23, 1973, pp. 627-696.

libertà di ammalarsi. L'Italia, che a metà del Trecento aveva importato dalla Crimea e dall'Asia, per la via del grano, il topo nero, la pulce indiana e il bacillo della peste, sul finire del Quattrocento riceveva tramite la Spagna, dalle Indie Occidentali, il *Treponema pallidum* della sifilide.

Lo scopritore delle Indie Occidentali, l'ammiraglio del Mare Oceano Cristoforo Colombo (1451-1506), sbarcava dalla caravella Niña, il 4 marzo 1493, nel porto di Barcellona[3]. Con lui erano i primi *conquistadores* delle terre d'oltremare ritenute l'anticamera del Catai e del Cipango (Cina e Giappone). Un medico della città catalana, Ruy Diaz de Isla, si faceva carico della cura di parecchi reduci affetti da un «mal serpentino» con ulcera rodente dei genitali e con «bubas» (bubboni) agli inguini[4]. Quei reduci chiamavano il morbo «mal de Hispaniola» perché pensavano di averlo contratto a La Spagnola (l'odierna Haiti) attraverso i rapporti sessuali con le indigene isolane. In proposito il missionario domenicano Bartolomé de Las Casas (1474-1566) scriverà nella sua *Brevissima relaciòn de la destruyciòn de las Indias*, pubblicata a Madrid nel 1542, che gli indiani di La Spagnola (cioè gli Haitiani), richiesti «se la malattia in quel luogo fosse molto antica, dicevano che lo era da prima che i Cristiani venissero».

Bartolomé de Las Casas sarà il primo a denunciare, nello scritto citato, le violenze perpetrate, a danno delle popolazioni amerindie, da parte dei «conquistatori». Questi erano convinti di essere portatori di valori umani e divini tanto alti e indiscutibili da dover essere trasmessi con la forza, anche se si trattava di valori così diversi da quelli cui si ispiravano i presunti beneficiari da risultare, alla fine, nient'altro che un'incivile, crudele, sopraffazione.

[3] Si è ipotizzato che la malattia che afflisse a lungo e portò a morte Cristoforo Colombo sia stata la sifilide. Si trattò di una malattia caratterizzata da male agli occhi (oftalmia), dolori agli arti (artrite) e bruciori urinari (uretrite). Fu verosimilmente un'artrite reattiva, forse di origine gonococcica (blenorragica) e quindi venerea, ma quasi certamente non sifilitica (vedi in proposito U. Cardassi, E. Pasquinelli, *Cristoforo Colombo, ammiraglio del Mare Oceano. Le sue malattie, le sue tombe*, in «Federazione Medica», n. 7, settembre 1992, pp. 41-45).

[4] Ruy Diaz de Isla descrisse le proprie osservazioni del 1493 nel *Tractado contra el mal serpentino, que vulgarmente en España es llamado bubas*, pubblicato nel 1531. L'ulcera rodente dei genitali è come un morso di scorpione e lo Scorpione è il segno zodiacale sotto cui stanno gli organi genitali.

D'altronde perché farsi riguardo di popoli la cui spiritualità era incerta? Non lo aveva chiaramente indicato Dio stesso privando le loro terre del grano e della vite, e dunque dell'ostia e del vino della Messa? Tali mancanze potevano mai essere compensate dai fagioli e dal mais, dal pomodoro e dalla patata? Quest'ultima, con i suoi frutti sotterranei, non era una «pianta del diavolo»? La sopraffazione da parte degli Europei della «progenie di un altro Adamo» era quindi legittima, quasi un dovere. Tale sopraffazione non fu solo un fatto scontato e cruento; fu anche un «genocidio pacifico» compiuto non dalle armi dei soldati spagnoli, ma dai germi di malattia di cui quei soldati erano portatori. Le popolazioni indigene erano infatti doppiamente indifese: indifese perché prive di armi e di mentalità bellica (letteralmente «imbelli») e indifese perché prive di anticorpi nei confronti degli antigeni morbosi esportati dal Vecchio nel Nuovo mondo.

Un mondo nuovo. L'arrivo degli Europei provocò la novità di uno squasso immunitario, definito lo «shock biologico della conquista». Milioni di indigeni furono oggetto di una strage immane, provocata dallo sconvolgimento della loro immunità naturale da parte di malattie a loro sconosciute: il morbillo, la tubercolosi, il vaiolo[5].

Il vaiolo, esploso nelle Antille nel 1518, risparmiò soltanto poche centinaia di indigeni isolani. Poi raggiunse il Messico e il Guatemala, destabilizzando l'impero degli Aztechi; indi proseguì verso sud raggiungendo nel 1525 il Perù, dove destabilizzò l'impero degli Incas. L'epidemia vaiolosa, come aveva favorito al nord l'impresa conquistatrice di Hernán Cortés (1485-1547), così favorì al sud l'impresa conquistatrice di Francisco Pizarro (1475-1541). Il risultato a distanza delle recrudescenze epidemiche, e del succedersi di epidemie diverse, fu lo spopolamento del subcontinente amerindio. Allo svuotamento demografico di quest'ultimo avrebbero sopperito più tardi i coloni, travasando dal continente africano milioni di schiavi negri, più resistenti e quindi più disposti a sopravvivere, a moltiplicarsi, a fornire manodopera. Sarà così che

[5] Vedi in proposito Giovanni Berlinguer, *Malattie e salute tra Vecchio e Nuovo mondo*, in «The Practitioner» (edizione italiana), a. XIV, n. 168, 1992, pp. 16-24, e, più in generale, Alfred W. Crosby, *Ecological Imperialism. The Biological Expansion of Europe*, Cambridge University Press, Cambridge 1990.

in America si costituirà una seconda Africa; sarà anche così che il Vecchio mondo contribuirà alla formazione di *un mondo nuovo*.

Le popolazioni amerindie ricambiarono i doni colposi degli Europei, in una sorta di mutuo scambio o di «scoperta reciproca»[6], soltanto con la malattia esordiente nel 1493 a Barcellona. Nel 1495, in quest'altra terra di conquista che era l'Italia del Rinascimento, l'esercito spagnolo di Gonzalo de Cordoba scambiava il treponema della sifilide con l'esercito francese di Carlo VIII, che aveva valicato le Alpi l'anno prima per rivendicare i diritti della corona di Francia sul reame di Napoli (passato dalla casa d'Angiò alla dinastia aragonese). La «discesa» di Carlo VIII si trasformava in precipitosa risalita; saliva rapida a livelli di epidemia la nuova malattia, trasmessa per contagio sessuale, però legata non solo a *eccessi* di promiscuità dei sessi e di licenziosità dei costumi, ma anche a *difetti* di difese organiche e di igiene collettiva. Così caratterizzato, il «morbo ispano» o «mal franzese» veniva acquisito dalla patologia europea a partire dal Napoletano: *mal de Naples*[7].

Un morbo nuovo[8]. Il morbo ispano-gallo-italico appariva come una nuova peste, se è vero che peste significa peggior malattia. La

[6] Il concetto di mutuo *descubrimiento*, emerso al Congresso internazionale di scienze storiche di Madrid nel 1990, è stato ripreso da Giorgio Cosmacini, *America ed Europa: il mutuo «descubrimiento» medico-sanitario*, nel volume collettaneo *Tra due sponde: Europa ed America ispanica. Dalla scoperta alla conquista*, Società Italiana per la Storia Patria, Palermo 1993, pp. 309-318.

[7] Marcello Cumano, medico delle milizie venete, così descrive la malattia osservata nelle sue truppe: «Attesto che nell'anno 1495 [...] ho visto molti cavalieri e fanti essere affetti, per via di un'influenza celeste trapassata in ebollizione di umori, da molte pustole in faccia e su tutto il corpo, le quali cominciavano generalmente fuori o dentro il prepuzio oppure sopra il glande».

Tommaso Catania, cronista napoletano, scrive: «1496. A dì 16 gennaio incomenzò lo male franzese in Napoli».

[8] Alessandro Benedetti, lettore di chirurgia e anatomia nello Studio di Padova, scrivendo della malattia nel 1496 dice che «per contatto venereo il mal franzese, nuovo o perlomeno sconosciuto ai medici precedenti, irruppe a noi da occidente».

Che la sifilide fosse una malattia nuova era invece negato da chi, come Niccolò da Lonigo detto il Leoniceno (1428-1524), caposcuola di medicina nello Studio di Ferrara, affermava: «Non riesco assolutamente a credere che questa malattia sia nata improvvisamente solo ora e abbia infettato la nostra epoca e nessuna delle precedenti». Leoniceno, autore del *Libellus de epidemia, quam*

vecchia peste – bubbonica, polmonare, setticemica – ricompariva, tra XIV e XVI secolo, parecchie volte: cinque nella seconda metà del Trecento, due negli anni Venti e Settanta del Quattrocento, due negli stessi anni del Cinquecento. Era una presenza che si rifaceva viva quasi a ogni generazione, che si ripercuoteva sulla quantità e qualità della vita, che faceva precipitare la curva demografica ed economica, che spalancava precipizi anche alla biologia e alla psicologia collettive. La vita media, dimezzata dopo la trecentesca Peste Nera, durava fatica a risalire; e la grande paura era una vasta ombra nel chiaroscuro esistenziale, dove emergeva, dall'oscurità del medievale «senso della morte», il chiarore del rinascimentale «amore della vita»[9].

Con la vecchia peste e la nuova pestilenza, altre malattie si accampavano stabilmente in Italia e in Europa. In gran parte peninsulare e insulare, l'Italia è in parte continentale, subalpina, difesa dalle Alpi. Ma questa difesa è come quella immunitaria, impervia o permeabile a seconda dei casi. L'una e l'altra erano pervie ai Lanzichenecchi imperiali che andavano al Sacco di Roma (1527) con il loro seguito di dissenterie e di tifi, propiziati dalla scarsità di igiene e dall'ammassamento umano negli accampamenti. «Morbo castrense» era il tifo petecchiale, una «peste di guerra» dove il pidocchio dava il cambio alla pulce nel veicolare l'agente patogeno: questa volta una rickettsia (la *rickettsia Prowazecki* già menzionata), microrganismo patogeno a metà strada tra il batterio e il virus.

L'Europa dal canto suo vedeva una «peste marina» diffondersi tra gli equipaggi imbarcati per lunghi viaggi di navigazione, di esplorazione o di commercio. Vedeva i marinai spagnoli, portoghesi, inglesi, francesi, olandesi, colpiti da una malattia simile a quella che aveva mietuto vittime tra i crociati all'assedio del Cairo nel 1249 e che ricompariva tra le ciurme di Vasco da Gama (1469-1524): una malattia caratterizzata da lividi alle gambe, carne crescente e sanguinante in bocca (emorragie gengivali), sangue dal naso e grande debolezza (anemia). Era lo scorbuto, che oggi sappiamo dovuto a mancanza di vitamina C, evenienza frequente

vulgo morbum gallicum vocant (Venezia 1497), negava anche che la malattia fosse stata trasmessa per contagio dagli Indios.

[9] Alberto Tenenti, *Il senso della morte e l'amore della vita nel Rinascimento*, Einaudi, Torino 1957.

in coloro che, soggetti a lunghe traversate marine senza approdi, subivano la precarietà dei vettovagliamenti e in particolare pativano la privazione di frutta e verdura.

Un'altra malattia epidemica, però ignota alle popolazioni del bacino mediterraneo, era, tra il 1485 e la metà del Cinquecento, il «sudore inglese», un *morbus anglicus* d'oltremanica ad alto tasso di mortalità, descritto nel 1552 da John Key (1511-1573), Caius, lettore a Cambridge (menzionato da Shakespeare nelle *Allegre comari di Windsor*), benemerito autore di un «libro di consigli» contro il morbo. Si trattò verosimilmente di una epidemia di natura tubercolare (tubercolosi miliare acuta) oppure di una pestilenza su base reumatica, identificata dai medici cinquecenteschi con il *morbus cardiacus* (endocardite settica) descritto da Celso.

Ma l'Europa, in quel semisecolo di ferro e di fuoco che furono gli ultimi anni del Quattrocento e i primi cinquant'anni del Cinquecento, quando il suo territorio divenne un vasto terreno di scontro tra gli eserciti maschili, assisteva soprattutto all'incontro e all'incrocio tra questi eserciti e quelli femminili che seguivano le truppe per svagare i soldati dalle preoccupazioni e occupazioni delle guerre. Le «femine da coito impuro» erano veramente un esercito: 8.000 al seguito delle truppe di Carlo VIII. E le veneri «pandemie» o meretrici «pubbliche» erano una moltitudine: Venezia, grande emporio d'Oriente, ne contava 11.200 e Roma, culla del «rinascimento romano» di tre grandi papi (Alessandro VI, Giulio II, Leone X), ne contava 6.800. Dunque era una categoria professionale foltissima, superata nel numero soltanto dalla categoria dei mendicanti. Nella sede centrale opulenta di una cattolicità non ancora «riformata», i pellegrini che andavano a Roma per l'Anno Santo si imbattevano in una comunità marginale d'alto rischio, propagatrice di molte immondezze.

La nuovissima malattia dilagava in Europa. Scriveva il cronista fiorentino Bartolomeo Masi: «A dì 25 dicembre 1504, a me Bartolomeo si venne el male delle bolle e doglie chiamate franciose». E, a proposito del male che «bollava» il corpo dell'ammalato e insieme l'anima del peccatore, aggiungeva: «El sopradetto male mi durò un anno e copersemi delle sopradette bolle el capo, el dorso e 'l viso che parevo lebbroso». Come la lebbra, il male colpiva la pelle in modo appariscente, corrodendola. Scriveva ancora il Masi: «Diciesi che questo male è di quella ragione che ebbe Santo Giobbo nelle sue fatiche». San Giobbe, protettore dei lebbrosi, diventava san Giobbe, protettore dei malati «infranciosati»[10].

Una nuova peste, una nuova lebbra. Il senso comune, e anche la scienza medica, per cercare di capire, e anche per esorcizzare la paura, ricavava dai paradigmi della patologia medievale il modello esplicativo della patologia del Rinascimento. Le osservazioni e descrizioni si moltiplicavano[11]. Scriveva, da Roma, Benvenuto Cellini (1500-1571): «Soprastette quel morbo gallico a scoprirsi più di quattro mesi, di poi mi coperse tutto a un tratto»[12]. Scriveva, da Strasburgo, il cronista Cuntz Merschwin, registrando l'arrivo in Germania e nelle Fiandre della «malattia straniera chiamata *mala frantzosa*»: «Le persone si coprivano di grandi vesciche, pustole e accessi su tutto il

[10] *Ricordanze di Bartolomeo Masi, calderaio fiorentino, dal 1478 al 1526*, per la prima volta pubblicate da Giuseppe Odoardo Grazzini, Sansoni, Firenze 1906, pp. 63-64.

[11] La letteratura cinquecentesca sulla sifilide è vastissima. Se ne indicano i caposaldi anzitutto nelle osservazioni-descrizioni dei medici spagnoli, *in primis* del medico-vescovo Gaspar Torrella, curante di casa Borgia in seno alla corte papale di Alessandro VI, che parla di *pudendagra* (affezione delle parti pudende). Importante quanto celebre è la testimonianza di Josef Grünpeck, chierico di Augusta, autore di un *Tractatus de pentilentia scorra* (1496) e di un *Libellus de mentulagra* (1503) nei quali descrive la propria malattia con modi e toni da medico-paziente attendibile: «il suo racconto è uno dei testi più belli e più terrificanti che siano mai stati scritti sulla sifilide» (Claude Quetel, *Il mal francese*, trad. it. di Maddalena Longo, Il Saggiatore, Milano 1993, p. 25). Il medico Sebastiano Aquilano, in un trattatello *De morbo gallico* pubblicato nel 1498, dice come Leoniceno di credere che il morbo sia antico; di parere opposto è il medico genovese Giacomo Cataneo, autore di un trattatello coevo. Nei primissimi anni del Cinquecento, Antonio Benivieni, nell'opera *De abditis nonnullis ac mirandis morborum et sanationum causis*, pubblicata nel 1507 (cinque anni dopo la morte dell'autore), scrive che la malattia colpisce *prima* i genitali con pustole esulcerate e *dopo* tutto il corpo con pustole sordide e rosse: questo «prima» e questo «dopo» sono indizi di una interpretazione che porterà alla nozione di manifestazioni primarie e secondarie. In piena epidemia il medico Giovanni da Vigo, archiatra di papa Giulio II che era affetto dal male, afferma nel *De practica copiosa* che il mal francese ha origine, senza eccezioni di sorta, *in vulva in mulieribus et in virga in hominibus*. Ulteriori importanti contributi alla precisazione della identità della malattia e alla proposizione di cure in qualche modo efficaci sono portati da medici italiani quali Giovanni Manardi, Nicola Massa, Antonio Musa Brassavola, Gabriele Falloppio.

[12] Benvenuto Cellini, *La vita, scritta da lui medesimo*, Le Monnier, Firenze 1852, p. 126.

corpo ed erano talmente trasformate che guardarle era cosa orribile e spaventosa». La malattia «iniziava generalmente nelle parti intime delle donne e degli uomini, ed era terribilmente contagiosa; all'inizio non c'era nulla da fare [...]. Molti ne morivano»[13].

Una nuova, grande morìa. I caratteri descritti dai tre autori precitati, per quanto non siano medici, compendiano bene il quadro epidemiologico e clinico della nuova malattia, contagiosa e dilagante, propiziata da Venere e micidiale come Marte. Esordio acuto del sifiloma genitale con linfoadenite inguinale satellite (lue primaria); pustolazione susseguente diffusa (lue secondaria); decorso subacuto; esito spesso letale. In seguito, per il mutare dei rapporti tra virulenza del treponema e difese dell'organismo, il decorso si protrarrà, portando all'emergere, dopo lunga latenza, di manifestazioni tardive a carico del sistema nervoso (lue terziaria). Ma nel primo Cinquecento la malattia non si cronicizzava: in un terzo di secolo, il «male del secolo» faceva strage in Europa di 20 milioni di individui.

Una malattia che associava così intimamente Eros e Thanatos sgomentava; e si spargeva a macchia d'olio, fatta più aggressiva dalla mancanza di resistenza degli individui colpiti. Gli organismi umani erano biologicamente «non istruiti», immunologicamente «disinformati». Per questa ragione non esistevano barriere immunitarie che impedissero alla malattia di passare rapidamente al di là della Manica, del Baltico, della Vistola, del Danubio, moltiplicando le sue vittime, moltiplicando i suoi nomi: oltre ai citati «mal franzese», «morbo ispano», *mal de Naples*, la malattia era chiamata «mal dei Tedeschi» in Polonia, «mal dei Polacchi» in Russia, «mal dei cristiani» nel mondo arabo. Ciascun popolo cercava di trasferire agli altri l'origine e la colpa di una malattia che, sessuale com'era, era vista da una ideologia sessofobica simboleggiare il peccato.

Da questo punto di vista la malattia

fornì, ai predicatori che tuonavano dai pulpiti e ad ogni sorta di zelatori, un argomento fortissimo costituito dalla impeccabile congruenza della vendetta divina. Non si trattava solamente di fare abbattere sui

[13] Le parole del cronista Cuntz Merschwin sono riportate da Anne Marie Moulin, Robert Delort, *La sifilide: un male americano?*, nel volume collettaneo *L'amore e la sessualità*, a cura di Georges Duby, Dedalo, Bari 1986, pp. 211-212.

colpevoli un grave flagello che li bollava, per giunta con ben visibili e schifosi segni esteriori; c'era anche il fatto che la pena era in relazione diretta con il peccato, dal momento che la malattia si trasmetteva con il commercio sessuale e, *dulcis in fundo*, l'organo colpevole era il primo a venire folgorato[14].

Scriveva nel 1495 il Muralto, cronista comense, che «il male serviva ottimamente per discriminare i buoni dai cattivi», i morigerati dai reprobi[15].

Se la lebbra dell'Alto Medioevo era la metafora e il paradigma della emarginazione sociale e della morte civile, se la peste del Basso Medioevo era la metafora e il paradigma della morte fisica e della paura di morire, la sifilide del Rinascimento era simbolo e modello della malattia peccaminosa e vergognosa, che colpiva le «vergogne» o «parti pudende», come venivano chiamate le parti genitali, dalle quali la malattia si propagava all'intero corpo umano e al corpo dell'intera società.

Il compimento, intorno agli anni Trenta del Cinquecento, della «unificazione treponemica»[16] d'Europa coincideva press'a poco con il battesimo della malattia da parte di Girolamo Fracastoro (1478-1553), medico veronese lettore a Padova, autore di un poema didascalico in esametri latini, ispirato a Virgilio e a Lucrezio[17], avente per tema il «mal franzese» e per titolo *Syphilis seu morbus gallicus* (Verona, 1530). In esso Fracastoro sposava la tesi americanista, che voleva la sifilide importata d'oltreoceano e non preesistente in Europa; inoltre, da cattolico osservante e pio, dava ampio spazio alla tesi del castigo divino, della sifilide come punizione della società corrotta da parte di un Dio adirato e vendicativo[18].

[14] Antonio Tosti, *Storie all'ombra del mal francese*, Sellerio, Palermo 1992, pp. 11-12.

[15] L'asserzione del Muralto è riportata ivi, p. 12.

[16] Il concetto di «unificazione treponemica» è formulato ed espresso da Giorgio Cosmacini, *La medicina e la sua storia. Da Carlo V al Re Sole*, Rizzoli, Milano 1989, pp. 19-56.

[17] Fracastoro è un tipico «uomo del Rinascimento», che trae spunto formale e sostanziale dai classici: da umanista, elabora una mitologia della sifilide descritta con castità virgiliana; da naturalista, analizza la malattia in termini fisico-medici alla luce della filosofia lucreziana. Su di lui vedi Anonimo, *Vita di Girolamo Fracastoro, versione da incerto autore del sec. XVI*, Valdonega, Verona 1953.

[18] Il poema fracastoriano consta di tre libri. Nel terzo l'autore narra, fa-

Come medico, Fracastoro riassumeva e in parte faceva proprie le conoscenze fino allora acquisite circa i modi e i mezzi per preservarsi dalla malattia oppure guarirne. Altri proponeva l'uso di un *linteolum glandis*, un «lenzuolino» con cui proteggere l'organo maschile durante il coito. Quali preservativi Fracastoro raccomandava, invece, l'aria pura, la ginnastica, la dieta a base di pesce e verdura, e acqua fresca a volontà. Consigliava inoltre di temperare l'inclinazione al vino e l'ardore dei sensi. Quanto alla terapia, il male era praticamente inguaribile: «Ch'il cura? ogn'uom / Chi lo guarisce? morte», recitava un motto cinquecentesco. Fracastoro proponeva di ricorrere alle efficaci cure palliative del «vivo argento» (mercurio) e del «legno santo» (guaiaco). La scorza del guaiaco, pianta amerindia avvalorante la tesi generale che l'antidoto si trova sempre là dove nasce il male, decotta e spalmata sulla pelle, oppure ingerita per bibita, faceva sudare i corpi sotto le coltri e così «sfumare» i malanni. Dal canto loro, le «acri particelle» del metallo erano dei microproiettili che, come voleva l'atomismo epicureo-lucreziano ispiratore di Fracastoro, «struggon tumori, ardon di peste i germi»[19].

Dall'ipotesi atomistica Fracastoro ricavava, quindici anni dopo, la dottrina esposta nel libro *De contagione et contagiosis morbis* (Venezia, 1546), nella quale i suoi *seminaria*, atomi di materia biologica trasmissibili dalle cose all'uomo e dall'uomo all'uomo, da un lato fornivano il substrato teorico alle pratiche anticontagioniste, già da due secoli intraprese dagli Uffici di Sanità, e dall'altro si ponevano come microelementi-ponte tra i *semina rerum* di Lucrezio e i microscopici agenti di malattia quali saranno contemplati dalla «teoria dei germi» e dalla microbiologia ottocentesche.

Inoltrandosi nel Cinquecento, il «male del secolo» tendeva a farsi, da subacuto, cronico e, da epidemico, endemico. La sifilide attenuava la sua virulenza per mutazione del suo «genio epide-

voleggiando, della fraternizzazione, sottintendente il contagio, fra Spagnoli e Indios. Il re di questi ultimi racconta al grand'ammiraglio dei primi la favola di *Sifilo*, empio pastorello che contestava al dio Sole la mancanza di divina provvidenza. Adirato, il dio Sole prese vendetta di lui, ricoprendolo, insieme al popolo a cui apparteneva, di lue ripugnante.

[19] Girolamo Fracastoro, *La sifilide*, trad. it. di Filippo Scolari, Molena, Venezia 1843, p. 87.

mico», non certo per mutazione dei comportamenti e costumi umani, né tantomeno per gli effetti del mercurio e del guaiaco, quest'ultimo in grande auge cinquecentesca, fatto oggetto di uno smercio vastissimo, detenuto quasi in esclusiva dai Fugger, potenti mercanti-banchieri di Augusta, cassieri dell'imperatore Carlo V[20]. La medicalizzazione multinazionale della società europea era senza dubbio un lucroso affare.

L'«infranciosato» Cellini, curatosi con il guaiaco, ottimisticamente affermava: «In capo di cinquanta giorni io fui guarito e sano come un pesce». E dava del «ciurmadore» al «cerusico di mali francesi» Jacopo Berengario perché «venne a Roma, vi stette sei mesi, e con una sua unzione [mercuriale] imbrattò molte decine di signori e poveri gentiluomini, dai quali trasse molte migliaia di ducati», riuscendo meglio degli alchimisti a trasformare con reale metamorfosi il mercurio in oro[21]. Alla unzione o frizione «cinerea» con mercurio incorporato in grasso animale era alternativa la fumigazione a base di «perfumi al cinabro», con i malati rinchiusi dentro botti o stufe da cui emergeva solo il capo.

Nel corso del Cinquecento si aveva modo di mutare più volte l'indirizzo del trattamento antiluetico, talora usando il decotto di guaiaco, talaltra praticando l'usanza di «dare l'onto agli ammalati», cioè facendo uso dell'unguento mercuriale. Guaiaco e mercurio, legno santo e argento vivo, si alternavano nella considerazione dei *phisici et chirurgi*. Decozioni e unzioni, le une e le altre applicate a malati gravi e meno gravi, le une e le altre applicate in modo cauto e spregiudicato, si esercitavano nello spazio aleatorio compreso tra i limiti incerti di una terapia ridotta a *placebo* o a benefica suggestione e i limiti altrettanto incerti di una terapia marginale, assecondante ma talora contrastante

[20] Jakob II Fugger detto «il ricco» (vedi Will Winker, *Fugger il ricco*, trad. it., Einaudi, Torino 1943) fondò addirittura una cosiddetta «casa del legno» per i suoi dipendenti d'ambo i sessi che fossero affetti da «mal franzese». Il «legno» o *Guaiacum officinale* è una pianta d'alto fusto dell'America centrale; il suo legno, durissimo, veniva usato per fabbricare gli alberi delle navi; una sua varietà è il *Guaiacum sanctum* della Florida e delle Bahamas. L'acquisizione del «legno» da parte della farmacopea europea, avvenuta fra il 1508 e il 1516, fece del guaiaco il *lignum vitae* usato nella cura dei malati «incurabili»; per questo fu anche detto *lignum sanctum* o *lignum benedictum*.

[21] Cellini, *op. cit.*, p. 54.

la *magna vis medicatrix naturae*, la «gran forza risanatrice della natura».

Il «cerusico» Berengario – Jacopo Barigazzi (1470-1530) da Carpi – era un chirurgo che aveva appreso dal padre Faustino l'arte del taglio, la pratica del sanaporci. La sua prima zootomia era stata niente di più che la macellazione di un maiale, alla maniera dei «norcini»[22]. Però era poi passato dalla sezione dei suini a quella dei cadaveri umani, in qualità di perito «settore». Due secoli dopo Mondino – tanto era stato lo stallo dell'anatomia solo parzialmente interrotto a Bologna da Pietro d'Argelata e a Padova da Leonardo Bertapaglia – Berengario percorreva nella stessa università di Bologna la via inusitata che da chirurgo esperto lo portava a essere medico dotto, dottore e «lettore», *lector et dissector*, in grado non solo di sezionare i corpi, ma anche di leggere e commentare i testi di Galeno: un anatomista completo, al quale si doveva un *Compendio* di anatomia del corpo umano, «dato alla luce nel 1522 in seguito alle preci dei propri scolari». La sua opera più celebre è comunque il *Tractatus de fractura calveae sive cranei* (Bologna, 1518), nel quale tra l'altro figura la prima descrizione sistematica dello strumentario per la craniotomia[23].

L'anatomia cinquecentesca era un misto ambiguo di ritualità scientifica e di tecnologia della devozione. Coinvolti, per le rispettive competenze, erano i medici, i chirurghi, i vescovi, i preti, ma anche i giudici, i giustizieri, i beccamorti, i becchini. A questi ultimi, in tempi di clemenza giudiziaria con penuria di «appiccati» o «decollati per giustizia», oppure in tempi di sopita rissosità senza morti per spada o per stilo, toccava il compito di profanare

[22] «Norcini» erano gli empirici che sapevano «trar la pietra di vescica» mediante il «taglio delle parti di sotto» (cioè estrarre i calcoli vescicali mediante incisione del perineo e litotomia). Il nome derivava dal fatto che i più abili in tale manualità erano i sanaporci originari dell'umbra Val di Norcia, avvezzi a castrare i maiali per destinarli all'ingrasso e pertanto in dimestichezza con le parti pudende. Ciò li rendeva anche affidabili esecutori della castrazione dei fanciulli destinati, nelle corti rinascimentali, a ingentilire i cori di cappella con le loro «voci candide». Sui norcini vedi Gianfranco Cruciani, *Il norcino in scena. Da macellatore di suini a castratore di fanciulli, da cavadenti a chirurgo, da ciarlatano a maschera teatrale*, Quattroemme, Perugia 1995.

[23] Su Berengario da Carpi vedi Luigi Belloni, *Jacopo Berengario da Carpi, chirurgo e anatomico del Rinascimento*, nel volume collettaneo *Il Rinascimento nelle corti padane. Società e cultura*, De Donato, Bari 1977, pp. 379-387.

tombe per trarne salme ancor fresche di sepoltura da consegnare agli anatomisti più zelanti e curiosi. Agli stessi becchini toccava, in tempi di grande morìa per pestilenza, per guerra o per fame, il compito di sottrarre i cadaveri alla fossa comune o ai lupi famelici. La congiuntura bellico-epidemica dei primi decenni del Cinquecento assicurava agli anatomisti una larga disponibilità di cadaveri da «aprire».

Le «aperture» cadaveriche erano operazioni scientifico-rituali che venivano eseguite *sub Jove frigido*, cioè d'inverno, stagione dell'anno propizia alla conservazione dei cadaveri, e particolarmente in quaresima, periodo penitenziale della liturgia cattolica propizio alla contrizione post-carnascialesca, alla mortificazione, alle meditazioni sulla morte, d'ogni tipo, anche anatomiche. Mentre il «lettore» commentava dalla cattedra i testi autorevoli, l'«incisore» sezionava il cadavere al tavolo d'autopsia e l'«ostensore» ne mostrava gli organi espiantati al pubblico ammesso ad assistere, in religioso silenzio, alla lezione-cerimonia: un pubblico composto non solo da dottori e studenti, ma anche da giudici e preti. Le bolle papali *de cadaverum sectione*, emanate da Sisto IV e da Clemente VII, avevano rimosso e rimuovevano pregressi impedimenti. L'anatomia poteva ripartire, decollare.

Protagonista di questo decollo – una vera «rivoluzione scientifica» che veniva a trasformare una «scienza normale»[24] – era il medico fiammingo Andrea Vesalio – Andreas van Wesel (1514-1564) – che dal 1537 era *explicator chirurgiae* nell'università di Padova, con l'incarico di leggere anatomia e di praticare sezioni cadaveriche[25].

Vesalio aveva studiato a Parigi, nell'università roccaforte del galenismo. In cattedra, come lettore di anatomia, c'era Johannes

[24] Il riferimento è alla dinamica della crescita scientifica com'è concepita da Thomas S. Kuhn, *La struttura delle rivoluzioni scientifiche*, trad. it. di Adriano Carugo, Einaudi, Torino 1969.

[25] Il 6 dicembre 1537 Andrea Vesalio, «superate con grande distinzione le prove» ed «essendosi comportato molto bene nelle materie assegnategli», veniva «approvato all'unanimità e giudicato idoneo» da parte della Facoltà medica con in testa il decano e il vicario vescovile (dai documenti conservati nell'Archivio dell'università di Padova). Vedi Harvey Cushing, *A Bio-bibliography of Andreas Vesalius*, Schuman's, New York 1943, e C.D. O'Mallery, *Andreas Vesalius of Brussels. 1514-1564*, University of California Press, Berkeley and Los Angeles 1964.

Guinter von Andernach, Guinterio, ferratissimo in greco e latino e perciò adattissimo, da umanista erudito, a tradurre dal vivo il «vero» Galeno e, da medico dotto, a «riscoprirlo». Compiere una scoperta scientifica, per lui e per altri professori del suo stampo e del suo tempo, voleva dire ricercare e trovare nei classici qualcosa di «nuovo» o di non noto, sfuggito ai ricercatori precedenti. Il professore grecista e latinista, inoltre, non era un lavoratore della mano, ma della mente; era un medico letterato, non un chirurgo. Non sapeva eseguire le «aperture», non era in grado di verificare a cadavere «aperto» l'attendibilità di quanto andava leggendo nel testo. Al dire di Vesalio, teneva in scarso conto la pratica, che delegava a «barbieri ignorantissimi», riservandosi alla sola dottrina; però permetteva ai laureandi di sostituirsi ai barbieri e di far «dissezione» mentre egli teneva «lezione»[26].

Il laureando Vesalio era stato uno di questi dissettori, forse il più bravo. Egli non era debitore a Guinterio della tecnica settoria; sotto tale aspetto è valida la sua affermazione: «Ho studiato senza l'aiuto di un maestro». Però l'autodidatta Vesalio era debitore a Guinterio della possibilità accordatagli di fare *pratica*, come chirurgo, e di fare insieme della *teoria*, come anatomista, usando nell'una il coltello, nell'altra la forbice logica della verificazione-falsificazione.

A Padova, cioè «nel Ginnasio più illustre di tutto il mondo»[27], Vesalio falsificava, cioè confutava in oltre 200 punti, l'anatomia di Galeno. Al tavolo di dissezione scopriva fatti anatomici che non corrispondevano affatto a quanto detto negli scritti galenici. Dalle proprie osservazioni-descrizioni vedeva profilarsi la «scoperta» di

[26] Le parole di Vesalio citate qui e oltre sono tratte da Andrea Vesalio, *Prefazione alla «Fabrica» e lettera a Giovanni Operino* [Johannes Herbst], testo e versione a cura di Loris Premuda, La Garangola, Padova 1964, p. 29. In un altro passo (ivi, p. 27), tanto mordace quanto dimenticato, Vesalio paragona i lettori di anatomia alle «cornacchie» che recitano «a memoria dai libri degli altri [...] gracchiando dalla cattedra con rara presunzione»; e, riguardo ai barbieri dissettori, afferma che da essi «sono presentate agli spettatori meno cose di quelle che [presenta] un macellaio al mercato».

[27] Ivi, p. 31. L'università di Padova aveva sede nel Palazzo della Sapienza, chiamato anche *Hospitium Bovis Magnificum* o, dagli studenti più semplicemente, *il Bò*, dal luogo dove anticamente sorgeva un'osteria per bovari. Sulla Facoltà medica patavina vedi il volume collettaneo *I secoli d'oro. 700 anni di scienza medica a Padova*, Panini, Modena 1986.

un *corpo nuovo*. Scoprire e fondare una «nuova anatomia» voleva dire individuare uno per uno i tanti errori di Galeno e confutarli tutti insieme alla loro comune e unica fonte: il cattivo metodo. Questo metodo cattivo era quello dell'anatomia *non* umana, praticata sugli animali e trasferita per indebita generalizzazione analogica all'uomo, era quello dell'anatomia *non* chirurgica, delegata ad altri e non direttamente praticata.

L'anatomista Vesalio, che da medico si era fatto anche chirurgo, era diverso dall'anatomista Berengario, che da chirurgo si era fatto anche medico; ma era soprattutto diverso dai tanti anatomisti in cattedra, che sapevano di greco e di latino, ma che non avevano mai usato il coltello se non a tavola. Costoro credevano di rinnovare l'anatomia semplicemente depurando quella galenica dalle scorie sedimentate su di essa nel corso dei secoli. A tale anatomia era negata la vista e la visione, cioè l'osservazione e la concezione, del *corpo nuovo*, quale invece emergeva con chiara evidenza dalle 663 pagine «in folio» – corredate da oltre 300 illustrazioni dell'incisore-pittore fiammingo Jan Stephan Van Calcar – componenti i 7 libri vesaliani *De humani corporis fabrica* (Basilea, 1543), manifesto del nuovo metodo e fondamento teorico-pratico della moderna anatomia[28].

Era un'*anatomia* che peraltro non si incontrava, nonostante la coincidenza di luogo e di tempo, con l'innovazione *clinica* di Giovanni Battista de Monte, Montano, caposcuola di medicina a Padova fino al 1551, il quale portava gli studenti nelle sale dell'Ospedale San Francesco e insegnava loro a verificare puntualmente nei corpi dei malati quanto avevano appreso nelle pagine dei libri[29].

L'opera di Vesalio faceva comunque di lui il protagonista di una rivoluzione forse meno nota, ma certo non meno decisiva,

[28] Per una storia della tecnica settoria e dell'iconografia anatomica da Berengario (e, prima ancora, da Mondino de' Liuzzi) a Vesalio, vedi Andrea Carlino, *La fabbrica del corpo. Libri e dissezione nel Rinascimento*, Einaudi, Torino 1994.

[29] L'originalità del Montano è suffragata dall'affermazione del protomedico della Milano napoleonica Giovanni Rasori: «Io onoro la memoria del nostro Montano, che fin dalla prima metà del secolo decimosesto istruiva gli alunni suoi al letto dell'ammalato nello Spedale di Padova, celebratissimo in tutta Europa per la medica istruzione» (Giovanni Rasori, *Sul metodo degli studi medici*, 1808, in Id., *Opere complete*, Tipografia della Speranza, Firenze 1837, p. 293).

di quella compiuta nello stesso anno dall'ex-studente polacco di Padova Niklas Kepperlingk (1473-1543), Niccolò Copernico, autore dei 6 libri *De revolutionibus orbium coelestium* (Norimberga, 1543), nei quali non la terra, ma il sole era posto al centro dell'universo. All'anagrafe dei grandi eventi scientifici la rivoluzione anatomica antigalenica di Vesalio veniva registrata in significativa sincronia con la rivoluzione astronomica antitolemaica di Copernico. La rivoluzione macrocosmica, o della fabbrica dell'universo, coincideva con la rivoluzione microcosmica, o della «fabbrica del corpo umano».

Microcosmo e macrocosmo, uomo e natura, erano i poli di riferimento dell'umanesimo e naturalismo rinascimentali. L'uno rimandava all'altro, e viceversa: l'universo era un macroantropo e l'uomo un cosmo in miniatura. L'astronomia-astrologia, che decifrava in termini quantitativi la meccanica celeste e leggeva in termini qualitativi le congiunture zodiacali, non era solo una scienza cosmologica, ma era anche o soprattutto una scienza dell'uomo; tanto più lo era l'alchimia, che investigava le «sostanze» e le «essenze», che studiava i «corpi» e gli «spiriti».

Interprete protagonista di quest'altra rivoluzione era il medico elvetico Philipp Theophrast Baumbast von Hohenheim – Aureolo Paracelso (1493-1541) – che nell'estate del 1527 faceva volantinaggio nell'università di Basilea[30], minacciando di mettere a soqquadro la medicina ufficiale, così come pochi mesi prima i lanzichenecchi imperiali avevano messo a sacco la Città eterna. Nel grande falò acceso in piazza per la tradizionale «notte di San Giovanni» (24 giugno) gettava con gesto eloquente il *Canone* di Avicenna, proclamando l'autore decaduto dal rango di maestro e indegno di allacciargli le scarpe. Con voce messianica di profeta,

[30] A Basilea (dove Vesalio pubblicherà nel 1543 la sua opera) Paracelso era *Staadtphysicus*, «medico municipale»: lo aveva chiamato nel 1526 Johannes Heussgen, Ecolampadio, per curare Johannes Froben, Frobenio, editore degli scritti di Erasmo da Rotterdam. Paracelso aveva guarito il paziente, affetto da *morbus articularis* [sinovia tartarica], con il suo *laudabile medicamentum* [laudano], tintura d'oppio lenitrice del dolore. Erasmo gli aveva scritto: «Tu hai richiamato dal regno delle ombre Frobenio [...]. Possa la fortuna concederci che tu rimanga a Basilea». Sugli splendori della medicina a Basilea vedi Gerhard Wolf-Heidegger, *La Facoltà di medicina a Basilea. 1460-1959*, in «Symposium Ciba», vol. VI, n. 6, febbraio 1959, pp. 243-260.

affermava: «Io sono stato eletto da Dio a questo fine: estinguere e cancellare tutte le fantasie di complicate e false opere, di orgogliose e pretestuose parole, siano esse le parole di Aristotele, Galeno, Avicenna, o i dogmi dei loro seguaci»[31].

Questo *medicus gloriosus*, tanto vanaglorioso quanto provocatore, era nato in località Teufelsbrücke (Ponte del diavolo), presso Einsiedeln, nel cantone di Schwyz; però non era stato tra gli Svizzeri avviati alla carriera mercenaria delle armi. Il padre farmacista lo aveva avviato al mestiere di famiglia e alla lettura del più grande dei libri: il «libro della natura»[32]. Al seguito del padre, in Carinzia, terra di minatori, aveva constatato che la manovalanza delle miniere era sempre più colpita da malattie e infortuni e aveva incominciato a studiare i *metalla*, cioè i minerali racchiusi nelle viscere della terra, riposti nelle pagine del grande «libro»[33].

Dopo la pratica, la teoria. Dall'abate benedettino Johannes Tritheim, Tritemio, autore di un *Tractatus chemicus nobilis*, apprendeva l'«immenso magisterio della metallica trasformazione». Poi, per sfogliare quante più pagine possibile del «libro della na-

[31] *Così parlò il Supermedico*, scritto paracelsiano allegato al saggio di Charles Webster, *Il Lutero della medicina*, nel fascicolo *Un medico svizzero*, in «Kos», a. III, n. 27, novembre 1986. Dello stesso Webster vedi le pagine dedicate a Paracelso nel volume di Id., *Magia e scienza da Paracelso a Newton,* trad. it. a cura di Pietro Corsi, Il Mulino, Bologna 1984.

Su Paracelso è fondamentale Walter Pagel, *Paracelso. Un'introduzione alla medicina filosofica nell'età del Rinascimento*, trad. it. di Michele Sampaolo, Il Saggiatore, Milano 1989. Vedi anche l'Introduzione (pp. 7-25) di Ferruccio Masini a Paracelso, *Paragrano*, Boringhieri, Torino 1961, e quella (pp. VII-XLII) di Massimo Luigi Bianchi a Id., *Contro i falsi medici*, Laterza, Roma-Bari 1995.

[32] Il «libro della natura» è metafora rinascimentale secondo cui nella natura, come in un libro scritto in linguaggio oscuro, si cela una realtà occulta i cui segreti è possibile svelare penetrandoli a fondo con lo sguardo della magia. Galileo (1564-1642) affermerà nel *Saggiatore* che «il gran libro della natura è scritto in termini matematici», onde non può essere inteso da chi non conosce questo linguaggio (vedi pp. 272-273).

[33] Ai tempi di Paracelso i metalli più noti erano 7 (in significativa corrispondenza con i 7 corpi celesti): oro, argento, piombo, rame, stagno, ferro, mercurio. Quest'ultimo non era soltanto il metallo «vivo» e inafferrabile, dotato dall'invadenza proprio del semidio Mercurio; era anche il «mercurio dei filosofi», cioè, secondo Paracelso, uno dei *tria prima* o radici della natura, depositario della volatilità propria dello «spirito», mentre lo zolfo era il principio depositario dell'infiammabilità propria dell'«anima» e il sale era il principio depositario della resistenza al fuoco propria del «corpo» che, bruciato, resta cenere incombusta.

tura», intraprendeva una lunga serie di viaggi. A Vienna studiava con Joachim de Watt, Vadanio, un umanista amico di Uldrych Zwingli (1484-1531), l'eresiarca svizzero. A Ferrara studiava con Leoniceno, laureandosi in medicina nel 1515 o 1516 (anni in cui l'università ferrarese conferì rispettivamente cinque e nove diplomi a studenti oltremontani). A Salisburgo simpatizzava con i contadini anabattisti in lotta per la distribuzione comunitaria delle terre. A Strasburgo frequentava i circoli umanistici e latinizzava il proprio nome, apparentandolo a quello del latino Celso (Paracelso) e aureolandolo (Aureolo). Nel clima di *renovatio mundi* proprio della città alsaziana, credeva anch'egli in un «mondo nuovo» e indossava i panni del riformatore: *Lutherus medicorum*. Il «Lutero dei medici» voleva essere altrettanto riformatore nel campo della medicina quanto il monaco ribelle di Wittenberg lo era nel campo della religione. La critica luterana degli abusi del clero e del monopolio ecclesiastico sulla Parola divina diventavano, nel pensiero e nell'azione di Paracelso, forze dirompenti delle clausure corporative e accademiche, forze eversive del principio di autorità e del dogmatismo arabo-galenico.

Paracelso era partigiano di *un medico nuovo*. Di un tale medico forniva egli stesso il prototipo: un medico per il quale il vero magistero non stava nei libri di Avicenna e Galeno, ma nella *Experienz*, nell'esperienza diretta delle malattie, a cominciare da quelle dei minatori e dei contadini, e nella sperimentazione dei rimedi sgorganti dalle viscere della terra, come le acque minerali e le sorgenti termali[34], oppure elaborati a partire dai metalli tramite una protochimica destinata a futuri successi chemioterapici[35].

[34] Paracelso fu un medico itinerante tra corti principesche e comunità montane, con speciale predilezione per le località balneo-termali dell'Alsazia, della Svizzera, della Baviera, della Boemia, ciascuna con il suo *Bad*. Egli era fermamente convinto dell'utilità terapeutica del *baden*: le sorgenti di acque minerali erano per lui, come le miniere, dei laboratori naturali da utilizzare a beneficio dell'uomo.

[35] Con riferimento ai *tria prima* (vedi *supra* la nota 33), la protochimica paracelsiana faceva del mercurio, sciolto in «acqua regia» e calcinato, il «precipitato rosso» che era lo specifico curativo della sifilide; faceva dello zolfo, reagente in forma acida con alcol, l'«acqua bianca» che attutiva la sensibilità dolorosa e che i posteri chiameranno «etere»; faceva del sale, sciolto in acqua come la natura stessa faceva nelle acque minerali saline, il liquido di lavaggio e di medicazione delle ferite infette.

Il medico piromane di Basilea era forse l'esponente più tipico di quella rivoluzione anti-intellettualistica che portava alcuni uomini della nascente scienza moderna a esaltare, contro le tante inanità del sapere libresco, la verità e l'efficacia dell'esperienza di prima mano e della tecnica imitativa della natura[36]. Nel campo dell'arte medica, dove l'esperienza diretta era più oppressa che rinvigorita dal peso-forza della tradizione e dove l'emarginazione delle arti tecnico-meccaniche era rigidamente osservata in seno alle istituzioni, la dottrina dei dottori, coltivata in un mondo di libri specialmente dopo la nascita e il grande sviluppo della stampa, si prolungava in una pratica molto meno produttiva di quella che, nel campo di arti manuali come la metallurgia e l'agricoltura, veniva esercitata dai minatori e dai contadini. La medicina, secondo Paracelso, doveva essere una «alchimia metallurgica», una «agricoltura umana» produttiva di rimedi efficaci[37].

La rivoluzione di Paracelso aveva una connotazione anche sociale. La portata eversiva del suo insegnamento e del suo esempio era destinata a raggiungere i ranghi della professione, a minacciare i ruoli della società. Le gerarchie politiche e religiose, sia protestanti che cattoliche, erano concordi nel reprimere ogni suo tentativo. Le gerarchie accademiche sconfessavano il medico eretico che definiva «falsi dottori» quelli licenziati dalle facoltà universitarie: «Non è mai ancora uscito un medico dalle università»[38].

[36] La rivoluzione anti-intellettualistica del Cinquecento corrisponde, per quanto concerne le scienze medico-naturali, da un lato all'accesso al sapere naturalistico da parte di artigiani (*surgunt indocti*) ispirati dall'idea della *natura imitatio artis*, dall'altro a una «democratizzazione» della magia, passante da sapere-potere iniziatico a scienza di controllo e trasformazione della natura da parte dei tecnici.

[37] Il parallelismo analogico tra medicina e agricoltura ebbe grande fortuna nel pensiero medico: nel Cinquecento, Leonardo Fioravanti (vedi oltre) affermava nel *Compendio di tutta la chirurgia* (Venezia 1568) che questa «si può dire sia quasi una agricoltura di uomini»; nel Settecento, John Brown affermerà negli *Elementa medicinae* (Edimburgo 1780) che «l'istesso studio [della medicina], applicato alle piante, dicesi agricoltura».

[38] Paracelso, *Paragrano*, cit., p. 45. *Paragrano* e *Paramiro* sono le due maggiori opere paracelsiane, scritte in tedesco nel biennio 1530-1531. Nel 1538 Paracelso scrisse in latino il *Labyrinthus medicorum*, indirizzato ai «medici ignoranti» che vagano per i sentieri dell'errore «come ciechi che nulla sanno» e le *Septem defensiones*, un'autodifesa a tinte apologetiche.

Le gerarchie professionali, a onta del fatto che il laudano prescritto da Paracelso arrecasse beneficio in tutti i casi dove fossero dolori e ansietà, accusavano il medico eterodosso di ciarlataneria. I farmacisti, inviperiti contro colui che disprezzava la loro ridondante polifarmaceutica per abbienti e che voleva mettere sotto controllo le loro botteghe, accusavano l'alchimista-mago di negromanzia. I maggiorenti cittadini, infine, sconfessavano il funzionario municipale che rifiutava gli stili di vita consolidati con una diversità di comportamento a loro giudizio intollerabile.

Non è dunque un caso che l'anno del falò di Basilea sia lo stesso anno del sacco di Roma. Martin Lutero (1483-1546) chiamava Roma la «Babilonia imporporata» che meritava il saccheggio da parte dei Lanzichenecchi. Paracelso era il lanzichenecco sciolto – o più propriamente lo svizzero senza guardia – che metteva a soqquadro la babilonia della medicina.

L'analogia era quasi d'obbligo per un *medico nuovo* che faceva della «filosofia» – la filosofia delle universali analogie – uno dei quattro pilastri della vera medicina. L'universo delle simpatie-antipatie tra macro e microcosmo era uno spazio sterminato continuo dove si legavano i nessi fra tutti i fenomeni medico-naturali. Contro il galenico *contraria contrariis curantur* Paracelso lanciava l'opposto *similia similibus*. Quest'altro aforisma, prima e più che applicato al campo farmacologico, terapeutico, lo si può vedere applicato al campo antropologico, curativo: l'aforisma «il simile si cura col simile» può voler dire che gli infermi si curano con gli infermieri, i poveri con i medici dei poveri, gli uomini dei campi con i medici di campagna, i lavoratori ammalati con i medici dei lavoratori[39].

Il secondo pilastro della *medicina nova*[40], secondo Paracelso, è la «virtù», via etico-pratica di approccio al sapere e al buon com-

[39] Scrive Paracelso nel *Paragrano*, cit., pp. 64-65: «Simile e simile devono essere comparati quanto al nome». Per lui l'analogia lessicale è il guscio semantico di una più profonda analogia, fattuale e comportamentale, talché «il medico deve seguire la malattia come fa la vacca con la mangiatoia».

[40] Anche se Paracelso implicitamente sostiene la novità della propria medicina, questa viene esplicitamente detta *medicina nova* non da lui, ma dai suoi seguaci e, paradossalmente, dai suoi avversari: nell'anno 1571, a Basilea, ebbero pubblicazione quasi simultanea il paracelsiano *De medicina veteri et nova* di Guinterio, opponente la «nuova medicina» di Paracelso alla «vecchia medicina» di Galeno (ma in realtà proponente un accordo tra le due), e le antiparacelsiane

portamento nell'esercizio professionale. La virtù fissa le norme interiori cui deve uniformarsi il buon medico, norme diverse e più importanti di quelle esteriori, scritte nei regolamenti di corporazioni e collegi e tanto spesso disattese. Essere buon medico è anche uno stile di vita corrispondente a un imperativo morale. Non stupisce che Paracelso, con tutta l'aggressività che gli era propria, tenesse le sue conferenze vestito da minatore, con il grembiule di cuoio dei fabbri.

Il grembiule di cuoio, davanti al fuoco che egli attizzava sotto i crogiuoli e gli alambicchi e dove fondeva metalli e distillava quint'essenze, gli era necessario ben più che i paludamenti del medico togato. Nelle officine della salute, rappresentanti i primi laboratori della nascente protochimica, l'«alchimia» di Paracelso è il terzo pilastro della medicina. Essa è *spagyrica*, analisi-sintesi che trae il proprio nome dal greco *spào* (estraggo) e *aghèiro* (raccolgo): si tratta infatti di «estrarre» alla maniera dei minatori e di «raccogliere» alla maniera degli agricoltori. La medicina dev'essere anche manualità meccanica, lavoro con le mani, chirurgia; e dev'essere anche tecnica chimico-farmaceutica, ricerca di laboratorio. «I medici», dice Paracelso, «devono essere medici e chirurghi e nessuno deve essere separato dall'altro, come accade invece nella pratica»[41].

L'«astronomia» è l'ultimo, anzi il primo, dei quattro pilastri. Essa è intesa da Paracelso come scienza speculativa degli astri, come argomentazione delle influenze degli astri sull'uomo. Nel laboratorio dell'alchimista c'è anche la sfera di cristallo in cui l'occhio medico vede riflettersi la concava sfera del cielo e con essa i segni delle malattie e i destini dei malati. Nel Cinquecento erano ancora molti i medici che basavano la loro attività o passività terapeutica sulla osservazione e divinazione degli astri e sul calcolo degli oroscopi; e non pochi astronomi, da Copernico a Tycho

Disputationes di Erasto (Thomas Lieber), confutanti la *medicina nova Philippi Paracelsi.*

[41] Paracelso, *Paragrano*, cit., p. 156. A riguardo dell'alchimia, scrive (ivi, p. 205): «Grande è l'importanza che ha per la medicina la conoscenza dell'alchimia; essa è la causa delle grandi virtù nascoste, le quali sono intrinseche alle cose della natura, e a nessuno sono manifeste, a meno che l'alchimia non le renda tali e non le produca. Del resto, è come se qualcuno, d'inverno, vedesse un albero, senza però conoscere e sapere che cosa si nasconde in esso; finché poi giunge l'estate che gli rende successivamente manifesto quel che è nascosto».

Brahe (1546-1601), erano astrologi militanti. Se l'astrologia era condannata dalla Chiesa come scienza satura d'empietà, bastava dire che *astra inclinant, non necessitant* – cioè che «l'astro propone e Dio dispone» – per fare dell'astrologia una scienza ancillare della teologia e per tutto salvare, anche l'anima[42].

Paracelso non era uomo da compromessi. La sua astronomia, come non era una oroscopia da indovini, così non era un'ancella della religione. Essa era piuttosto una metodologia in forma ermetica del rapporto dell'uomo, in particolare del medico, con gli astri. Dall'ermetismo rinascimentale, in auge a Firenze con Marsilio Ficino (1433-1499) che aveva riproposto aggiornandolo il *Corpus hermeticum* del mitico Ermete Trismegisto, Paracelso ricavava l'idea-guida dell'uomo, in particolare del medico, signore del cosmo: come la materia «terrosa», sublimandosi nell'alambicco, diventa «gassosa» e volatile, adatta a raggiungere gli astri, così l'uomo poteva tendere a Dio e il *nuovo medico*, sublime tra gli uomini, tendere al controllo e al dominio della natura[43].

L'astronomia era, sul versante speculativo, il corrispettivo dell'alchimia, sul versante operativo. Un'analogia d'ordine empirico lo comprovava in modo lampante: l'antimonio, un metallo da poco scoperto, dopo fusione e raffreddamento in presenza di ferro si rapprendeva in una forma cristallina a struttura stellare, detta appunto «stella d'antimonio». Era un segnale eloquente, proprio di una segnaletica magica, che faceva la fortuna farmacoterapica del nuovo metallo dando il via alla «marcia trionfale dell'antimonio» destinata a protrarsi per almeno tre secoli[44].

[42] Nel primo Cinquecento papa Leone X istituì nella romana università della Sapienza una cattedra di scienza degli astri, propedeutica alla scienza di Dio. In campo protestante Filippo Melantone (1497-1560), l'ideologo dello scisma luterano, tenne lezioni di astrologia dalla cattedra di Wittenberg asserendo che i *portenta* e i *monstra* astrali (eclissi e comete) e i *prodigia* celesti (tuoni e fulmini) sono segni dell'intervento estemporaneo di Dio nel corso normale degli eventi naturali.

[43] Più in generale, dal magismo rinascimentale Paracelso traeva l'idea animistica che l'*anima mundi* è trasfusa nell'anima dell'uomo e che il corpo dell'universo corrisponde all'universo del corpo: tra le due realtà, massima e minima, esistevano legami di simpatia e linee di forza che, sconosciute ai più, si appalesavano al medico-mago, la cui *occulta philosophia* era in grado di tutto percepire, penetrare, svelare.

[44] In verità, nel corso dello stesso Cinquecento si scatenò la «guerra dell'an-

Ma l'astronomia paracelsiana era anche altro. Essa era la «retta anatomia»[45] che sostituiva l'anatomia sbagliata, quella che scruta i malati quando sono già morti e che vedeva impegnati da oltre due secoli gli anatomisti di Bologna e di Padova. Questa anatomia, secondo Paracelso, non faceva fare alla medicina significativi passi avanti. Non produceva nuova conoscenza. Per capire il perché di un mal di ventre era molto meglio scrutare il pianeta Marte (in simpatia cosmica con il fegato, talché chi «ha fegato» è bellicoso e marziale) che scrutare il fegato dopo averlo eviscerato; per capire perché un malato di testa è lunatico era molto meglio guardare alla Luna (in simpatia cosmica con il cervello, talché dal cervello di Zeus era nata la lunare Artemide) che fissare lo sguardo sul cervello dopo averlo estratto dalla scatola cranica[46].

La diagnostica astronomica, diversamente da quella anatomica, non era, secondo Paracelso, fine a se stessa. Non si esauriva nella sola conoscenza; si continuava invece nella pratica terapeutica, riallacciandosi all'alchimia[47]. Dei mali diagnosticati questa metteva a punto i rimedi, sceverando tra farmaci e veleni: i veleni sedimentavano, i farmaci evaporavano cristallizzando in forma pura. Per raggiungere la purezza, durante l'evaporazione, i farmaci, al dire di Paracelso, non possedevano corpo, ma erano

timonio» tra chi considerava quest'ultimo un veleno e chi lo considerava invece un rimedio insostituibile: l'antimonio, come purificava l'oro e toglieva ai minerali le loro impurità, così liberava il corpo malato dalle impurità che ne disturbavano le funzioni. Il «tartaro emetico» o tartrato doppio di antimonio e potassio che faceva espellere le impurità col vomito era il «tartaro stibiato» che i detrattori definivano «tartaro stigiato», veicolo di sicuro trapasso oltre tomba verso la palude Stigia, e che invece i fautori celebravano come «piombo sacro dei saggi», consacrato rimedio da usare con saggezza.

[45] Paracelso, *Paragrano*, cit., p. 167.

[46] I legami tra visceri e astri (Sole-cuore, Luna-cervello, Marte-fegato, Saturno-milza) costituivano il nesso tra la semeiotica celeste e la diagnostica medica. Cornelio Agrippa von Nettesheim (1486-1535), un medico contemporaneo di Paracelso che era un'autorità in materia di astri, elaborò nel 1510 una teoria astrologica della «melancolia» che spiegava la «saturnofobia» da cui era affetto l'imperatore Massimiliano I con lo sconcerto «ipocondriaco» della bile nera prodotta dalla sua milza soggiacente a Saturno.

[47] Il rapporto tra astronomia e alchimia era, più in generale, quello tra moti celesti ed eventi terrestri. Di particolare rilevanza erano i legami tra le pietre e gli elementi del creato (rubino-fuoco, zaffiro-aria, smeraldo-terra arborigena, diamante-acqua), le une e gli altri influenzati dagli astri.

chàos. Da questa embrionale idea di «caos» il paracelsiano Jan Baptiste van Helmont (1579-1644), uno dei fondatori della iatrochimica seicentesca, trarrà il concetto di *gas* (chiamando «gas silvestre» quella che sarà poi identificata come anidride carbonica prodotta dalla fotosintesi clorofilliana delle piante). Similmente dall'*al-kohl*, «materia» di nero carbone estratta dal minatore, verrà l'analogia lessicale con l'*alcol*, «spirito» di nero vino distillato dal vinattiere (mentre il tartaro incrosta le sue botti allo stesso modo che un tartaro non dissimile incrosta la vescica urinaria nel «mal della pietra»).

Paracelso non è tutto qui, sia nel bene che nel male. Egli non è solo il prototipo di un *medico nuovo*; è anche il mago «pansofico» che tutto sa e tutto usa – metalli e astri, elementi e quint'essenze, fatti e idee, cose e parole – per operare nel grande laboratorio della natura, ivi compresa quella umana. Nella sua vasta strategia la mossa metodologico-tecnica, chimico-medica, che gli procura non poche benemerenze nella storia della scienza e molti seguaci, non è separabile dalla mossa «pansofica», metafisico-mistica, che gli procura altrettanti seguaci ma benemerenze molto minori.

È noto tuttavia che le ragioni dello scienziato moderno nascono anche dalla visione del profeta, dalla fede del credente, dall'immaginazione del mago. Paracelso è il mago, enigmatico quanto imitabile, è il credente, empio quanto intellettualmente onesto, è il profeta, frainteso quanto incompreso, che con il proprio messaggio contribuisce alla circolazione in Europa di nuove idee e nuove pratiche.

Per uscire fuori dalle secche del galenismo, l'anti-anatomista Paracelso è tanto incisivo quanto l'anatomista Vesalio. Il *nuovo medico*, come non potrà fare a meno dell'anatomia chirurgica di quest'ultimo, così dovrà fare i conti con il primo e con le sue indicazioni – teoretiche ed etiche, scientifiche e tecniche – circolanti a inquietare i dotti e i potenti.

2. *Tra corsia e libreria*

Che l'Europa cinquecentesca fosse nuova e diversa da prima, sede di un *novus ordo* che però non si realizzava né nel sogno imperiale di Carlo V (Sacro Romano Impero), né nel segno della neoclassica *humanitas* (Umanesimo) o della rinnovata *christianitas* (Riforma protestante e Riforma cattolica), lo dimostravano le tante novità, dalle scoperte geografiche alle invenzioni tecniche. Come la scoperta dell'America – *la mayor cosa despuès de la creaciòn del mundo* –, così l'invenzione della stampa e la tecnica delle armi da fuoco erano eventi quattrocenteschi, ma nel Cinquecento cresciuti a dimensione mondiale.

Nel campo della medicina Paracelso e Vesalio erano figure emblematiche di medici e chirurghi su cui il richiamo all'*auctoritas* non faceva più presa. Era l'*experientia* la vera madre del conoscere. Alla generazione dei medici umanisti e filologi subentrava una generazione di medici eterodossi o francamente eretici, e talora bizzarri, che erano di volta in volta polemisti o «secretisti», naturalisti o astrologi, alchimisti o botanici, matematici o chimici, chirurghi o tecnopratici. Ne erano esponenti personaggi vari, molto diversi tra loro, tutti animatori o testimoni del Rinascimento francese di Francesco I e degli altri Valois o del Rinascimento italiano dei tanti Principi e Signori. Questi personaggi avevano nome Rabelais, Nostradamus, Falloppio, Fioravanti, Argentieri, Botallo, Cardano, Cesalpino, Aldrovandi, Tagliacozzi, Scipione Mercurio, Paré. Tutti costoro – una dozzina tanto composita quanto esemplificativa – non si sentivano più «nani» moderni issati sulle spalle di «giganti» antichi[48], ma *homines novi* – protagonisti, comprimari, comparse – sul proscenio storico di una nuova era.

François Rabelais (1494-1553), frate francescano (poi benedettino) addottoratosi a Montpellier e nominato medico all'Hôtel-Dieu di Lione, rinunciava a diventare un medico di grido preferendo il successo che gli derivava dal suo *Pantagruel* (1533), contenente una critica sferzante della medicina scolastica verbosa e formalistica, e dal suo *Gargantua* (1534), estendente tale critica al clero da cui dipendevano università e facoltà. L'irrisione di Rabelais investiva i professori più saputi che sapienti, più pretenziosi che prestigiosi: nel quadro comico-grottesco da lui dipinto essi apparivano come i veri cialtroni, certamente più ciarlatani di Nostradamus.

Michel de Notre-Dame (1503-1566), Nostradamus, era un medico provenzale di famiglia ebraica (suo nonno si chiamava

[48] Vedi Édouard Jeauneau, *Nani sulle spalle di giganti*, Guida, Napoli 1969.

Abraham Salomon), addottorato anch'egli a Montpellier. In base alla semeiotica clinico-astrologica pronosticava con buona approssimazione decorsi ed esiti di malattie, destini di sani e malati; in base alla segnaletica astrale prevedeva, con quanta approssimazione non sappiamo, i destini dell'intero universo profetando i futuri accadimenti, dall'anno 1555 all'anno 3797. Ad esempio in una quartina delle sue veggenti «centurie» si leggono le parole

Le recloing ne sera sans débats
en employant et perdant tout son temps

che, tradotte e interpretate, suonerebbero così: «la rivoluzionaria sperimentazione delle tecniche di donazione non si attuerà senza aver dato luogo a una lunga serie di dibattiti, ma si risolverà solo in un enorme dispendio di energie e in una gran perdita di tempo»[49].

In Italia, il modenese Gabriele Falloppio (1523-1562), dopo gli studi di medicina nella propria città, era lettore di anatomia prima a Pisa e poi, dal 1551, a Padova. Qui insegnava per un decennio, tra il suo predecessore Matteo Realdo Colombo (1515-1559), scopritore della circolazione polmonare, e il suo successore Girolamo Fabrizi d'Acquapendente (1533-1619), autore di molte scoperte anatomiche tra cui quella *de venarum ostiolis*, relativa cioè alle «valvole venose». Falloppio, autore di molte originali *Observationes anatomicae* (Venezia 1561), tra cui la descrizione delle tube uterine («trombe di Falloppio») e la negazione che il pene penetri in utero durante il coito, veniva accusato, come già era toccato a Vesalio, di praticare dissezioni a cadavere ancora caldo e finanche su corpi di individui ancor vivi. Per lasciar passare la bufera accusatoria, nel 1557 rinunciava ai temi anatomici e prendeva ad argomento delle proprie lezioni i *fossilia*, da lui distinti alla maniera di Georg Bauer (1494-1555), Agricola, in terre, pietre, sali, metalli. A questi ultimi, diversamente da Paracelso, negava un'«anima metallica» e ai loro derivati chimici negava specifiche proprietà «vitali»; però ne faceva largo uso in terapia, insieme

[49] La traduzione delle parole di Nostradamus è di Renucio Boscolo, «il più noto interprete degli oscuri versi del veggente cinquecentesco» («la Repubblica», 2 marzo 1997, p. 25), autore di *Centurie e presagi di Nostradamus*, MEB, Torino 1979.

alle «acque medicate» riproponenti l'idroterapia e il termalismo paracelsiani. In più, nelle proprie prescrizioni, attingeva a piene mani ai «libri di secreti», chiamati anche «capricci medicinali», «lucidari», «tesori», i quali contenevano anche ricette di matrice domestica, rustica, artigianale, officinale, nate nelle cucine-fucine delle «donne delle erbe», degli «ortolani», degli «artefici»[50].

Una medicina povera, per i poveri.

Una medicina fatta per i poveri e che utilizzava poveri ingredienti, che non guariva certo i grandi mali, ma alleviava qualche dolore e favoriva i processi spontanei di guarigione, immune almeno dalle stravaganze eccessive e dagli interventi cruenti. Era come se in essa si fosse lentamente depositata una lunga esperienza del male, nel tempo crudele, ignaro di analgesici e antisettici, flagellato da epidemie rovinose e dalla denutrizione endemica, in cui i dimessi *secreti* erano pur un aspetto della dolente arte del sopravvivere in un mondo troppo sconosciuto ed ostile. Questa ruvida empiria, sorta dall'arrischiato *provando e riprovando* dei diseredati, finì per imporre il proprio metodo alla scienza ufficiale, scalzò le dottrine saccenti, astratte, ripetitive, formate sui libri degli antichi e non al capezzale dei malati, sconfisse le superstizioni e i luoghi comuni al banco di prova del tentativo *in corpore vili* e, a prezzo di errori e sofferenze senza fine, aprì il varco alla scienza moderna[51].

«Secretista» quant'altri mai era il bolognese Leonardo Fioravanti (1518-1588), al quale si deve inoltre un rinomato *Compendio di tutta la cirugia* (Venezia 1568). Egli era un paracelsiano che teneva in scarso conto l'anatomia e che si prefiggeva di riformare l'«ingarbugliata» medicina trasformandola da sterile *theorica* in utile *pratica*. Era un medico che per un verso teneva tra i propri «secreti mirabili» una «quintessenza vegetabile» concorrenziale all'«oro potabile» come «elisir di lunga vita», per altro verso proponeva saggiamente ai governanti dell'Istria di eliminare la malaria di quella regione lavorando le terre e rendendo scorrevoli le acque stagnanti[52].

[50] Su Falloppio vedi lo studio biografico di Giuseppe Favaro, *Gabrielle Falloppia, modenese*, Tip. Immacolata Concezione, Modena 1928.

[51] Luigi Firpo, *Medici piemontesi del Cinquecento*, premessa a Leonardo Botallo, *Trattato sui doveri del medico e del malato (1565)*, Utet, Torino 1981, pp. 22-23.

[52] Su Fioravanti vedi Davide Giordano, *Leonardo Fioravanti, bolognese*,

Per l'astigiano Giovanni Argentieri (1513-1572), insegnante a Mondovì e poi a Torino (dove l'università subalpina veniva trasferita nel 1566), la riforma della medicina nasceva spontaneamente dalle argomentazioni «intorno agli errori dei vecchi medici» (*De erroribus veterum medicorum*, Firenze 1553). Il suo conterraneo Leonardo Botallo (1519-1588), al cui nome sono legati il «forame ovale» (tra atrio destro e sinistro del cuore) e il «dotto arterioso» (tra arteria polmonare e aorta), era un chirurgo non meno innovatore, padrone del metodo «per curare le ferite da schioppo» (*De curandis vulneribus sclopettorum*, Torino 1560). Argentieri era stato *grand médecin* a Parigi, dove Botallo aveva esercitato la chirurgia alla corte di Caterina de' Medici e dei suoi figli: il legame culturale tra la Francia e il Piemonte, attraverso la Savoia e la sua capitale Chambery, era una corda doppia tesa sulle Alpi, un doppio binario sul quale correvano, nei due sensi, le novità[53].

Quanto a novità nessuno batteva il pavese Girolamo Cardano (1501-1571), detto dal Lasca «uomo ghiribizzoso e molto fantastico»[54]. Egli aveva studiato a Padova e, dopo aver insegnato astronomia e geometria nelle Scuole palatine di Milano, insegnava medicina nell'università di Pavia. Accreditato di guarigioni «straordinarie», godeva della fama di medico-mago; come tale veniva inquisito e poi chiamato a Roma, però non dall'Inquisizione, ma da papa Gregorio XIII in qualità di archiatra. Nella sua opera maggiore, *De subtilitate* (Norimberga 1550), Cardano afferma che il *doctor subtilis*, cioè il medico squisito, deve essere padrone della *naturalis magia*[55], scienza-ponte tra l'osservazione empirica e la tec-

Cappelli, Bologna 1920 e Piero Camporesi, *La miniera del mondo. Artieri, inventori, impostori*, Il Saggiatore, Milano 1990, parte prima (pp. 5-86).

[53] Su Argentieri e Botallo vedi Leonardo Carerj, Introduzione a Botallo, *op. cit.*, pp. 29-53. Grande notorietà alla corte di Caterina de' Medici toccò al fiorentino Guido Guidi, *Vidus Vidius*, poi professore a Pisa, scopritore del canale *vidiano* (che nell'osso sfenoide posto alla base del cranio dà passaggio all'arteria e al nervo omonimi).

[54] L'appellativo, dato a Cardano da Anton Francesco Grazzini detto il Lasca, è riportato in *Gerolamo Cardano, filosofo e medico*, in «Il giardino di Esculapio», a. 28, n. 1, 1959, p. 30.

[55] Vedi *La magia naturale nel Rinascimento*, Utet, Torino 1989 e il capitolo *Il problema della magia naturale nel Rinascimento*, in Paola Zambelli, *L'ambigua natura della magia*, Il Saggiatore, Milano 1991, pp. 121-152. Un «mago» di pari statura di Cardano fu Giambattista Della Porta (1535-1615), autore di una *Ma-*

nica operativa, cui facevano da supporto esperimenti, oroscopi, cabale, calcoli. Gran calcolatore, egli contendeva al matematico Niccolò Fontana detto il Tartaglia (1499-1557) la priorità del metodo per risolvere le equazioni di terzo grado. Gran contestatore, egli attaccava Galeno: «Non dobbiamo seguire l'andazzo dei medici del nostro tempo, i quali per non detrarre nulla alle parole e alla stima di Galeno (oh numi!) uccidono impunemente gli infermi»[56].

Anche l'aretino Andrea Cesalpino (1519-1608) godeva della fama di medico-mago e di «papa dei filosofi». Dopo aver studiato a Pisa, diventava nel 1555 prefetto dell'Orto botanico pisano, instaurato dieci anni prima da Luca Ghini. Da «lettore dei semplici» passava alla cattedra di medicina pratica, indi si trasferiva a Roma, all'omonima cattedra nella Sapienza, diventando archiatra di papa Clemente VIII. Filosofo e logico di stampo aristotelico, autore di 5 libri *Peripateticarum quaestionum* (Venezia 1571), e medico anche teorico, autore di 2 libri *Quaestionum medicarum* (Venezia 1583), era soprattutto uno studioso *De plantis* (Firenze 1583) e *De metallis* (Roma 1596): se la mineralogia doveva prosperare in Germania, terra di miniere, la botanica doveva essere coltivata in Italia, giardino d'Europa. Egli riuniva in sé l'artificialismo dei paracelsiani d'oltralpe e il naturalismo della tradizione mediterranea[57].

Un altro Orto botanico era quello di Padova, che nel 1545 Francesco Buonafede, anch'egli «ostensore dei semplici», instaurava nelle aiuole cittadine «dietro il Santo», cioè dietro la basilica

gia naturalis prima in quattro libri («piccola» *Magia*, Napoli 1558) e poi in venti («grande» *Magia*, Napoli 1589) che costituisce un grande teatro delle meraviglie e insieme una vera enciclopedia del sapere naturalistico del tempo, e dove larga parte – tra cui un intero *liber medicus* – è dedicata a problemi medico-naturali: «veneni et antidoti», «secreti mirabili a far la peste e guarir gli appestati», rimedi contro i ritardi mestruali, la sterilità, l'impotenza, la sifilide. Su Della Porta, tra l'altro fondatore nel 1560 della napoletana *Accademia dei Segreti*, vedi Luisa Muraro, *Giambattista Della Porta, mago e scienziato*, Feltrinelli, Milano 1978.

[56] La frase di Cardano è riportata da Enrico Rivari, *La mente di Girolamo Cardano*, Zanichelli, Bologna 1906, p. 11. Su Cardano vedi anche Angelo Bellini, *Gerolamo Cardano e il suo tempo (sec. XVI)*, Hoepli, Milano 1947, e Mino Milani, *Gerolamo Cardano. Mistero e scienza nel Cinquecento*, Camunia, Milano 1990.

[57] Il nome di Cesalpino è stato messo in campo, da numerosi storici della medicina italiani, in rapporto alla scoperta della circolazione del sangue. Vedi Sergio Piccini, *Andrea Cesalpino scopritore (William Harvey promulgatore) della circolazione sanguigna*, Industrie grafiche Nicola & C., Varese-Milano 1963.

di Sant'Antonio, in un terreno dove i monaci benedettini coltivavano da tempo immemorabile le loro erbe medicinali (tra cui l'*Agnus castus*, usato come antiafrodisiaco dai monaci più giovani). L'*Hortus medicinalis* si caratterizzava non solo come laboratorio di farmaci, ma anche come raccolta di specie arboree dei quattro continenti, tra cui la patata delle Ande e il peruviano *Helianthus annuus*, cioè l'eliotropio o girasole. Forte non era solo la spinta scientifica e salutista, ma anche quella commerciale: alla Repubblica di Venezia interessava non solo la salute dei cittadini, ma anche il mercato di nuovi prodotti della terra. Questi prodotti, coltivati e studiati a Padova in un clima due volte favorevole, cioè lontano dalla salsedine marina e in seno all'università, potevano costituire una cospicua fonte di redditi[58].

Un altro naturalista era il bolognese Ulisse Aldrovandi (1522-1605), un medico anch'egli «lettore dei semplici» che dal 1561 estendeva la propria competenza enciclopedica a tutto il triregno della natura, occupandosi non solo di «erbari», ma anche di «lapidari» e «bestiari», e diventando conseguentemente nello Studio di Bologna *lector de fossilibus, plantis et animalibus*. Il suo credo di viaggiatore, ricercatore, collezionista, scienziato (e committente dei disegni illustrativi delle sue innumerevoli descrizioni) è consegnato a una frase di un suo *Discorso naturale*:

> Volsi vedere co' propri occhi non solo tutta l'Italia, ma tutta Franza et Spagna et parte della terra tedesca, sol per venire a cognitione di questi gran misteri di natura, che risplendono in piante, animali et altre cose sotterranee, et per possere mandare in luce l'*historia naturale* mia, scritta veridicamente, non iscrivendo cosa alcuna che co' propri occhi io non habbi veduto et con le mie mani toccato et fattone l'anatomia, così delle parti esteriori come interiori[59].

Aldrovandi conquistava alla botanica un posto eminente tra le discipline universitarie, organizzando nel 1568 l'Orto botanico

[58] Sull'Orto botanico di Padova vedi Giuseppe Gola, *L'Orto botanico. Quattro secoli di attività (1545-1945)*, Liviana, Padova 1947.

[59] Il passo del *Discorso naturale* di Aldrovandi è riportato da Giuseppe Montalenti, *Ulisse Aldrovandi*, in *Storia di Bologna*, a cura di Walter Tega, AIEP, San Marino 1987, p. 227.

bolognese. Ma in pari tempo era un cripto-paracelsiano, autore tra le altre opere di un *Musaeum metallicum*, pubblicato postumo, che si rivelava ricco di debiti verso Paracelso aprendo qualche crepa nella cittadella accademica della *docta Bononia*. Ufficialmente redatto dal Collegio dei medici bolognesi, ma di fatto compilato da Aldrovandi, è l'*Antidotarium bononiense* (1574), una delle prime più complete farmacopee[60].

Bolognese come Aldrovandi e come Fioravanti, era Gaspare Tagliacozzi (1545-1599), anatomista e chirurgo, che inaugurava la plastica del naso, ma anche dell'orecchio e del labbro, in un'epoca in cui non si contavano le ferite d'arma bianca. Prima di lui la rinoplastica era praticata soprattutto in Sicilia, da chirurghi empirici appartenenti alla famiglia dei Branca, cui la pratica era stata trasmessa verosimilmente dagli Arabi; dalla Sicilia «ulteriore» era poi passata alla Sicilia «citeriore» (Calabria), qui esercitata da membri della famiglia Vianeo di Tropea (*magia tropoesiarium*). Tagliacozzi le conferiva basi anatomiche e dignità tecnica, consentendole un salto di qualità[61].

Se non un balzo, almeno un passo avanti era quello che veniva compiuto dall'«arte dei parti» e dalla «medicina delle donne» per merito di Scipione Mercurio, il domenicano fra' Girolamo (morto nel 1615) che si guadagnava la fama di medico eccellente dopo aver svestito l'abito religioso. Suoi sono i 3 libri della *Comare o ricoglitrice* (Venezia 1596), nei quali è contemplata tutta la materia inerente sia al parto normale, con i consigli per la gravidanza e le prime cure al neonato, sia al parto difficile, al parto cesareo («operazione quasi divina»), alle malattie ostetrico-ginecologiche e della prima infanzia: un manuale scritto in volgare, concepito in modo da poter essere letto dalle «levatrici» dei parti e dalle «allevatrici» dei neonati[62].

[60] Monumento della cultura naturalistica del Cinquecento pari all'opera di Aldrovandi è l'*Historia animalium* (1551-1558) dello zurighese Konrad Gesner.

[61] L'opera di Tagliacozzi *De curtorum chirurgia per insitionem* fu pubblicata a Venezia nel 1597. Su Tagliacozzi vedi Tom Patterson, *La fabbrica dei nasi*, in «Kos», a. I, n. 3, aprile 1984, pp. 76-90.

[62] Su Scipione Mercurio vedi Anna Pancino, *Agli albori dell'ostetricia moderna. L'arte dei parti nel Cinquecento*, in Giorgio Cosmacini, *Storia dell'ostetricia. I. Stato dell'arte dal Cinquecento all'Ottocento*, Cilag, Milano 1989, pp. 15-34. Vedi anche *Medicina per le donne nel Cinquecento*, Utet, Torino 1992.

Un decisivo balzo all'insù veniva fatto compiere alla chirurgia da Ambroise Paré (1510-1590), il chirurgo non-medico, formatosi nelle sale dell'Hôtel-Dieu di Parigi, che nel 1535, al seguito dell'armata francese d'invasione del Piemonte, scopriva che le ferite da «bastoni da fuoco», dovute cioè alle archibugiate, non erano rese velenose dalla polvere da sparo e perciò non andavano causticate con olio bollente, ma medicate con un topico «digestivo» a base di giallo d'uovo, olio rosato e trementina.

Sempre come chirurgo militare scopriva nel 1552 che gli amputati di gamba sopravvivevano o guarivano più facilmente se il moncone di amputazione, anziché cauterizzato, veniva sottoposto a legatura dei vasi sanguigni, come si faceva per i pazienti emorragici. Congedatosi dall'armata alla pace di Cateau Cambrésis (1559), come maggior esponente dei «chirurghi di veste lunga» – contrapposti ai «chirurghi di veste corta» o barbieri – diventava *premier chirurgien du Roi*. Sulla propria pelle di ugonotto sperimentava le insanguinate vicende delle guerre di religione in Francia, da Caterina de' Medici a Enrico IV di Borbone. Scampato alla notte di san Bartolomeo, che il 24 agosto 1572 vedeva la strage della gente ugonotta[63], aveva la soddisfazione di vedere la propria attività professionale e scientifica coronata dalla pubblicazione delle sue *Opere complete* (Parigi 1575); ma nel contempo aveva l'amarezza di vedere tali opere – una vera, grande enciclopedia chirurgica – accolte con ostilità da parte della Facoltà medica parigina che chiedeva al Parlamento la loro messa al bando in quanto opere temerarie e immorali[64].

La Facoltà medica di Parigi era chiusa in un blocco di rigida ortodossia cattolica e galenica. Ogni tentativo di forzare il bloc-

[63] Pierre Brantôme, memorialista della vita di corte sotto gli ultimi Valois, ha lasciato scritto (*Oeuvres complètes*, Renouard, Paris 1864-1882) che il re Carlo IX, di cui Paré era curante, nel Consiglio della corona riunito per deliberare la strage degli ugonotti avrebbe ingiunto agli esecutori del piano di sterminio: «Uccideteli tutti! che non ne resti neanche uno ad accusarmi! uccideteli tutti, tranne Ambroise Paré». La natura del rapporto curante-paziente tra il protochirurgo regio e il suo re viene tramandata in chiave agiografica: Carlo IX dice a Paré: «Spero che tu possa curarmi meglio dei poveri all'ospedale»; Paré risponde: «Impossibile, sire, io li curo da re».

[64] Su Paré vedi Paul Dumaître, *Ambroise Paré, chirurgien de quatre rois de France*, Perrin, Paris 1986.

co del galenismo dominante trovava i professori, il cui massimo rappresentante cinquecentesco era il «Galeno di Francia» Jean-François Fernel (1497-1558)[65], irrigiditi su posizioni concettuali e comportamentali di assoluta clausura, arroccati nella «comunità dei dotti» sulla quale esplodeva fragorosa la risata del medico Rabelais (e sulla quale, un secolo dopo, si abbatterà sferzante la satira del malato Molière).

Paré, il chirurgo non-medico, il curante dei re di Francia (Enrico II, Francesco II, Carlo IX, Enrico III) malvisto dalla medicina ufficiale, era il maestro e il prototipo di una schiera di chirurghi efficienti ed efficaci, che strappavano a sicura morte, sui campi di battaglia, centinaia e migliaia di mutilati e feriti. Negli ospedali rinascimentali a crociera[66], al centro della croce era posto l'altare che ricordava, al modo di Paré, che il chirurgo o il medico «cura», ma solo Dio «guarisce». Dei quattro bracci della crociera due erano destinati alle malattie «che per f cominzono», cioè alle «febri» (malattie da causa interna e pertanto oggetto della medicina «interna»), e due ai mali d'arma bianca e da fuoco o, più in generale, alle «ferite» e «fracture», le quali «pure per f cominzono» (eventi morbosi da causa esterna e pertanto oggetto della medicina «esterna» o chirurgia).

[65] Fernel fu un ingegno enciclopedico: nel 1527 costruì un *monalospherium*, astrolabio di sua invenzione; nel 1528 elaborò una *cosmotheoria* che gli consentì la misurazione corretta di un grado meridiano; nello stesso anno pubblicò il libro *De proportionibus* sulle frazioni numeriche. La sua ascesa professionale, didattica, scientifica lo portò a essere medico di corte, professore universitario, dotto «depuratore» della scienza galenica, da lui «aggiustata» nei suoi punti deboli. Nell'edizione completa delle opere ferneliane – *Medicina* (Parigi 1554) – 7 libri sono dedicati alla *Physiologia* e 7 alla *Pathologia*: «fisiologia» e «patologia» sono termini nuovi per una scienza medica antica. Su Fernel vedi Léon Figard, *Un médecin philosophe au XVI siècle*, Alcan, Paris 1903.

[66] Lo schema a croce aveva radici lontane, risalenti al Mausoleo di Diocleziano a Spalato (300 d.C.). Fu realizzato nell'Ospedale di S. Maria Nuova a Firenze (fondato nel 1286, ma che assunse l'impianto a croce nel secolo XV) e successivamente nell'Ospedale S. Luca di Brescia (1447) e nell'Ospedale S. Matteo di Pavia (1449). Antonio Averlino, detto il Filarete, lo adottò per l'Ospedale Maggiore di Milano (1456), da lui progettato *ad instar florentinensis et senensis hospitalium*. Vedi al riguardo Laura Bianchi, Claudia Tosarello, *La crociera filaretiana: riferimenti culturali e progettuali*, in Edoardo Bressan, Giorgio Cosmacini, *Lo Spedale della Anunziata*, a cura di Franca Chiappa, Ospedale Maggiore, Milano 1994, pp. 42-51.

Nelle sale ospedaliere, accanto ai feriti d'archibugio e da schioppo, da punta e da taglio, giacevano malati portatori di ferite non belliche e tuttavia chirurgiche, come quelle praticate dagli emuli di Paré nella «punzione» dei globi vescicali e delle «aposteme» (tumori purulenti o ascessi), nel taglio di fistole e nella «sbrecciatura delle parti di sotto» (come la dilatazione cruenta nei travagli di partorienti con vagina troppo stretta); e accanto ai fanti craniolesi dalle mazze ferrate e ai cavalieri fratturati per caduta da cavallo, giacevano contadini e artigiani infortunati sul lavoro, abbisognevoli di suture, di legature dei vasi sanguigni, di acconciamenti e restituzioni *ad integrum* di giunture e di ossa[67].

Nelle corsie di degenza si aggirava una figura professionale non nuova, quella del chirurgo, però dotata di una nuova dignità, e di maggiore presenza. Essa lasciava presagire la futura uscita di minorità dell'arte sua e il futuro acquisto, da parte di questa, di uno statuto scientifico-tecnico, su base anatomica, pari a quello dell'altolocata medicina.

La dotazione in medici e chirurghi di un grande ospedale cinquecentesco era la seguente:

quatro phisici, uno per bracio de la crociera, et altri tanti chirurghi similmente distribuiti, alli quali la necessitate de la egritudine de brosole [cioè la «malattia delle brossole» o pustole, o «mal franzese», o «sifilide»], novamente scoperta da la natura humana, perché ad epsa pochi sano dare remedio, ha facto agiongere el quinto phisico et chirurgo, perito de simile curatione [...]. Apreso sono agionte tre altre qualità de medice: l'uno de taglio, in quelli quali hano el male de preda [cioè il «mal della pietra» o calcolosi vescicale], essendo per questo conducto uno singulare medico [in realtà un «norcino»] cum stipendio de certo premio per ciascun taglio, et doi pe medicare el mal de capi ne li puti [cioè per curare l'affezione parassitaria del capillizio nei bambini, nota come «tigna favosa»], et aiutare li allargati [cioè giovare ai portatori di ernia o laparocele mediante «cinture» o «braghieri»][68].

[67] Sulla proto-ortopedia vedi *L'ortopedia nella storia e nel costume*, a cura di Nelly-Elena Vanzan Marchini, Casamassima, Udine 1989.

[68] Gian Giacomo Gilino, *Relazione ai deputati dell'Ospedale grande di Milano*, per i tipi di Giacomo Ferrari stampatore, Milano, 4 novembre 1508, ripubblicata sia nella *editio latina* che nella versione in volgare nel volume *La carità*

Questa tipologia dell'organico medico-chirurgico è contemplata nella più completa relazione a stampa, edita a Milano nel 1508, sulla organizzazione e sul funzionamento di un grande e moderno ospedale. Il documento fornisce un quadro circostanziato della *riforma* che a metà Quattrocento ha investito gli ospedali in area padana, coinvolgendo, nell'ordine, Brescia (1429), Ferrara (1440), Milano (1447-1448), Pavia (1449), Cremona e Mantova (1450), Lodi (1454), Como (1468), Piacenza (1471), Crema (1479)[69]. «La forma adunca presa a questa *reformatione* è stata in questo modo»: essendo le malattie «o cronice o de qualità che presto sono terminate vel con salute, vel con morte, queste de presta terminatione sono designate al *hospitale grande*»; invece i «mali de altra qualità, quali vogliono tempo» – e cioè i malati «brossolosi», «lazarosi», «infecti de cancrene», «debilitati per vechieza» o che «de cervello manchino sive sono furiosi» – «hano la receptione sua separata»[70].

È detto esplicitamente che tra i malati, a prescindere dal fatto che tutti indistintamente dovevano essere premurosamente assistiti, gli *acuti*, suscettibili di guarigione, dovevano essere ricoverati nell'*ospedale maggiore*, principale e centrale, mentre i *cronici*, inguaribili e invalidi, la cui salute piena non poteva essere ricuperata o la cui salute residua necessitava di prolungata assistenza, dovevano essere ricoverati negli *ospedali minori*, satelliti e decentrati. Ad esempio, «li infirmi de la egritudine scoperta in questa nostra etate, chiamata de brosole», cioè i malati affetti dall'«incurabile» sifilide, erano «particularmente designati al hospitale de Brolio, como in loco più capace»[71]. Insomma, la riforma da poco realiz-

e la cura. L'Ospedale Maggiore di Milano nell'età moderna, a cura di Giorgio Cosmacini, Ospedale Maggiore, Milano 1992, pp. 172-173.

[69] In proposito vedi: la Parte I. *Storia spedaliera* (paragrafi su *La questione spedaliera di Milano nel XV secolo e la sua soluzione* e *Concentrazione di tutti gli ospedali di Milano e dello Stato milanese in un Ospedale Grande*) del volume di Pio Pecchiai, *L'Ospedale Maggiore di Milano nella storia e nell'arte*, Pizzi & Pizio, Milano 1927; Giuseppe Castelli, *Gli antichi ospedali e la unificazione ospedaliera milanese del XV secolo*, Cordani, Milano 1938; la sezione *Sugli ospedali in area padana nel '400: la riforma* nel libro di Giuliana Albini, *Città e ospedali nella Lombardia medievale*, Clueb, Bologna 1993; infine il volume *Ospedali lombardi del Quattrocento*, a cura di Lucio Franchini, Edizioni New Press, Como 1995.

[70] Gilino, *op. cit.*, p. 176, *passim*.

[71] *Ibid.*

zata non doveva essere vanificata ritrasformando i nuovi grandi ospedali rinascimentali, come a Milano lo Spedale de la Annunziata fondato nel 1456 dal duca Francesco Sforza, in vecchi ospizi di medievale memoria. Il Rinascimento, se voleva essere tale anche in campo ospedaliero, non doveva ripiombare nell'ambito della carità e dell'ospitalità indifferenziate.

Perché questo regresso non avvenisse era indispensabile che medici e chirurghi fossero direttamente coinvolti nell'attuazione della riforma. Medici e chirurghi, che ancora a fine Trecento abbiamo visto stentare ad accedere agli ospedali, dovevano assumere a pieno titolo la funzione di curanti degli infermi, prima affidata agli infermieri, e assumere, ancor prima dell'attività curativa in corsia, l'attività di accettazione, selezione diagnostica e smistamento dei malati. «Né alcuno di essi malati se po' recevere se prima la qualità del male suo non è intesa da li phisici o chirurghi del hospitale, et epsi non referiscono prima el parere suo sopra el loco dove li pare se habiano recogliere»[72].

Quello descritto è l'aspetto organizzativo, sociosanitario, di una riforma complessa, che metteva al primo posto i problemi interconnessi della presenza medica in ospedale e del collegamento fra il territorio – nel caso di Milano il ducato sforzesco – e la rete degli ospedali territoriali, da quello «maggiore» per malati bisognosi di pronto soccorso e di cure intense a quelli «minori» per malati legati in massima parte ai tre grandi bisogni sociali del tempo: la marginalità legata alla follia, la fanciullezza abbandonata e l'«incurabilità» connessa alla sifilide.

Quest'ultima non era stata ancora battezzata col suo nome che in Italia, tra il 1499 e il 1526, erano già sorti ospedali specializzati per «curare» i malati che da essa erano affetti: paradossalmente si chiamavano *ospedali degli incurabili*[73], volendo significare che si trattava di malati «inguaribili». Tali ospedali erano sorti, nell'ordine, a Genova (1499), Savona e Bologna (1513), Roma (1512-1515), Napoli (1517-1519), Vicenza (1518-1519), Verona (1519), Brescia (1520), Firenze (1522), Padova (1526). Nella funzione di ricovero dei malati venerei essi sostituivano i vecchi lebbrosari:

[72] Ivi, p. 178.

[73] Vedi in proposito Cassiano Carpaneto, *Gli Ospedali degli Incurabili*, Spedali Civili, Genova 1938.

come la lebbra, la sifilide era (ed è) una malattia in buona parte cutanea, dermatologica. La dermo-sifilopatia era anch'essa oggetto della medicina «esterna» o chirurgia «medicamentaria» (diversa dalla chirurgia «ferramentaria») esercitata da «fisici-chirurghi» più *manuales* che medici.

Due altri aspetti caratterizzavano la riforma ospedaliera: quello giuridico-amministrativo, per cui si fissavano compiti, funzioni e comportamenti di amministratori, direttori e gestori, che non sempre avevano dato di sé buona prova; e quello etico-pratico, per cui si tendeva a realizzare un'assistenza meno formale e più realistica, dove aveva minor spazio la manipolazione dell'assunto caritativo da parte di un personale, religioso o laico, divenuto col tempo poco o punto caritatevole, e dove invece trovava maggior spazio un'interpretazione nuova che considerava l'assistenza nella forma integrata di cura della persona e di pratica produttiva, almeno nelle intenzioni, di salute corporale.

L'impresa riformatrice si irradiava anche fuori dell'area padana, costituendo un modello da imitare: un modello per l'Europa, un'impresa pensata e realizzata a «un livello eccezionalmente alto di ingegnosità economica e di acume amministrativo»[74], che si affermava «all'insegna di quello *spirito di razionalità* che motivò [successivamente] in tutta Europa soluzioni similari»[75].

L'ospedaliero *sistema della carità*, che non aveva resistito alla crisi del Trecento, un secolo dopo era stato dunque riformato, trasformato nel *sistema degli ospedali maggiori*, destinato a un'esistenza plurisecolare. Tra i fattori determinanti, oltre alle ricorrenti epidemie di peste che avevano colato a picco il bilancio di sopravvivenza di città sempre più a corto di cibo e sempre più scarse di igiene, c'era la congiuntura epocale di una civiltà urbana che in numerose aree europee (Italia centro-settentrionale, Francia in più sedi, Fiandre e Paesi Bassi, Londra e dintorni, parecchie zone della Mitteleuropa) incominciava a percorrere la via del moderno

[74] Brian Pullan, *Poveri, mendicanti e vagabondi (secoli XIV-XVII)* nel volume *Annali 1. Dal feudalesimo al capitalismo*, a cura di Ruggiero Romano e Corrado Vivanti, della *Storia d'Italia*, Einaudi, Torino 1978, p. 1045.

[75] Michel Mollat, *I poveri nel Medioevo*, trad. it. di Maria C. De Matteis, Laterza, Roma-Bari 1982, p. 322.

sviluppo economico in un quadro storico di cosiddetto «capitalismo precoce».

Il processo di accumulazione originaria del capitale si confrontava con un aumento demografico non più sostenuto da sufficienti risorse. Sempre più ampie sacche di povertà rispecchiavano a rovescio le ricchezze di nuova formazione. Il problema del pauperismo incominciava a dilatarsi e ciononostante a permanere irrisolto, teorizzato dal teologo erasmiano Luis Vives nel *De subventione pauperum* (Bruges 1526)[76].

L'ideologia mercantile e manifatturiera del *negotium* – in contrapposizione all'*otium* forzato o pretestuoso dei poveri – sorreggeva le nuove fortune. Essa tendeva a considerare le nuove sacche di povertà come aree di popolazione non solo biologicamente pericolosa, in quanto portatrice e propagatrice di malattie, ma anche pericolosa socialmente, in quanto potenzialmente perturbatrice ed eversiva dell'ordine costituito. Il controllo sociale delle devianze passava attraverso l'attenzione che le classi dominanti o emergenti, sublimate in un patriziato filantropico e in un clero provvido, dedicavano a strutture che dovevano soccorrere, assistere, curare, non meno che controllare, vigilare, prevenire. La prima e più importante di queste strutture era l'ospedale, luogo del pronto soccorso, dell'assistenza, della cura, non meno che del controllo istituzionalizzato, della vigilanza organizzata, della prevenzione attiva: un ospedale idealizzato da Thomas More nella sua *Utopia* (Lovanio 1516)[77].

La *carità* assistenziale dei tanti ospedali medievali lasciava il posto all'assistenza curativa dei rinascimentali «ospedali maggiori», un'assistenza intesa non solo o non tanto come *cura*, ma anche o soprattutto come *terapia*. Il sistema ospedaliero del Rinascimen-

[76] Sul problema del pauperismo e i suoi riflessi ospedalieri vedi Edoardo Bressan, *L'«Hospitale» e i poveri*, Ned, Milano 1981.

[77] Thomas More scrive che gli abitanti di *Utopia*, isola felice presa a modello di *optima respublica*, «hanno special cura degli infermi, i quali sono governati in publichi alberghi», le cui «stanze [sono] ad ogni commodo degli infermi arteficiosamente fabricate, e tanta diligente cura si usa nel medicarli con assidue cure di medici, che ognuno si contenta tosto di esser governato in questi luoghi che ne la casa propria; ma niuno vi si manda contra sua voglia». Il passo è dato nella versione italiana di Ortensio Lando, pubblicata a Venezia nel 1594 da parte di Anton Francesco Doni e ripubblicata in Thomas More, *Utopia*, a cura di Luigi Firpo, Utet, Torino 1971, p. 146.

to non era più finalizzato al semplice aiuto dei poveri infermi, ma aveva come fini congiunti il risanamento dei malati suscettibili di guarigione, la separazione dei malati inguaribili da quelli guaribili, il ricupero di una produttiva manodopera da reinserire nel mercato del lavoro. In quest'ottica finalistica, le «fabbriche della salute» trovano la loro piena instaurazione.

Nelle loro corsie si affaccendavano non più solo *fratres et sorores*, *conversi et conversae*, *famuli et famulae*, *servi* di Dio e *ministri* degli infermi, ma anche medici fisici-filosofi formati nelle università e fisici-chirurghi formati negli ospedali medesimi. Come già detto, gli uni esercitavano la medicina «interna», che si interrogava sulle cause recondite dei morbi rivolgendosi soprattutto alla cura degli organi interni e delle «febri», gli altri esercitavano la medicina «esterna», che si rivolgeva soprattutto alla cura delle affezioni esterne e delle «ferite». La pratica chirurgica, insegnata in ospedale dai maestri dell'arte (proto-chirurghi, chirurghi maggiori, chirurghi di veste lunga) e appresa per imitazione-ripetizione da serventi e infermieri (barbieri, chirurghi minori, chirurghi di veste corta), veniva esercitata con le manualità della chirurgia «medicamentaria», propria di chi impomatava e fasciava, della chirurgia «ferramentaria», propria di chi operava *cum ferro et igne* (coltello e cauterio), e della chirurgia «meccanica», propria di chi usava apparecchi. I «ferri del mestiere», approntati da coltellinai e «spadari», comprendevano le lancette per i salassi, i rasoi, i bisturi, gli scalpelli, i martelli, le forbici, le pinze, le seghe, i trapani, gli uncini, i cauteri. Gli apparecchi comprendevano un armamentario che andava dalle semplici stecche da applicare con bende e chiare d'uovo (che, rapprese, irrigidivano il bendaggio) per acconciare le ossa rotte, ai complessi congegni, con corde e verricelli, per ridurre deformità come il gibbo e il collotorto.

Una pluricompetenza qualificata e solerte diversificava le cure ospedaliere. La folla dei malati non era più un indistinto *genere* umano, piagato come la carne del suo Redentore, ma era un accorpamento di gruppi patologicamente diversi, ciascuno con la sua *specie* di male. Le cure non erano più pratiche *generiche* di assistenza e di aiuto; erano pratiche *specifiche* realizzanti questa o quella terapia. I curanti degli infermi non erano più infermieri *generici*, ma medici e chirurghi *specialisti* di questo o quel male. In termini attuali li diremmo dermatologi, venereologi, ortopedici, ostetrico-ginecologi, urologi: nelle rinascimentali «fabbriche della salute» nasceva un'aurorale specializzazione.

In questa progressiva assunzione di requisiti tecnici, le cure si spostavano dai malati alle malattie: le cure, non più generiche, rischiavano di diventare non più generose; non più indifferenziate, rischiavano di diventare via via indifferenti. Rischiavano, in altri termini, di perdere qualcosa o gran parte dei loro contenuti umani. La tecnologia della cura rischiava di sbilanciarsi rispetto all'antropologia curativa, basata sul buon rapporto interumano. Sul crinale del servizio d'assistenza, formato dall'assommarsi e integrarsi della tecnologia e dell'antropologia interpersonale, venivano a porsi quei gruppi autonomi di chierici regolari o di laici devoti che nel maturo e tardo Cinquecento si facevano interpreti della volontà di «riforma cattolica» nel campo ospedaliero, assumendosi il carico della specifica assistenza ai malati degli ospedali.

Un'avanguardia zelante di umili e di semplici – «semplici» era nome che designava sia gli *humiles* che le erbe medicinali nascenti dall'*humus* della terra – viveva e operava a contatto di una umanità affetta e afflitta, della quale si sentiva parte integrante essa stessa, privilegiata solo in quanto sana o risanata da precedente affezione e afflizione. Juan Ciudad, Giovanni di Dio (1495-1550), fondatore dell'Ordine dei Fatebenefratelli, e Camillo de Lellis (1550-1614), fondatore dell'Ordine dei Ministri degli Infermi (Camilliani), erano infatti due ex-malati, due umili infermi prima di diventare due umili infermieri[78].

Similia similibus. Il loro umanesimo «dal basso», proprio di persone del popolo che in veste di infermieri si volgevano alla cura degli infermi, aveva una valenza non meno elevata del più celebrato umanesimo «dall'alto», proprio delle persone dotte che in veste di umanisti avevano riscoperto il valore delle *humanae litterae*, riportanti in auge la letteratura dei classici. Le loro *practicae humaniores*, riportanti in auge una carità finalizzata a rendere l'uomo più uomo, avevano un valore non meno elevato e più profondo, che metteva radici nella natura umana universale, propria di tutti

[78] Su Giovanni di Dio e Camillo de Lellis e la loro riforma dell'assistenza ospedaliera vedi Giorgio Cosmacini, *La salute, la cura, la storia*, Edizioni Missione Salute, Milano 1994, in particolare il cap. IV, *Infermieri e infermi*, pp. 45-56, e il cap. XIII, *Vite parallele*, pp. 153-165.

gli uomini, a prescindere dalle loro condizioni culturali e sociali; perché la malattia spesso prescindeva da tali condizioni e perché la cura doveva, o avrebbe dovuto, prescinderne.

In questo più profondo umanesimo, proprio di malati e di chi ne aveva cura, è da vedersi, al di sopra di ogni frattura tra Medioevo e Rinascimento, una saldatura tra la carità dell'*old Catholicism*, vivo in età medievale, e la carità del *new Catholicism*, nato con i fermenti preparatori della Riforma tridentina. L'avanguardia degli zelatori e riformatori dell'assistenza ospedaliera viveva il rinnovamento non tanto nei termini di una reazione ai presunti effetti «cattivi» della Riforma luterana, quanto nei termini di una risposta ai sicuri effetti perversi della povertà materiale, madre delle malattie[79].

Quelli che possiamo chiamare i grandi «eretici europei del Cinquecento»[80], cioè i grandi riformatori della medicina, della chirurgia, dell'anatomia, dell'assistenza, avevano compiuto, più che una riforma, una vera rivoluzione. L'arte della stampa aveva posto in primo piano e diffuso un oggetto nuovo: il libro stampato e divulgato, un oggetto che era anche una metafora. Se il naturalismo di Paracelso invitava a sfogliare il grande «libro della natura», l'anatomismo di Vesalio induceva a leggere i segni della *fabrica corporis* in quel libro di testo che era il contesto del corpo morto. Passando da questo al corpo vivo, la chirurgia di Paré contribuiva per parte sua all'asserto di lunga durata che «i veri libri sono i malati»[81]; e l'assistenza di Giovanni di Dio e di Camillo de Lellis leggeva la malattia come parola di Dio scritta nel corpo di chi soffre.

Ma il libro, prima che una metafora, era un importante strumento di progresso. In campo medico-sanitario il progresso, esiguo o consistente che fosse, si misurava nella tendenza della popolazione cinquecentesca ad aumentare in quantità e in età media di vita. In realtà tale duplice aumento non dipendeva che in minima misura dal progresso della medicina e in modica misura dal pro-

[79] In proposito vedi Brian Pullan, *The Old Catholicism, the New Catholicism and the Poor*, nel volume collettaneo *Timore e carità. I poveri nell'Italia moderna*, a cura di Giorgio Politi, Mario Rosa e Franco Della Peruta, Cremona 1982, pp. 13-26.

[80] La dizione «eretici europei del Cinquecento» è mutuata, per estensione, da Delio Cantimori, *Eretici italiani del Cinquecento*, Sansoni, Firenze 1939.

[81] L'anatomismo clinico dell'Ottocento ribadirà la metafora: «Unico libro il malato, unico codice il cadavere».

gresso della sanità. Dipendeva soprattutto da un sia pur modesto miglioramento delle condizioni di vita, nonostante le epidemie, le carestie, le guerre (guerreggiate per il predominio politico o per il predominio religioso). Tuttavia quel progresso si misurava anche, in qualche misura, nella tecnoprassi instaurata nelle corsie degli ospedali nati dalla riforma ospedaliera e nella scienza medica fruibile nelle «librarie» o biblioteche degli stessi ospedali, delle università, dei collegi[82]. Il salone «sistino» della Biblioteca vaticana, così detto perché voluto nel 1585 da Sisto V, l'energico papa che tentò la bonifica delle Paludi Pontine, era «il più grande vaso librario d'Europa». Nelle pesanti scaffalature addossate alle pareti si assiepavano, accanto a documenti ecclesiastici e notarili (*jura et scripturae*), libri che non erano solo nuove versioni dell'antico sapere, ma anche opere «prime» o «nuovissime» derivanti da idee ed esperienze produttive di un sapere del tutto nuovo.

Il «ritorno dei medici antichi»[83] che aveva caratterizzato l'umanesimo filologico aveva ricevuto un grande impulso dal ricupero dei testi della medicina greca, un ricupero non più mediato da traduzioni latine di inesatte versioni arabe, ma diretto, di prima mano, condotto sui codici originali e diffuso grazie alla produzione libraria delle tante stamperie. Nelle stamperie veneziane a noi note – una cinquantina – si produceva un gran numero di libri, certamente superiore a quello di tutto il resto d'Italia, ivi comprese Firenze e Roma. L'università di Padova, nel Cinquecento vivaio e palestra di medici e futuri medici di tutta Europa, assicurava un largo consumo e ricambio di libri di medicina e al tempo stesso garantiva quel supporto intellettuale che poteva renderli accessibili in buone traduzioni e ben chiosati. L'aristotelismo padovano, che leggeva Aristotele attraverso Averroè, faceva anche i conti con gli interlocutori e interpreti arabi, ritradotti e ricommentati[84].

Il «ritorno di Ippocrate e di Galeno» era stato preceduto da

[82] Vedi al riguardo Vincenzo Bevacqua, *L'Ospedale Maggiore di Milano nei primi anni del Cinquecento. La «libraria» di Francesco da Frescarolo*, in «La Ca' Granda», n. 4, 1990, pp. 25-32 e n. 1, 1991, pp. 26-31.

[83] La dizione «ritorno dei medici antichi» è mutuata, per analogia, da Eugenio Garin, *Il ritorno dei filosofi antichi*, Bibliopolis, Napoli 1983.

[84] Vedi al riguardo Giorgio Cosmacini, *La storia della medicina in cento titoli*, nel volume collettaneo *L'oggetto libro '96. Arte della stampa, mercato, collezionismo*, Ed. Sylvestre Bonnard, Milano 1996, pp. 186-190.

quello di Celso: la stampa degli 8 libri celsiani *De medicina* (Firenze 1478) aveva infatti preceduto di dodici anni la prima edizione delle opere di Galeno (Venezia 1490) e precedeva di quasi mezzo secolo l'edizione del *Corpus hippocraticum* (Roma 1525; Venezia 1526). A Venezia peraltro l'ippocratico *Iusiurandum* era già comparso nell'ambito della seconda edizione (1483) della silloge denominata *Articella* (prima edizione, Venezia 1478), ristampa in volgare della galenica *Microtechne* o *Ars parva*. Nello scorcio del Quattrocento a Venezia avevano visto la luce anche le opere «biologiche» di Aristotele e il *De materia medica* (1499) di Dioscoride. L'opera di questi, a partire dalla edizione del 1478 commentata dal medico e naturalista Pietro Andrea Mattioli (1500-1577) e fino a tutto il Settecento, sarà il testo fondamentale della farmacologia (la quale manterrà perciò per tre secoli il nome di «materia medica»).

Sempre in area veneziana, nello stesso periodo, aveva visto la luce il testo protopediatrico *De infantium aegritudinibus et remediis* (Padova 1472) di Paolo Bagellardo, cui seguivano sullo stesso tema, nel Cinquecento, la *Ratio lactandi infantes* e il *De morbis puerorum* di Girolamo Mercuriale (1530-1606), medico forlivese professore a Padova (poi a Bologna, Pisa, Roma), noto soprattutto per il trattato *De arte gymnastica* (Parigi 1577).

Avevano visto la luce a Venezia anche le due prime edizioni, rispettivamente latina (1491) e volgare (1494) del *Fasciculus medicinae*, attribuito a un non meglio precisato Johannes da Ketham: un «fascicolo» di scritti medici vari, quali un prontuario delle urine, un compendio delle malattie più frequenti, una lista di vene con le indicazioni per il salasso, una tabella di raccordo tra le parti del corpo e i segni zodiacali, un manualetto per la cura delle ferite, alcuni cenni di medicina per le donne, un elenco di erbe medicinali con qualche ricetta e, infine, il trecentesco *Consilium de peste* di Pietro da Tossignano (già stampato isolatamente nel 1480). L'importanza del «fascicolo» è dovuta al fatto che esso, oltreché condensare lo scibile medico essenziale, rappresenta, in assoluto, il primo libro di medicina illustrato[85].

Il Cinquecento era anche per la medicina un secolo di grande

[85] Le tavole del *Fasciculo de medicina* (Venezia 1494), considerate «il capolavoro dell'illustrazione scientifica del Quattrocento», sono riprodotte in *Medicina medievale*, a cura di Luigi Firpo, Utet, Torino 1972, pp. 142-164.

fioritura editoriale, una vera e propria età dell'oro. È quasi un paradosso che pochi anni dopo la prima edizione in lingua inglese delle opere di Galeno tradotte da Thomas Linacre (1460-1524), lettore a Oxford e discepolo di Thomas More[86], Paracelso facesse, come sappiamo, un falò dei libri di Galeno e di Avicenna. Altrettanto paradossalmente le opere di quest'ultimo, dopo essere state messe al rogo a Basilea, avevano in Italia il maggior numero di traduzioni ed edizioni cinquecentesche: ben 6, tutte veneziane (precedute da quella quattrocentesca di Strasburgo, nel 1474-1477). Il sapere arabo-galenico non appariva affatto superato, ad onta delle tante novità contemplate dalla vastissima letteratura sulla sifilide, sui minerali e le piante, sull'anatomia e la chirurgia, sui bagni e le acque. A quest'ultimo riguardo l'opera *De thermis* di Andrea Baccio, pubblicata a Venezia nel 1571, rappresentava un cospicuo passo innanzi rispetto all'opera quattrocentesca *Dei bagni e delle terme naturali dell'Italia e del resto del mondo* di Michele Savonarola.

Quanto all'anatomia, Antonio Benivieni, medico fiorentino appartenente alla cerchia del Magnifico Lorenzo e all'Accademia platonica di Marsilio Ficino, nell'opera *De abditis nonnullis ac mirandis morborum et sanationum causis* (Firenze 1507) metteva a confronto la sintomatologia clinica osservata nel vivente con la lesione anatomica riscontrata nel cadavere: era l'embrione del metodo anatomo-clinico. Berengario da Carpi, il chirurgo padano che già conosciamo, nei *Commentaria super anatomiam Mondini* (Bologna 1521) dimostrava che l'anatomia era ormai pronta a fare il passo da pratica settoria esercitata sul cadavere a chirurgia anatomica esercitata sul vivente.

Date importanti per l'editoria medica erano il 1513, che vedeva la messa in circolazione, da Strasburgo, del *Roseto delle donne gravide e delle levatrici*, scritto in tedesco da Eucharius Rösslin, Rhodion, e soprattutto il 1536, che dava il via, da Augusta, alla pubblicazione dei paracelsiani *opera omnia*, a cominciare dal *Labirinto dei medici erranti*. Ancor più importante era il triennio 1543-1546, che proiettava in Europa, rispettivamente da Basilea,

[86] Linacre, addottoratosi in medicina a Padova nel 1496, fu medico di fiducia di Enrico VIII e fondatore del Royal College of Physicians.

da Venezia e da Parigi, le opere rivoluzionarie di Vesalio sull'anatomia, di Fracastoro sui contagi e di Paré sul metodo di trattare le ferite d'armi da fuoco.

Dopo la metà del secolo l'opera *De re anatomica* (Venezia 1559) di Realdo Colombo veniva a confrontare la priorità della descrizione della circolazione sanguigna attraverso i polmoni, contenuta in tale opera, con il libro *Christianismi restitutio* (Vienna 1553), pubblicato sei anni prima dal medico e teologo aragonese Miguel Servet (1511-1553), Serveto, con lo pseudonimo di Villanovano[87]. Gli *Opuscula anatomica* (Venezia 1564) di Bartolomeo Eustachi (1500-1574), l'anatomista che dava il nome ai condotti che uniscono orecchi e retrobocca («trombe di Eustachio»), mettevano il sigillo dei tempi alla sperimentazione anatomica: l'anatomista, tagliati i nervi ricorrenti ai cani perché non potessero latrare, «apriva» gli animali vivi «per far vedere in qual modo il cuore battesse» e, negli stessi cani vivi «legati ed incisi nel basso ventre, cercava di qual guisa l'orina dagli ureteri scendesse in vescica»[88].

L'età aurea dell'anatomia chirurgica stava per concludersi, per lasciare il campo alla seicentesca «anatomia viva» o fisiologia, pilastro in medicina della nuova scienza sperimentale.

3. *Tra due rivoluzioni, scientifica e demografica*

Una nuova fisiologia, totalmente diversa da quella vecchia, galenica, veniva acquisita dalla medicina nei primi trent'anni del

[87] L'eresia antitrinitaria spinse Serveto a rifiutare la galenica tripartizione dell'organismo (fegato-cuore-cervello) e la conseguente dottrina fisiologica dei tre spiriti (naturale-vitale-animale). La connessione dei tre livelli di spiritualità organica con una fonte spirituale comune e unica, che in base alla servetiana interpretazione letterale della Bibbia era il sangue – anima-vita-natura dell'uomo che «l'inspirazione mescola con l'aria e l'espirazione purga delle fuliggini» –, spinse Serveto a enunciare la circolazione del sangue nei polmoni con la fermezza della fede più che con la certezza della ragione (date le sue rare dissezioni anatomiche). Per la sua eresia Serveto finì la vita arso sul rogo nella calvinista Ginevra.

[88] Alfonso Corradi, *Dello studio e dell'insegnamento dell'anatomia in Italia nel Medioevo ed in parte del Cinquecento*, in «Rendiconti del R. Istituto Lombardo di Scienze e Lettere», serie II, vol. VI, fasc. XV, 1873.

Seicento. Con essa la medicina moderna acquistava le basi scientifiche che anche i medici d'oggi pongono a fondamento della loro pratica clinica. Essa non era né la *physiologia* di Fernel, né la «filosofia della natura» di Paracelso; era invece la «medicina statica» (*De statica medicina*, Venezia 1614) del medico istriano Santorio Santorio (1561-1636)[89] e quella che potremmo chiamare la «medicina cinematica» (*De motu cordis et sanguinis in animalibus*, Francoforte 1628) del medico inglese William Harvey (1578-1657)[90].

L'una ha come sfondo, in Italia, *la rivoluzione scientifica* legata al nome di Galileo Galilei (1564-1642). Consiste in una radicale trasformazione, metodologica ed epistemologica, della conoscenza. Il metodo galileiano era duplice, «risolutivo» (analitico, induttivo) e «compositivo» (sintetico, deduttivo), corrispondente alla scomposizione dei fatti naturali in elementi concettuali semplici (induzione astraente) e alla ricomposizione di tali elementi (inferenza deduttiva) in ipotesi da dimostrare vere «per sensate esperienze et per necessaria dimostrazione»[91].

Si trattava del metodo ipotetico-sperimentale proprio della scienza moderna. Quanto all'episteme di fondo, si trattava di leggere in termini matematici, cioè secondo logica quantitativa, diversa dalla logica qualitativa di matrice aristotelica, il «libro della natura». Dice Galileo nel *Saggiatore* (Roma 1623): «La filosofia è scritta in questo grandissimo libro che continuamente ci sta aper-

[89] Santorio interpretò l'armonia qualitativa dei quattro umori corporei come equilibrio quantitativo tra materia ingerita (cibi e bevande) e materia evacuata (feci e urine). Usò il metodo della doppia pesata e scoprì che gli scarti ponderali dipendono non solo da ingesti ed escreti, ma anche dalla *perspiratio insensibilis* che avviene attraverso la pelle e i polmoni, dovuta – secondo lui – alla cozione degli umori durante la veglia e all'impulso degli umori ancor crudi durante il sonno (ma dipendente anche dall'età, dalla dieta, dall'esercizio fisico, dall'attività sessuale, dalle condizioni atmosferiche).

[90] Harvey, membro dal 1609 del Royal College of Physicians e medico fino al 1644 nelle corsie ospedaliere del St. Bartholomew, fu dal 1630 medico ordinario del re d'Inghilterra. Nel turbine della vita politica inglese di metà Seicento fu realista, in opposizione ai partigiani del Parlamento. Ciò condizionò, con alternanza di fortune, la sua vita professionale e scientifica.

[91] Galileo Galilei, *Lettera a Gallanzone Gallanzoni*, Firenze, 16 luglio 1611, riportata in Id., *Sensate esperienze e certe dimostrazioni*, Laterza, Bari 1971, p. 78.

to innanzi a gli occhi (io dico l'universo), ma non si può intendere se prima non s'impara a intender la lingua, e conoscer i caratteri, ne' quali è scritto. Egli è scritto in lingua matematica»[92].

L'altra «medicina», quella «cinematica» harveyana basata sul moto del cuore e del sangue, ha uno sfondo diverso, e tuttavia convergente negli effetti con quello galileiano a cui faceva riferimento Santorio. Questi, dal 1611 al 1624, era professore di medicina teorica a Padova, dove Galileo aveva insegnato matematica dal 1592 al 1610 e dove, nel triennio 1602-1604, Harvey era stato studente. A Padova Harvey, oltre ad assorbire il metodo del calcolo, da lui poi usato nella dimostrazione matematica del circolo chiuso del moto del sangue, aveva assimilato le scoperte conseguite dai grandi anatomisti del Cinquecento: la chiusura del forame ovale interatriale descritto da Botallo, l'impervietà del setto cardiaco interventricolare descritta da Vesalio, la circolazione sanguigna cuore-polmoni descritta da Realdo Colombo, l'unidirezionalità delle valvole delle vene descritta da Fabrizi d'Acquapendente.

Proprio questa dimostrazione-descrizione, fatta da Fabrizi nel teatro anatomico da lui stesso inaugurato – primo «laboratorio» del genere – nel 1594, aveva dato ad Harvey l'idea della possibile circolarità di movimento del sangue a partire dal moto centripeto del sangue venoso. L'idea era l'ipotesi-guida della prima grande scoperta della fisiologia moderna.

La *pars destruens* di tale scoperta era la critica radicale che investiva la fisiologia galenica: in primo luogo una tanto cospicua quantità di sangue, quanta è quella corrispondente alla gittata cardiaca, non può aver altro destino all'infuori di quello di «circolare»; in secondo luogo tale «circolazione», poiché non può compiersi attraverso il setto compatto, non poroso, che separa il ventricolo destro dal ventricolo sinistro del cuore, è forzata a seguire un'altra via; in terzo luogo tale via non può essere che quella aperta tra le porosità della compagine spugnosa dei polmoni.

Qui incominciava la *pars construens*, che proponeva il modello della macchina cardiaca propellente il sangue nelle arterie, non più

[92] Galileo Galilei, *Il Saggiatore*, a cura di Libero Sosio, Feltrinelli, Milano 1965, p. 38.

viste come tubi conduttori di aria sotto forma di «pneuma» o di «spirito vitale»; dalle arterie il sangue fa ritorno al cuore attraverso le vene, i cui *ostiola* o «valvole», dimostrate da Fabrizi durante gli anni padovani di Harvey, funzionano come «dighe» sul corso dei canali o come «pale» di ruota nella meccanica dei mulini.

L'ipotesi-guida della circolazione del sangue veniva confermata da Harvey attraverso ripetute *ligaturae* dei vasi sanguigni alle braccia e alle gambe. Ma il radicamento ideale più profondo della scoperta del medico inglese non stava nell'anatomia dei suoi esperimenti, come non stava nei calcoli delle sue dimostrazioni matematiche; stava invece in una concezione «monarchica» della natura, organizzata in maniera «assolutistica» da un unico, sovrano principio, tanto cosmologico – il sole, cuore del macrocosmo – quanto antropologico – il cuore, sole del microcosmo. Una unitaria astrobiologia governava sia i corpi dell'universo che l'universo del corpo.

Il principio monarchico era anche politico. Il nuovo cardiocentrismo aveva una valenza anche metaforica. Se ne ha prova leggendo la dedica del *De motu cordis* fatta da Harvey a «Carlo, Re di Gran Bretagna, Francia e Irlanda», il sovrano assoluto – Carlo I Stuart – poi fatto giustiziare dal Parlamento inglese nel 1649: «Serenissimo Re, il cuore degli esseri umani è il fondamento della vita, il signore di tutto ciò che è connesso alla vita, il sole del microcosmo. Dal cuore dipende tutta l'energia ed il vigore. In modo analogo il Re costituisce il fondamento del suo regno, il Sole del suo microcosmo, il cuore dello Stato»[93].

Assolutista in politica quanto Harvey, del quale era amico, Thomas Hobbes (1588-1679) faceva del suo *Leviatano* (Londra 1651) la metafora della macchina dello Stato assoluto a cui la «sovranità [...] dà vita e movimento»[94]. Hobbes è, con René Descartes (1596-1650), Cartesio, il maggior artefice della immagine del mondo e dell'uomo come una macchina costituita da

[93] William Harvey, *Opere*, a cura di Franco Alessio, Boringhieri, Torino 1963, p. 3. Sulle vedute intorno al cuore di Harvey e del dopo-Harvey vedi Massimo Baldini, *William Harvey e le ricerche sul cuore nei secoli XVII e XVIII*, in *Il cuore. Dal circolo cosmico al trapianto*, Ciba edizioni, Milano 1997, pp. 131-167.

[94] Thomas Hobbes, *Leviatano*, a cura di Gianni Micheli, La Nuova Italia, Firenze 1976, p. 5.

materia in *movimento*. Era la visione meccanicistica che sorgeva, solare, a metà Seicento: «Cartesio e Hobbes, filosofi e scienziati, riconoscevano nell'opera di Harvey un contributo decisivo per il nascente meccanicismo scientifico, per l'estensione del meccanicismo all'ambito dei problemi anatomo-fisiologici»[95].

Hobbes, nella introduzione al *Leviatano*, dice che «la vita non è altro che un movimento di membra». E aggiunge: «Che cos'è il cuore se non una molla e che cosa sono i nervi se non altrettanti fili e che cosa le giunture se non altrettante ruote che danno movimento all'intero corpo?»[96]. Mezzo secolo dopo, il medico raguseo Giorgio Baglivi (1668-1707), nell'opera *De praxi medica* (Roma 1696), dice: «Il cuore è una molla» che governa «l'economia fisica dell'uomo». Le mascelle sono «tenaglie», lo stomaco una «storta», le vene e le arterie «tubi idraulici», i visceri «filtri e setacci», i polmoni «mantici», i muscoli «corde», l'angolo oculare una «puleggia». Tutti i fenomeni vitali, scrive Baglivi, «devono riferirsi alle leggi dell'equilibrio, alle leggi del cuneo, della corda, della molla e degli altri elementi della meccanica»[97].

La «medicina meccanica» o *iatromeccanica*, cresciuta nel Seicento sul fertile terreno fecondato dalla scienza di Galileo e dalla filosofia di Cartesio e di Hobbes, era l'ambito in cui alla macromacchina harveyana propellente il sangue venivano ad aggiungersi la macromacchina osteo-artro-muscolare della locomozione, descritta da Giovanni Alfonso Borelli (1608-1679) nell'opera *De motu animalium* (Roma 1680-1681)[98] e le micromacchine organiche osservate e descritte grazie a uno strumento nuovo, non meccanico

[95] Franco Alessio, Introduzione a William Harvey, *op. cit.*, p. XIV.

[96] Hobbes, *op. cit.*, p. 5.

[97] Le parole di Baglivi sono riportate da Georges Canguilhem, *La conoscenza della vita*, trad. it. di Franco Bassani, Il Mulino, Bologna 1976, p. 153. Baglivi fu dal 1692 professore alla Sapienza, prima di chirurgia e anatomia, poi di medicina teorica, e archiatra di papa Clemente XI.

[98] Borelli, allievo a Roma del matematico Benedetto Castelli, a sua volta allievo di Galileo, insegnò matematica a Messina, dal 1635, e a Pisa, dal 1655. Negli anni messinesi pubblicò l'opera *Delle cagioni delle febbri maligne della Sicilia* (Cosenza 1649) negando fra tali cagioni le intemperie climatiche e le influenze astrali, e attribuendo invece le epidemie a «groppi» di «semi di pestilenza condensati da forze di ordine fisico». Negli anni pisani fu tra i maggiori esponenti dell'Accademia del Cimento.

ma ottico, l'«occhialino» o *perspicillum* accreditato del potere di far vedere «mosche grandi come agnelli» e battezzato «microscopio»[99].

Avvalendosi di tale nuovo strumento, che consentiva di vedere cose nuove, o cose vecchie in modo nuovo, Marcello Malpighi (1627-1694) inaugurava l'*anatomia artificiosa et subtilis*, così definita dall'anatomista Marco Aurelio Severino (1580-1656). Questi la inquadrava come *zootomia democritea*, cioè come finissima arte della dissezione in grado di apprestare minime parti organiche di esile spessore (fettine di organo) da osservare nelle loro ancor più minute particelle, quasi fossero gli atomi teorizzati da Democrito. Nasceva così l'*anatomia microscopica*.

Fondatore dell'anatomia microscopica, Malpighi descriveva la fine struttura degli alveoli polmonari nell'opera *De pulmonibus* (Bologna 1661) e la rete «mirabile» dei glomeruli renali (detti poi «di Malpighi») e dei capillari sanguigni in genere nell'opera *De viscerum structura* (Bologna 1664); osservava inoltre, nel sangue rappreso in coaguli dentro il cuore a formarvi una sorta di «polipo» (*De polypo cordis*, Bologna 1666), la presenza di «atomi rossi», i globuli, avvaloranti l'idea della struttura corpuscolare della materia vivente[100]. E Lorenzo Bellini (1643-1704), nell'opera *De structura et usu renum* (Firenze 1662), vedeva nei *sinuli vermiculares et tortuosi* (tubuli contorti) e *recti* (tubuli retti, detti poi «di Bellini») dei reni le minute vie di deflusso dove la «sierosità superflua» separata dal sangue diventa l'urina destinata all'escrezione[101].

Questa scienza sperimentale, che possiamo chiamare «iatromicromeccanica», non era solo intesa come metodologia basata sull'esperimento ed epistemologia fondata sul meccanicismo; era anche sottintesa come «filosofia democritica» contrapposta alla «filosofia peripatetica». La contrapposizione era tanto netta quanto pericolosa: contrapporre l'atomismo all'aristotelismo significava combattere una battaglia anche ideologica, nel nome

[99] L'«occhialino» fu denominato *microscopium* nel 1625 dall'accademico linceo Johannes Faber (1574-1629).

[100] Malpighi fu professore a Pisa, Messina, Bologna, Roma. Fu archiatra di papa Innocenzo XII. Su di lui vedi Massimiliano Cardini, *La vita e l'opera di Marcello Malpighi*, Pozzi, Roma 1927 e Luigi Belloni, Introduzione a Marcello Malpighi, *Opere scelte*, Utet, Torino 1967, pp. 9-55.

[101] Bellini, allievo di Borelli a Pisa, fu qui professore di medicina teorica.

di Democrito e di Epicuro, ambedue messi al bando (ma specialmente il secondo per le implicazioni etiche dell'epicureismo) dal galenismo e dalla scolastica dominanti.

Ancor più ispirata all'atomismo, e dunque ancor più in odore di eresia antigalenica e antiscolastica, era la «medicina chimica» o *iatrochimica*. Nata con la «spagirica» di Paracelso e cresciuta sotto l'ala del medico fiammingo Jan Baptiste van Helmont (1579-1644), essa aveva molti adepti in Italia, in Inghilterra, in Francia, nonché, ovviamente, soprattutto nella paracelsiana Mitteleuropa e nelle Fiandre, patria di van Helmont. L'*Ortus medicinae* di quest'ultimo era una delle più importanti opere pubblicate e ripubblicate nella seconda metà del Seicento.

In Italia la iatrochimica era fiorente nel Napoletano, per opera di Tommaso Cornelio, un allievo del Severino, e di Leonardo di Capua (1617-1695), autore di un *Discorso per difesa dell'arte chimica* dove questa è detta indispensabile «per la philosophia e per la medicina». La sua carica eversiva era maggiore di quella posseduta dalla micromeccanica. Se infatti il meccanicista Cartesio, molto influente a Napoli in seno a una controcultura che amava colorarsi di francesismo in funzione antispagnola, affiancava alla *res extensa*, di cui era fatto il corpo materiale, la *res cogitans*, di cui era fatta l'anima immateriale, nei cartesiani iatrochimici questo dualismo si stemperava in una sorta di monismo che tendeva a spiegare in termini di effervescenza non soltanto la fermentazione della materia, ma anche l'energia dello spirito.

Nei confronti del galenismo la contestazione da parte di iatrochimici e iatromeccanici ammetteva non poche varianti comportamentali. Comunque chimica e meccanica avevano una matrice concettuale comune: anche se interpretare la digestione in modo meccanico come triturazione poteva apparire in contrasto con l'interpretare la digestione stessa in modo chimico come cozione, la concezione iatromeccanica del corpo-macchina e la concezione iatrochimica del corpo-provetta avevano una componente filosofica, larvatamente o apertamente materialistica, che le accomunava entrambe.

In Inghilterra la iatrochimica era coltivata dai «fisiologi di Oxford»[102], tra i quali, al primo posto, Robert Boyle (1627-1691),

102 Vedi Robert G. jr Frank, *Harvey e i fisiologi di Oxford*, trad. it. di Davide Panzieri, Il Mulino, Bologna 1983.

the sceptical chemist autore dell'opera omonima (Londra 1661) e confidente di Harvey. Boyle asseriva di aver tratto dalla «filosofia corpuscolare» l'impulso propulsore della ricerca che lo portava a definire il concetto di elemento chimico e a precisare la differenza tra miscuglio e combinazione: a porre, in definitiva, le basi della chimica moderna.

In seno alla londinese Royal Society – il sodalizio scientifico in cui si trasformava nel 1662, dopo la restaurazione monarchica, il collegio dei fisiologi oxoniensi – il matematico Robert Hooke (1645-1703), autore dell'opera *Micrographia* (Londra 1665), non esitava a inquadrare nella «filosofia corpuscolare» la propria esperienza naturalistica approdante alla prima descrizione di una «cellula». Iatrochimico convinto era Thomas Willis (1621-1675), anch'egli stretto ad Harvey da amicizia, il quale descriveva il tifo come «febbre putrida» di natura fermentativa e il vaiolo, imperante nel Seicento, come malattia dovuta a fermentazione ed ebollizione transcutanea degli umori. Inoltre per lui il cuore era un organo che riceveva la forza del suo moto da un combustibile solforato proveniente dagli alimenti e dall'aria[103].

La cultura medico-scientifica inglese, che aveva il suo fulcro tra Oxford, Cambridge e Londra, si esprimeva in tre grandi opere: l'*Anatomia hepatis* (Londra 1654) di Francis Glisson (1597-1677), la *Cerebri anatome* (Londra 1664) del già citato Willis e il *Tractatus de corde* (Londra 1668) di Richard Lower (1631-1691). Fegato, cervello e cuore, i tre organi centrali dell'organismo umano nella tripartizione di ascendenza platonica e galenica, venivano inseriti nella nuova scienza fisiologica, non meno rivoluzionaria in medicina di quanto era stata in politica l'azione di Oliver Cromwell (1599-1658), principale attore della Rivoluzione inglese di metà Seicento.

Glisson, professore a Cambridge, inseriva in fisiologia il prin-

[103] Cartesio stesso, nella *Description du corps humain* pubblicata nel 1648, afferma, con atteggiamento più da iatrochimico che da iatromeccanico, che «la prima e principale molla di tutta la nostra macchina» non è propriamente il cuore, ma «la dilatazione del sangue che è causa del calore vitale» (ossia del calore innato già valorizzato da Aristotele nel suo emocardiocentrismo). Vedi in proposito René Descartes, *Opere scientifiche*, a cura di Gianni Micheli, vol. I. *La biologia*, Utet, Torino 1966, p. 195.

cipio euristico della «irritabilità», secondo cui tutto ciò che vive è in grado di reagire agli stimoli. Willis, professore a Oxford, cancellava dalla fisiologia la «rete del miracolo» che Galeno aveva supposto esistente alla base del cervello, ivi finalizzata a filtrare gli spiriti animali dagli spiriti vitali, sostituendo a essa il circolo poligonale arterioso (detto poi «di Willis») formato dalle arterie carotidi e dalle arterie cerebrali anteriori e posteriori. Lower, sodale di Willis, era il primo a praticare in fisiologia, nel 1666, il tentativo sperimentale della trasfusione di sangue animale, da cane a cane, mettendo in comunicazione l'arteria carotide dell'animale donatore con la vena giugulare dell'animale ricevente.

Il tentativo di Lower segnava l'inizio della realizzazione del progetto scientifico, abbozzato da Francis Bacon (1561-1626), Bacone, nell'utopia della *New Atlantis* (Londra 1627), di migliorare progressivamente e di prolungare la vita umana. In tale prospettiva avveniristica, che rinverdiva le speranze riposte dagli alchimisti medievali nell'elisir di lunga vita, si pensava di poter ritardare l'arresto della macchina umana mediante un ricambio del sangue che alimenta la macchina. I baconiani della Royal Society preconizzavano i benefici che in futuro sarebbero potuti derivare all'uomo dalla sostituzione dei suoi organi avariati con organi sani o dalla sostituzione dei suoi vecchi umori guasti con umori giovani e freschi[104]. In un rendiconto degli esperimenti fisiologici compiuti sotto l'egida societaria è detto di un certo *mister* Gayant che «trasfuse il sangue di un cane giovane nelle vene di un cane vecchio, il quale due ore più tardi saltava e faceva capriole, mentre prima riusciva appena a muovere la coda»[105].

I rapporti tra Rivoluzione scientifica e Rivoluzione inglese non sono solo quelli, mediati da Galileo e da Harvey, che intercorrono tra metodo sperimentale ed epistemologia meccanicistica, da

[104] La futurologia umoralista, che puntava sul ricambio degli umori, si sarebbe realizzata un giorno con la *dialisi del sangue*; la futurologia organicista, che puntava sul ricambio degli organi, si sarebbe realizzata ai giorni nostri con i *trapianti d'organo*.

[105] Il primo a praticare la trasfusione di sangue nell'uomo fu Jean-Baptiste Denys (1620-1704) che il 15 giugno 1667 trasfuse tre once di sangue d'agnello a un giovane demente, ottenendo in modo tanto fortuito quanto fortunato una sorta di ematoshock salutare, che favorì per breve tempo l'idea e la pratica prematura, pericolosa ed esiziale, dell'emotrasfusione.

un lato, e nuova scienza fisiologica, dall'altro. Sono anche quelli intercorrenti tra la *tabula rasa* d'ogni apparato dottrinale e istituzionale d'antiquariato e una più moderna pratica clinica. Il mediatore, in questo campo, era Thomas Sydenham (16241689), uno degli *yeomen* inglesi trasformatisi in *ironsides*, militanti sotto le insegne del Parlamento per abbattere (nelle giornate campali di Marston Moor, del luglio 1644, e di Naseby, del giugno 1645) la *old England* monarchica, anglicana e feudale, e sostituirvi la *new England*, repubblicana, puritana e borghese[106].

Sydenham, reduce di guerra nel 1646, nel 1647 era *visitor* del Wadham College e nel 1648 *fellow* dell'All Soul's College, a Oxford: da studente a docente di medicina nel giro di due anni. Per i partigiani del nuovo, un «dottore per creazione» improvvisato come Sydenham, digiuno di Galeno ma che aveva imparato a non battere ciglio vedendo scorrere il sangue sui campi di battaglia, che sapeva far tesoro dell'esperienza senza idee preconcette e che soprattutto era in grado di intervenire curando, senza bloccarsi in attendismi pretestuosi, era molto meglio di un medico sapiente e saputo, che subordinava le osservazioni proprie alle scritture altrui e che davanti al malato si bloccava e baloccava nell'attesa dell'intervento spontaneo della forza risanatrice della natura.

Medico di successo in una Londra che nel 1660 conosceva la restaurazione monarchica e nel 1664-65 la grande peste (poi descritta da Daniel Defoe nel suo *Journal of the Plague Year*, Londra 1722), Sydenham frequentava assiduamente le corsie di St. Bartholomew. Il suo studio dei colpiti dalle epidemie londinesi, di peste e di vaiolo, era condotto sulla falsariga di quelle «storie naturali» che Bacone aveva auspicato e si era accinto a compilare. Le sue cure ai vaiolosi, trattati fino allora col «regime termico» a base di coperte di lana e di bevande bollenti, onde gli umori peccanti fossero espulsi col sudore e bollissero fino a scoppiare nelle pustole salutari, facevano scalpore: egli infatti sbarazzava i malati dalle coperte e dava loro da bere acqua d'orzo ghiacciata. Le percentuali di guarigione nei vaiolosi trattati con questo «metodo perfrigerante» gli davano ragione.

[106] Su Sydenham vedi Kenneth Dewhurst, *Dr. Thomas Sydenham. 1624-1689*, University of California Press, Berkeley and Los Angeles 1966.

All'indomani della peste pubblicava l'opera *Methodus curandi febres* (Londra 1666), dedicata all'amico Boyle, recensita favorevolmente da Hooke, letta avidamente da John Locke (1632-1704), il medico neofita che sarebbe poi diventato il maggior esponente dell'empirismo filosofico anglo-scozzese. Questo empirismo, nella fase da Bacone a Locke, passava dunque per Sydenham, il quale contrapponeva alle sterili dottrine tendenti a distaccare il medico dal paziente, la fertile «osservazione diretta dei sintomi, la rilevazione degli effetti osservabili delle cure sul decorso della malattia, lo studio delle statistiche mediche»[107].

Questa «medicina d'osservazione», trattata nelle *Observationes medicae* (Londra 1676) pubblicate nell'anno stesso del dottorato di Sydenham a Cambridge, si contrapponeva alla medicina ufficiale, galenica, in nome della quale – sta scritto in apertura del trattato – «vengono fatte grandi stragi, viene operata una falcidie dell'umanità maggiore di quanta sia stata mai compiuta dal più feroce e sanguinario tiranno». La tirannia di Galeno era duramente attaccata. Di più: salutato, ancora vivente, come «Ippocrate secondo», Sydenham rompeva la multisecolare alleanza tra Galeno e Ippocrate.

Il dominio del galenismo – già incrinato nel Cinquecento da Fracastoro in campo epidemiologico, da Vesalio in campo anatomico, da Paracelso in campo più latamente culturale e comportamentale – si incrinava dunque nel Seicento anche in campo fisiologico e clinico. La crisi dell'ideologia galenica maturava nell'Europa continentale in luoghi non dissimili dalla Royal Society (dove, tra l'altro, venivano pubblicati, a partire dal 1665, gli atti societari che, sotto il nome di *Philosophical Transactions*, costituivano il primo esempio di rivista scientifica europea). Questi luoghi erano le seicentesce accademie – italiane, tedesche, francesi –: dalla prima, quella romana dei Lincei, fondata nel 1603 dal principe Federico Cesi, alla toscana del Cimento, istituita nel 1657 dal granduca Ferdinando II, alla bolognese degli Inquieti, alla napoletana degli Investiganti, alla magdeburghese (di Halle) dei Curiosi della Natura, fino alla parigina Académie Royale des Sciences, istituita sotto Luigi XIV dal ministro Jean-Baptiste Colbert nel 1666.

[107] Carlo Augusto Viano, *John Locke. Dal razionalismo all'illuminismo*, Einaudi, Torino 1960, p. 446.

In questi nuovi luoghi della ricerca scientifica, medici «inquieti» e «curiosi» applicavano il proprio sguardo, «più sagace di quello della lince», a «investigare» le cause e le proprietà dei fenomeni naturali, applicando nel contempo mani e cervello a «cimentare» sperimentalmente questi stessi fenomeni. Essi operavano a contatto di fisici e di chimici, fisici e chimici essi stessi nel grande campo aperto, ancora largamente indiviso, delle scienze medico-naturali. Qui venivano elaborati nuovi modelli naturalistici, fisiologici, biologici.

Un naturalista, fisiologo, biologo *ante litteram* era il medico aretino Francesco Redi (1626-1698), accademico del Cimento e archiatra granducale, letterato cruscante e poi anche arcade. L'attività scientifica di Redi, svolta all'insegna di una interpretazione meramente metodologico-tecnica del galileismo, aliena da implicazioni filosofiche e da conseguenti complicazioni ideologiche, approdava a due importanti risultati. Il primo era l'acquisizione sperimentalmente dimostrata dell'*omne vivum ex ovo*, confutante la dottrina della *generatio aequivoca* o «generazione spontanea» formulata dal padre Athanasius Kircher (1601-1680), pontefice massimo dell'erudizione gesuitica nel Collegio romano, il quale nel suo *Mundus subterraneus* (Amsterdam 1664) teorizzava che dalla *putredo animata*, cioè dalla materia in putrefazione, nasceva spontaneamente la vita animale. Redi affidava la propria confutazione alle sue *Esperienze intorno alla generazione spontanea degli insetti* (Firenze 1668)[108].

Il secondo importante risultato era l'inquadramento metodologico del problema dei vermi parassiti. Le rediane *Osservazioni intorno agli animali viventi che si trovano negli animali viventi* (Firenze 1684) costituiscono il fondamento della moderna parassitologia. «Il duplice seme gettato dal Redi con gli studi sulla generazione degli insetti e sul parassitismo non tardò a germogliare nella stessa Toscana» e «maturò in Livorno ad opera del medico Giovan Cosimo Bonomo con la collaborazione microscopico-na-

[108] Su Redi vedi Ugo Viviani, *Vita, opere, iconografia e bibliografia di Francesco Redi*, Viviani editore, Arezzo 1924. Vedi anche il Discorso preliminare di Carlo Livi, premesso alla silloge *Opuscoli di storia naturale di Francesco Redi*, Le Monnier, Firenze 1858, e la Introduzione di Piero Polito a Francesco Redi, *Scritti di botanica, zoologia e medicina*, Longanesi, Milano 1975, pp. 7-33.

turalistica dello speziale Giacinto Cestoni»[109]. Studiando la scabbia o rogna che affliggeva i marinai, il Cestoni, protomedico della marineria granducale, dimostrava che la malattia non era dovuta, come si credeva, ad acrimonia umorale trapassante la pelle e a generazione spontanea in quest'ultima dei molesti «pellicelli», ma era dovuta all'ovogenerazione di minutissimi bacolini poi detti «acari», quasi fossero «atomi» di materia vivente, che si annidavano in cunicoli scavati nello spessore dello strato corneo della cute, causando un fastidioso e doloroso prurito trasmissibile per contagio anche attraverso la sola stretta di mano. Le *Osservazioni intorno a' pellicelli del corpo umano* (Firenze 1687), scritte dal Bonomo in forma di lettera al Redi, venivano a costituire la dimostrazione fattuale del concetto contagionista formulato centoquarant'anni prima da Girolamo Fracastoro.

A Parigi – assurta a maggiore città europea sotto Luigi XIV (1638-1715) *le Roi Soleil* fondatore dell'Accademia Reale delle Scienze – la scossa antigalenica, più che autoctona in seno alla Scuola medica parigina, era propagata dagli esponenti della Scuola medica di Montpellier, influenti alla corte di Francia fin dall'avvento dei Borboni (1593). Il motto di Enrico IV (1553-1610) «Parigi val bene una messa», applicato ai medici di Montpellier voleva dire che il professare nella capitale valeva bene qualche compromesso con il galenismo imperante. A Parigi la teoria della circolazione del sangue aveva scarsa circolazione e la chimica non aveva quasi diritto d'asilo. Invece a Montpellier le idee moderne circolavano meglio; ne è prova indiretta il fatto che ancora nel 1643, all'indomani delle morti ravvicinate di Richelieu, nel 1642, e di Luigi XIII, nel 1643, i «medici provinciali» si vedevano interdetto l'esercizio della medicina a Parigi, dove tuttavia «*les Montpelliérens* finivano per essere tollerati, senza dubbio a motivo delle loro competenze indiscutibili»[110].

La storia della medicina in Francia, nel XVII secolo, può essere vista come storia del conflitto scientifico-professionale, ideologico e di potere, tra le due massime facoltà mediche e, in subor-

[109] Luigi Belloni, *Francesco Redi, biologo*, Domus Galilaeana, Pisa 1958, p. 19. Per quanto attiene all'opera di Bonomo e Cestoni vedi Id., *I secoli italiani della dottrina del contagio vivo*, in «Simposi clinici», Ciba, vol. IV, n. 4, 1967.

[110] Pierre Duhamel, *Histoire des médecins français*, Plon, Paris 1993, p. 201.

dine, come storia del conflitto corporativo tra medici e chirurghi. In quest'ottica sono significative, nella prima metà del secolo, le figure dai molti volti di Théophraste Renaudot (1584-1653) e di Guy Patin (1601-1672): l'uno, *montpelliéren*, «commissario generale dei poveri» e organizzatore di consulti gratuiti e per corrispondenza, tentava addirittura di istituire a Parigi una scuola di medicina alternativa alla facoltà medica universitaria[111]; l'altro, *parisien,* preside di facoltà ed erudito uomo di lettere, tanto era aperto al *libertinage érudit* che aveva in Pierre Gassendi (1592-1655) il maggior referente filosofico, quanto era chiuso nella custodia occhiuta e causidica delle prerogative universitarie e dei privilegi professorali[112].

La parigina *Saluberrima Medicorum Facultas* aveva istituito nel 1608 il teatro anatomico e attivava nel 1634 le cattedre di chirurgia e di botanica. Ma l'insegnamento universitario «ricalcava esattamente quello del XIV secolo» con una «lettura di autori che erano sempre Galeno»[113]. Lo stesso anatomista Jean Riolan (1580-1657), Riolano, che faceva del teatro anatomico la propria casa e che insegnava anche botanica, era refrattario a recepire la scoperta e la teoria di Harvey ed elaborava una personale teoria alternativa di «circolazione ippocratica» limitata agli arti superiori e inferiori[114].

Questo arroccamento culturale, che si prolungava nel distacco che il «collegio» dei medici manteneva nei confronti della «comunità» dei chirurghi[115], spiega in parte perché la *licentia legendi, in-*

[111] Renaudot fondò nel 1631 un giornale divenuto poi «Gazette de France» e redasse dal 1635 il «Mercure français».

[112] Patin lasciò nelle sue *Lettres* una viva testimonianza dei tempi. Scritte *historico stylo*, esse coniugano erudizione e libero pensiero, nel solco della filosofia di Gassendi, basata sulla logica empiristica, sulla fisica atomistica e sull'etica epicurea.

[113] Duhamel, *op. cit.*, p. 184.

[114] Al nome di Riolano, autore di molte opere d'argomento anatomico, sono legate molte parti da lui descritte, tra cui l'«arco di Riolano», ventaglio di arterie addominali irradiate nell'intestino. In area francese gli studi anatomici, nel Seicento, trassero impulso anche da Claude Perrault (1613-1688), anatomista molto attivo (e architetto della facciata orientale del Louvre), da Raymond Vieussens (1641-1715), autore di una pregiata *Neurographia universalis*, e dal ginevrino Théophyle Bonet (1620-1689), autore di un altrettanto apprezzato *Sepulchretum anatomicum*.

[115] In Francia, «i chirurghi, intorno alla metà del XIII secolo, si riunirono

terpretandi et faciendi medicinam, rilasciata al termine degli studi universitari, subisse l'irrisione di Jean-Baptiste Pocquelin (1622-1673), in arte Molière, teatrante a Parigi ma imbevuto di cultura del Midi (dove aveva casa a Pezénas e molti amici a Montpellier). Egli la trasformava, nella propria prosa sferzante, nella *puissantia medicandi, purgandi, saignandi, perçandi, taillandi, coupendi et occidendi*, cioè nella «facoltà di medicare, purgare, salassare, bucare, tagliare, amputare ed uccidere»[116].

A Parigi tuttavia «gli studenti frequentavano sempre più spesso l'Hôtel-Dieu», a cui afferivano vari ospedali, e «dal 1656 veniva creato l'Ufficio degli Ospedali generali, altro gruppo d'istituzioni tra cui Notre-Dame de Pitié e Bicêtre, a cui si aggiungeva nel 1670 l'Ospedale dei bambini abbandonati». Negli stessi anni Jean Pecquet (1622-1674), scoprendo la circolazione della linfa dall'intestino alla vena sottoclaveare sinistra (attraverso la cisterna chilifera detta poi «di Pecquet» e il dotto toracico), «dava l'ultimo colpo alle dottrine di Galeno». Pecquet «veniva da Montpellier, il che gli valeva l'astio dei colleghi parigini», a cominciare da Riolano che «non voleva risolversi ad ammettere che il chilo prodotto dall'intestino si gettasse, senza essere prima depurato nel fegato, nella vena che lo portava al cuore, quest'organo così nobile e così malridotto a funzioni di cucina piuttosto sporca»[117].

L'esistenza della *venae albeae et lacteae*, cioè dei vasi linfatici,

in corporazione o comunità e, sull'esempio dei diversi corpi di mestieri che, seguendo una pia usanza del tempo, avevano tutti scelto un santo patrono, fondarono una confraternita posta sotto il patronato dei SS. Cosma e Damiano»; a partire dalla prima metà del XVI secolo, «i fisici ripresero il nobile titolo di medici [...] e, a somiglianza dei chirurghi, si riunirono egualmente in comunità, sotto il patronato di S. Luca» (H. Coulon, *La communauté des chirurgiens-barbiers*, Baillière, Paris 1908, pp. XII-XIII). A metà Seicento la subordinazione dei chirurghi, sempre più fieri del loro talento operatorio e del progresso via via conseguito dalla loro arte, si ruppe in modo traumatico, talché i medici, per ritorsione, proposero ed ottennero, nel 1656, che la medesima patente dei chirurghi fosse data ai barbieri, non tanto per promuovere questi ultimi quanto per deprimere i primi.

[116] Scrive lo storico della biologia Jacques Roger, *Les sciences de la vie dans la pensée française du XVIII siècle*, Colin, Paris 1971, p. 7, che il medico dipinto da Molière nelle sue *Comédies* «gigantesco e ridicolo, Thomas Diafoirus, protende la sua ombra su tutta la medicina del XVII secolo».

[117] Duhamel, *op. cit.*, pp. 189, 196, 207.

già noti ai Greci e poi caduti in oblìo, era stata riscoperta a Pavia, nel 1622, dal medico cremonese Gaspare Aselli (1581-1626). Nella sua riflessione biomeccanicistica su *L'homme* – l'opera recante questo titolo è del 1630-31 –, Cartesio, intimamente persuaso che con *méthode* razionale fosse possibile rivoluzionare il sapere-agire medico, faceva della linfa l'*umore diffuso* circolante, che al posto della galenica bile nera, coagulandosi in questa o quella sede, dava luogo al *tumore circoscritto* in questo o quell'organo. Così la linfa circolante nelle «vene bianche e lattee» della regina-madre Anna d'Austria (consolabile vedova di Luigi XIII e madre-reggente del giovane Luigi XIV) si era rappresa a livello del seno determinandovi il cancro mammario. Un braccio della regina era tumefatto per ingorgo linfatico, il che avvalorava l'ipotesi cartesiana del cancro linfogenetico, da intendersi come guasto prima generale e poi locale (e non viceversa), onde la terapia locale, a base di empiastri, in quanto secondaria non poteva essere che palliativa, mentre veramente curativa in quanto primaria era la terapia generale, a base di salassi, purganti e clisteri. Il galenismo, deriso da Molière aveva un inatteso avallo in Cartesio: estromesso dalla porta, rientrava dalla finestra[118].

Ai purganti e ai clisteri, che facevano evacuare gli umori guasti dall'intestino, i medici di Montpellier, partigiani della chimica, preferivano il vomitivo antimonio, che faceva evacuare gli stessi umori dallo stomaco, in modo altrettanto o più rapido. L'antimonio era un veleno, ma a giuste dosi era un farmaco, la cui efficacia era vantata da Eusèbe Renaudot, medico emulo del padre Théophrast, nella sua opera apologetica *Antimoine triomphant*. Antoine Vallot, *premier médecin du roi* laureato a Montpellier, lo prescriveva nel 1658 al suo augusto paziente ventenne, che ne traeva giovamento; e nel 1666 la Facoltà medica di Parigi era costretta, *bon gré mal gré*, ad adottarlo.

Proprio a Parigi, dove il paracelsismo aveva trovato un vivaio tra ugonotti e medici di corte, la chimica innescava un significativo avanzamento della «materia medica» o farmacologia: Nicolas Lemery (1645-1715), membro dell'Académie Royale des Sciences e insegnante presso il Jardin des Plantes, pubblicava il suo *Cours de chymie contenant la manière de faire les opérations qui sont en*

[118] Vedi in proposito Giorgio Cosmacini, *Come nasce l'oncologia: da Galeno a Percival Pott*, in «Argomenti di oncologia», a. VIII, n. 3, pp. 323-326.

usage dans la médecine (Parigi 1675), poi tradotto e divulgato in tutta Europa. «Obiettivo di Lemery era liberare la iatrochimica paracelsiana dalle sue fonti esoteriche e dare alla chimica un nuovo statuto epistemologico basato sul meccanicismo cartesiano.» Secondo Lemery «la chimica aveva il compito di fornire indicazioni sperimentali alle quali i medici potessero attingere agevolmente e senza ambiguità per la preparazione dei farmaci»[119].

«Il tentativo di Lemery non era esente da ambiguità e contraddizioni. Il valore terapeutico dei rimedi infatti, più che sull'esperienza diretta, era desunto dall'autorità della tradizione trasmessa dai suoi predecessori, per lo più paracelsiani», tra cui Joseph du Chesne, *Quercetanus*, Jean Ribit de la Rivière, *Riverius*, e Théodor Turquet de Mayerne, *Turquetus*. «Forse conscio dei limiti di questa sua impostazione e della difficoltà di togliere ai paracelsiani [seguaci di quei maestri] l'egemonia della produzione di rimedi derivati dalla chimica», Lemery pubblicava una *Pharmacopée universelle* (Parigi 1698) nella quale «ritornava alla classificazione dei semplici e alle tradizionali tecniche di estrazione e preparazione delle erbe»[120]. Avanzamento e retromarcia avvenivano ovviamente tra giochi di potere e mille controversie.

Anche la comparsa sul mercato della «corteccia peruviana» o china-china, farmaco antifebbrile di provenienza popolare amerindia, alimentava le controversie e faceva versare, in Francia come altrove, fiumi di parole e d'inchiostro *pro et contra*. La materia del contendere non era tanto l'incontrovertibile efficacia febbrifuga del farmaco, quanto l'inconciliabilità, con la dottrina galenica di un farmaco che guariva le febbri senza purgare e senza far vomitare, cioè senza far evacuare gli umori peccanti ritenuti responsabili dello stato febbrile. Si aggiungeva poi il fatto che la china-china era commercializzata dai padri della Compagnia di Gesù: nota come «scorza dei gesuiti» o «polvere loyolita», godeva del credito o del discredito che accompagnava la Compagnia fondata nel 1539 da Ignazio de Loyola (1491-1556). «Ma anche qui una opportuna guarigione di Sua Maestà poneva fine al dibattito»[121].

[119] Marco Beretta, *Il tesoro della salute. Dall'onnipotenza dei semplici all'atomizzazione del farmaco*, Giunti, Firenze 1997, p. 36.
[120] *Ibid.*
[121] Duhamel, *op. cit.*, p. 206.

Pure il successore di Vallot nella carica di «primo medico del re» era un medico laureato a Montpellier, Antoine Daquin, favorito dalla protezione di *madame* de Montespan e quindi in favore del re fino all'avvento di *madame* de Maintenon, che favoriva invece Guy Fagon, un medico laureato a Parigi. Materia del contendere era questa volta il temperamento umorale del re: per Daquin, Luigi era bilioso, per Fagon, era linfatico. A diverso temperamento, diverso regime: mentre nelle due massime facoltà mediche di Francia si discutevano tesi di laurea dal titolo *An vinum Rhemense Burgundico suavius et salubrius*, Fagon ordinava che lo *champagne* di Reims, prescritto da Daquin, fosse sostituito sulla mensa del re dal *rouge* di Borgogna. Era, o poteva sembrare, una rivincita; ma Fagon era un medico di buon senso, senza chiusure preconcette, che accoglieva le novità con prudenza, ma senza ostilità. Più che il riappropriarsi di una supremazia, la sua figura segnava la fine di un'epoca: infatti, se la morte del suo paziente regale, nel 1715, dopo settant'anni di regno, chiudeva un'epoca per la Francia e per l'Europa, la morte di Fagon, nel 1718, era la fine di un uomo che, nel bene e nel male, «aveva simboleggiato abbastanza bene la medicina del suo secolo»[122].

Proprio alla fine del XVII secolo il filosofo Nicolas de Malebranche (1638-1715) scriveva: «Se i medici citano passi greci e latini, servendosi di termini nuovi e fuori del comune, per quelli che li ascoltano si tratta di grandi uomini. Si dà loro diritto di vita e di morte, si crede loro come ad oracoli [...]. È addirittura necessario che i medici di vaglia, per farsi una fama e ottenere obbedienza, parlino qualche volta una lingua che i loro pazienti non capiscono»[123].

[122] Ivi p. 218. Sulla medicina in Francia nel secolo XVII vedi i capitoli 9 e 11 – *L'émergence de la médicine scientifique sous le règne de Louis XIV e Hippocrate en France au XVII siècle* – in Mirko Drazen Grmek, *La première révolution biologique*, Payot, Paris 1990, pp. 233-259 e 284-299.

[123] Nicolas Malebranche, *La ricerca della verità*, trad. it. di Maria Garin, Laterza, Roma-Bari 1983, pp. 389-390. Malebranche, tra l'altro, diede una sua spiegazione del problema dei parassiti intestinali studiato da Redi e da Vallisnieri (vedi la nota seguente): al riguardo formulò la teoria dell'*emboîtement*, in base a cui le uova parassitarie (ma anche gli ovuli contenuti nelle gonadi femminili) sono «incastrate» *ab initio* l'una dentro l'altra, con preformazione di tutta la discendenza.

Questo distacco tra medici e pazienti, tanto maggiore quanto più basso era il livello socioculturale di questi ultimi, era pari alla dissociazione esistente tra la nuova scienza fisiologica e la pratica clinica. Harvey era un medico tanto apprezzato come anatomofisiologo quanto deprezzato come curante: di lui l'amico John Aubrey scriveva che a Londra molti «non avrebbero dato tre *pennies* per le sue prescrizioni». Willis era «un uomo d'ingegno», diceva Sydenham di lui, «ma non un buon medico, perché non conosce[va] le vie della pratica». La loro scienza era povera di ricadute utili, pressoché priva di portata terapeutica. «Non abbiamo rimedi», confidava rassegnato Malpighi all'allievo Antonio Vallisnieri (1661-1730), dal 1700 professore di medicina pratica (e dal 1709 di medicina teorica) nell'università di Padova[124]. Le conquiste della nuova fisiologia «se mostravano l'insostenibilità della terapeutica classica, non erano ancora in grado di fornirne una più valida»[125].

La pratica clinica restava arretrata rispetto alla scienza; né valeva a farle rimontare il distacco, se non nominalmente, la *Praxeos medicae idea nova* (Leida 1671) dell'olandese Franz de le Boë (1614-1672), Silvio, che, come nella *Lezione di anatomia del dottor Tulpius* (Nicolaas Tulp) dipinta nel 1632 dal suo connazionale Rembrandt, eseguiva autopsie e con essa integrava l'attività clinica svolta nelle sale ospedaliere del St. Caeciliagasthuis di Leida. La «nuova idea della pratica medica» sembrava essere quella del metodo anatomo-clinico, cioè la comparazione dei segni di malattia clinicamente rilevati nel malato con le lesioni morbose anatomicamente osservate nel cadavere. Ma l'integrazione non era un confronto e l'aforisma «unico libro il malato, unico codice il cada-

[124] Vallisnieri fu il continuatore in biologia del programma di ricerca sperimentale di Redi. Sue le «considerazioni ed esperienze» *Intorno alla generazione de' vermi ordinari del corpo umano* (Padova 1710). Su Vallisnieri vedi Mario Sabia, *Le opere di Antonio Vallisnieri, medico e naturalista reggiano*, Luisè, Rimini 1996. Vedi anche Giovanni Artico Di Porcia, *Notizie della vita e degli studi del Kavalier Antonio Vallisnieri*, a cura di Dario Generali, Pàtron, Bologna 1986.

[125] Ugo Baldini, *La scuola galileiana*, nel volume collettaneo *Scienza e tenica nella cultura e nella società dal Rinascimento a oggi. Annali 3*, a cura di Gianni Micheli, della *Storia d'Italia*, Einaudi, Torino 1980, pp. 429-430. Le parole di Malpighi a Vallisnieri sono riportate ivi, in nota; quelle di Aubrey su Harvey e di Sydenham su Willis sono riportate da Giorgio Cosmacini, *La medicina e la sua storia. Da Carlo V al Re Sole*, Rizzoli, Milano 1989, p. 180.

vere», rispecchiante l'istanza metodologica della comparazione, era ancora di là da venire. La concezione iatrochimica, ereditata dal suo maestro van Helmont, portava Silvio a considerare la malattia come una rottura dell'equilibrio vitale tra acidi e alcali, il cui rilievo era vanificato, non favorito, dalle condizioni cadaveriche. Pertanto l'*idea nova* restava solo un'idea[126].

L'università di Leida era salita al grado di maggior centro europeo degli studi medici. L'ago della scienza medica, dopo aver indicato i punti cardinali di Salerno, Bologna, Padova, Montpellier e Parigi, indicava nel primo Settecento, senza oscillazioni, quello di Leida.

Le università olandesi – ha scritto Johan Huizinga in *La civiltà olandese del Seicento* – avevano un pregio: erano istituti nuovi, non gravati dal peso di un passato medioevale. Ciò non significa che il sistema dell'insegnamento superiore tramandato dalla scolastica non venisse adottato e non opprimesse anche qui: Aristotele vi trionfava come altrove. Ma le università olandesi erano più libere di tante altre più antiche e avevano maggiore possibilità di contribuire allo sviluppo dei nuovi rami della scienza [...]. L'anatomia, l'astronomia e la botanica, la fisica e la nascente chimica furono le discipline che dettero fama duratura alle nostre università[127].

Allievi di Silvio erano i medici microscopisti Jan Swammerdam (1637-1680) e Reinier de Graaf (1641-1673), i due «ovisti» che si contendevano nel 1672 la priorità della scoperta dell'ovulo all'interno dei «testicoli femminili», come il medico danese Niels Stensen (1638-1686), Stenone, aveva chiamato le ovaie[128]. Entrambi erano in contrasto con Antoni van Leeuwenhoeck (1632-1723),

[126] Al nome di Silvio sono legati l'omonimo «acquedotto», sottile canale che mette tra loro in comunicazione il III e il IV ventricolo cerebrale, e l'omonima «scissura», che sulla superficie esterna del cervello delimita il lobo temporale dai lobi parietale e frontale.

[127] Johan Huizinga, *La civiltà olandese del Seicento*, trad. it. di Piero Bernardini Marzollo, Antonio Rotondò e Anna Omodeo, Einaudi, Torino 1967, p. 58.

[128] Stenone (vedi il volume collettaneo *Niccolò Stenone. 1638-1686*, Olschki, Firenze 1988) fu forse il più prestigioso rappresentante in Europa della medicina danese del Seicento, peraltro illustrata nella università di Copenhagen dalla dinastia dei Bartholin: Caspar *primus* (1585-1629); Thomas (1616-1680), fondatore dell'universitaria *domus anatomica*; Caspar *secundus* (1655-1738),

l'«animalculista» scopritore degli «animalculi» o spermatozoi, un microscopista, costruttore di lenti ottiche al pari di Baroukh de Spinoza (1632-1677), il filosofo razionalista olandese autore dell'*Ethica ordine geometrico demonstrata* (pubblicata negli *Opera posthuma*, Amsterdam 1677).

Leeuwenhoeck non era un medico; era un modesto artigiano di Delft che aveva una grande abilità nel costruire microscopi e una grande curiosità nell'applicarli a esplorare le mille cose infinitesime presenti in natura e precluse alla vista normale. Fu famoso anche perché nella sua lunga vita – morì novantenne – non cessò di subissare la londinese Royal Society con lunghe lettere scritte in un olandese non propriamente scientifico, però tanto ricco di preziosi dettagli quanto dettagliati e pregiati erano i disegni di cui corredava la propria scrittura. Egli comunicava, descriveva, illustrava tutto ciò che andava osservando, dai mille microesseri (protozoi) contenuti in una sola goccia d'acqua marina ai mille «animalculi spermatici» contenuti in una sola goccia di liquido seminale maschile.

L'Olanda di Leida e di Delft, e delle tante città operose affacciate sul mare e sui canali, era nel XVII secolo la giovane nazione dove aveva pieno sviluppo la cultura di una borghesia moderna in ascesa. L'agricoltura progrediva grazie agli imponenti lavori di ingegneria idraulica per strappare al mare i «paesi bassi». Le scienze naturali progredivano anche per effetto dei viaggi di commercio e di colonizzazione spinti nelle più lontane terre d'oltremare. Le manifatture e le arti progredivano per l'organizzazione di tipo corporativo della società olandese. In seno a questa fioriva inoltre la cultura del libro, causa e conseguenza di una alfabetizzazione da primato. In un clima di tolleranza in cui non si discriminava nessuno, né ugonotti, né ebrei, circolavano liberamente le idee; e la libertà d'intrapresa trovava il suo maggior assertore in Huig van Groot (1583-1645), Grozio, teorico del *mare liberum*, e trovava i suoi più avventurosi e puri interpreti nei «padri pellegrini» che nel 1620 erano approdati nel Massachusetts dopo essere partiti da Leida.

A Leida l'indiscusso nume era Hermann Boerhaave (1668-1738). Nella Facoltà medica esistevano cinque cattedre: anato-

scopritore delle «ghiandole del Bartolino» cui va riferito il secreto fino allora attribuito alle ovaie.

mia, istituzioni mediche (fisiologia e patologia), botanica, chimica e medicina teorico-pratica (clinica medica). Boerhaave, nel secondo e terzo decennio del Settecento, era titolare delle ultime tre. Egli enunciava il programma di coniugare tra loro la nuova scienza chimico-meccanica e la clinica, cioè di fondare la pratica medica sulle basi della nuova fisiopatologia facendo incontrare quest'ultima con il neo-ippocratismo di Sydenham: «Arrossirei di vergogna», affermava, «se non facessi il nome di Sydenham, questa splendida luce d'Inghilterra, questo sole dell'arte medica»[129].

In realtà era Boerhaave a irraggiare in Europa i lumi del preilluminismo medico: *totius Europae praeceptor* veniva salutato dai suoi contemporanei e dai suoi altolocati pazienti, da Guglielmo III d'Orange (1650-1702) a Pietro il Grande (1672-1725). Il suo nuovo paradigma di medicina si esplicitava a tutto tondo con la pubblicazione delle *Institutiones medicae* (Leida 1708) e degli *Aphorismi de cognoscendis et curandis morbis* (Leida 1709).

La prima delle due opere è un trattato che avrà quindici edizioni latine, di cui cinque vivente Boerhaave, e numerose versioni, in inglese, francese, tedesco. Consta di cinque parti, dedicate rispettivamente alla fisiologia (*oeconomia animalis*), alla patologia (*de morbis*), alla semeiotica (*de signis*), all'igiene (*de sanitate tuenda*), alla terapeutica (*de morborum curatione*). È la sistemazione di tutte le moderne acquisizioni e ipotesi circa la struttura e la funzione dei vari organi e dell'intero organismo in condizioni sia normali che patologiche: un vero e proprio *systema* di fisiopatologia teorico-sperimentale, armonizzante iatrofisica e iatrochimica e registrante la nascita di due nuove categorie esplicative, il *neo-umoralismo* e il *neo-solidismo*. Per la prima di tali categorie, alcune malattie sono dovute a ridondanza o «pletora» e a cattiva mescolanza o «acrimonia» delle parti fluide; per la seconda, altre malattie sono dovute a variazione in eccesso o in difetto della grandezza, numero, peso, posizione delle parti solide.

Gli *Aphorismi* del 1709 sono il complemento «particolare» del sistema «generale». Si riallacciano, nel nome e nella forma espositiva, ai celeberrimi *Aforismi* di Ippocrate, pane quotidiano di in-

[129] Su Boerhaave vedi G.A. Lindeboom, *Herman Boerhaave. The Man and His Work*, Methuen & C., London 1968.

numerevoli generazioni di medici. Sfiorano, nel numero, i 1.500. Rappresentano il frutto dell'osservazione ripetuta, dell'esperienza al letto del malato. Dai dodici letti – sei per uomini, sei per donne – di cui constano le due sale dell'istituto clinico al St. Caecilia-gasthuis di Leida, un nuovo *esprit de système* spira sull'Europa medica. La clinica di Boerhaave non è solo una «idea nuova», al modo di Silvio. È invece un luogo di selezione e di astrazione dove si scelgono a scopo didattico e di ricerca i malati e dove si ricavano dai *casi* osservati i *tipi* morbosi esemplari. La *casistica* non resta congerie caotica, ma diventa *tipologia* delle malattie, *nosologia*.

Il *professor celeberrimus*, come Boerhaave è chiamato nelle lettere dei pazienti che si rivolgono a lui, forma i futuri medici sulla base della meccanica e della chimica. La fisiopatologia è da lui *ordine geometrico demonstrata*, al modo di Spinoza. Ma il suo spinozismo, che negli anni giovanili ha colorato di ateismo e ostacolato la sua propensione alla carriera di pastore di anime, si manifesta anche nell'etica del rapporto tra medico e malato.

> Si chiama medico – scrive Boerhaave nell'opera *De methodo discendi medicinam* (Venezia 1727) – colui che possiede questa scienza con l'intelletto ed è in grado di esercitarla. Due cose infatti si richiedono al Medico: primo, che sia addottrinato nella scienza medica; secondo, che abbia un suo vivo genio per poter esercitare questa scienza in favore dei malati, perché non basta al Medico saper tutto, ma deve anche possedere la predetta facoltà, per esercitare con essa una medicina affabile [*ut exerceat medicinam jucundam*], a vantaggio dei malati[130].

L'etica medica di Boerhaave non faceva parte della metafisica, ma dell'antropologia relazionale, del rapporto interumano. Nella prolusione boerhaaviana *De comparando certo in physicis*, pronunziata a Leida l'8 febbraio 1715, c'era il segno dei tempi mutati: «Abbandoniamo la metafisica, andiamo verso la fisica: solo allora cominceremo a conoscere i veri caratteri della natura, che sinora abbiamo ignorati»[131].

[130] Hermannus Boerhaave, *Methodus discendi medicinam*, apud Pasinellum, Venetiis 1727, p. 9. La traduzione è mia.

[131] Lindeboom, *op. cit.*, p. 100.

In una temperie culturale di *crisi della coscienza europea*[132], il medico del Re Sole Guy Fagon chiudeva un'epoca della medicina e il medico «insegnante di tutta Europa» Hermann Boerhaave ne apriva un'altra, del tutto nuova. Boerhaave era un medico innovatore, *neo*-umoralista e *neo*-solidista in campo teorico quanto *neo*-ippocratico in campo clinico. Il neoippocratismo, senza duellare nell'alta sfera delle teorie medico-scientifiche, poteva realizzarsi nella pratica clinica semplicemente adottando metodi e comportamenti nuovi, propri di un medico aggiornato al passo coi tempi. Era il caso del carpigiano Bernardino Ramazzini (1633-1714), professore di medicina pratica a Modena e dal 1700 a Padova, un medico salutato dai contemporanei come «terzo Ippocrate» (il «secondo», come s'è visto, era stato Sydenham) e insieme dai posteri come «novatore»[133].

La novità di cui Ramazzini era portatore è costituita dall'oggetto della sua sperimentazione e pratica clinica: i lavoratori e le loro malattie. Il suo neoippocratismo è rappresentato dal fatto che alle domande che il medico ippocratico rivolgeva ai suoi pazienti – «di cosa soffri? per qual motivo? da quanti giorni? vai di corpo? cosa mangi?» – egli ne aggiungeva un'altra: «che lavoro fai?»[134]. «Quando il malato», scrive nell'opera *De morbis artificum diatriba* (Modena 1700; Padova 1713), «è uno del popolo, questa domanda risulta importante, anzi necessaria, se non altro per individuare la causa della sua malattia. Succede raramente, nella pratica, che il medico faccia questa domanda agli ammalati. Ma anche quando, per qualche motivo, è a conoscenza del tipo di lavoro svolto dall'ammalato, il medico non ne tiene conto, compromettendo con ciò l'efficacia della cura»[135].

I metodi e comportamenti di Ramazzini erano inconsueti per un medico di corte e professore universitario quale egli era: andava per botteghe e sui luoghi di lavoro a posare l'occhio clinico sui più *sordidi artifices* – vuotacessi, tintori, conciatori, casari, beccai, unguentari,

[132] Paul Hazard, *La crisi della coscienza europea*, a cura di Paolo Serini, Einaudi, Torino 1946.

[133] Su Ramazzini vedi il saggio del curatore premesso a Bernardino Ramazzini, *Le malattie dei lavoratori*, a cura di Giorgio Cosmacini, trad. it. di Luca Paretti, Teknos, Roma 1995, pp. VII-XXI.

[134] Vedi Benjamin Farrington, *Lavoro intellettuale e lavoro manuale nell'antica Grecia*, trad. it. di Alfonso Omodeo, Feltrinelli, Milano 1953, p. 10.

[135] Bernardino Ramazzini, *Le malattie dei lavoratori*, a cura di Francesco Carnevale, La Nuova Italia Scientifica, Roma 1982, p. 43.

stagnai, solfatari, vetrai – per vedere e capire la loro patologia. Ai colleghi schizzinosi di tale sordida plebe ricordava Ippocrate, citandolo: «È inevitabile per i medici fissare lo sguardo su oggetti sgradevoli»[136].

Raccomandava soprattutto i bagni. Li prescriveva a «tutti i lavoratori cittadini» privi di «questo straordinario beneficio», reagendo alla «credenza popolare, che anche alcuni medici secondano, per cui si vuole che non bisogna cambiare vesti e biancheria a chi giace malato, affinché le sue forze non diventino più fiacche». Di questa «opinione corrente» era responsabile, secondo Ramazzini, anche «la religione cristiana, attenta più alla salute degli animi che a quella dei corpi»; poiché essa «ha tollerato che poco a poco venisse meno l'usanza dei bagni [*mille années sans un bain*, dirà nell'Ottocento Jules Michelet stigmatizzando il Medioevo cristiano], la scienza medica è stata privata di una tutela tanto salutare in quasi tutte le malattie della nostra epoca»[137].

Dalla clinica individualizzante e dall'igiene personale Ramazzini passava all'epidemiologia, rilevando quanti fossero i lavoratori affetti da questa o quella malattia oppure candidati a diventarlo; e dalla *terapia del singolo* lavoratore ammalato passava risolutamente a proporre la *prevenzione di tutti* i lavoratori. Vesciche trasparenti poste davanti al viso dovevano proteggere gli occhi di tutti i vuotacessi; guanti, gambali e maschere di vetro dovevano proteggere le estremità e i volti di tutti i minatori; forti e ripetuti salassi, nonché i purganti drastici, dovevano essere evitati a tutti i contadini, malnutriti e spossati dalle fatiche. Questo passare dall'individuale al collettivo era un passo decisivo verso la medicina pubblica.

Come e più di quello di Boerhaave, il preilluminismo di Ramazzini faceva da spartiacque, sotto l'aspetto medico, tra il secolo, in Italia, della «rifeudalizzazione» socioeconomica seicentesca e il secolo, in Europa, della settecentesca *rivoluzione demografica* e borghese. Il Seicento era stato un secolo, soprattutto nei primi due terzi del decorso secolare, punteggiato fittamente da penurie e carestie, malattie ed epidemie, crisi di sussistenza e crisi di mortalità. Anni di crisi sussistenziale erano stati in Italia, nella prima metà del secolo, il 1601-1602, il 1607-1608, il 1622, il 1629, il 1636, il 1643-44, il 1648:

[136] Id., *Le malattie dei lavoratori*, a cura di Giorgio Cosmacini, cit., p. 73.
[137] Ivi, pp. 85 e 301.

una crisi, in media, ogni sette anni, così come nel corpo di un individuo malato la malattia andava incontro alla crisi del settimo giorno.

La morbilità pestilenziale, dal canto suo, era stata scandita, ancor prima della grande peste europea massimizzatasi a Londra nel 1664-65, dall'ancor più devastante peste europea massimizzatasi a Milano nel 1630, quella descritta da Alessandro Manzoni nei *Promessi Sposi*:

> La peste che il tribunale della sanità aveva temuto che potesse entrare con le bande alemanne nel milanese, c'era entrata davvero [...]. Sul finire del mese di marzo, cominciarono, prima nel borgo di Porta orientale, poi in ogni quartiere della città, a farsi frequenti le malattie, le morti, con accidenti strani di spasimi, di palpitazioni, di letargo, di delirio, con quelle insegne funeste di lividi e di bubboni; morti per lo più celeri, violente, non di rado repentine, senza alcun indizio antecedente di malattia. [...] Da quel giorno, la furia del contagio andò sempre crescendo: in poco tempo, non ci fu quasi più casa che non fosse toccata; in poco tempo, la popolazione del lazzaretto [...] montò da duemila a dodicimila; più tardi, al dir di quasi tutti, arrivò fino a sedicimila. Il 4 di luglio, come trovo in un'altra lettera de' conservatori della sanità al governatore, la mortalità giornaliera oltrepassava i cinquecento. Più innanzi, e nel colmo, arrivò, secondo il calcolo più comune, a mille dugento, mille cinquecento; e più di tremila cinquecento, se vogliam credere al Tadino [conservatore della sanità]. Il quale anche afferma che per le *diligenze fatte*, dopo la peste, si trovò la popolazione di Milano ridotta a poco più di sessantaquattromila anime, e che prima passava le dugentocinquantamila[138].

Tra le due grandi pesti seicentesche, «milanese» e «londinese», si era inserita quella che nel 1656 aveva colpito tutta l'Italia centro-meridionale con punte massime a Roma e a Napoli. «Nella sola città di Napoli morirono», narra «a' posteri della peste» il cronista napoletano Niccolò Pasquale nel 1668, «da 600.000 persone e nell'ultimo da 25 a 30 mila per giorno». Anche se, si obietta, «nell'aritmetica cotesto scrittore frasteggia a' superlativi», la morìa per peste, come di consueto, era stata grande[139].

[138] *I promessi sposi. Storia milanese del secolo XVII scoperta e rifatta da Alessandro Manzoni*, Einaudi, Torino 1960³, pp. 492, 501, 515-516.

[139] La narrazione del cronista napoletano e l'obiezione al riguardo sono tratte da Alfonso Corradi, *Annali delle epidemie*, cit., vol. II, p. 200.

Da queste e da altre crisi di mortalità era derivato prima l'arresto della spinta demografica che aveva caratterizzato la seconda metà del Cinquecento e poi la controspinta che aveva portato nel Seicento a un drastico calo della popolazione europea, cui avevano contribuito, per parte loro, anche il vaiolo e il tifo petecchiale. Quest'ultimo costituiva «quasi lo sbocco naturale cui va incontro una popolazione i cui componenti sono indeboliti dalla sottoalimentazione»[140]. Per questo il tifo petecchiale, nonostante la sua predilezione per la stagione invernale come le «febbri con catarri» (polmoniti), prosperava anche in primavera e in estate, nei periodi del maggior esaurimento delle scorte alimentari.

Il Settecento invertiva la tendenza al calo della popolazione. Il secolo dei lumi registrava, oltre a un'accelerazione della ragione scientifica, una «straordinaria accelerazione moderna dell'incremento demografico» in Europa. «Il tasso medio annuo d'incremento della popolazione fu, dall'anno primo dell'era cristiana al 1750, dello 0,56%; dal 1750 al 1800 del 4,4%.» Malgrado Ramazzini, «tale ripresa demografica favorì la reperibilità della manodopera e quindi provocò un relativo disinteresse per la sorte dei lavoratori»[141].

La «straordinaria accelerazione moderna» dell'incremento della popolazione europea non fu la conseguenza delle applicazioni in medicina della Rivoluzione scientifica. Fu la conseguenza rivoluzionaria del fatto, sopra tutti, che «la disponibilità di alimenti aumentò in misura cospicua dalla fine del XVII secolo». Che «il miglioramento della nutrizione sia stato il fattore decisivo della moderna riduzione di mortalità e crescita demografica» appare, alla luce di autorevoli studi, molto più che una semplice «ipotesi nutrizionale»[142].

[140] Lorenzo Del Panta, *Le epidemie nella storia demografica italiana (secoli XIV-XIX)*, Loescher, Torino 1980, p. 61.

[141] La citazione, tratta da J. Coale, *La storia della popolazione umana*, in «Le Scienze», n. 79, 1975, p. 30, è riportata in *Cenni storici di patologia del lavoro*, a cura di Paolo Conti e Antonio Smargiasse, Epasa, Roma 1979, p. 83.

[142] Thomas Mc Keown, *La medicina: sogno, miraggio o nemesi?*, trad. it. di Mario Cottone, Sellerio, Palermo 1978, pp. 87-88. Vedi anche Id., *Health and Medical Progress*, relazione al Convegno internazionale su «Medicina ed epistemologia. Salute, malattia, trasformazione del sapere», Perugia, 17-20 aprile 1985, trad. it. *Salute e progresso nella medicina*, in «Sanità, Scienza e Storia», n. 2, 1986, pp. 3-16.

VI

L'ETÀ CONTEMPORANEA

1. *Dai lumi della ragione alla rivoluzione politica*

Oltre alla «rivoluzione demografica», un evento rivoluzionario di cui è teatro il Settecento è quello della scomparsa della peste dal panorama epidemico della patologia europea. Quasi un secolo dopo la peste di Londra, è molto eloquente al riguardo il passo di una lettera scritta ad Anton de Haën (1704-1776), il medico olandese che insieme al connazionale Gerard van Swieten (1700-1772) provvedeva a trapiantare a Vienna il modello clinico-didattico della Scuola di Leida, dal medico svizzero Samuel August Tissot (1728-1797), il quale affermava che la peste, a parte due focolai epidemici a Marsiglia nel 1720 e a Messina e Reggio nel 1743, era divenuta «felicemente così rara in Europa che tra mille medici non ce n'è uno che la conosca: generazioni intere passano ignorandola»[1].

[1] Il «mistero» della scomparsa della peste in Europa ha trovato spiegazioni sia in cause «umane», quali le misure sanitarie via via sempre più organizzate, sia in cause «parzialmente extra-umane», quali i mutati materiali edilizi per le case di abitazione (tegole e mattoni al posto di paglia e legno congeniali alla vita dei topi), sia infine in cause «totalmente extra-umane», quali la prevalenza sul topo nero del topo marrone relativamente meno pestifero. Quanto al passo epistolare del Tissot, esso è riportato da Bianca Fadda, *L'innesto del vaiolo*, Angeli, Milano 1983, p. 20. Quanto poi a Gerard van Swieten, egli, chiamato a Vienna dall'imperatrice Maria Teresa d'Austria, fu il riformatore della Scuola di medicina dell'università: allievo di Boerhaave, suoi sono 5 volumi di *Commentaria in Hermanni Boerhaave aphorismos*. Anton de Haën fu il successore di van Swieten alla testa della Scuola medica di Vienna e compendiò l'esperienza clinica maturata nelle corsie del Bürgerspital viennese nei quindici volumi della sua *Ratio medendi* (Vienna 1758-1779).

Tissot era un clinico di valore, poi in cattedra a Pavia nel triennio 1783-85 e già allievo a Montpellier di François Boissier de Sauvages (1706-1767), l'autore di una *Nosologia methodica*, pubblicata nel 1763, dove veniva applicato alla classificazione delle malattie – distinte in ordini, famiglie, generi, specie e varietà – il «metodo botanico» usato con grande successo dal medico e naturalista svedese Carl von Linné (1707-1778), Linneo, nella classificazione delle piante[2]. Tissot era anche, nella sua città di Losanna, *médicin de ville*, cioè «medico pubblico», addetto alla cura dei poveri. Egli dava alle stampe nel 1761 un *Avis au peuple sur sa santé* che incontrava una grande accoglienza e che, attraverso una rapida diffusione, procurava all'autore una grande fama europea.

L'«avviso al popolo sulla sua salute» è un'opera di educazione sanitaria popolare. Non si rivolge però ai contadini: «non saprebbero leggerlo», scrive Tissot; e precisa: «io lo destino alle persone intelligenti e caritatevoli che vivono nelle campagne e che, per una specie di vocazione della Provvidenza, sono chiamate con i loro consigli ad aiutare tutto il popolo che le circonda». Si tratta dei pastori d'anime, delle persone agiate e stimate, dei maestri di scuola, delle comari, dei chirurghi di campagna «che esercitano la medicina nel loro vicinato». Sono costoro gli intermediari della medicina per il popolo, la quale si rivolge anche a coloro che, «senza essere popolo, vivono in campagna e non sono in grado di procurarsi un medico»[3].

L'«avviso» può essere considerato come un vero progetto di medicina pubblica nel quale si affrontano, con ampia descrizione dei sintomi e dei rimedi, tutte le principali malattie, prima fra tutte l'«epidemia del XVIII secolo», il vaiolo (*variola maior*), con la sua elevata mortalità, la sua vasta diffusione, i suoi gravi danni (tra cui la cecità) e il suo rimedio sovrano: la «variolizzazione» o «inoculazione», fatta da mani abili. Essa è la «operazione per mezzo della quale, mettendo un po' di pus preso da pustole mature [...] su una

[2] L'impresa classificatoria di Linneo (*Systema naturae*, 1758-59) favorì in medicina l'osservazione descrittiva, assunta come criterio di classificazione nosologica e di identificazione delle singole malattie.

[3] Samuel Tissot, *Avis au peuple sur sa santé*, présenté par Daniel Teysseire et Corinne Verry-Jolivet, EDIMA, Paris 1993, pp. 51-54 *passim*. La traduzione è mia.

leggera incisione fatta sulla pelle di una persona che non l'ha avuta, si procura questa malattia», però in forma attenuata (*variola minor*), preservativa dal male maggiore: infatti «basta sapere che su 690 soggetti ne morranno 106 e che se invece si pratica a essi l'inoculazione, ne morranno appena due sullo stesso numero»[4].

Tissot traccia una breve storia dell'inoculazione. Scrive: «Questo metodo è in uso da tempo immemorabile in Cina e nelle grandi Indie; lo si impiega da più secoli in Georgia e in Circassia; è stato introdotto a Costantinopoli da un centinaio d'anni»; fu infine «portato in Inghilterra nel 1721 da una donna di nobile sentire, *mylady* [Mary] Wortley Montague, che era stata testimone del successo con cui lo si usava a Costantinopoli, dove suo marito era ambasciatore»[5].

Nella breve storia tracciata manca ovviamente la trasformazione, posteriore di 37 anni, della variolizzazione o *vaiuolazione* di metà Settecento, praticata con pus umano non senza qualche rischio, nella *vaccinazione* di fine Settecento (e poi dell'Ottocento), praticata con pus vaccino innocente. La scoperta del medico inglese Edward Jenner (1749-1823), il quale nel 1798 rendeva noto che il *cow-pox* o vaiolo vaccino, trasferito dall'animale all'uomo, provocava in quest'ultimo una malattia attenuata che impediva al vaiolo umano di attecchire[6], seguiva infatti a distanza l'«avviso» di Tissot. Ma – potremmo dire proiettando l'avvertimento alla fine del secolo e nel secolo successivo – che la salute popolare sarebbe stata salvaguardata più dall'«arte di difesa» messa in campo contro il vaiolo, cioè dalla prevenzione vaccinica antivaiolosa, che

[4] Ivi, pp. 354 e 356.

[5] Ivi, p. 354. Già nel 1714 il medico greco Emanuele Timoni, osservatore diretto del metodo circassico in Costantinopoli, rendeva nota la pratica dell'inoculazione. L'anno dopo il medico Jacopo Pilarino da Cefalonia rendeva noto il «metodo di provocare nuovi e sicuri vaiuoli *per transplantationem*», ma nella stessa Repubblica di Venezia i professori di Padova restavano impassibili. Ancora nel 1727, al baronetto inglese Thomas Dereham che da Firenze dove risiedeva faceva propaganda «inoculista», Antonio Vallisnieri scriveva che Padova era «troppo nimica delle cose nuove» e che, nonostante nel Veneto regnasse il vaiolo, «non occorreva parlare in essa di innestamenti» poiché i professori padovani erano «vecchioni ancora immersi negli antichi rancidumi» (Fadda, *op. cit.*, p. 50).

[6] Vedi Ernesto Bertarelli, *Edoardo Jenner e la scoperta della vaccinazione*, Istituto Sieroterapico Milanese, Milano 1932.

dall'«arte di medicare» esercitata in questo campo, e in altri, dalla pratica applicativa della scienza medica d'*ancien régime*[7].

Il settecentesco «innesto» – comprendendo in tal nome sia la «vaiuolazione» che la «vaccinazione» – era un evento non solo medico-scientifico, ma anche medico-sociale. Era, da un lato, la dimostrazione definitiva del fatto che la medicina scientifica è fitta di ispirazioni fornitele dalla medicina popolare: se nel Seicento i medici avevano imparato a curare le febbri, a cominciare dalla più «perniciosa» come la malaria, con la china-china, appartenente da lungo tempo alla farmacopea popolare degli Indios, nel Settecento i medici imparavano a prevenire il vaiolo con la tecnica dell'innesto, originariamente ricavata dalla pratica con cui le donne cinesi e caucasiche, esperte della malattia e consapevoli del suo «non ritorno» (immunità acquisita) in soggetti che già l'avevano avuta, deponevano sopra un graffio della pelle, secondo quanto ricordato da Tissot, una goccia di vaiolosa *materia*.

D'altro lato «il favoloso innesto», nella settecentesca età dei lumi, non era solo una conquista della medicina, ma anche un reagente capace d'indicare la posizione di ciascuno nel campo di due schieramenti ideologici contrapposti: quello «oscurantista», in cui militava chi si opponeva a una pratica considerata *materiale* che impediva al corpo di purgarsi come l'anima dal peccato, e quello «illuminista», in cui militava chi invece si schierava – come in Francia gli «enciclopedisti» e in Italia Pietro Verri (1728-1797) e Cesare Beccaria (1738-1794) – a favore di una pratica efficace in quanto figlia della «ragione vera» e nemica della «ragione falsa» e della cieca ignoranza[8].

L'«arte di difesa» antiepidemica si allineava nel solco della «medicina dei poveri» e della «medicina dei lavoratori». Il suo essersi formata *dal basso*, a partire dalla medicina popolare, si allacciava

[7] I primi «inoculisti» o «variolizzatori» incominciarono a operare su larga scala nella seconda metà del Settecento, taluni raggiungendo grande notorietà, come il ginevrino Theodor Tronchin (1709-1781) e l'italiano, molto attivo a Parigi, Angelo Gatti (1730-1798).

[8] Vedi Giorgio Cosmacini, Prefazione a Baroukh M. Assael, *Il favoloso innesto. Storia sociale della vaccinazione*, Laterza, Roma-Bari 1995. In premessa è citato il passo dell'*Ode sull'innesto del vaiolo* dell'abate Giuseppe Parini, che recita: «Rise l'Anglia, la Francia, Italia rise / al rammentar del favoloso innesto / e il giudizio molesto / de la falsa ragion incontro alzosse».

idealmente all'esercizio della medicina per la «minuta gente», già dal Cinquecento prestato da quei *dottori marginali* «che esercitavano nei villaggi e nelle città e la cui clientela erano i poveri» e da quei *chirurghi rurali* che erano gli unici interlocutori di una classe sociale di fronte alla quale un medico di rango elevato come Giovanni Filippo Ingrassia (1510-1580) aveva ritenuto di dover dire: «Io non sono mai stato chiamato da *gente bassa* di tal genere»[9].

Dottori marginali e chirurghi rurali erano quei curanti presi a servizio o, secondo la terminologia in uso, «assoldati», tratti cioè con promessa di soldo e «condotti» a *curare pauperes et miserabiles sine mercede*, a «curare i poveri e i miserabili che non sono in grado di retribuirli in denaro». Questi *medici* o *chirurghi condotti* erano figure già delineate nel Cinquecento in non pochi comuni italiani, sia rurali che urbani[10]. Nel Settecento, in Italia, l'istituto della *condotta medica* era già stabilito nella Lombardia austriaca e «già disciplinato in Piemonte e in Toscana» nell'ambito di una incipiente organizzazione civica o politica delle arti sanitarie e dei loro addetti (medici, chirurghi, barbieri, levatrici, speziali)[11].

Più in generale in Europa – dove più, dove meno – nello scorcio del Settecento e «sotto lo sguardo dello Stato la scienza incarnava la riconciliazione del sapere e della politica»[12]. Il sapere medico

[9] Vedi Carlo Maria Cipolla, *Public Health and Medical Profession in the Renaissance*, Cambridge University Press, Cambridge 1776, pp. 77 e 86. All'Ingrassia, maestro di medicina teoretica e di prassi medica a Napoli e protomedico a Palermo, si deve l'individuazione, nell'ambito delle malattie esantematiche, della «rossanìa» o scarlattina. Si deve soprattutto il merito di aver contribuito con l'opera *Methodus dandi rationes pro mutilatis torquendis* (1578) a porre le fondamenta metodologiche della medicina giuridica o forense, unitamente a Giovanni Battista Codronchi, autore del *Methodus testificandi* (1597), e a Paolo Zacchia, autore delle *Quaestiones medico-legales* (1621).

[10] A Milano, un'ordinanza capitolare in data 1° gennaio 1551 stabiliva che i medici, uno per sestiere e cioè sei in tutto (uno per ciascuna delle sei porte cittadine), dovevano «fermarsi ogni dì ne la casa propria fino al sonare del campanone grosso del Duomo, aspettando li poveri e le orine» (Adolfo Ferrari Sacco, *L'Opera Pia di S. Corona in Milano nell'origine delle moderne condotte mediche*, in «Minerva Medica», vol. 52, n. 50, 1961, p. 2944).

[11] Giovanni Battista Grassi, *I progressi della biologia e delle sue applicazioni pratiche conseguite in Italia nell'ultimo cinquantennio*, in *Cinquant'anni di storia italiana*, vol. III, Hoepli, Milano 1911, p. 296.

[12] *Science et pouvoirs dans la France du XVIII siècle (1666-1803)*, in «Annales ESC», 3, 1974, p. 748.

diventava esso stesso politico configurandosi, in conformità con il nuovo *esprit de système* inaugurato in medicina da Boerhaave e spirante in Europa, come «sistema di polizia medica»: tale, di nome e di fatto, era il *System einer vollständigen medicinische Polizey* elaborato a partire dal 1776 dal medico renano Johann Peter Frank (1745-1821)[13].

Frank si poneva come «medico politico» intermediario tra il sovrano illuminato – l'imperatore Giuseppe II pilotato dal suo efficiente cancelliere, il principe di Kaunitz – che doveva legiferare il bene collettivo e l'individuo nella società, che doveva fruire quel bene in termini di concreto benessere. La sua opera, finalizzata *servandis et augendis civibus* – tale il motto che ne indicava l'intento demografico-sanitario –, era concepita come politica della salute pubblica e come tecnica medica esercitata a difesa delle categorie sociali a maggior rischio: i più giovani, soggetti al lavoro infantile o minorile, le donne in gravidanza, costrette alle fatiche dei campi, i contadini in genere, esposti alla malaria e alla pellagra, gli artigiani lavoranti in città, i lavoratori delle cave e delle miniere. Più in generale, era un'opera che si proponeva il controllo e la difesa sanitaria della gente del popolo a partire *dalla culla*, onde farne una classe sociale sana e laboriosa, per finire *alla tomba*, onde coprire tutto l'arco esistenziale con specifico riferimento ai bisogni e momenti cruciali: maternità, infanzia, lavoro, inabilità, infermità, vecchiaia, ospedalizzazione, sepoltura[14].

Tra il neosistema «scientifico» di Boerhaave e il neosistema «politico» di Frank correva mezzo secolo in cui i «lumi della ra-

[13] Il trattato di «polizia medica», pubblicato in 9 volumi nell'arco di un quarantennio (1779-1819), fu abbozzato nella *Epistola [...] de communicandis, quae ad Politiam Medicam spectant [...] decretis*, scritta da Frank nel 1776, quando era archiatra del principe-vescovo di Spira e direttore dei «pii stabilimenti» di Bruchsal e Deidesheim. In seguito Frank fu a Pavia, ivi successore di Tissot nella cattedra d'istituzioni mediche e di medicina pratica e clinica, e a Vienna, ivi successore di de Haën alla testa della Scuola medica viennese. Nella Lombardia austriaca di fine Settecento agì come *missus dominicus* dell'imperatore Giuseppe II, ricoprendo la carica di «protomedico e direttore generale di tutto ciò che riguarda la medicina» e svolgendo l'incarico di ispirare al «dispotismo illuminato» imperiale la riforma dell'istruzione medica e della sanità pubblica.

[14] Su Frank e la sua opera vedi Erna Lesky, *Johann Peter Frank and Social Medicine*, in «Annales cisalpines d'histoire sociale», série I, n. 4, 1973 e Harald Breyer, *Johann Peter Frank*, Hirzel Verlag, Leipzig 1983.

gione» si accreditavano sempre più come «ragioni della scienza» e in cui le «arti della medicina» – l'arte della medicina clinica *ad personam* e l'arte della medicina pubblica *ad civitatem* – procedevano sempre più a fondo nella ricerca e messa a punto dei propri metodi e modelli, criteri e strumenti operativi. In questo procedere, che assumeva via via la cadenza ideologica imposta da una crescente fiducia nello sviluppo progressivo dell'umanità, le aree di riferimento principale erano, di volta in volta o tutte insieme data l'accresciuta circolazione delle idee, la Francia delle *lumières*, l'Inghilterra e la Scozia dell'*enlightenment*, la Mitteleuropa dell'*Aufklärung* e, ultimi ma non in coda, gli Stati italiani dove più aveva eco e ricetto il «riformismo illuminato». La marginalizzazione economico-politica dell'Italia del Seicento non impediva, nel Settecento, alla Lombardia austriaca e alla Napoli borbonica di tenere il passo di quello sviluppo culturale, cui la scienza medica dava il proprio contributo anche nella sempre «dotta» Padova della pur morente Repubblica di Venezia e nella pur decaduta Roma papale, peraltro sede di diuturna «Sapienza».

Dalla Sapienza o *Studium Urbis*, dov'era professore di medicina pratica dal 1702 al 1718, Giovanni Maria Lancisi (1654-1720) licenziava tre opere importanti: i due libri *De subitaneis mortibus* (Roma 1707), i due libri *De noxiis paludum effluviis eorumque remediis* (Roma 1717) e il trattato *De motu cordis et aneurysmatibus* (pubblicato postumo nel 1728). Nella prima e nella terza opera portava un notevole contributo allo studio della patologia cardiaca e vascolare, dimostrata quale causa predisponente o scatenante delle morti repentine[15]. Nella seconda opera, in base alle sue osservazioni di protomedico dello Stato pontificio, edotto del fatto che l'Agro romano era tutto una palude trasformata in vivaio di zanzare, ipotizzava l'esistenza di «tenuissimi insetti i quali altera[va]no in modo speciale le condizioni del sangue in-

[15] La *mors subitanea* fu descritta per la prima volta dal medico Paolo Grassi in un trattatello pubblicato a Modena nel 1612. Vent'anni dopo uno scritto, pubblicato postumo, del medico Fabrizio Bartoletti descriveva la «specie di morte improvvisa» accompagnata da *angor* e dovuta, oggi sappiamo, all'infarto cardiaco. Lancisi intuì, nella citata opera *De motu cordis*, la patogenesi del collasso cardiocircolatorio neurogeno ed ematogeno, scrivendo che «la forza che muove il cuore», dovuta ai fluidi nerveo e sanguigno, «può ridursi a tal punto, se l'uno o l'altro di questi fluidi sono deficitari, da condurre rapidamente a morte l'uomo».

fondendovi un liquor velenoso»[16] e proponeva di sottoporre il sangue dei febbricitanti a esame microscopico, onde ricercare in esso le tracce di tale veleno. Oltre a questa idea precorritrice di anofeli e plasmodi, rispettivamente vettori e parassiti responsabili della malaria, proponeva di risanare la campagna intorno a Roma mediante drenaggio del terreno, prosciugamento delle acque stagnanti e ripristino della salubrità dell'ambiente[17].

A Padova era di scena per quasi un cinquantennio, come professore di medicina teorica dal 1715 al 1770, Giambattista Morgagni (1682-1771), formatosi a Bologna alla scuola dell'anatomico Anton Maria Valsalva (1666-1723), a sua volta allievo di Malpighi[18]. Professore nello studio padovano e al tempo stesso «medico nell'Ospedale di Padova», Morgagni «non si limitava a classificare accuratamente i sintomi in tutti i casi che si presentavano», alla maniera di Sydenham e di Boissier de Sauvages, ma quando il decorso morboso si concludeva col decesso del paziente «procedeva all'autopsia, cosa che gli permetteva di stabilire il rapporto tra i fenomeni *ante mortem* e *post mortem*»[19]. Nell'opera *De sedibus et causis morborum per anatomen indagatis* (Venezia 1761) egli cercava di risalire dalle *sedi* delle lesioni anatomicamente osservate alle *cause* delle malattie che avevano determinato la morte. Morgagni riteneva che la vita fosse la somma del lavoro delle macchine organiche e sosteneva la necessità di preservarla e prolungarla mediante puntuale riscontro delle lesioni indicative dei guasti meccanici, un riscontro indispensabile per porvi riparo. Concepita in quest'ottica meccanicistica, l'opera inaugurava l'«anatomia patologica»[20].

[16] Salvatore De Renzi, *Storia della medicina italiana*, Napoli 1845, rist. Forni, Bologna 1966, tomo IV, p. 326.

[17] Vedi Angelo Celli, *Storia della malaria nell'Agro romano*, in «Memorie dei Lincei», Classe di scienze fisiche, matematiche e naturali, serie 6ª, vol. I, fasc. 3, Tip. Leonardo da Vinci, Città di Castello 1927, p. 317.

[18] Allievo di Malpighi e maestro di Morgagni, Valsalva fu colui che fece virare l'anatomia da scienza «malpighiana», impegnata nella verifica sperimentale (microscopica) delle ipotesi circa i meccanismi delle malattie, a scienza «morgagniana», impegnata a verificare sperimentalmente (autopticamente) le ipotesi sulle cause dei morbi.

[19] Richard H. Shryock, *Storia della medicina nella società moderna*, a cura di Adriano Carugo e Felice Mondella, Isedi, Milano 1977, p. 42.

[20] Eminenti anatomici o anatomo-patologi furono nel Settecento, e tra Settecento e Ottocento, gli italiani Leopoldo Caldani (1725-1813), Paolo Mascagni (1725-1815), Domenico Cotugno (1736-1822), Antonio Scarpa (1752-1832).

Il meccanicismo medico-biologico aveva, nel Settecento, una sua versione «dinamica» che risentiva soprattutto del pensiero filosofico-scientifico di Gottfried Wilhelm Leibniz (1646-1716) in ambito mitteleuropeo e di Isaac Newton (1642-1727) in ambito anglo-scozzese, ma anche anglo-tedesco per i legami dinastici che dal 1714 (dopo il trattato di Utrecht) esistevano tra Inghilterra e Hannover (poiché l'elettore di Hannover era anche regnante sulle Isole britanniche). La *vis viva* o «energia cinetica» era vista caricare la materia di un *quid* aggiuntivo alla mera «estensione» cartesiana. Essa si prestava da un lato alla identificazione, molto ambigua, tra energia e spiritualità nelle «monadi» leibniziane, microcentri di attività universale; dall'altro si prestava alla fondazione di una *philosophia naturalis* (i cui *principia mathematica* erano stati enunciati da Newton nel 1687) dove la «forza» newtoniana, trasferita alle scienze della vita, diventava una «forza vitale» anch'essa molto ambigua, essendo concepibile sia in versione fisico-fisiologica come proprietà della materia, sia in versione metafisica come entità immateriale.

Un sistema medico-biologico «animistico», che contemplava i movimenti della materia vivente come prodotti da un'«anima» immateriale, era concepito e fondato da Georg Ernst Stahl (1660-1734), professore a Halle[21]. Il *flogisto*[22] da lui teorizzato era appunto quella sostanza animatrice dei corpi che rendeva questi ultimi infiammabili e combustibili. Halle, nel Magdeburgo, era stata un secolo prima la patria di Andreas Liebau (1540-1616), Libavio, che con l'opera *Alchemia*, pubblicata nel 1597, aveva operato una sintesi di tutte le ricerche medico-alchemiche del XVI

[21] Tra le opere maggiori di Stahl sono la *Theoria medica vera*, Halle 1707, e, dello stesso anno e nello stesso luogo, le *Dissertationes medicae, tum epistolares, tum academicae*.

[22] A proposito del *flogisto* scrive Paolo Rossi, *La nascita della scienza moderna in Europa*, Laterza, Roma-Bari 1997, p. 228: «*Flogisto* è una di quelle parole che è collocabile in un ampio elenco che comprende le sfere celesti, le anime motrici dei pianeti, l'*impetus* come una sorta di motore interno, i vortici cartesiani, il calorico, il seme femminile, l'aura spermatica, il magnetismo animale, la forza vitale in fisiologia, l'etere luminifero, l'elettrone nucleare. Anche di entità di questo tipo – che vennero ritenute vere e confermate dall'esperienza e accanitamente difese – è ricca la storia della scienza». Ne è ricca altrettanto la storia della medicina.

secolo e dato il via agli *experimenta nova magdeburgica* inquadrati poi da Stahl nella «teoria del flogisto». Prima della definitiva confutazione di quest'ultima da parte di Antoine-Laurent Lavoisier (1743-1794) era in quest'ambito teorico che Joseph Priestley (1733-1804) congetturava e provava, nel 1774, l'esistenza dell'«aria deflogisticata» od ossigeno[23].

Negli stessi anni Friedrich Hoffmann (1660-1742), anch'egli professore a Halle, concepiva e fondava un sistema medico-biologico alternativo che viceversa contemplava l'«anima» come sostanza materiale, però sottile ed elastica, fatta di *etere*. Questo non era più il «quinto elemento» della cosmologia greca, più raffinato dell'aria e più sottile del fuoco, che caratterizzava la fisica del mondo celeste differenziandola nettamente da quella del mondo sublunare; era invece l'«etere cosmico» tenue e imponderabile, presente in ogni parte dell'universo (sia in quelle occupate da materia, sia in quelle colmate dal vuoto), ed era il mezzo nel quale si propagava la luce, come aveva affermato l'olandese Christiaan Huygens (1621-1695) nella «teoria ondulatoria» esposta nel *Traité de la lumière* (Leida 1690). Nel corpo umano l'etere era, secondo Hoffmann, il fluido nerveo fatto di particelle che, come le monadi di Leibniz, erano i microcentri costitutivi e al tempo stesso rappresentativi di quella macchina molto complessa che incominciava a essere chiamata «organismo»[24].

Sempre nel cuore della Germania, a Gottinga, il medico svizzero Albrecht von Haller (1708-1777), sottoponendo a «zootomia» in vivo o vivisezione numerose varietà di animali – polipi, rane, uccelli, mammiferi – dava dimostrazione sperimentale di due importanti proprietà della materia vivente, la «sensibilità» o *vis nervosa* e l'«irritabilità» o *vis insita*. Quest'ultimo nome era stato dato da Newton alla «forza d'inerzia». Nella formulazione halleriana la sensibilità era una proprietà della materia posseduta dal sistema

[23] La scoperta dell'ossigeno da parte di Priestley è condivisa con lo stesso Lavoisier e con il farmacista svedese Karl Wilhelm Scheele (1742-1786), il quale, nonostante gli scarsi riconoscimenti ufficiali, pervenne alla scoperta anche di altre sostanze, quali l'acido benzoico, l'acido citrico, l'acido tartarico e la glicerina.

[24] Tra le opere maggiori di Hoffmann sono i *Fundamenta medicinae ex principiis mechanicis et praticis*, Halle 1695, e i due volumi *Medicinae rationalis systematicae*, Halle 1738.

nervoso, sia periferico (nervi) che centrale (nevrasse), e attivata dagli stimoli applicati su di esso. L'irritabilità (che oggi diremmo contrattilità) era invece una proprietà della materia posseduta dal sistema muscolare e attivata sia dagli stimoli mediati dai nervi, sia dagli stimoli esercitati direttamente sui muscoli in modo «automatico» (come lo stimolo esercitato dalla massa del sangue sul muscolo cardiaco). Per Haller, se i movimenti del corpo umano sono dovuti all'attività neuro-muscolare, i movimenti degli animali privi di sistema nervoso sono dovuti alla sola irritabilità: ecco perché i polipi sono molto irritabili, capaci di movimenti automatici.

Per questi e altri studi sperimentali, Haller può essere considerato il fondatore della moderna fisiologia. I suoi *Elementa physiologiae corporis humani* in 8 libri, pubblicati a Gottinga nel decennio 1757-1766, rappresentano per la medicina quel che per la fisica rappresentano i *Philosophiae naturalis principia mathematica* di Newton (pubblicati nella seconda definitiva edizione nel 1713)[25].

Nella seconda metà del Settecento l'ambizione dei medici e degli scienziati d'avanguardia era quella di «fare come Newton», cioè di scoprire proprietà o formulare leggi che corrispondessero nel campo medico-biologico alla «forza d'attrazione» o alla «legge di gravitazione universale» formulate da Newton. Leggi e proprietà dovevano fornire la chiave interpretativa dei meccanismi funzionali dell'organismo in condizioni sia fisiologiche che patologiche.

A Halle, il medico sassone Johann August Unzer (1727-1799) pubblicava nel 1771 i *Primi principi di una filosofia della natura caratteristica dell'organismo animale*. Il riferimento a Newton è palese già nel titolo. Unzer enuncia il principio che le impressioni esterne fornite dall'impatto degli oggetti coi cinque sensi, nel diventare impressioni interne o sensazioni, raggiungono talune il cervello traducendosi in contenuti di coscienza e in azioni volontarie, mentre altre non raggiungono il cervello arrestandosi a livello subcosciente e traducendosi in azioni riflesse. Questo schema unzeriano apriva le porte all'idea che i fenomeni neurologici

[25] Su Haller vedi Maria Teresa Monti, *Congettura ed esperienza nella fisiologia di Haller*, Olschki, Firenze 1990.

e neuropatologici e i fenomeni psicologici e psicopatologici sono fra loro omogenei[26].

Nella gara di emulazione il filosofo scozzese David Hume (1711-1776) dichiarava di voler essere «il Newton della psicologia»[27]. Nella stessa Scozia la Facoltà medica di Edimburgo, realizzata da Archibald Pitcairne (1652-1713) e da Alexander Monro *primus* (1697-1767)[28] quale emanazione oltremanica della Scuola di Leida[29], era illustrata da Robert Whytt (1714-1766) e da William Cullen (1712-1790); e un allievo di questi, John Brown (1735-1788), si candidava nel 1780 quale «Newton della clinica».

Whytt, pur accettando la preminenza del sistema neuromuscolare nel funzionamento della macchina dell'organismo, si rifaceva a un modello animistico traente ispirazione dalle teorie di Stahl e distingueva dall'anima, governante i movimenti coscienti e volontari, un *sentient principle* che percorreva in parallelo nevrasse e nervi governando la motilità involontaria e inconscia[30]. ll suo successore Cullen, già fondatore della Facoltà medica di Glasgow, nell'opera *First Lines of the Practice of Physic* (Edimburgo 1778) proseguiva invece nella linea teorica di Hoffmann, che attribuiva al sistema nervoso un ruolo eminente nella fisiopatologia dell'organismo, ribadendo la tesi delle basi neuropatologiche delle malattie; elaborava inoltre una «teoria dello spasmo» secondo la quale spasmi e atonìe, responsabili dell'abnorme tono

[26] Vedi Giorgio Cosmacini, *Breve storia delle neuroscienze*, appendice a Id., *Una dinastia di medici*, Rizzoli, Milano 1992, p. 255.

[27] Vedi in proposito David Hume, *Trattato della natura umana*, trad. it. di Armando Carlini, in Id., *Opere*, Laterza, Bari 1971, pp. 7-8.

[28] I Monro furono una vera dinastia: dopo il capostipite figurano Alexander *secundus* (1733-1817), a cui si deve la descrizione del «forame di Monro» dei ventricoli laterali del cervello, e Alexander *tertius* (1773-1859), maestro di Richard Bright e Thomas Addison (vedi oltre).

[29] Sulla scia della notorietà raggiunta in campo europeo da Pitcairne, nel 1726 quattro tra i *fellow* più in vista del Royal College of Physicians di Edimburgo, fondato nel 1681, ottennero dall'amministrazione cittadina di essere nominati professori universitari.

[30] L'opera di Whytt che tratta del «principio senziente» è *An Essay on the Vital and Other Involuntary Motions of Animals*, Edimburgo 1751. Contro la teoria di Whytt polemizzò a lungo Haller, affermando che il *sentient principle* non era niente di più che un mero sostituto verbale di un'anima onnipervasiva. A sua volta Whytt attaccò a fondo la *vis insita* halleriana affermando che essa non era altro che un «rifugio dell'ignoranza».

delle fibre organiche (nervi e muscoli), dipendono dalla mutata eccitazione, in eccesso o in difetto, del sistema nervoso da parte degli stimoli esterni[31].

Brown dal canto suo, nel voler fondare la clinica su basi newtoniane, pretendeva di assumere il metodo sperimentale nella investigazione dei fenomeni medico-naturali e nell'applicazione a questi degli interventi terapeutici; da qui il suo ricorrente richiamo a Bacone e alla «sana filosofia» di questi, ispiratrice del metodo newtoniano. Però la *incitabilitas* o «eccitabilità», che egli assumeva quale proprietà fondamentale della materia vivente, non era una proprietà fisiologica da lui sperimentalmente dimostrata (come invece aveva fatto Haller per la «sensibilità» e l'«irritabilità»), ma era una «forza assiomatica» da lui vista come «verità di fatto universale» dotata di auto-evidenza. Pertanto non era un principio esplicativo sottoposto a sua volta a spiegazione, ma una metafisica essenza che pretendeva di spiegare tutto fuorché se stessa[32].

Pur con questo vizio d'origine, la «eccitabilità» reggeva tutto il sistema, teorizzato da Brown negli *Elementa medicinae* (Edimburgo 1780), titolo di evidente ispirazione halleriana e opera fondatrice del cosiddetto *brownismo*. Posseduta dal cervello e dai nervi, l'eccitabilità era vista trasformarsi da passiva in attiva per l'azione di *stimolo* esercitata dall'ambiente o dal contenuto di cavità o canali dell'organismo: aria, alimenti, sangue. Questa attivazione, o *eccitamento*, era la vita: «uno stato forzato». Le malattie erano un venir meno dell'eccitamento vitale, vuoi per difetto di stimolazione – «astenia diretta» –, vuoi per ridotta risposta agli stimoli da parte di un organismo esaurito da precedente stimolazione in eccesso – «astenia indiretta» –; solo in piccola percentuale esse corrispondevano a un eccitamento aumentato – «iperstenia».

La semplificazione della patologia si rifletteva nella semplifica-

[31] Cullen fu professore a Glasgow di botanica, chimica, materia e pratica medica (come già a Leida Boerhaave, al quale solo fu secondo per vastità di sapere e rinomanza europea); nel 1745 passò a Edimburgo, dove nel 1766 succedette a Whytt nella cattedra di medicina teorica, lasciando quella di chimica all'allievo prediletto Joseph Black (1728-1799), scopritore nel 1755, durante una ricerca sulle proprietà terapeutiche della *Magnesia alba* (carbonato di magnesio), dell'«aria fissa» o anidride carbonica.

[32] Vedi al riguardo Georges Canguilhem, *Idéologie et rationalité dans l'histoire des sciences de la vie*, Vrin, Paris 1977, pp. 47-51.

zione della clinica. La diagnosi prescindeva dai sintomi, ritenuti sembianze polimorfe ingannevoli di una condizione o disposizione patologica – «diatesi» – che doveva essere invece «misurata» in gradi di astenia o iperstenia, con criterio *ex adiuvantibus*, cimentando cioè l'organismo con dosi gradualmente crescenti di presìdi «stimolanti» o «controstimolanti».

Presìdi stimolanti erano gli eteri, i vini, la canfora, le docce «scozzesi», l'oppio. Anche quest'ultimo, secondo Brown, stimolava; anzi lo faceva in misura così spiccata da esaurire l'eccitamento vitale provocando indirettamente astenia con apparente sedazione. Presìdi controstimolanti erano invece i purganti drastici, il vomitivo antimonio nella sua forma salina (tartaro stibiato o tartrato doppio di antimonio e potassio), la gommagutta, la digitale, il salasso.

La semplicità patologica e clinica, unitamente a un'efficacia terapeutica non inferiore a quella delle complicate terapie tradizionali, decretava il successo del sistema browniano e ne favoriva la diffusione in Europa: in Germania, divulgato da un medico di grido, Melchior Adam Weikard, ma soprattutto in Italia e in Francia, attraverso le modifiche ed elaborazioni ottocentesche che vedremo[33].

Sempre in Gran Bretagna, intorno alla metà del Settecento, importanti acquisizioni sperimentali in campo fisiologico e biologico si associavano ad altrettanto importanti acquisizioni patologico-cliniche e in campo chirurgico. In campo fisiologico si imponevano all'attenzione del mondo medico le «esperienze idrauliche» dedicate a Giorgio II, l'elettore di Hannover regnante dal 1727 al 1760 sulle Isole britanniche, dal reverendo Stephen Hales (1677-1761), che dal 1733 inosculava con lunghi tubi di vetro le arterie di cavalli, buoi, montoni, daini, allo scopo di misurare l'altezza della colonna sanguigna in esse penetrata: questa «emastatica», meglio definibile come cinematica del sangue, segnava la nascita dell'*emodinamica*[34].

[33] Su Brown vedi il capitolo *Tra sistema metafisico e ideologia scientifica: la dottrina medica di Brown*, in Giorgio Cosmacini, *Scienza medica e giacobinismo*, Angeli, Milano 1982, pp. 18-28.

[34] Lo Hales fu parroco della comunità di Teddington, nel Middlesex, dal 1706 alla morte. Il suo libro *Emastatica o sia statica degli animali. Esperienze idrauliche*, trad. it. di M.A. Ardighelli, Castellaro, Napoli 1776, reca una pre-

In campo biologico il gesuita irlandese John Turbeville Needham (1713-1781) esibiva una serie di osservazioni microscopiche in base alle quali asseriva che in «infusi» di carne putrefatta, non contaminata da insetti e portata ad alte temperature, si sviluppavano spontaneamente microrganismi. Egli rilanciava pertanto l'ipotesi della «generazione spontanea», già formulata da Kircher e confutata da Redi. La nuova confutazione spettava all'abate Lazzaro Spallanzani (1729-1791), professore di storia naturale nell'università di Pavia, il quale dimostrava l'esistenza nelle sostanze organiche anche apparentemente non inquinate di germi invisibili al microscopio e da lui chiamati «infusori»[35].

In campo patologico-clinico, nell'Inghilterra hannoveriana di Giorgio III, regnante dal 1760 al 1820, il medico personale di quest'ultimo John Pringle (1707-1782) era in grande fama per le sue personali «osservazioni sulle malattie dell'esercito», caposaldo della sanità militare, e per i suoi personali «esperimenti su sostanze settiche e antisettiche», nei quali la parola *antisepsi* fa la sua prima comparsa, in forma aggettivata, nel lessico medico. Passando dall'esercito alla marina, un medico di questa, James Lind (1716-1794), spettatore impotente dei tanti marinai piagati e sanguinanti per via dello scorbuto, intraprendeva la cura di questa malattia (avitaminosica) con succo di limone (ricco di vitamina C).

L'«idolo di Londra» era comunque Percival Pott (1714-1788), *full surgeon* del St. Bartholomew's Hospital, il quale portava la chirurgia a parità di rango con la medicina e posava l'occhio clinico su

fazione di Boissier de Sauvages dov'è detto: «Pare che il signor Hales avesse seguito la strada indicata dal signor Boerhaave ad ogni medico che desiderasse perfezionarsi». In proposito vedi Giorgio Cosmacini, *La nascita dell'emodinamica*, in «Cardiologia», vol. 41, n. 12, 1996, pp. 1221-1223.

[35] I «problemi delle origini» furono tra i più dibattuti dal pensiero filosofico-scientifico settecentesco. Sui problemi relativi alle origini della vita, dell'uomo, della terra i «creazionisti» si scontrarono con i «trasformisti», i «preformisti» con gli «epigenisti», i «continuisti» con i «catastrofisti». Non meno acceso fu il dibattito sulla «fisiologia delle proprietà» (sensibilità, irritabilità, eccitabilità) della materia vivente; altrettanto quelli sulla *vita propria* di Théophile de Bordeu (vedi oltre), sulla *vis essentialis* di Caspar Friedrich Wolff (1733-1794), sul *nisus formativus* di Johann Friedrich Blumenbach (1752-1840). Ancor più infuocata fu la disputa che divise i sostenitori della *generatio aequivoca* da coloro che sostenevano la teoria dell'*omne vivum e vivo*. Su Spallanzani vedi Carlo Castellani, Introduzione a Lazzaro Spallanzani, *Opere scelte*, Utet, Torino 1978, pp. 9-46.

malattie a larga penetranza sociale e professionale. Da un lato individuava nel «male vertebrale», poi detto «morbo di Pott», la più grave localizzazione ossea della tubercolosi; dall'altro descriveva il cancro scrotale degli spazzacamini come forma tumorale propria di un mestiere ad alto rischio. Tubercolosi e cancro erano sì malattie vecchie, note fin dall'antichità, ma erano anche malattie nuove, in quanto rese frequenti dalle mutate condizioni di vita e di lavoro: in una società, quella inglese, scossa dai sussulti d'avvio della prima Rivoluzione industriale, l'occhio clinico di Pott si fissava sui contraccolpi morbosi del nascente industrialismo. La tubercolosi vedeva la propria diffusione favorita dall'agglomerazione urbana di una città «antropofaga» come Londra; e il cancro professionale riconosceva la propria origine in un fattore chimico – la catramosa fuliggine dei camini londinesi – che era un vero fattore cancerogeno, legato alla combustione del carbon fossile[36].

Nello stesso ospedale londinese John Hunter (1728-1793) promuoveva definitivamente la chirurgia da attività tecnica ad attività clinica, dando a essa solide basi di anatomia, fisiologia, patologia. Londra diventava la mèta di molti chirurghi continentali, stimolati ad apprendere nuove tecniche, nuove metodiche, nuove idee. Tra le più brillanti idee di Hunter c'era quella di ascendenza cartesiana, secondo cui il cancro non derivava dalla bile nera, non era cioè un guasto atrabiliare, ma derivava dalla linfa trasudata dai vasi linfatici là dove una irritazione locale (precancerogena) faceva da richiamo. Era la linfa l'umore che formava il tumore: Hunter lo ribadiva indicando le vie anatomiche della permeazione linfatica e le parti dell'organismo tumefatte da linfedema (cioè le vie di diffusione del cancro e gli aspetti della cancerogenesi).

Anche Parigi era mèta di chirurghi. Nel 1750-51 Bernardino Moscati (1704-1798), chirurgo maggiore nell'Ospedale Maggiore di Milano, dopo aver sottratto alla norcineria le aperture degli

[36] Il sistema inventato da Abraham Davy, di fondere il ferro con il coke anziché con il carbone di legna, fece superare di slancio all'industria siderurgica inglese la stretta produttiva indotta dall'esaurimento del legname seguito ai disboscamenti. I vari mestieri legati all'estrazione, manipolazione, distillazione del carbon fossile incominciavano a comporre una vasta casistica di malati nuovi. Vedi in proposito Giorgio Cosmacini, *L'oncologia da Sir Percival Pott a monsieur Claude Anthelme Recamier*, in «Argomenti di Oncologia», n. 8, 1987, pp. 435-438.

erniosi e insegnato l'erniotomia agli aspiranti chirurghi, andava a Parigi a imparare da André Levret (1703-1780) l'uso del forcipe, uno strumento che agevolava i parti difficili meglio del prototipo «tira-testa» costruito dal chirurgo-barbiere di Gand, Jean Palfyn (1650-1730)[37]. A Parigi il chirurgo Moscati si perfezionava anche nella tecnica litotomica e, di ritorno a Milano, inaugurava nel 1755 la Scuola di litotomia per chirurghi, superando gli ostacoli frapposti dai norcini, e nel 1767 la Scuola di ostetricia, aperta non solo ai chirurghi, ma anche alle «co-madri» e «allevatrici» che fossero «istrutte nel leggere e nello scrivere»[38].

Muovendo dalla stessa Lombardia teresiana e poi giuseppina, luogo di elezione in Italia dell'illuminismo medico[39], il chirurgo Giovanni Alessandro Brambilla (1720-1800), saliva in grande notorietà durante la guerra dei sette anni (1757-1763) e diventava nel 1764 chirurgo personale dell'arciduca Giuseppe. Egli «sistemava» l'arsenale operatorio del chirurgo settecentesco nell'*Instrumentarium chirurgicum* (Vienna 1780) che vedeva la luce nell'anno stesso dell'elevazione dell'arciduca a imperatore.

[37] Il forcipe originario, formato da due «cucchiai» metallici noti col nome di *mains de Palfyn*, fu presentato all'Académie des sciences di Parigi nel 1724. La diffusione dello strumento in Inghilterra fu opera di William Smellie (1697-1763), considerato il padre dell'ostetricia inglese, e di William Hunter (1718-1783), fratello maggiore del più celebre John.

[38] Vedi in proposito Giorgio Cosmacini, *Barbieri e norcini smettono di fare i chirurghi*, nel volume collettaneo *L'Europa riconosciuta. Anche Milano accende i suoi lumi (1706-1796)*, Cariplo, Milano 1987, pp. 257-286.

[39] Tra i documenti e le testimonianze dell'illuminismo medico lombardo sono le *Osservazioni sopra alcuni innesti di vajuolo* (Milano 1765) di Giovanmaria Bicetti de' Buttinoni, le *Ricerche fisiche intorno alla salubrità dell'aria* (Milano 1775) di Marsilio Landriani, le *Animadversiones in morbum vulgo pelagram* (Milano 1771) di Francesco Frapolli. In quest'ultima opera è la prima descrizione della progressiva inguaribilità del morbo, «iniziato» (fase della dermatosi), «confermato» (fase della diarrea), «disperato» (fase della demenza). Frapolli riteneva che la pellagra – la malattia che rende «agra» la «pelle» – fosse dovuta ai raggi del sole e non all'alimentazione monofagica carenziata (a base di solo mais, carente in vitamina PP). Era un altro medico milanese, Michele Gherardini, a intuire il rapporto causa-effetto intercorrente tra il «pane di grano turco» e l'«acrimonia» pellagrosa ed era ancora un medico lombardo, Gaetano Strambio, ad approfondire ulteriormente il nesso causale tra la malattia e il regime alimentare dei contadini padani, i quali «non si nutrono quasi mai di cibi animali, ma tutto il loro vitto consiste perlopiù nella polenta». Vedi in proposito Alberto De Bernardi, *Il mal della rosa*, Angeli, Milano 1984.

Vi sono descritti e classificati i «ferri del mestiere», probanti la «preminenza e utilità» dell'arte chirurgica[40].

Erano i decenni nei quali, in Italia, la fiorente chirurgia faceva un doppio passo in avanti: mentre a Milano avanzava da pratica delegata agli empirici a tecnica di chirurghi clinicamente orientati, a Firenze vedeva la propria anatomia di base trasferita dalle mani inoperose del medico universitario assistito dal perito settore alle mani sapienti del chirurgo ospedaliero promosso a insegnante. Fucina e artefici di questo trasferimento erano, nella Firenze non più medicea ma lorenese e asburgica, l'Ospedale di S. Maria Nuova e gli allievi della Scuola di Antonio Cocchi (1695-1758). Questi, nei suoi *Discorsi toscani* pubblicati postumi, lasciava un bel quadro dell'«illuminato» panorama medico che lo vedeva spettatore e attore: dalle istanze per una medicina semplice e «razionale», fatta di vitto «pitagorico» e di esercizi «fisici», all'*anglomania* rispecchiata negli elogi per la scienza medica inglese, senza il cui apporto, al dire di Cocchi, «sarebbe forse la moderna medicina non ancora affatto escìta dalla caliginosa ignoranza»[41].

Dalla «caligine dell'ignoranza» la medicina usciva fuori a vedere i «lumi della ragione» soprattutto nei luoghi dove questi erano più accesi, cioè nella Francia prerivoluzionaria, prima a Montpellier, che «resta[va] nel XVIII secolo il centro principale degli studi medici in Francia»[42], e poi a Parigi, dove i lumi della ragione accendevano i fuochi della Rivoluzione.

Alla Scuola di Montpellier apparteneva Théophile de Bordeu (1722-1776), apprezzatissimo autore di *lettres* sulle acque minerali e di *recherches* sulla digestione e le ghiandole annesse. In base a tali ricerche, Bordeu attribuiva alle ghiandole digestive un ruolo non di mera filtrazione passiva, meccanica, ma di elaborata secrezione attiva, dinamica, giungendo alla conclusione dell'esistenza di una *vita propria* di ciascun organo, caratteristica della materia vivente in quanto tale e non dell'organismo nel suo complesso:

[40] Vedi in proposito Luigi Belloni, *Lo strumentario di G.A. Brambilla, simbolo della «preminenza ed utilità» della chirurgia*, in «Simposi clinici», Ciba, Milano, vol. 8, n. 1, 1971, pp. I-VIII.

[41] La frase di Cocchi è riportata da Arturo Graf, *L'anglomania e l'influsso inglese in Italia nel secolo XVIII*, Loescher, Torino 1911, p. 363.

[42] René Dumesnil, *Histoire de la médecine*, Plon, Paris 1935, p. 195.

era, in contrapposizione al meccanicismo imperante, l'atto di nascita del «vitalismo».

Non stupisce che il filosofo vitalista Denis Diderot (1713-1784), attento agli aspetti teorici e pratici dell'*Interprétation de la nature* (la sua opera con questo titolo è del 1753), chiamasse Bordeu a collaborare all'*Encyclopédie*, pubblicata tra il 1751 e il 1766, e facesse di lui il protagonista del suo *Rêve de d'Alembert*, scritto nel 1769. Nella stessa *Encyclopédie* alcune voci sono redatte da altri medici della stessa Scuola di Montpellier: la voce «sensibilità» da Henri Fouquet (1727-1808), le voci «donna», «fame», «forza animale» da Paul Joseph Barthez (1734-1806). Questi, vera gloria dell'ateneo della Linguadoca[43], pubblicava nel 1772 l'opera *De principio vitali hominis*, dove il «vitalismo» è però cosa assai diversa da quello di Bordeu: infatti, mentre Bordeu teorizzava una «repubblica» di organi dotati ciascuno di «vita propria», Barthez teorizza una «monarchia» di organi governati tutti da un unico «principio vitale», che dice di aver dedotto dall'esperienza, postulato per evidenza e non dimostrato perché indimostrabile. «Non importa che gli si attribuisca o gli si neghi l'esistenza propria», scrive Barthez, aggiungendo: «importa invece che sia concepito con idee diverse da quelle che si hanno a proposito del corpo e dell'anima»[44]. Un vitalismo, si direbbe, tra il corporeo e l'animistico, però più aperto a suggestioni spiritualistiche che a una «interpretazione della natura» al modo di Diderot.

A Parigi, capitale dell'*Europe savante*, nella circolazione delle idee illuministe correvano, oltre a quelle «enciclopediste» di Diderot e del suo sodale d'Alembert (1717-1783), quelle «democratiche» di Montesquieu (1689-1755), «fisiocratiche» di Turgot (1727-1781), «razionaliste» di Voltaire (1694-1778), «naturaliste» di Maupertuis (1698-1759) e di Buffon (1707-1788), «contrattua-

[43] Una grande statua di Barthez è sita a un lato dell'ingresso della Facoltà di medicina di Montpellier (accolta dal XVIII secolo nell'abbazia cittadina di Saint Benoît); all'altro lato, simmetricamente, è sita una grande statua di François La Peyronie (1678-1747), il quale – con Jean-Louis Petit (1674-1750), Joseph Lieutaud (1703-1780), François Chopart (1743-1795) e con l'oculista Jacques Daviel (1696-1762), operatore della cataratta per estrazione e non più per affondamento del cristallino – fu tra i maggiori chirurghi francesi del Settecento.

[44] Le parole di Barthez sono riportate da Dumesnil, *op. cit.*, p. 191. La traduzione è mia.

liste» di Rousseau (1712-1778), «egualitarie» di Mably (1709-1785), «sensiste» del fratello di questi Condillac (1714-1780), «materialiste» di Helvetius (1715-1771) e del barone d'Holbach (1723-1789), «progressiste» di Condorcet (1743-1794), «evoluzioniste» di Lamarck (1744-1829): tutti uomini che, tranne gli ultimi due, non vedevano l'alba rivoluzionaria, ma le cui idee costituivano «le origini intellettuali della rivoluzione francese»[45].

Le idee di tutti questi *philosophes* fecondavano anche il pensiero medico, prima, durante e dopo la Rivoluzione. Ma nel grande sociodramma di quest'ultima – nel prologo, nei vari atti e nell'epilogo – pensavano e agivano come *dramatis personae* anche figure di medici, protagonisti o comprimari, non meno significative o importanti, nei rispettivi ruoli.

Nella prima metà del Settecento il *médecin-philosophe* Julien Offroy de La Mettrie (1709-1751), formatosi a Leida e a Parigi, era il traduttore in francese di numerosi scritti di Boerhaave e l'autore di una *Histoire naturelle de l'âme*, pubblicata nel 1745, dove l'anima, che Stahl e Whytt con i loro seguaci avevano identificato o confuso con la vita stessa, veniva ridimensionata o ridotta, in base ai criteri della fisiologia boerhaaviana e della psicologia empirista, ad attività psicofisiologica. Due anni dopo, nel 1747, La Mettrie descriveva ogni attività de *L'homme machine* nell'opera omonima, dedicata a Haller, vero manifesto del bio-meccanicismo.

Di quest'«uomo macchina» l'anima, secondo La Mettrie, «non è che un termine vano»; l'uomo è fatto di parti solide, di umori fluidi, di spiriti aerei, congegnati in una *organisation méchanique* simile a quella di un orologio, che funziona bene se caricato e ricaricato a dovere e che funziona male se gli ingranaggi si guastano. Gli stati mentali e razionali dell'uomo, già ritenuti patrimonio dell'anima, non sono altro che effetti o epifenomeni di condizioni organo-meccaniche, fisico-somatiche, psico-fisiche, e in quanto tali dipendenti dai cibi, dalle droghe, dalle malattie, dall'età. Il medico è come l'orologiaio, che ripara i guasti perché conosce la macchina. La sua opera meccanica ha un alto valore morale e un alto significato razionale. Scrive La Mettrie: «Il medico è il solo

[45] Daniel Mornet, *Les origines intellectuelles de la Révolution française*, Colin, Paris 1954.

filosofo che benemerita della sua patria»; con la sua azione «fa rinascere la dolce speranza» negli altri; con il suo pensiero «riesce a liberare il proprio spirito dalle illusioni»[46].

Nella seconda metà del Settecento il *médecin-savant* Félix Vicq d'Azyr (1748-1794), anatomo-fisiologo insigne[47], era la persona più in vista della Société Royale de Médecine, sodalizio di medici progressisti in netto contrasto con gli esponenti della Facoltà di medicina. Della società dissidente facevano parte, tra gli altri, Michel-August Thouret (1748-1810), Antoine-François Fourcroy (1755-1809) e Antoine-Laurent de Jussieu (1748-1836), medici tutti fautori di una medicina non solo scientificamente avanzata, ma anche politicamente riformata.

Il nome di Vicq d'Azyr s'intreccia con quello di un altro medico diversamene famoso, Joseph-Ignace Guillotin (1738-1814), l'inventore della macchina «umanitaria» – la *guillotine*, detta anche *louisette* perché messa a punto dal chirurgo Antoine Louis (1723-1792) – che livellava i condannati a morte poveri e ricchi evitando loro le sofferenze inferte ai «decollati per giustizia» dai vecchi metodi di pena capitale[48]. Vicq d'Azyr e Guillotin si trovavano infatti alleati nel promuovere l'attività del Comité de salubrité insediato il 4 ottobre 1790 dall'Assemblea costituente (succeduta agli Stati generali e nella quale i medici erano 16) con il compito di mettere a fuoco le tante *doléances* della sanità, occupandosi attivamente dell'insegnamento e della pratica dell'arte di guarire, degli stabilimenti sanitari di città e campagna, di tutto quanto poteva interessare la salute pubblica.

Il Comitato, presieduto da Guillotin[49], presentava un piano,

[46] Julien Offroy de La Mettrie, *Opere filosofiche*, a cura di Sergio Moravia, Laterza, Roma-Bari 1974, pp. 173 e 215.

[47] A Vicq d'Azyr si deve un *Traité d'anatomie et de physiologie*, pubblicato nel 1786, dov'è elaborata una fisiologia sistematica e comparata in cui le varie funzioni organiche sono correlate ai diversi gradi di *organisation* della materia vivente.

[48] Fino allora la decapitazione era riservata ai nobili colpevoli di crimini politici, mentre ai criminali comuni era riservata l'infamante impiccagione. Louis, «segretario perpetuo» dell'Accademia reale di chirurgia, fu incaricato di sperimentare, come medico legale, gli eventuali vantaggi della ghigliottina nei confronti della vecchia mannaia. La sperimentazione fu eseguita il 17 aprile 1792, nel cortile dell'Ospedale di Bicêtre, su cinque cadaveri.

[49] Il Comité de salubrité era formato da Guillotin (presidente), Gallot (segretario), Vicq d'Azyr (consigliere). Ne facevano parte Bourry, preside della

condiviso dalla Société Royale de Médecine di cui Vicq d'Azyr era «segretario perpetuo», che aveva per punti qualificanti l'unificazione di medicina e chirurgia, la riduzione del numero delle facoltà universitarie, l'organizzazione territoriale dei servizi d'igiene e protezione sanitaria, la riforma ospedaliera. Il problema degli ospedali era molto sentito, dato lo stato miserando di molti di essi e date le condizioni perennemente a rischio delle plebi cittadine. Nel 1788 la pubblicazione dei *Mémoires sur les hôpitaux de Paris*, dovuti alla penna di Jacques Tenon (1724-1816), membro del Collegio di chirurgia (e poi dello stesso Comitato di sanità) aveva innescato un acceso dibattito[50].

A Tenon, membro di una Commissione d'inchiesta presieduta dall'astronomo Bailly (1736-1793) e di cui facevano parte personaggi del calibro del chimico Lavoisier, del naturalista Daubenton (1716-1799), del fisico Coulomb (1736-1806), del matematico Laplace (1749-1827), era stato dapprima con vari pretesti impedito di visitare l'Hôtel-Dieu, il più fatiscente degli ospedali parigini, devastato da un incendio nel 1772 e di cui si sollecitava da più parti lo smantellamento o il trasferimento dalla sede centrale, all'ombra di Notre-Dame, a una sede decentrata, in località più salubre anche se meno prossima alla salvifica cattedrale[51]. Successivamente la Commissione aveva avuto libero accesso rilevando anzitutto che «la disposizione generale dell'Hôtel-Dieu, forzata dal vizio di ubicazione, era di stabilire molti letti nelle sale e di ricoverarvi quattro, cinque o sei malati in uno stesso letto». Infatti i 486 letti singoli e i 733 letti

Facoltà di medicina, Bailly, Tenon e Lavoisier, dell'Accademia delle scienze, Louis e Baudelocque, dell'Accademia reale di chirurgia, nonché altri membri autorevoli.

[50] I principali ospedali parigini dell'epoca erano: l'Hôtel-Dieu, fondato nell'anno 829; la Charité, fondata nel 1607; l'Hôpital Necker, fondato dalla moglie del banchiere ginevrino Jacques Necker (1732-1804) che fu ministro di Luigi XVI; il Saint-Louis, costruito nel 1607 come lazzaretto per appestati; l'Hôpital du Midi, adibito dal 1784 alla cura dei malati venerei; la Maternité, installata nel 1795 nell'antico convento di Port-Royal; la Salpetrière, aperta nel 1656 come «ospedale generale» ma di fatto destinata al ricovero di mendicanti e miserabili e, dal 1795, degli incurabili e delle femmine folli; il Bicêtre, equivalente della Salpetrière per i maschi; il Val de Grâce, ospedale militare installato nel 1793 in un antico convento fondato nel 1645 dalla regina Anna d'Austria.

[51] Gli edifici dell'Hôtel-Dieu davano sulla Senna e sulla rue du Marché-Palu e si estendevano dal Petit Pont al ponte detto di Saint Charles.

doppi davano ricetto a un numero di malati che in casi di epidemia sfioravano i cinquemila. Le 24 corsie ospedaliere non erano dotate di servizi igienici adeguati, talché i sacconi di giacenza erano spesso intrisi dei secreti ed escreti dei pazienti; una precaria ventilazione contribuiva a rendere le sale maleodoranti, nauseabonde. In esse non esisteva alcuna separatezza: ad esempio, nella corsia delle gravide e delle puerpere giacevano anche le partorienti in travaglio, spesso accanto a malate di tubercolosi o di sifilide. «I commissari hanno visto i morti mescolati con i vivi», scrive Tenon, che aggiunge: «La sala di operazioni dove si trapana, si taglia, si amputano gli arti, contiene insieme a coloro che subiscono gli interventi coloro che devono essere amputati e coloro che lo sono di già». In definitiva, «mille cause particolari ed estemporanee si aggiungono alle cause generali e permanenti» nell'indurre a concludere che «l'Hôtel-Dieu è il più insalubre e inospitale di tutti gli ospedali»[52].

I lavori della Commissione, tra i cui membri Laplace era particolarmente attento alle comparazioni statistiche e al calcolo delle probabilità, avevano fornito inoltre il rilievo che la mortalità dell'Hôtel-Dieu era di 1:4 ricoverati, contro 1:8 della Charité, nella stessa Parigi, e contro 1:11 del romano Ospedale di Santo Spirito e 1:25 del clinicizzato Ospedale di Edimburgo[53]. La conclusione era ovvia: l'Hôtel-Dieu «produce lo stesso effetto di una sorta di peste permanente»; esso «è una causa di spopolamento che bisogna distruggere». Da qui, negli anni rivoluzionari più ruggenti, sarebbe nata la richiesta di «abolire gli ospedali», intendendosi con ciò abolire le manifestazioni più appariscenti di una povertà che era anch'essa da abolire nel nome di una più equa giustizia sociale e di una sanità riformata all'insegna, nei modi di curare, di maggiori *égalité* e *fraternité*.

Proprio la «questione ospedaliera», nel fatidico anno «ottantanove» segnava l'esordio pubblicistico del *médecin-idéologue* Pierre-Jean-Georges Cabanis (1757-1808), autore di personali

[52] Le frasi dei *Mémoires* di Tenon sono riportate da Erwin H. Ackerknecht, *La médecine hospitalière à Paris*, Payot, Paris 1986, pp. 30-31 *passim*. La traduzione è mia.

[53] Vedi, per maggiori dettagli, Charles G. Gillespie, *Scienza e potere in Francia alla fine dell'ancien régime*, trad. it. di Davide Panzieri, Il Mulino, Bologna 1983, p. 305.

Observations sur les hôpitaux. Il suo punto di vista era diverso, anche se le sue conclusioni erano simili. Scrive: «Le malattie sono infinitamente più varie di quanto si creda». E aggiunge: «La maniera di trattarle non è altrettanto varia [...]. Orbene, come mai si potrebbe, in ospedali di milleduecento malati, avere per ciascuno di questi quelle delicate attenzioni che, da sole, fanno quasi tutto il successo dei trattamenti?». Da qui la necessità di ridimensionare i «grandi monumenti di cieca beneficienza» che sono essi stessi la causa dell'«impossibilità di esercitarvi in modo adeguato la medicina»: ecco il «motivo più urgente per accelerare la loro riforma» superando ogni remora finanziaria e «riducendo gli ospedali a [una capienza di] cento o centocinquanta letti al massimo». Ma, tiene a precisare Cabanis: «la cosa più importante è che ogni malattia sia descritta con la massima esattezza» tramite i *journaux*, cioè i diari, le tabelle, le cartelle. «In Italia», conclude, «qualche università esige, prima di rilasciare la patente di dottore, che i giovani candidati abbiano seguito per due o tre anni un medico di valore in tutte le sue visite. Le università di Edimburgo e di Vienna raggiungono, a tale riguardo, il [buon] livello delle [antiche] scuole di Cos e di Cnido. C'è, nell'una e nell'altra, un professore di medicina clinica. È nella stessa sede dell'ospedale che si tengono le lezioni»[54].

Il piano prodotto dal Comitato di sanità pilotato da Vicq d'Azyr e da Guillotin includeva appunto la priorità dell'insegnamento clinico negli ospedali, cioè la clinicizzazione di questi ultimi, causa più che conseguenza di una loro incisiva riforma. Approvato dall'Assemblea costituente nel novembre 1790, il piano vedeva però via via diluita la propria carica riformatrice, che di fatto si vanificava con la deliberata soppressione di tutti i Comitati, nell'aprile 1791.

Mentre le vicende rivoluzionarie e belliche, con il loro corteo di indigenze e di malattie, coinvolgevano sempre più la Francia, per i Francesi si acuiva sempre più il fabbisogno di nuovi medici, nuovi chirurghi, nuovi ospedali. A Parigi la Facoltà di medicina non rilasciava un dottorato dal 1786; quasi altrettanto inopero-

[54] Pierre-Jean-Georges Cabanis, *Observations sur les hôpitaux*, in *Oeuvres philosophiques de Cabanis*, Ière partie, Presses Universitaires de France, Paris 1956, pp. 9, 15, 23, 27. La traduzione è mia.

sa era la Scuola di chirurgia. L'Assemblea legislativa (nella quale i medici erano 26), subentrata alla Costituente, deliberava il 18 agosto 1792 la soppressione delle vecchie *Facultés de médecine*, improduttive e inadatte ai nuovi scopi. Non diversamente un'altra, ben più importante istituzione d'*ancien régime*, la monarchia assoluta, anch'essa inadeguata ai fini della nuova società nascente dalla rivoluzione, veniva soppressa. La soppressione concerneva la stessa persona fisica del monarca, cui veniva applicata il 21 gennaio 1793 la macchina del dottor Guillotin. Un medico-politico quanto questi, anzi più politico che medico, Jean-Paul Marat (1747-1793), trovava nello stesso anno – il repubblicano anno I – morte violenta per mano vendicativa[55]. Era il tempo del Terrore rivoluzionario; ma era anche il tempo in cui il medico Philippe Pinel (1755-1826), un laureato di Montpellier divenuto direttore del parigino Ospedale di Bicêtre, rivoluzionava il terrificante trattamento con catene degli alienati mentali dando a costoro la *liberté* almeno dai mezzi di contenzione e coercizione[56].

Era la Convenzione (nella quale i medici erano 39), subentrata all'Assemblea legislativa, a legiferare il 4 dicembre 1794 la creazione delle nuove *Écoles de santé*. Prescindendo dal nome *médecine* la Convenzione parigina intendeva fare riferimento a un'area teorico-pratica dove il nome *santé* indicava un bisogno primario dell'uomo elevato a diritto primario del cittadino. A Parigi, nei locali della Facoltà di medicina e della Scuola di chirurgia, si installava la nuova Scuola di sanità. La sua metodologia didattica si basava su di un tripode disciplinare totalmente diverso dalle discipline di base dell'insegnamento precedente. Non più lettura o rilettura di Ippocrate, o cattedra dei polsi e delle urine, o ripetizioni di chirurgia ferramentaria o medicamentaria. Le tre discipline radicalmente innovatrici erano la nuova clinica ospedaliera, la chimica applicata, la polizia medica.

[55] Su Marat, medico e padre trinitario (con Danton e Robespierre) della Rivoluzione francese, vedi Roberto Satolli, Giuseppe Gaudenzi, *Jean-Paul Marat, scienziato e rivoluzionario*, Mursia, Milano 1989.

[56] Pinel, nominato medico di Bicêtre nel 1793, passò alla Salpetrière nel 1795. Sue opere di grande importanza sono: la *Nosographie philosophique* (1798), il *Traité médico-philosophique sur l'aliénation mentale* (1801) e la *Médecine clinique* (1802).

La prima, insegnata e appresa negli ospedali in fase di trasformazione, si fondava sulla comparazione tra i sintomi o segni di malattia rilevati clinicamente e le lesioni morbose osservate all'autopsia. La chimica applicata si apriva alla correlazione tra processi morbosi e farmaci, aiutando a stabilire i primi principi di una terapia razionale (che diventerà col tempo *chemioterapia*) fondata su basi fisiopatologiche e auspicabilmente più efficace di quella empirica ed eclettica praticata fino allora. La polizia medica, mutuata da Tissot e da Frank, nonché dalla medicina per i lavoratori di Ramazzini, perseguiva lo scopo di tutelare la salute dei cittadini in tutte le fasi della loro vita biologica e sociale.

Fourcroy, pupillo di Vicq d'Azyr, traduttore in francese di Ramazzini e membro della Convenzione, sottoponeva a quest'ultima un *rapport* dov'era detto, tra l'altro:

> Nella Scuola Centrale di Sanità [...] la pratica, la manualità saranno unite ai precetti teorici. Gli allievi saranno esercitati alle esperienze cliniche, alle dissezioni anatomiche, alle operazioni chirurgiche, agli apparecchi. Leggere poco, vedere molto e molto fare, tale sarà la base del nuovo insegnamento che i Comitati vi propongono di decretare. Ciò che è mancato fin qui alle Scuole di Medicina, la pratica stessa dell'arte, l'osservazione al letto del malato, diventerà una delle parti principali di questo insegnamento. Tre Ospedali, quello dell'Umanità [Hôtel-Dieu] per le malattie esterne, quello dell'Unità [Charité] per le malattie interne e quello della Scuola stessa per i casi rari e complicati prepareranno i medici-chirurghi. La medicina e la chirurgia sono due rami della stessa scienza; studiarli separatamente, è lasciare la teoria al delirio dell'immaginazione e la pratica alla routine sempre cieca; riunirli e intrecciarli, è rischiararli a vicenda e favorire il loro progresso[57].

Sette giorni dopo il «rapporto» di Fourcroy veniva deliberata la creazione di Scuole di sanità, oltreché a Parigi, a Strasburgo e a Montpellier. I licenziati da queste Scuole erano gli immediati precursori del medico-chirurgo ottocentesco, formato congiuntamente in aula e in corsìa, tramite lezioni e pratico tirocinio. Erano figure nuove non solo professionalmente, ma anche socialmente.

[57] I passi del *Rapport* di Fourcroy sono riportati da Ackerknecht, *op. cit.*, pp. 47-48 *passim*. La traduzione è mia.

La saldatura in campo medico-chirurgico della multi-secolare divisione tra lavoro intellettuale e lavoro manuale si realizzava in parallelo al repentino incremento di mobilità sociale creato dalla rivoluzione. La possibilità di sbocco in una professione che non era più, come la professione medica d'antico regime, riserva privilegiata di chi deteneva posizioni di rendita, di *otium*, di cultura d'*élite*, faceva sì che non pochi giovani provenienti dalla più minuta borghesia cittadina e rurale, e perfino dal popolo, orientassero le proprie scelte verso gli studi di medicina e chirurgia e verso i quadri della sanità pubblica.

Grande era la fiducia nell'efficienza delle nuove Scuole e nell'efficacia dei nuovi metodi. Per fornire di quadri sanitari adeguati la società in trasformazione, per provvedere di addetti sufficientemente preparati una sanità egualitaria, una gran parte dei professori era composta da facce nuove, da teste pensanti in modo nuovo, da uomini che, precorrendo i tempi, appartenevano già al XIX secolo.

A Parigi, Pierre Desault (1738-1795) insegnava la «clinica esterna» all'Hôtel-Dieu[58]. Jean-Nicolas Corvisart (1755-1821) insegnava la «clinica interna» alla Charité; in particolare esercitava se stesso e i propri allievi nell'applicazione alla clinica dell'*inventum novum* di Leopold Auenbrugger (1722-1809), un allievo di van Swieten che a Vienna nel 1761 aveva messo a punto il metodo della percussione, terzo momento, dopo le ippocratiche ispezione e succussione, della semeiotica per riconoscere le malattie di petto («pneumonìe» o polmoniti, «peripneumonìe» o pleuriti)[59].

[58] Desault, chirurgo dell'Hôtel-Dieu e caposcuola di chirurgia, morì poco dopo la nomina (il 1° giugno 1795). Sulla sua fine improvvisa fu costruito un «giallo», accreditato dalla stessa vedova, secondo il quale Desault sarebbe morto avvelenato per non aver denunciato la presunta falsa identità di Louis Charles, l'*enfant Capet*, figlio di Luigi XVI, da lui ripetutamente visitato in carcere perché gravemente malato (e poi morto l'8 giugno 1795).

[59] Corvisart, clinico alla Charité e caposcuola di medicina, fu sottratto all'insegnamento allorché, nel 1804, divenne medico della corte imperiale e curante personale di Napoleone. Dopo la caduta di questi, si ritirò a vita privata. Suo è il trattato sulle *Maladies du coeur*, pubblicato nel 1806, caposaldo della nascente cardiologia; e sua è la pubblicazione, nel 1808, della *Nouvelle méthode pour reconnaître les maladies internes de la poitrine par la percussion de cette cavité*. Con tale pubblicazione veniva data ulteriore divulgazione e consacrazione definitiva all'opera *Inventum novum ex percussione thoracis* di Auenbrugger:

Jean-Louis Baudelocque (1746-1810) insegnava l'«arte dei parti»; Fourcroy la «chimica medica»; Thouret, direttore della Scuola, «medicina ippocratica», unica e sola concessione, meramente nominale, a un passato in estinzione.

Certificava questa estinzione Cabanis. Negli anni più cruciali e cruenti della temperie rivoluzionaria, egli aveva redatto un «giornale della malattia e della morte di Mirabeau», l'uomo di Stato – Gabriel-Honoré de Riqueti, conte di Mirabeau (1749-1791) – che aveva tentato l'impossibile mediazione tra monarchia e rivoluzione; e aveva scritto una «nota concernente il supplizio della ghigliottina», pubblicata nel 1795. Nel 1797, in pieno epilogo rivoluzionario, scriveva il saggio *Du degré de certitude de la médecine*, un'opera rappresentante il meglio della riflessione epistemologica e antropologica maturata dagli eventi medico-scientifici e umano-sociali del XVIII secolo.

Sul finire di un secolo che aveva visto la medicina procedere di sistema in sistema nel tentativo di inquadrare nei «lumi della ragione» una condizione umana in crisi di sviluppo, il quarantenne Cabanis esaminava i titoli di validità che la medicina poteva accampare nel proporsi come sapere-agire adeguato a far fronte a importanti aspetti esistenziali e sociali di tale sviluppo critico. Egli ravvisava l'alto «grado di certezza della medicina» nei seguenti requisiti: rispondenza ai bisogni, efficacia pratica, valenza etica. A questa filosofia della prassi medica Cabanis associava una teoria della medicina che, pur non negando il radicamento di questa nelle scienze di base (matematica, fisica, chimica), ne fissava la razionalità o ragion d'essere anche nel colpo d'occhio, nell'intuito clinico, nel rapporto interumano.

La medicina, per Cabanis, non è solo una scienza esatta applicata all'arte: non è solo, oggi diremmo, una *tecnologia*. Essa è anche una scienza dell'uomo: è anche, oggi diremmo, una *antropologia*[60]. I suoi metodi consistono sì nei mezzi logico-sensoriali che sono propri di una corretta *idéologie*: l'*observation*, intesa come

questi, figlio di un mercante di vini, aveva imparato a servirsi della percussione nella cantina paterna onde accertarsi del livello del vino nelle botti.

[60] Sull'antropologia *idéologique* vedi Sergio Moravia, *Aspetti della «science de l'homme» nel pensiero degli Idéologues*, in «Rivista critica di storia della filosofia», a. XXI, 1966, pp. 398-425. Vedi anche Id., *Il tramonto dell'illuminismo*.

«osservazione» del visibile (non come speculazione dell'invisibile) e l'*analyse*, intesa come «analisi» dei fatti complessi per risalire ai fatti semplici (non come vana ricerca delle essenze e delle cause, ma come proficua spiegazione delle proprietà e dei fenomeni)[61]. Però i metodi della medicina sono anche, e soprattutto, quelli intuitivo-pragmatici del felice istinto, della simpatia col malato, della consapevolezza natural-esistenziale con cui Cabanis apre il suo saggio: «La morte è il termine inevitabile della vita. [...] Soffrire e morire rientra nell'ordine della natura»[62].

Con questa fondazione metodologica, epistemologica, antropologica, si veniva a fissare, per l'incipiente XIX secolo, il moderno «ruolo della medicina nella costituzione delle scienze umane»[63].

2. *Il secolo della medicina e della sanità*

«Il nostro secolo», scriveva a metà Ottocento un intellettuale italiano ottuagenario in vena di *confessioni*, «è uscito nel mondo in una maniera molto bizzarra: volle farla tenere ai fratelli che lo avevano preceduto e mostrare che per chi cerca novità ad ogni costo la messe non manca mai. Infatti egli capovolse tutti i *sistemi*, tutti i ragionamenti che affaticavano i cervelli di cinquant'anni prima». In esso «abbondarono poi gli *empirici*»[64].

Nel mezzo del cammino del XIX secolo, al giro di boa tra l'età del Romanticismo e l'età del Positivismo, le coordinate filosofiche del sapere scientifico, ivi compreso quello medico, apparivano chiare: una neosistematica sostitutiva del settecentesco *esprit de système*

Filosofia e politica nella società francese (1770-1810), Laterza, Bari 1968 e Id., *Le scienze dell'uomo nel Settecento*, Laterza, Bari 1970.

[61] Sul gruppo degli *idéologues* vedi Sergio Moravia, *Gli idéologues. Scienza e filosofia in Francia (1780-1810)*, La Nuova Italia, Firenze 1974.

[62] Pierre-Jean-Georges Cabanis, *La certezza della medicina*, a cura di Sergio Moravia, Laterza, Roma-Bari 1974, p. 9.

[63] Michel Foucault, *Nascita della clinica. Il ruolo della medicina nella costituzione delle scienze umane*, trad. it. di Alessandro Fontana, Einaudi, Torino 1969.

[64] Ippolito Nievo, *Le confessioni di un italiano*, Einaudi, Torino 1956[2], p. 651 (i corsivi sono miei). Le «confessioni» furono scritte da Nievo nel 1858 e pubblicate postume nel 1867 con il titolo *Le confessioni di un ottuagenario*.

e un diffuso empirismo o sperimentalismo a fare da contrappeso. Nella prima metà del secolo il Romanticismo si esprimeva non solo nel senso, comunemente accettato, di un'ideologia culturale o di un'atmosfera letteraria; si esprimeva anche nel senso, più vasto e profondo, di una vera e propria concezione del mondo, ispiratrice del pensare e agire dell'uomo e perciò anche delle sue visioni della natura, delle sue teorie della vita, delle sue percezioni della malattia, delle sue pratiche per tutelare o riacquistare la salute. Non diversamente, nella seconda metà del secolo il Positivismo si esprimeva non solo nel senso, anche questo comunemente accettato, di una reazione al Romanticismo del semisecolo precedente; si esprimeva anche nel senso, più proprio e complesso, di una ideologia autonoma, consistente nella generalizzazione di un insieme concatenato di ipotesi, di prove, di esperienze, di leggi, direttamente assunte dalla fisica, dalla chimica, dalla biologia, dalla fisiologia. La medicina, che nella «romantica» filosofia della natura del primo Ottocento occupava un ruolo di privilegio, nell'ottica «positiva» dell'Ottocento maturo manteneva e rafforzava questo ruolo privilegiato. Con radici nelle scienze naturali e nelle scienze dell'uomo, la medicina era, o appariva, il frutto più maturo dell'albero del sapere scientifico.

«Romantico» o «positivo», il secolo XIX è dunque, o tale appare, come il *secolo della medicina*. La biologia, così battezzata da Gottfried Reinhold Treviranus (1776-1837) nel 1802, spiccava fuori dal tronco della *Naturphilosophie*, la «filosofia della natura» del primo Ottocento che aveva nel filosofo Friedrich Schelling (1775-1854) e nel naturalista Lorenz Oken (1779-1851) i suoi maggiori esponenti[65]. La fisiologia dal canto suo, dapprima senza «una netta distinzione tra dati sperimentali e ipotesi speculative»[66], poi sempre più legata alla «chimica della vita» (biochimica) con

[65] Il «primo abbozzo» di una *Naturphilosophie* (1799) è di Schelling: in esso è delineata una concezione secondo cui la natura non è un mondo meccanicisticamente modellato, ma un universo intimamente animato e in continua trasformazione dinamico-storica. Di Oken è il «trattato» di una *Naturphilosophie* (1809) dove, tra l'altro, il concetto di «plasma» fa la sua comparsa in biologia. Quanto al nome di quest'ultima, esso compare nel titolo dell'opera di Treviranus come sinonimo di «filosofia della natura vivente» (*Biologie oder Philosophie der lebenden Natur*, 1802-1822).

[66] Yehuda Elkana, *La scoperta della conservazione dell'energia*, trad. it. di Libero Sosio, Feltrinelli, Milano 1977, p. 141.

Justus Liebig (1803-1873) e costruita su basi chimico-fisiche con gli allievi di Johannes Müller (1801-1858), conosceva il travaglio epistemologico e metodologico che la portava a partorire, nel 1865, la *médecine expérimentale* di Claude Bernard (1813-1878)[67]. La medicina clinica infine, che agli inizi del secolo conosceva la propria *naissance*[68], nel prosieguo dello svolgimento secolare conosceva uno sviluppo via via sempre maggiore, fino agli approdi cospicui di fine Ottocento.

La *medicina romantica,* con radici nella «filosofia della natura», teorizzava l'unità-totalità della natura stessa e il suo procedere per opposti (dalla coppia fisica luce-peso alla coppia antropologica spiritualità-corporeità) in una tensione polare dinamica: entro questa visione la vita era partecipazione alla totalità, la vita umana polarità perfetta, la malattia squilibrio dinamico tra forze polari. C'erano medici che concepivano la vita umana come oscillazione tra polo positivo e polo negativo, armonica o disarmonica a seconda che fosse sana o malata. Se la salute era l'armonia con il tutto, la malattia era la dissoluzione di questo legame armonico e il ripiegarsi dell'organismo su se stesso, in una sorta di egoismo del corpo e dello spirito. Siffatta concezione della malattia come egoismo spezzante l'unità del tutto faceva dello stesso organismo un'unità spezzata, sdoppiata. La malattia diventava così un'alterità ontologica, un *ens morbi*: «un vero e proprio *parassita*», talora addirittura «un piccolo demonio ausiliario del grande demonio» o spirito *maligno*[69].

Tale sfondo concettuale spiega in parte come in Germania venisse formulata – da parte di un allievo di Müller, Jakob Henle

[67] Vedi le *Chemische Briefe* (1844) di Liebig, l'*Handbuch der Physiologie des Menschen* (1833-1840) di Müller e l'*Introduction à l'étude de la médecine expérimentale* (1865) di Claude Bernard.

[68] *Naissance de la clinique. Une archéologie du regard médical* (Presses Universitaires de France, Paris 1963) è il titolo del libro di Michel Foucault dove la rivoluzione epistemologica e metodologica della clinica è vista come il prodotto della nuova medicina instaurata nelle *Écoles de santé* e negli ospedali parigini tra Settecento e Ottocento.

[69] Vedi Wemer Leibbrand, *Medicina romantica*, trad. it. di Giovanna Federici Ajroldi, Laterza, Bari 1939, pp. 64, 96-98, 103-104. Più in generale, sulla medicina nell'età del Romanticismo vedi Giorgio Cosmacini, Il *medico*, nel volume collettaneo *L'uomo romantico*, a cura di François Furet, Laterza, Roma-Bari 1995, pp. 171-208.

(1809-1884), autore di uno studio *von den Miasmen und Kontagien* (1840) – una vera e propria teoria del nesso causale tra malattie contagiose e microrganismi parassiti: «Il materiale di contagio non solamente è organico, ma vivente, ed è provvisto di una vita sua propria, che è in relazione col corpo malato [come un] organismo parassitario»[70]. E spiega d'altra parte come nello stesso clima ideologico trovasse formulazione anche il concetto di malignità clinica, applicabile al campo delle malattie tumorali in crescente espansione.

In Germania, nel primo Ottocento, il clinico forse di maggior spicco era Adalbert Friedrich Marcus, medico personale del vescovo-principe di Bamberga, la città della Franconia dove nel 1789 era stato edificato l'ospedale più moderno di quei tempi in tutta Europa. Ma la medicina dell'età del Romanticismo era ben più articolata e diversificata, comprendendo anche le suggestioni del magnetismo-mesmerismo, le indicazioni dell'omeopatia e della frenologia, le elaborazioni del brownismo, le innovazioni dell'anatomismo clinico. Quest'ultimo anzi, maturato nell'illuminista e post-illuminista «Parigi degli ospedali», era palesemente avversato proprio dalla medicina cosiddetta «romantica», i cui adepti erano animati da spirito di crociata contro i medici «materialisti» e i loro metodi anatomo-clinici «iniqui»: il bisturi d'autopsia e il rivoluzionario stetoscopio (vedi oltre).

Il *magnetismo-mesmerismo* era nato con Franz Anton Mesmer (1734-1815), medico svevo teorizzante l'esistenza in natura di un fluido vitale potenziato dall'uso di ferri magnetizzati, emanato soprattutto dalle mani e dagli occhi di alcuni soggetti – veri «magneti umani» – e utilizzabile in terapia mediante l'applicazione delle mani e l'ipnosi. Osteggiato in patria ed emigrato a Parigi, Mesmer aveva qui pubblicato nel 1779 un *Mémoire sur la découverte du magnétisme animal* e riscosso inizialmente successo ottenendo consensi da Marat, ma riprovazione da parte di Guillotin e Vicq d'Azyr; per lui il «magnetismo animale» era, nell'uomo, il campo

[70] La teoria di Henle è debitrice della propria portata, oltreché alla romantica «filosofia della natura», ai dati sperimentali ottenuti dal lodigiano Agostino Bassi (1773-1856) in merito al «mal del calcino» dei bachi da seta, una epizoozia che produceva gravi danni alla sericoltura lombarda. Bassi dimostrò che la malattia era dovuta a un fungo microscopico, le cui spore erano coltivabili *in vitro*.

d'azione di una forza curativa trasmissibile dal curante al curato anche senza intermediazione di calamite.

«Ho ristabilito il corso delle mestruazioni e delle emorroidi per mezzo del magnetismo», scrive Mesmer e aggiunge: «ho guarito con lo stesso mezzo un'emottisi [...]. Ora sto cercando di guarire l'epilessia, la malinconia, la mania e la febbre intermittente»[71]. Tali pratiche terapeutiche erano state poi proscritte anche in Francia; ma in una congiuntura scientifica scossa dalla scoperta nel 1791 dell'elettricità animale (neuromuscolare) da parte del medico bolognese Luigi Galvani (1737-1798)[72] e dalla scoperta nel 1820 dell'elettromagnetismo da parte del farmacista e fisico danese Hans Christian Oersted (1777-1851), il mesmerismo riceveva un grande rilancio: tra il medico magnetizzatore e il paziente magnetizzato (manipolato, ipnotizzato) era vista intercorrere, nella seduta terapeutica, una «unione simpatica», un'«anima unitaria», addirittura una «relazione materno-filiale»[73].

L'*omeopatia* era nata con Samuel Hahnemann (1753-1843), medico sassone teorizzante a sua volta, nella patria germanica del paracelsismo, la validità perenne e assoluta della legge formulata da Paracelso nella sua *medicina nova*: «Nessuna malattia calda fu mai risanata con mezzi freddi, né mai alcuna malattia fredda fu risanata coi caldi. *Similia similibus curantur*»[74].

Hahnemann, autore dell'*Organo dell'arte razionale di guarire* completato nel 1810, era il fondatore di un metodo terapeutico che prescindeva da conoscenze parziali – come quelle anatomiche, fisiologiche, patologiche – per fare riferimento alla totalità del male, compiutamente espressa dalla sintomatologia e dalla soggettività

[71] Franz Anton Mesmer, *Le magnétisme animal*, Payot, Paris 1971, p. 52.

[72] Galvani, professore di anatomia e chirurgia nell'università di Bologna, è autore del «commentario», pubblicato nel 1791, *De viribus electricitatis in motu muscolari*. Si disse che «l'agitazione prodotta nel mondo scientifico dalla comparsa del commentario si può solamente paragonare a quella provata dal mondo politico per la rivoluzione francese» (la frase è riportata da Pietro Capparoni, *Profili biobibliografici di medici e naturalisti celebri italiani dal sec. XV al sec. XVIII*, Istituto nazionale medico-farmacologico Serono, vol. I, Roma 1928, p. 118).

[73] Vedi Leibbrand, *op. cit.*, p. 132.

[74] Paracelsus, *Opera medico-chemico-chirurgica*, tomo I, Genevae 1658, p. 168.

del paziente. Si trattava poi di scegliere i farmaci in base alle loro doti particolari e nelle loro giuste dosi: la cura dava buoni risultati solo se la scelta era «omeopatica», basata cioè sulla somiglianza degli effetti farmacologici con i sintomi morbosi, e solo se il farmaco era somministrato a dosi minime. «La dose del medicinale», scrive Hahnemann, «non è mai preparata tanto piccola da non poter essere più forte della malattia naturale», perché «la vera essenza [dei medicinali] è solo dinamico-spirituale, è vera forza, la quale, attraverso lo straordinario processo del rimpicciolimento mediante scuotimento e polverizzazione, può venir condotta fino ai limiti dell'infinito»[75]. Dalla dose infinitesima alla forza infinita, le teorie e le pratiche dell'«omeopatia» costituivano *un'altra medicina*, in aperta e duratura contestazione della medicina ufficiale; quanto più questa guardava (come vedremo) a questo o quell'organo malato, in un'ottica settoriale meccanica, tanto più «l'altra medicina» diceva di guardare all'organismo tutt'intero – fisico e psichico, materiale e spirituale –, in un'ottica globale dinamica.

La *frenologia* era nata con Franz Joseph Gall (1758-1828) e con il suo collaboratore Johann Caspar Spurzheim (1776-1832), due uomini – al dire di Carlo Cattaneo che ne scriveva nel 1839 – appartenenti alla categoria di quegli «avventurati che si chiamano geni» e che, anche «cercando le Indie dove le Indie non sono, incontrano il Nuovo Mondo»[76]. La loro dottrina mirava a risolvere il problema anatomo-clinico del rapporto cranio-cervello, stabilendo un nesso tra bozze craniche e circonvoluzioni cerebrali, e a risolvere il problema fisio-psicologico del rapporto cervello-mente, stabilendo un nesso tra sedi cerebrali e facoltà mentali.

L'opera di Gall e Spurzheim sulla «Anatomia e fisiologia del sistema nervoso in generale e del cervello in particolare, con osservazioni sulla possibilità di riconoscere molte disposizioni intellettuali e morali dell'uomo e degli animali attraverso la configurazione delle loro teste», pubblicata in 4 volumi a Parigi dal 1810 al 1820, si richiamava ai *Rapports du physique et du moral de l'homme* (Parigi 1802) di Cabanis e inaugurava una «disciplina

[75] Il passo, tratto dall'*Organon der rationellen Heilkunst*, è riportato da Leibbrand, *op. cit.*, pp. 153-154.

[76] Carlo Cattaneo, *Scritti scientifici e tecnici*, a cura di Carlo G. Lacaita, tomo I, Giunti e Barbera, Firenze 1969, p. 193.

dell'anima» le cui parti caduche, quali la moda di farsi «frenologare», cioè palpare il capo per farsi dire il carattere, non impedivano alle parti durevoli di fecondare il terreno delle nascenti psicologia, psicopatologia e psichiatria, nonché della neurologia delle localizzazioni cerebrali[77].

Il *brownismo* (di cui in parte s'è detto) era una dottrina che attecchiva particolarmente sul suolo italiano, dove il medico parmigiano Giovanni Rasori (1766-1837), professore a Pavia sullo scorcio del Settecento e poi protomedico a Milano capitale del napoleonico Regno d'Italia, dava di essa un'interpretazione dapprima integrale e poi riformata, elaborando la propria «teoria del controstimolo»[78].

Le malattie, che per Brown erano quasi tutte «asteniche», per Rasori erano viceversa quasi tutte «malattie di stimolo» (oggi diremmo *da stress*), che dovevano essere curate con il metodo «controstimolante». Era questo un metodo che, a cominciare dalle malattie infiammatorie come la «febbre petecchiale» (tifo esantematico) da Rasori curata con successo nelle truppe franco-cisalpine del generale Masséna assediate in Genova dagli eserciti austro-russi nel 1799-1800, sembrava dare di sé buona prova. Il principale «controstimolo» era il salasso, eseguito con metodo «scientifico» e pertanto riscattato dal suo ruolo secolare di rimedio «empirico». Esso vigeva sovrano negli ospedali milanesi, civile e militare, diretti da Rasori, ma anche nelle cliniche di Pavia, Padova, Parma, Bologna e Napoli; inoltre, paradossalmente, incontrava favore o non suscitava rigetto nel popolo, cui la sottrazione di sangue a scopo terapeutico appariva tutt'altra cosa dal «vampirismo sanguemaniaco» stigmatizzato dai detrattori del metodo. Nella mentalità comune il «controstimolo» delle cavate

[77] Vedi Giorgio Cosmacini, *Cattaneo, Gall e la frenologia*, nel volume collettaneo *Carlo Cattaneo e il Politecnico*, a cura di Arturo Colombo e Carlo Montaleone, Angeli, Milano 1993, pp. 267-274. Il vocabolo *phrèn*, che in greco significa «diaframma», «petto», «cuore», costituiva il guscio lessicale e semantico di una scienza della psiche che veniva detta «frenologia» prima che psicologia e di una cura delle malattie mentali che veniva detta «freniatria» prima che psichiatria.

[78] Vedi Giorgio Cosmacini, *Teorie e prassi mediche tra Rivoluzione e Restaurazione: dall'ideologia giacobina all'ideologia del primato*, in *Malattia e medicina*, a cura di Franco Della Peruta, *Annali* 7 della *Storia d'Italia*, Einaudi, Torino 1984, pp. 153-205.

di sangue appariva infatti in coerente simmetria con lo «stimolo» delle bevute di vino, conformemente al detto popolare che «ci vuole una brenta di vino per fare una tazza di sangue»; e pertanto veniva accettato senza resistenze, nonostante che la lancetta con cui si incideva la vena per il salasso fosse lo stesso strumento con cui si graffiava la pelle per la temuta vaccinazione.

La dottrina di Brown attecchiva anche in Francia, anche qui riformata. Il riformatore questa volta era François-Joseph-Victor Broussais (1772-1838), medico militare delle armate napoleoniche e dal 1820 primario direttore del parigino Ospedale Val-de-Grâce. La sua *médecine physiologique* contemplava la vita al pari del brownismo, cioè come prodotta dagli stimoli esterni. Questi potevano provocare «irritazioni» (congestioni morbose) che a loro volta potevano diventare «infiammazioni» (quasi tutte gastroenteriti), determinando esse stesse altri stimoli: alla fin fine la tisi, la sifilide, le polmoniti, il vaiolo altro non erano che infiammazioni di origine gastroenterica da curare con il metodo «debilitante», cioè con il digiuno e il sanguisugio, quest'ultimo preferibile al salasso perché più discreto, circoscritto e adattabile ai singoli casi[79].

L'*anatomismo clinico* aveva il suo fondatore in René Théophile Hyacinthe Laënnec (1781-1826), primario direttore del parigino Ospedale Necker, inventore dello *stetoscopio* – lo strumento con cui «guardare dentro il petto» (dal greco *skopèo*, «osservo», e *stèthos*, «petto») – e del metodo dell'*auscultation médiate*. Il trattato recante questo titolo, pubblicato a Parigi nel 1819, conteneva i risultati ottenibili grazie all'«ascoltazione» del torace «mediata» dal «cilindro cavo» o stetoscopio, un cilindro di legno svasato alle due estremità e percorso longitudinalmente da un pertugio creante un'«anima d'aria» attraverso cui i suoni vengono trasmessi risultandone amplificati. Laënnec lo aveva utilizzato al meglio, dal momento che il suo orecchio era anche un orecchio musicale da provetto suonatore di flauto. Egli aveva rilevato tutta la gamma

[79] Nell'arco di un quinquennio, dal 1823 al 1827, si centuplicò in Francia l'importazione di sanguisughe. Inoltre, poiché Broussais considerava il vino un eccitante dannoso e i Francesi bevevano meno, il consumo di vino diminuì di centomila ettolitri l'anno con conseguente crisi del mercato enologico. Su Broussais vedi Jean-François Braunstein, *Broussais et le matérialisme. Médecine et philosophie au XIX*^{e} *siècle*, Méridien Klincksieck, Paris 1986.

dei suoni e rumori polmonari e cardiaci e aveva composto una mappa semeiotica di grande valore diagnostico: in base a essa le malattie di organi «interni» come il cuore e i polmoni, in passato prevalentemente arguite o intuite (quando non addirittura immaginate), potevano essere «osservate» direttamente come se gli stessi organi fossero «esterni», grazie a un orecchio ben esercitato trasformato dallo stetoscopio in penetrante «occhio clinico»[80].

L'invenzione di Laënnec può essere vista come l'ennesima dimostrazione che i mutamenti della scienza seguono i passi delle trasformazioni tecniche e pratiche. Tuttavia per adottare l'«ascoltazione mediata» come nuovo metodo diagnostico, il medico aveva soprattutto bisogno di poter pensare la malattia in modo nuovo e diverso: non nei modi della vecchia fisiopatologia «umoralista» o «solidista», ma nel modo del maestro di Laënnec, François-Xavier Bichat (1771-1802), il quale, poco prima di morire trentenne stroncato dalla tisi, aveva fondato la fisiopatologia delle *membranes* o «tessuti», parti altrettanto ubiquitarie quanto gli umori o le fibre solide, però decifrabili mediante l'*Anatomie générale appliquée à la physiologie et à la médecine* (Parigi 1801), cioè nei termini localistici dell'anatomia patologica. Pensata in questo modo nuovo e diverso, la malattia diventava una lesione interna locale, una mortificazione locale interna alla vita, conformemente al principio, enunciato dallo stesso Bichat in apertura delle sue *Recherches physiologiques sur la vie et la mort* (Parigi 1800), che «la vita è l'insieme delle funzioni che resistono alla morte» e che quindi la malattia è la morte resa possibile nella vita. Si trattava di un principio tanto innovatore quanto euristico: la caverna scavata per «consunzione» nel tessuto polmonare era un processo bio-tanatologico di *necrobiosi*, cioè di «morte nella vita»; ed era il luogo morboso, la patologica sede locale, dove l'aria respirata determinava quel «soffio anforico» che, percepito dall'orecchio del medico tramite lo stetoscopio, consentiva al letto del malato la diagnosi di «tisi» (tisi significa consunzione) convalidata successivamente al tavolo d'autopsia[81].

[80] Su Laënnec vedi la monografia *Laënnec. 1781-1826*, in «Revue du Palais de la Découverte», numéro special 22, août 1981.

[81] Su Bichat è sempre valida la *Notice sur la vie et les travaux de Bichat* premessa dal *docteur* Cerise alla *nouvelle édition* delle *Recherches physiologiques*

Lo strumento di Laënnec è uno «strumento filosofico», in quanto si collega a una *rottura epistemologica*, a una mutata visione globale. Primo strumento diagnostico d'uso generale, esso veniva a trasformare la pratica della medicina, a cambiare la percezione della malattia da parte del medico, a inaugurare la tendenza ad ampliare la distanza tra questi e il malato inserendo fra i due un primo, rudimentale apparato tecnologico. Si dava inizio a un nuovo rapporto, a un nuovo percorso, sulle prime non facile. Molti medici consideravano lo stetoscopio un aggeggio ridicolo, compromettente la loro reputazione di professionisti del «colpo d'occhio»; essi pensavano che il tradizionale «intuito clinico», assicurante loro l'ammirazione dei pazienti, non aveva bisogno di strumenti e di manualità che consideravano disdicevoli. Inoltre l'«ascoltazione mediata» era un metodo di lungo e difficile apprendimento, tanto improduttivo per chi non sapeva farne uso, quanto frustrante per chi lo adottava senza averlo prima lungamente studiato[82]. Ma anche i malati infoltivano lo schieramento dei soggetti refrattari: chi accettava il nuovo metodo spesso lo faceva perché credeva che il «cilindro» applicato al proprio torace fosse il veicolo di un benefico influsso medico, fosse cioè uno strumento non diagnostico, ma terapeutico; chi invece sapeva che lo stetoscopio serviva alla diagnosi, non alla terapia, temeva che la precisione dello strumento potesse trasformare la speranza di guarigione nella disperazione di una malattia non guaribile[83].

sur la vie et la mort, Masson, Paris 1862, pp. I-XXII. Esaustivo è il saggio di Maurice Genty, *Xavier Bichat. 1771-1802*, in *Biographies médicales et scientifiques*, collection dirigée par Pierre Huard, Dacosta, Paris 1972, pp. 181-318. Quanto alla tisi, di cui morì Bichat, fu un altro allievo di questi, Gaspard-Laurent Bayle (1774-1816), autore delle *Recherches sur la phtisie pulmonaire* (Paris 1810), a definirla come una «lesione del polmone, la quale, lasciata a se stessa, produce una disorganizzazione progressiva di questo viscere, in seguito a cui sopravviene la sua ulcerazione e la morte». La morte resa possibile nella vita era per Bayle la *necrosi caseosa* che apre cavità nel polmone, a partire dai tubercoli «crudi» rammolliti per «cozione», secondo un processo morboso che vive di *vita propria*.

[82] A Roma Giuseppe De Mattheys (1777-1858), primario al S. Spirito e clinico alla Sapienza, affermava: «Quantunque il cilindro di Laënnec sembri cosa ridicola, io l'ho adoperato più volte da circa quattro anni nella mia scuola clinica senza alcuna utilità» (Louis Valentin, *Viaggio medico in Italia fatto nell'anno 1820*, trad. it. di Giovan Battista Fantonetti, Pomba, Torino 1823, p. 120).

[83] Molti malati erano inoltre allarmati da «un affare mai visto prima», o

Era l'«anatomismo clinico» la mossa vincente della medicina nella prima metà dell'Ottocento. Tutta l'Europa medica, dove prima, dove dopo, assimilava il metodo laënnechiano. Nell'area britannica Richard Bright (1789-1858), primario dal 1824 al Guy's Hospital di Londra, dichiarava nei suoi *Reports of Medical Cases* pubblicati nel 1827 di «collegare l'osservazione diligente e minuziosa all'atto dell'autopsia con i sintomi riscontrati durante la vita del malato»; e Thomas Addison (1793-1860), primario qualche anno dopo nello stesso ospedale londinese, dichiarava nella sua memoria *On the Pathology of Phtisis* pubblicata nel 1845 di essere un «grandissimo ammiratore» di Laënnec[84]. Nell'area germanica Johann Lukas Schönlein (1793-1864), nativo di Bamberga e clinico a Würzburg (poi a Berlino), cambiava radicalmente direzione all'indirizzo del proprio conterraneo Marcus, e Joseph Skoda (1805-1881), caposcuola di clinica a Vienna dal 1846 al 1871, forniva ai medici di due generazioni un manuale *Über Percussion und Auscultation*, pubblicato in prima edizione nel 1839, che diffondeva la metodologia e la tecnica di Auenbrugger-Corvisart e del «sommo» Laënnec. Nell'area italiana Maurizio Bufalini (1787-1875), clinico medico a Firenze, «faceva finissima anatomia del suo malato, osservando, palpando, giovandosi di tutti i mezzi chimici e fisici e dando grandissima importanza a quel sesto senso di cui ci ha arricchiti l'immortale Laënnec»[85].

visto come un'arma che il medico talora estraeva, a sorpresa, da sotto il cappello che portava in testa per affondare poi impietosamente nelle loro carni; molte donne rifiutavano un contatto fisico imbarazzante che comportava un troppo intimo accostamento del volto del medico al loro petto (Cosmacini, *Una dinastia di medici*, cit., p. 65).

[84] Vedi Douglas Guthrie, *Storia della medicina*, trad. it. di Lotte Dann Treves, Feltrinelli, Milano 1967, pp. 275-276. Bright fu il clinico che, mettendo in correlazione albuminuria e idropisia (edemi diffusi) con le lesioni anatomiche renali, diede inquadramento e autonomia nosologica (morbo di Bright) alle nefropatie. Addison fu il clinico che descrisse «uno stato morboso devastante», contrassegnato da «anemia, languore, astenia», da «consunzione del corpo» e da cute «come sporca e annerita dal fumo» (colorito bronzino), che all'autopsia risultava caratterizzato dall'atrofia o tisi delle ghiandole surrenali (morbo di Addison).

[85] La frase è del patologo Paolo Mantegazza (1831-1910), riportata nei *Ricordi di Maurizio Bufalini sulla vita e sulle opere proprie*, pubblicati dall'avv. Filippo Mariotti, Le Monnier, Firenze 1876², p. 137n.

Paradossalmente era la Francia l'area dove Laënnec – *nemo propheta in patria* – incontrava inizialmente maggiore opposizione, specie da parte del suo conterraneo Broussais – erano entrambi bretoni[86] –, il quale, sopravvissuto dodici anni al rivale, definiva il trattato di Laënnec «un sublime romanzo» e accusava l'autore di essersi interessato più alle autopsie che ai modi di evitarle[87]. Con ciò intendeva rimarcare il paradosso della medicina anatomo-clinica, tanto accurata e minuziosa nelle diagnosi, basate sulla correlazione tra segni clinici rilevati nel paziente e lesioni anatomiche osservate nel cadavere, quanto sommaria e scettica nelle terapie da attuarsi, considerate cose poco scientifiche e perciò di fatto trascurate. Skoda, nella Scuola viennese, insegnava addirittura che «quanto di meglio si può fare in medicina è il non fare nulla», instaurando il cosiddetto *nichilismo terapeutico*: il clinico, fatta la diagnosi, riteneva esaurito il proprio compito e si asteneva dal prescrivere rimedi, con astensionismo definito salutare data l'inutilità, inefficacia e pericolosità della maggior parte dei rimedi medesimi.

Tuttavia l'anatomismo clinico comprendeva anche una chirurgia sempre più ricca di ricadute terapeutiche. L'*interventismo terapeutico* dei chirurghi era arricchito dagli stessi eventi patologici che impoverivano l'Europa. Nel primo Ottocento, quando la vaccinazione antivaiolosa salvava più vite umane di quante ne sacrificava la bellicosità di Napoleone, le guerre di questi determinavano un grande numero di feriti e di invalidi; inoltre, con il loro corteo di carestie ed epidemie, provocavano un forte aumento di malati acuti e cronici. Mentre la medicina d'antico regime, tutto sommato elitaria, si ristrutturava come sanità in grado di rapportarsi a più ampi strati di popolazione, la chirurgia cresceva alla scuola di guerra. La guerra, madre di malattie, era anche scuola di chirurgia. Artefici del decollo erano sopra tutti i «chirurghi di Napoleone», i cui profili si disegnavano tra luci e ombre, in un chiaroscuro di giudizi di merito oscillanti tra denigrazione e apologia, tra chi biasimava la loro truculenza e tracotanza e chi apprezzava il loro parlar franco e

[86] Vedi Jules Roger, *Les médecins bretons*, Édition de l'Ancre de Marine, Saint-Malo 1987 (1ª ed. 1900), pp. 26-55 (Broussais) e 95-118 (Laënnec).

[87] Sul dissidio ideologico e scientifico tra Broussais e Laënnec vedi Erwin H. Ackerknecht, *Laënnec et Broussais*, in «Revue du Palais de la Découverte», cit., pp. 208-212.

il loro agire deciso. Il loro operare, impietoso sì, ma sempre rivolto all'interesse del ferito e del malato, faceva di essi la vera «provvidenza del soldato», capaci com'erano di amputazioni fulminee, che rendevano fugace il dolore e zittivano, se non le grida del paziente, almeno il «chiasso» del troppo sangue. Erano questi chirurghi militari, temuti come carnefici eppure invocati quali estrema risorsa contro la morte, i neoprofessionisti del bisturi che cercavano di penetrare i meccanismi del dolore e dell'emorragia onde governarli con le prime pratiche di anestesia ed emostasi, ed evitare così ai malati atroci sofferenze e la morte da shock[88].

A questa interventistica sul campo – il campo delle tante battaglie napoleoniche – si affiancavano, ai fini terapeutici, le sperimentazioni condotte nel campo delle correlazioni tra effetti fisiopatologici e farmaci. Già nel 1785 William Whitering (1741-1799), un allievo di Cullen come Brown, aveva dimostrato in un *account* «sulla digitale» che il vomito indotto da questa era un effetto non terapeutico, ma tossico, dovuto a sovradosaggio, e che quindi il farmaco non era affatto un vomitivo «controstimolo» come pretendevano i browniani, bensì un cardiocinetico a giuste dosi «attivo sul movimento del cuore» (e pertanto utile in casi di insufficienza cardiaca).

Altri studi e ricerche, spostandosi dal campo osservativo-descrittivo a quello sperimentale, portavano la terapia con i farmaci ad acquisire via via, a partire dai vecchi «preparati galenici»

[88] Il più famoso di questi chirurghi fu Dominique-Jean Larrey (1766-1842), capo dei servizi sanitari della Grande Armée, che in un sol giorno, alla battaglia della Moskowa, eseguì 200 amputazioni; nelle *ambulances volantes* da lui organizzate ebbero «pronto soccorso» migliaia di feriti. Condensò la sua vasta esperienza nei *Mémoires de chirurgie militaire* pubblicati nel 1812. Tra i «chirurghi di Napoleone» italiani il più rinomato fu Paolo Assalini (1759-1846), autore nel 1800 di personali *observations* «sulla malattia chiamata peste, il flusso dissenterico e l'oftalmia d'Egitto», tre malattie imperversanti fra le truppe francesi durante la campagna del generale Bonaparte contro i Mamelucchi (nella quale è famoso l'episodio del medico Nicolas-René Desgenettes che si autoinoculò la «materia» bubbonica per rassicurare i soldati circa la natura non pestosa dell'epidemia). Dal 1807 Assalini fu «chirurgo capo, pubblico professore di fisica e dimostratore di operazioni chirurgiche» nell'Ospedale militare di S. Ambrogio in Milano, città nel cui Ospedale civile – l'Ospedale Maggiore – la chirurgia ricevette cospicui apporti da parte di Giovanni Battista Palletta (1748-1832) e di Giovanni Battista Monteggia (1762-1815).

prescritti empiricamente, i nuovi «principi attivi» prescrivibili scientificamente in quanto isolati dalla scienza chimica e dotati di un'efficacia clinica sperimentalmente provata. Dall'oppio veniva ricavata la morfina (Sertürner, 1807), dalla china il chinino (Pellettier e Caventou, 1820), dalla noce vomica la stricnina, e la caffeina dal caffè (più tardi la teobromina dal cacao e la teofillina dal tè). Dette sostanze, chimicamente caratterizzate da un comportamento alcalino, erano dette «alcaloidi»; e a questi si affiancavano i «glucosidi», così detti perché scindendosi davano luogo come prodotto secondario al glucosio: tali erano la digitalina (Roger, 1834) e la salicilina (Leroux, 1839)[89]. Inoltre, mentre Liebig fondava la «chimica organica» studiando le funzioni del carbonio e dell'azoto, partendo da questi stessi elementi Friedrich Wöhler (1800-1882) sintetizzava nel 1831 l'urea, presente nell'urina: un composto organico, elaborato dall'organismo vivente, era ottenuto a partire da materiale inorganico. Dalla materia inerte poteva dunque esser creata, artificialmente, la vita? L'idea rivoluzionaria aveva scarsa risonanza perché l'urea non era tanto un prodotto di processi vitali, quanto un prodotto del loro degrado e in quanto tale eliminato dall'organismo. Tuttavia la scoperta di Wöhler dimostrava vera l'intuizione di Joseph-Louis Gay-Lussac (1778-1850), secondo cui tra sostanze inorganiche e organiche non esisteva una sostanziale differenza, e dimostrava fondata la tesi secondo cui la sintesi di composti organici, elaborati da organismi viventi, poteva avvenire senza l'intervento di alcuna metafisica «forza vitale».

La sperimentazione nelle sue varie forme – chimica, fisica, anatomica, fisiologica sugli animali da esperimento – otteneva risultati di grande rilievo anche in altri settori. In quello neurologico (nervi e nevrasse), poco dopo gli apporti tardosettecenteschi di Unzer, già nel 1784 il medico moravo Georg Prochaska (1740-1820) aveva pubblicato una dissertazione *Sulle funzioni del sistema nervoso* dove elaborava ulteriormente lo schema unzeriano dimostrando che la sensibilità nervosa e la motilità muscolare sono allacciate tra loro, prescindendo dalla coscienza e dalla volontà aventi sede nel cervello, nel *sensorium commune*, cioè nel midollo allungato

[89] Vedi Giorgio Cosmacini, Vittorio A. Sironi, *Cenni di storia della farmacologia*, in *Trattato di farmacologia e terapia. I. Farmacologia generale e molecolare*, a cura di Francesco Clementi e Guido Fumagalli, Utet, Torino 1995, p. 8.

e spinale. Nel 1822 il francese François Magendie (1783-1856) confermava sperimentalmente la scoperta fatta nel 1811 dallo scozzese Charles Bell (1774-1842), secondo cui le radici anteriori del midollo spinale sono motorie; dimostrava inoltre che le radici posteriori sono sensorie. Nel 1832 l'inglese Marshall Hall (1790-1857) pubblicava una memoria *Sulla funzione riflessa del midollo allungato e spinale* in cui dava dimostrazione che quest'ultimo «è l'arco mediano della funzione riflessa», riflettente nelle fibre efferenti motorie delle radici anteriori gli impulsi nervosi ricevuti tramite le fibre afferenti sensorie delle radici posteriori.

Nello stesso settore di studi il francese Jean-Pierre-Marie Flourens (1794-1867) applicava e perfezionava il metodo della vivisezione, affinando lo strumentario e inaugurando una tecnica elegante di controllo delle emorragie e di rispetto delle delicate strutture neuroanatomiche; le sue osservazioni minuziose e accurate lo conducevano alla scoperta delle funzioni del cervelletto. Dall'analisi microscopica di quest'ultimo, e più in generale sviluppando nuove tecniche di preparazione del tessuto nervoso e facendo uso di strumenti ottici perfezionati, il praghese Jan Evangelista Purkinje (1787-1869) perveniva a descrivere gli elementi, fondamentali del nevrasse, le cellule nervose[90].

L'identificazione delle *cellule* come unità biologiche elementari di tutti i tessuti dell'organismo avveniva per opera di due ricercatori tedeschi, il botanico Mathias Schleiden (1804-1881) e il fisiologo, allievo di Müller, Theodor Schwann (1810-1881). Le *mikroskopische Untersuchüngen* di quest'ultimo, pubblicate nel 1839, davano fondamento sperimentale alla «teoria cellulare»: gli organismi viventi sono fatti di cellule e queste si formano non per precipitazione granulare o cristallizzazione da un plasma indifferenziato, ma per divisione da cellule preesistenti (*omnis cellula e cellula*).

Medici-ricercatori mitteleuropei, francesi, britannici, si affiancavano dunque a medici-clinici britannici, francesi, mitteleuropei, nel far circolare le idee nella comunità medico-scientifica internazionale e nel far progredire le conoscenze sia attraverso l'osservazione-comparazione anatomo-clinica, sia attraverso la sperimentazione nei «gabinetti d'analisi». Questo nome, dato ai

[90] Vedi Cosmacini, *Breve storia delle neuroscienze*, cit., pp. 256-260.

primi laboratori sperimentali, è tipicamente ottocentesco, con riferimento specifico al metodo analitico, cioè all'indagine dell'organismo mediante scomposizione di questo nelle sue parti costituenti sottoposte ad esame.

Gli apporti italiani, meno significativi in campo clinico dove le divisioni e rivalità tra Scuole mediche (lombardo-veneta, emiliana, toscana, romana, napoletana) riflettevano le divisioni e contese tra Stati preunitari[91], erano più significativi nel campo della ricerca, in particolare di una ricerca d'avanguardia come quella sul cervello e sui nervi. Già nel 1782 il parmigiano Francesco Gennari (1752-1797) aveva svolto uno studio approfondito *Sulla peculiare struttura del cervello e su alcune delle sue malattie*; nel 1809 il torinese Luigi Rolando (1773-1831) pubblicava un saggio esaustivo *Sopra la vera struttura del cervello*, perfezionato nel 1829 con la memoria *Della struttura degli emisferi cerebrali*; e nel 1938 il forlivese Carlo Matteucci (1811-1868), professore di fisica a Pisa e uomo del Risorgimento, proseguendo nel solco tracciato dal suo conterraneo Galvani, sottoponeva a osservazione la «corrente propria» del muscolo della rana e ne scopriva nel 1842 la causa con l'esperimento della «scossa indotta»: era la creazione in laboratorio di un modello sperimentale di spiegazione della funzione delle fibre nervose[92].

Peraltro in Italia la circolazione delle idee scientifiche, resa difficoltosa dalle inimicizie tra i governi della penisola, ristagnava entro corti circuiti anche negli anni dei congressi degli scienziati

[91] A Milano Rasori era assertore di una «teoria della flogosi» avversata dall'antirasoriano Pietro Moscati (1739-1824), figlio di Bernardino; a Padova dominava l'«irritazionista» Francesco Luigi Fanzago (1764-1836); a Bologna e poi a Parma imperava Giacomo Tommasini (1769-1846), fondatore della «nuova dottrina medica italiana»; a Firenze troneggiava il già citato Bufalini, assertore di una «teoria del misto organico» e di una «patologia induttiva» analitica e sintetica; a Pisa era in auge lo «iatrofilosofo» Francesco Puccinotti (1794-1872), a Roma il già citato De Mattheys e a Napoli Vincenzo Lanza (1784-1860), assertore di una «nosologia positiva».

[92] Vedi Giuseppe Moruzzi, *Il contributo di Carlo Matteucci alla creazione del modello fisico del nervo*, in «Physis», vol. IX, 1969 (estratto) e Id., *L'opera elettrofisiologica di Carlo Matteucci*, in «Quaderni di storia della scienza e della medicina», vol. XII, 1973, pp. 1-53. Più in generale vedi Alessandro Dini, *Vita e organismo. Le origini della fisiologia sperimentale in Italia*, Olschki, Firenze 1991.

italiani, succedutisi dal 1839 al 1847 per nove anni consecutivi; per questo si è detto che tali congressi tengono «un posto più spiccato nella storia della Rivoluzione italiana di quello che occupano negli annali delle scienze naturali»[93]. Basti un esempio: Filippo Pacini (1812-1883), l'anatomico che nel 1854 osservava per primo il vibrione del colera, «dimostrava nell'autunno del 1839 agli intervenuti al primo congresso scientifico italiano, i corpuscoli di senso da lui scoperti [le terminazioni nervose tattili poi dette 'del Pacini'], ma la noncuranza del nuovo indirizzo degli studi anatomici valse a non far ritenere quei corpuscoli nuovi organi»[94].

Il «nuovo indirizzo degli studi anatomici» era l'*istologia*, la nuova «scienza dei tessuti» propiziata da una perfezionata microscopia, che paradossalmente era debitrice proprio a una gloria italiana – il fisico modenese Giovan Battista Amici (1786-1863) inventore dell'«oculare positivo acromatico» – della sua maggior potenza e quindi della capacità di scrutare e studiare i tessuti fin nelle loro cellule costituenti, normali e patologiche. Così faceva in Germania un altro degli allievi di Müller, Rudolf Virchow (1821-1902), patologo nelle università di Würzburg e Berlino e autore nel 1858 dell'opera *Cellularpathologie*. In essa Virchow localizzava le malattie nell'alterata struttura delle cellule dell'organismo, dopo che Bichat le aveva localizzate nei tessuti e dopo che, prima ancora, Morgagni le aveva localizzate negli organi[95].

Altri *mülleriani*, come il già citato Liebig in campo biochimi-

[93] Nicomede Bianchi, *Carlo Matteucci e l'Italia del suo tempo*, Bocca, Torino 1874, p. 75. Sui Congressi degli scienziati italiani vedi *Gli scienziati italiani e le loro riunioni. 1839-1847*, a cura di Giovanni Battista Marini Bettolo e Rocco Cafasso, Accademia Nazionale delle Scienze detta dei XL, Roma 1991. Vedi anche il paragrafo *Medici a congresso*, in Giorgio Cosmacini, *Medici nella storia d'Italia*, Laterza, Roma-Bari 1996, pp. 72-82.

[94] Giovanni Battista Grassi, *I progressi della biologia e delle sue applicazioni pratiche*, cit., p. 26. Su Pacini vedi Luigi Brancolini, Giancarlo Niccolai, *Filippo Pacini*, Ed. Comune di Pistoia, 1985.

[95] D'indirizzo morgagniano fu l'altro grande patologo del tempo, Karl Rokitansky (1804-1878), in cattedra a Vienna per trent'anni, autore di migliaia d'autopsie e di numerosi e preziosi inquadramenti della clinica su basi patologiche. Su Virchow vedi Vincenzo Cappelletti, *Entelechìa. Saggio sulle dottrine biologiche del secolo decimonono*, Sansoni, Firenze 1965 (in particolare il capitolo *Virchow: il vitalismo meccanico*, pp. 159-229, e l'appendice biografica, pp. 287-294).

co, favorivano lo sviluppo di una «medicina fisiologica» su basi sperimentali (non più speculative com'erano quelle della *médecine physiologique* di Broussais). Hermann Helmholtz (1821-1894), professore di fisiologia a Königsberg, Bonn e Heidelberg e poi di fisica a Berlino, dopo aver formulato nel 1847 il principio della conservazione dell'energia, studiava l'acustica e l'ottica, inventando tra l'altro l'oftalmoscopio, lo strumento per osservare attraverso la pupilla il fondo dell'occhio con la retina e i suoi vasi. Karl Ludwig (1816-1895), professore di fisiologia a Zurigo, Vienna e Lipsia, applicava agli studi fisiologici i metodi della meccanica, analizzando i fenomeni vitali come fenomeni fisici, senza dover fare ricorso, per interpretarli, ad alcuna «forza vitale» metafisica. Émil Du Bois-Reymond (1818-1896), professore di fisiologia a Berlino, proseguendo nel filone di ricerca iniziato da Galvani e continuato da Matteucci, fondava un nuovo ramo della scienza fisiologica, l'*elettrofisiologia*. Suo era inoltre l'aforisma *Ignoramus et semper ignorabimus*, con il quale la scienza moderna non solo contemplava le incognite contingenti e risolvibili della realtà fenomenica, ma anche, rinunciando a cimentarsi con i supremi enigmi dell'universo, accettava le incognite eterne e irrisolvibili della realtà sottostante i fenomeni: l'essenza della materia, l'essenza della forza, l'origine della vita, l'origine dell'uomo[96]. A quest'ultimo proposito, Charles Robert Darwin (1809-1882), dopo aver pubblicato nel 1859 il «prometeico» saggio *On the Origin of Species*, pubblicava nel 1871 il saggio complementare *On the Origin of Man*.

Come Lipsia e Berlino in Germania, così Parigi era in Francia il tempio della scienza fisiologica e della sua filosofia. Étienne-Jules Marey (1830-1904), che applicava agli studi fisiologici il metodo grafico, era a Parigi la controfigura di Ludwig (o questi era a Lipsia la controfigura di Marey). Ma era il già citato Claude Bernard, l'allievo di Magendie divenuto titolare alla Sorbona della cattedra di fisiologia istituita nel 1854 appositamente per lui, a dare alla medicina le basi fisiologiche che serba tuttora. Sul piano scientifico compiva fondamentali ricerche e scoperte nei campi della digestione (intestino e pancreas), del metabolismo epatico

[96] Su Du Bois-Reymond vedi Ferdinando Vidoni, *Ignorabimus: Emil Du Bois-Reymond e il dibattito sui limiti della conoscenza scientifica nell'Ottocento*, Marcos y Marcos, Milano 1988.

(sintesi del glicogeno), dei meccanismi neuromotori dei vasi sanguigni (vasocostrizione simpatica). Formulava inoltre idee generali sull'azione delle sostanze tossiche e medicamentose, nonché il concetto di *milieu intérieur*, l'«ambiente interno» dell'organismo dove Charles-Edouard Brown-Séquard (1817-1894), il fisiologo che con Bernard e Marey costituiva una sorta di trinità parigina della fisiologia, vedeva riversarsi i secreti delle «ghiandole a secrezione interna». Ma Claude Bernard era anche l'epistemologo che enunciava nel 1865 in modo programmatico il disegno che faceva superare alla medicina, di qua e di là del Reno, la storica *impasse* che le impediva di realizzare una terapia veramente scientifica: «La medicina si avvia verso la risoluzione scientifica definitiva [...]. La medicina scientifica, come tutte le altre scienze, deve basarsi soltanto sul metodo sperimentale [...]. Illustreremo i principi della medicina sperimentale dal triplice punto di vista della fisiologia, della patologia e della terapia»[97].

Un bilancio, a questo punto, degli sviluppi ottocenteschi della medicina non può prescindere da quella che potremmo chiamare, in simmetria con la *rivoluzione medico-scientifica* legata ai nomi di Virchow e di Claude Bernard, la coeva *rivoluzione medico-umanitaria* legata all'opera di Florence Nightingale (1823-1910), che in occasione della guerra di Crimea (1853-56) organizzava il volontariato femminile con compiti di assistenza sanitaria, e all'opera di Henri Dunant (1828-1910), che dalla battaglia di Solferino (24 giugno 1859), combattuta tra gli eserciti franco-piemontese e austriaco con grande carneficina (40.000 morti e altrettanti feriti) traeva un incancellabile ricordo (*Souvenir de Solférino*, 1862), tale da indurlo a promuovere e fondare, a Ginevra nel 1864, la Croce Rossa Intemazionale[98].

Quest'altra «rivoluzione medica», che nell'Ottocento maturo

[97] Claude Bernard, *Introduzione allo studio della medicina sperimentale*, trad. it. di Franco Ghiretti, Feltrinelli, Milano 1975, pp. 9-11. Su Claude Bernard vedi Mirko Drazen Grmek, *Psicologia ed epistemologia della ricerca scientifica. Claude Bernard e le sue ricerche tossicologiche*, trad. it. di Carlo Castellani, Episteme, Milano 1973, e il volume collettaneo *Claude Bernard. Scienza, filosofia, letteratura*, a cura di Mauro Di Giandomenico, Bertani, Verona 1982.

[98] Su Florence Nightingale e su Henri Dunant vedi rispettivamente Cecil Woodham Smith, *Florence Nightingale*, Sansoni, Firenze 1954 e *Henri Dunant e le origini della Croce Rossa*, a cura di Luigi Firpo, Utet, Torino 1978.

veniva a scrivere a grandi lettere la parola «umanità» accanto alla parola «scienza» per simboleggiare l'ideale congiunto di una civiltà ritenuta immancabilmente progressiva, non nasceva dal nulla. Tra gli apporti precorritori e preparatori figurava al primo posto la legge emanata nel 1792 dall'Assemblea nazionale francese, che regolamentava i diritti dei prigionieri di guerra con esplicito riferimento a un'alimentazione sufficiente e alla cura delle ferite; pressoché contemporanea alla nascita della Croce Rossa era invece l'istruzione impartita durante la guerra di secessione americana (1861-65) all'esercito unionista (nordista) perché i feriti di parte avversa, cioè dell'esercito confederale (sudista), fossero trattati con umanità e fatti oggetto delle migliori cure possibili. Quanto all'Italia, nel 1848 il chirurgo dell'esercito borbonico Ferdinando Palasciano (1815-1891) si era fatto portavoce dell'idea, considerata rivoluzionaria, che i feriti di guerra meritassero un trattamento non da soldati belligeranti ma da «uomini neutrali»: per tale idea era stato osteggiato e addirittura incriminato con l'accusa di connivenza con gli insorti siciliani antiborbonici.

All'iniziativa di Florence Nightingale si doveva una «carta dei doveri» degli infermieri dov'era assunto l'impegno di condurre una vita irreprensibile, di praticare la professione con lealtà e riserbo, di elevarne continuativamente il contenuto tecnico, di coadiuvare il medico nel suo lavoro e di offrirsi con dedizione alla cura e al benessere dei malati.

All'iniziativa di Henri Dunant si doveva il principio formulato alla voce «umanità» nella carta istitutiva della Croce Rossa:

> La Croce Rossa, nata dal desiderio di recare assistenza senza discriminazione ai feriti sul campo di battaglia, si propone, nelle sue possibilità nazionali e internazionali, di prevenire e alleviare la sofferenza umana dovunque la si possa trovare. È suo proposito fronteggiare la vita e la salute e assicurare rispetto per l'essere umano. Essa promuove la mutua comprensione, l'amicizia, la cooperazione e la pace duratura tra tutti i popoli.

Dal seno dell'ottocentesca arte della cura non solo rinascevano istanze di «filantropia» tra curanti e pazienti, ma anche si formavano *ex novo* istanze di «amicizia tra i popoli». Si trattava di istanze destinate a dare frutto: dopo la guerra franco-prussiana del 1870 sarebbe trascorso quasi mezzo secolo di durevole pace europea. Un vero primato.

Il bilancio degli sviluppi ottocenteschi della medicina fin verso il 1870 (quando in Italia si realizzava l'unificazione politico-territoriale del paese) consente di fissare l'evoluzione compiuta in tre forme o fasi, passate rispettivamente attraverso l'analisi del corpo umano vivo-morto (anatomismo clinico), attraverso l'analisi logico-descrittiva e statistica delle malattie (cartelle cliniche e tabelle nosologiche) e attraverso l'analisi qualitativo-quantitativa del corpo umano sano-malato (esame fisico-chimico dei suoi componenti e comportamenti, correlazione fisio-farmacologica tra disfunzioni organiche e farmaci).

Questi connotati metodologici imponevano la pratica della «medicina scientifica» – per usare la dizione di Claude Bernard – come pratica ospedaliera. Imponevano altresì che gli ospedali fossero ripensati, ristrutturati, costruiti *ex novo*, organizzati, gestiti come luoghi di una scienza medica di crescente complessità. Le corsie ospedaliere dovevano essere luoghi più inodori e salubri che in passato, ma soprattutto luoghi dove i medici a loro volta dovevano, oltreché visitare i malati, sostare più a lungo per compilare diari, cartelle, tabelle, divenute indispensabili alla clinica. Estrapolando dalla congerie caotica delle casistiche una tipologia dei decorsi e dei quadri patologici, si abbozzava una classificazione delle malattie non più per sintomi morbosi (tipo «febbre» o «catarro»), ma per organi lesi (tipo «bronchite» o «gastrite»); e si approdava a una nosologia più razionale o meno congetturale che in passato, sostenuta dal linguaggio eloquente delle statistiche. L'oggettivazione della malattia, prima subordinata alla soggettività dell'«occhio clinico», veniva in tal modo mediata e rafforzata, oltreché dal raffronto anatomo-clinico tra i sintomi del malato e le sue lesioni organiche, dal riscontro nosografico e dal suffragio dei grandi numeri. Inoltre l'ospedale era il luogo dove questa metodologia oggettivante allargata riceveva sempre più gli apporti di una criteriologia farmacologica che partendo «dalla costituzione fisica e chimica dei rimedi», come scriveva il medico napoletano Giovanni Semmola (1793-1865), valutava «i cambiamenti fisici e chimici che [i farmaci] vanno inducendo sui tessuti» nonché sugli organi per azione selettiva diretta (organotropismo)[99].

La grande macchina ospedaliera si era messa in moto: una macchina produttiva o, quanto meno, regolativa di salute. L'ospedale diventava l'ottocentesca *machine à guérir* che produceva conoscenza patologica e che organizzava la gestione dei malati con fine dichiarato di guarigione, ma anche con fine implicito di ricerca clinica. Nel grande spazio collettivo della salute individuale si disegnavano spazi per malati «specifici». Sale o reparti «speciali» si distaccavano dalle corsie o infermerie «generali»: la sala da parto dalla corsia per partorienti, la sala delle operazioni dall'infermeria per malati chirurgici, il convalescenziario dall'infermeria per malati acuti. Nell'ospedale si instauravano anche le pratiche di controllo delle malattie contagiose, con separazione del reparto d'isolamento dalla corsia per febbricitanti, e le pratiche di disinfezione, in ottemperanza dei nuovi dettami della scienza e dell'esperienza.

La «rivoluzione medico-scientifica», espressa dalla «patologia cellulare» virchowiana e dalla «medicina sperimentale» bernardiana, si esprimeva infatti anche nell'*asepsi* di Ignaz Philipp Semmelweis (1818-1865), nella *teoria dei germi* di Louis Pasteur (1822-1895) nell'*antisepsi* di Joseph Lister (1827-1912)[100]. L'ostetrico austro-ungarico Semmelweis dimostrava nel 1847 che la febbre puerperale era un «avvelenamento» (setticemia) dovuto a un «veleno» (virus) trasmesso alle puerpere dalle mani infette degli ostetrici reduci dalle sale d'autopsia: bastava lavarsi le mani per diminuirne l'incidenza. Il chimico francese Pasteur, riconoscendo nella putrefazione un processo biologico e non meramente chimico, enunciava nel 1857 la teoria che ravvisava nei germi veicolati dall'atmosfera gli agenti, poi detti «microbi», delle infezioni. Il chirurgo inglese Lister, tramite disinfezione chimica (con acido fenico) di cute e mucose, otteneva nel 1865 una netta diminuzione

[99] La frase di Semmola, tratta dal *Saggio chimico-medico sulla preparazione, facoltà ed uso de' medicamenti* (Napoli 1832-1836), è riportata da Grassi, *op. cit.*, p. 50. Su Semmola, autore nel 1854 di un *Trattato di farmacologia e terapia generale*, vedi Vittorio Donato Catapano, *Medicina a Napoli nella prima metà dell'Ottocento*, Liguori, Napoli 1990, pp. 174-187.

[100] Sulla portata rivoluzionaria dell'opera teorico-sperimentale di Pasteur vedi Claire Salomon-Bayet, *Pasteur et la révolution pastorienne*, Payot, Paris 1986.

della mortalità che penalizzava pesantemente il decorso postoperatorio delle amputazioni e degli interventi chirurgici in generale. E fervore anti-contagionista determinava inoltre il ripetersi di periodiche Conferenze internazionali, avviate a partire dal 1851 dall'unità d'intenti dei governi europei nel concordare, coordinare, aggiornare e mettere a punto le misure quarantenarie contro le malattie epidemico-contagiose cosiddette «esotiche», con ai primi posti la febbre gialla e il colera.

«Peste dell'Ottocento» ed epidemia dal volto urbano, il colera imperversava in Europa dal 1832 mietendo vittime dappertutto (in Italia 150.000 nella sola prima ondata del 1835-37). Proprio come la peste della seconda metà del Trecento, esso si presentava a più riprese in un arco di mezzo secolo (in Italia nelle ondate del 1849, 1854-55, 1865-67, 1884-86). Come la peste, non faceva differenze di sesso, d'età, di classe, di censo; tuttavia infuriava maggiormente nei quartieri più degradati delle città, là dove viveva, ammassata in abituri sudici e angusti, la moltitudine dei più poveri, in condizioni talmente miserabili da sfiorare l'abominio. Nelle strade si riversavano e accumulavano i liquami di scolo e le immondizie; dai pozzi, scavati a poca profondità e spesso in contiguità delle latrine, si attingeva acqua inquinata; in un contesto urbano di miseria e sporcizia allignava endemica quella famiglia morbosa definita genericamente dalla scienza medica come complesso delle «affezioni gastroenteriche», che figurava tra le prime cause di morte della popolazione e nel quale veniva a inserirsi, svettando in fiammate successive, il «morbo asiatico»[101].

In ospedale, a completare la transizione rivoluzionaria di metà secolo, alla lotta all'infezione si aggiungeva quella per togliere sensibilità al dolore, segnata dall'avvento dell'*anestesia*. Dopo che il chimico Humphrey Davy (1778-1829) aveva osservato nel 1799 il particolare effetto del «gas esilarante» (protossido d'azoto) e Michael Faraday (1791-1867) aveva rilevato nel 1815 un'analoga «ebbrezza da etere», i dentisti americani Horace Wells (1815-1848) nel 1844 e William Thomas Morton (1819-1868) nel 1846 erano i pionieri dell'uso in medicina delle due sostanze, allo scopo di

[101] Vedi la voce *colera* di Maria Luisa Betri, in *Dizionario di storia della salute*, a cura di Giorgio Cosmacini, Giuseppe Gaudenzi e Roberto Satolli, Einaudi, Torino 1996, pp. 119-122.

attenuare il dolore delle avulsioni dentarie. Nel 1847 si aggiungeva il cloroformio, impiegato dallo scozzese James Young Simpson (1811-1870) in ostetricia e in chirurgia. La prima operazione indolore in Europa era l'amputazione di gamba eseguita a Londra, il 21 dicembre 1846, dall'inglese Robert Liston (1794-1847), sperimentatore cauto e spregiudicato insieme del «trucco yankee», come egli chiamava il metodo introdotto dai due dentisti americani[102].

L'insegnamento e l'esempio di Virchow e di Claude Bernard indicavano la via da seguire all'interno degli ospedali e delle cliniche. Entrambi concepivano la malattia come uno stato naturale – non «preternaturale» – diverso dalla salute non per qualità, ma per grado. Funzione e disfunzione, fisiologia e patologia costituivano un *continuum* graduato, misurabile[103]. Se il passo dal normale al patologico era un salto, il salto era anch'esso suscettibile di misura: non diversamente, in un filamento metallico portato all'incandescenza, poteva essere misurato il graduale aumento di temperatura che ne determinava la fusione, con passaggio qualitativo di stato, da solido a liquido. In tale concezione, e nel clima scientista dell'Ottocento inoltrato, la «misura della malattia» si presentava come uno dei possibili fondamenti della pratica clinica, destinato a integrare, in prospettiva a vicariare, l'approccio anamnestico e semeiotico classico. La sintesi tra la «medicina osservativa» di Laënnec e la «medicina sperimentale» di Claude Bernard era fatta anche dell'incontro-scontro tra la *qualificazione* clinica della malattia al letto del malato e la sua *quantificazione* tecnico-strumentale in laboratorio. Qui i fenomeni medico-biologici, misurati in modo matematico-meccanico dagli émuli di Ludwig, registrati in forma di grafici e di numeri dagli émuli di Marey, acquistavano aspetti di maggior precisione, quasi di verità, promuovendo agli occhi di molti la medicina, dal ruolo storico di scienza empirica, al ruolo moderno di scienza esatta[104].

[102] Jurgen Thorwald, *Il secolo della chirurgia*, trad. it. di Giovanni Galtieri, Feltrinelli, Milano 1958, p. 113.

[103] Per questa problematica vedi Georges Canguilhem, *Il normale e il patologico*, trad. it. di Salvatore Caruselli e Giovanna Ralli, Guaraldi, Rimini 1965, pp. 81-188.

[104] In Italia il maggior esponente di questo indirizzo fu Angelo Mosso (1846-1910), allievo e nel 1879 successore di Jakob Moleschott (1822-1893) nella cattedra di fisiologia dell'università di Torino. Mosso, come altri medici italiani,

Il *termometro clinico* di Karl Wunderlich (1815-1877), clinico a Lipsia, veniva ad affiancarsi al *plessimetro* di Pierre-Adolphe Piorry (1794-1879), clinico alla Charité e all'Hôtel-Dieu. Se allo strumento misuratore della percussione toccava una fugace fortuna, allo strumento misuratore della febbre toccava una fortuna durevole. La febbre non era più un'entità nosologica a sé stante, o un fenomeno autonomo; era un epifenomeno o un sintomo, un indizio da misurare. L'ideologia della «misura» era tale per cui non si doveva più dire «un centinaio», ma «99 o 101». In Italia, Achille De Giovanni (1838-1916), clinico a Padova, fondava sulla «misura dell'uomo» o *antropometria* il suo metodo morfologico-clinico, «costituito», come diceva egli stesso, «da criteri generali indiscutibili, vicini [...] al metodo matematico e precisamente a quello della meccanica razionale»[105].

Con riferimento a questa metodologia della clinica medica c'era chi, ironizzante o serioso, parlava di «clinica metrica»; e già si profilava o affermava, portata dagli uomini nuovi dei laboratori, la «chimica clinica»[106]. Se senso di fame, di sete, di fatica, accompagnati da emissione frequente e abbondante di urina, erano sintomi soggettivi-qualitativi che consentivano la diagnosi presuntiva di diabete, iperglicemia e glicosuria – la prova di Fehling per la glicosuria è del 1848 – erano dati oggettivi-quantitativi che, attraverso

compì un lungo apprendistato presso Ludwig a Lipsia e presso Marey a Parigi. Su lui vedi Giorgio Cosmacini, *Angelo Mosso e la Scuola di medicina*, in *Storia di Torino*, a cura di Valerio Castronovo, Sellino, Milano 1992, pp. 1361-1380. Sulla transizione, in fisiologia, dallo scientismo filosofico allo sperimentalismo della ricerca, rappresentati rispettivamente da Moleschott e da Mosso, vedi Id., *Problemi medico-biologici e concezione materialistica nella seconda metà dell'Ottocento*, in *Scienza e tecnica nella cultura e nella società dal Rinascimento a oggi*, a cura di Gianni Micheli, *Annali 3* della *Storia d'Italia*, Einaudi, Torino 1980, pp. 815-861.

105 Achille De Giovanni, *Prolegomeni clinici*, in AA.VV., *Trattato italiano di patologia e terapia medica*, diretto da Arnaldo Cantani ed Edoardo Maragliano, Vallardi, Milano 1893, p. 17. Su De Giovanni vedi Giorgio Cosmacini, *Medicina, ideologie, filosofie nel pensiero dei clinici tra Ottocento e Novecento*, in *Intellettuali e potere*, a cura di Corrado Vivanti, *Annali 4* della *Storia d'Italia*, Einaudi, Torino 1981, pp. 1159-1194.

106 Vedi in proposito il paragrafo *Medici di laboratorio, chimici clinici e clinici metrici*, in Giorgio Cosmacini, *Medici nella storia d'Italia*, cit., pp. 91-101.

il dosaggio dello zucchero rispettivamente nel sangue e nell'urina, davano la diagnosi di certezza e misuravano la prognosi.

Si inaugurava la tendenza a valutare il progresso delle conoscenze medico-scientifiche in base al grado in cui l'analisi di laboratorio dei fatti morbosi sostituiva, invece che integrarla, l'analisi clinica dei fatti stessi. La diagnosi clinica di tifo era scavalcata dalla diagnosi chimica della malattia, fornita nel 1882 dalla diazoreazione del francofortese Paul Ehrlich (1854-1915) e nel 1889 dalla sierodiagnosi del parigino Fernand Widal (1862-1929). La diagnosi clinica, relativamente soggettiva nonostante che il procedimento che portava a essa fosse detto «esame obiettivo», acquistava maggiore obiettività e maggior «senso della misura» per mezzo di reagenti e strumenti.

Agli strumenti «metrici» si affiancavano gli strumenti «scopici». Con lo stetoscopio di Laënnec e l'oftalmoscopio di Helmholtz, l'otoscopio inventato da Prosper Ménière (1799-1862), direttore dell'Istituto dei sordomuti di Parigi, il laringoscopio messo a punto a Vienna da Johann Czermak (1828 1873) e il rudimentale esofagoscopio sperimentato a Strasburgo su un ingoiatore di spade da Adolf Kussmaul (1822-1902) inauguravano una tecnica di sicuro avvenire, dal nome futuro di *endoscopia*.

Nella grande sfera di cristallo del «vedere dentro», onde rendere ancora più interna la «medicina interna», teneva però banco il *microscopio* perfezionato, uno strumento rivoluzionario quanto lo stetoscopio e quanto questo accolto con diffidenza e talora avversato. «Parve un'arma infernale», scriverà rievocando Giulio Bizzozero (1846-1901), autore di grandi scoperte microscopiche: «un'arma infernale destinata ad abbattere i dommi consacrati dalla lunga ripetizione cattedratica»[107]. Perfezionato nelle sue parti ottiche e meccaniche dall'industria jenese di Karl Zeiss (1816-1888), esso consentiva a Robert Koch (1843-1910), nell'Istituto berlinese da lui diretto, di scoprire nel 1882 il bacillo della tuber-

[107] Le parole di Bizzozero sono riportate da Camillo Golgi, *Giulio Bizzozero*, Archivio per le scienze mediche (estratto), Clausen, Torino 1901, pp. 205-234. Bizzozero, professore di fisiologia sperimentale a Pavia e poi di patologia generale a Torino, scopritore delle piastrine del sangue e autore del primo trattato italiano d'istologia, fu il maggiore interprete in Italia dell'indirizzo virchowiano. Su lui vedi Enrico Gravella, *Giulio Bizzozero*, Allemandi & C., Torino 1989.

colosi (poi detto «di Koch») e di identificare meglio di Pacini nel 1884 il *vibrio comma* o «bacillo a virgola» responsabile del colera. Era l'inizio della *rivoluzione batteriologica*, per fare la quale non era però sufficiente osservare al microscopio un microrganismo, ma era necessario che questo stesso microrganismo, inoculato nell'animale da esperimento, riproducesse in quest'ultimo la malattia di cui era ritenuto responsabile. In soli quindici anni, tra il 1890 e il 1894, un'intera generazione di medici-biologi microscopisti (microbiologi) giungeva a identificare tutti, o quasi tutti, gli agenti microbici delle malattie infettivo-parassitarie conosciute[108].

L'*infettivologia* e la *parassitologia* costituivano la base principale dell'*igiene*. Si affermava il dogma «il microbo è tutto», avvalorato da Julius Friedrich Cohnheim (1839-1884), patologo a Lipsia, con le parole: «Tutto deriva dalle proprietà del virus e dai suoi effetti. Sarà tubercoloso ognuno nel cui corpo il bacillo tubercolare stabilirà la sua sede»[109]. Malattie multisecolari, responsabili di fatali contagi e di micidiali epidemie, venivano identificate nei loro agenti responsabili. Il riconoscimento era la precondizione necessaria perché fossero, prima o poi, cancellate dalla nera lavagna della patologia umana. Tuttavia, se chemioterapici e antibiotici erano ancora lontani, già il pulire, il nettare, il bollire, il lavare, il lavarsi rappresentavano la versione popolare di un'igiene scientifica che riproponeva in termini moderni la soluzione dell'antico problema ippocratico «dell'aria, delle acque e dei luoghi». Su questo sfondo concettuale e ideale si disegnavano, in ogni paese, le norme tendenti a regolamentare l'approvvigionamento idrico, lo smaltimento dei rifiuti, il risanamento dei centri urbani, la bonifica dei terreni paludosi o miasmatici. Tali regole, prolungandosi nelle loro prati-

[108] Nel 1880 il francese Charles-Louis-Alphonse Laveran (1845-1922) scoprì il plasmodio della malaria; nello stesso anno il tedesco Karl Joseph Eberth (1835-1926) scoprì il bacillo del tifo. Il norvegese Gerhard Henrich Armauer Hansen (1841-1912), nel lebbrosario di Bergen, scoprì il micobatterio della lebbra; il tedesco Albert Fraenkel (1848-1916) scoprì il pneumococco; i suoi connazionali Friedrich Löffler (1852-1915), Albert Neisser (1855-1916), Richard Pfeiffer (1858-1945) scoprirono rispettivamente il bacillo della difterite, il gonococco e l'agente dell'influenza. Nel 1894 lo svizzero Alexandre Yersin (1863-1943) scoprì il bacillo della peste.

[109] Le parole di Cohnheim sono riportate da Henry E. Sigerist, *Introduction à la médecine*, Payot, Paris 1932, pp. 238-239.

che d'attuazione, venivano a saldare l'igiene al grande campo della *sanità pubblica*, a un ambito preventivo e tutelare diverso e complementare rispetto all'ambito curativo della salute privata[110].

Forti dei successi conseguiti in campo infettivologico e parassitologico, donde ricavavano prestigio e credibilità, gli igienisti erano portatori dell'istanza egemone di riunire in un corpus dottrinale-disciplinare tutti i fatti scientificamente provati come vantaggiosi per l'uomo e per la sua salute. L'istanza era raffigurata dall'«albero dell'igiene», una pianta rigogliosa e fruttifera che affondava le radici nelle scienze positive – fisica, chimica, fisiologia, patologia, microbiologia – e da cui spiccavano robusti i rami della demografia, dell'epidemiologia, dell'educazione fisica, della legislazione sanitaria e dell'igiene scolastica, ospedaliera, rurale, veterinaria, tropicale, industriale, sociale, morale.

Un'aurorale igiene sociale saldata alla sanità pubblica era stata peraltro, prima dell'avvento dell'infettivologia, promossa e finanche istituzionalizzata in Gran Bretagna e in Germania. L'inglese Edwin Chadwick (1800-1890) e il tedesco Max Pettenkofer (1808-1901) avevano promosso programmi scientifici di controllo sanitario e di risanamento ambientale. Se Johann Frank, a fine Settecento, aveva parlato della «miseria, madre delle malattie», Chadwick nel 1842 sottoponeva al Poor Law Board un circostanziato rapporto sullo stato di salute della popolazione in cui dimostrava, tra l'altro, come a Liverpool la durata media della vita fosse di 35 anni per i ricchi e di 15 anni per i poveri[111].

Quanto a Pettenkofer, allievo di Liebig e fondatore a Monaco di Baviera nel 1872 del primo Istituto d'igiene sperimentale in Europa, concepiva l'igiene neonata come «scienza della salute pubblica», la cui istituzionalizzazione universitaria, destinata a

[110] Per un excursus sui rapporti tra igiene e sanità, dall'antichità a oggi, vedi la voce *Sanità: igiene e sanità*, di Giorgio Cosmacini e Francesco Carnevale, in *Enciclopedia delle scienze sociali*, Istituto dell'Enciclopedia Italiana, Roma 1997.

[111] All'indomani dell'anno 1789, in cui venivano proclamati a Parigi i *Diritti dell'uomo e del cittadino*, Frank dava inizio al suo corso di lezioni nell'università di Pavia con la prolusione *De populorum miseria, morborum genitrice*. Le ricerche di Chadwick erano state precedute in Francia da quelle di Louis-René Villermé (1782-1863), il quale, esaminando i tassi di mortalità nel decennio 1820-1830, aveva rilevato che a Parigi il numero dei morti era molto maggiore nei quartieri poveri che nei quartieri ricchi.

creare un corpo di specialisti con mezzi di ricerca e di applicazione pratica, non era disgiunta, anzi era tutt'uno, con la trasmissione di uno specifico sapere destinato all'educazione sanitaria del più vasto corpo di fruitori. Per questo egli affiancava a un'indefessa attività scientifica, sperimentale e teorica, una altrettanto solerte attività divulgativa, condensata in molte «lezioni popolari sulla salute delle città», tenute fra il 1872 e il 1890[112].

Fuori da ogni istituzionalizzazione, movimenti per la salute muovevano anche da inchieste come quella condotta nel 1845 da Friedrich Engels (1820-1895) sulle *Conditions of the Working Class in England*, la quale imputava il pessimo stato di salute dei lavoratori al loro sfruttamento e indicava la via del loro riscatto sanitario non nelle istituzioni, calate dall'alto da un potere politico espresso dallo stesso potere economico che era causa di quello sfruttamento, ma nell'organizzazione politico-sociale dei lavoratori medesimi, costruita dal basso in modo unitario. Engels indicava il nesso esistente tra arretratezza e malattie; ma, assertore del metodo dialettico, indicava anche il nesso esistente tra malattie e progresso.

Nel maturo Ottocento, sempre più segnato dal progresso della Rivoluzione industriale e dai suoi contraccolpi, queste indicazioni erano di grande portata. Dichiarare guerra alla tubercolosi, malattia

[112] Pettenkofer riteneva che fosse l'ambiente malsano, a prescindere dai microrganismi in esso presenti, la principale causa di ammorbamento della popolazione. Egli vedeva il colera provocato dalla commistione, nel suolo delle città, delle acque potabili con le acque luride; ma non credeva nel vibrione, identificato al microscopio da Koch. Su Pettenkofer vedi Edgar Eskine Hume, *Max von Pettenkofers Theory of the Etiology of Cholera*, in «Annals of Medical History», n. 7, 1925, pp. 319-353. Vedi anche gli articoli pubblicati su «La Riforma medica» del 5, 6 e 7 settembre 1889 dall'igienista italiano Eugenio Di Mattei (1859-1945), reduce da un periodo di studio a Monaco di Baviera. In Italia i posti d'onore nel campo dell'igiene spettano al chirurgo Giacinto Pacchiotti (1820-1893), fondatore nel 1878 della Società italiana d'igiene, all'anatomo-patologo Corrado Tommasi-Crudeli (1834-1900), fondatore nel 1885 del romano Istituto d'igiene, al suo successore Angelo Celli (1856-1917), igienista a tutto campo e apostolo della lotta antimalarica nell'Agro romano, e a Luigi Pagliani (1847-1932), professore d'igiene a Torino, fondatore della «Rivista d'igiene e sanità pubblica» e ispiratore della legge di riforma sanitaria del 1888, promulgata da Francesco Crispi e annoverata da Benedetto Croce tra i fatti memorabili della «vita politica e morale» della nuova Italia (vedi in proposito la voce *Sanità*, di Giorgio Cosmacini, in *Dizionario storico dell'Italia unita*, a cura di Bruno Bongiovanni e Nicola Tranfaglia, Laterza, Roma-Bari 1996).

divenuta il «tarlo rodente» di una società che si ammassava nelle città e nelle fabbriche, significava in primo luogo controllare le sue concause ambientali, abitative, lavorative, associate in una stretta mortale alle concause debilitanti l'organismo, quali un difetto di apporto di energia (penuria alimentare) e/o un eccesso di dispendio energetico (superlavoro, fatica). Affrontare la lotta antimalarica, in una visione di progresso socioeconomico delle campagne, significava tener conto dei nessi intercorrenti tra la malaria e la precarietà della condizione contadina, le modalità della produzione agricola, lo sfruttamento delle risorse umane: significava, in definitiva, tener conto dei rapporti igienico-sanitari (o sociosanitari) esistenti tra il parassita plasmodio e il parassitario latifondo.

Il secolo XIX è dunque, o tale appare, anche come il *secolo della sanità*. In uno scorcio secolare di perdurante pauperismo e di crescente proletarizzazione, i medici ingaggiavano battaglie contro malattie vecchie e nuove – «della miseria» e «del progresso» –, consapevoli alcuni che proprio il progresso di cui erano partigiani poteva essere un'importante causa patogena. Lo stesso «lavoro» umano, primaria fonte di progresso, poteva diventare fattore di crisi di una «economia dell'organismo» precaria. Per questo tubercolosi e malaria erano anche «malattie del lavoro»; tale nuovo concetto, affermato in Italia, patria di Ramazzini, da Luigi Devoto (1864-1936)[113], non poteva prescindere dalle categorie sociali del progresso e della miseria: la miseria debilita la forza-lavoro, il progresso esige un super-lavoro debilitante. Per questo «malattia professionale» era sinonimo di «malattia sociale».

Tra i medici maggiormente consapevoli dei nessi dialettici tra situazioni patogene e sviluppo economico non pochi erano coloro che sapevano essere fortemente critici di uno sviluppo basato sulle «calamità» di cui «gli ordinamenti sociali e politici son fecondi per tanti sventurati». «Persuasi delle strettissime relazioni che corrono tra lo stato economico ed igienico», la loro conclusione senza titubanze era questa: «Noi ci schieriamo tra coloro che combattono più ardentemente per un *ordine nuovo*»[114].

[113] Devoto è il fondatore, nel primo Novecento, della Clinica del Lavoro di Milano, prima istituzione mondiale del genere.

[114] Augusto Murri, *La vera e falsa grandezza dell'Italia nuova*, discorso detto il 4 gennaio 1891, Bologna 1891. Augusto Murri (1841-1932), in cattedra a Bo-

Per molti medici, operanti nell'ambito delle famiglie operaie o contadine, non c'era discontinuità tra impegno tecnologico-clinico e impegno umano-sociale. Come tecnici della salute, il loro strumentario comprendeva «l'oriuolo coi minuti secondi, il termometro per uso clinico, l'abbassatore della lingua, lo stetoscopio, il plessimetro e il piccolo laringoscopio. Vi sono poi casi dove si richiede lo specillo, e per cura piuttosto che per diagnosi ora una lanciuola pel salasso, ora un apri-ascesso ed ora una siringa per iniezioni ipodermiche»[115]. Ma essi operavano non soltanto un'*analisi* dei loro pazienti, scomponente i corpi malati nei loro organi, localizzante in questo o quell'organo malato la malattia, riducente in definitiva l'antropologico al somatico con amputazione delle componenti psicologiche, ambientali, sociali. Essi operavano anche una *sintesi*, in cui la parte rimandava al tutto, l'organo malato al corpo malato, il corpo malato all'individuo, l'individuo all'ambiente di appartenenza e questo alla società con le sue contraddizioni. La loro consapevolezza che, tra l'ambiente naturale-familiare-sociale loro noto e il malato che ci viveva e che essi curavano, esisteva un preciso rapporto causale o concausale faceva sì che la cura che essi prescrivevano, perché fosse efficace, comprendesse l'esigenza di un risanamento ambientale, di un miglioramento delle condizioni di vista e di lavoro patogene. Le provvidenze e previdenze che essi sollecitavano rimandavano a una sfera decisionale e operativa più vasta di quella strettamente medica, clinica.

In un clima culturale che veniva sempre più celebrando la scienza e la tecnica, risaltava una figura professionale di medico la cui identità scientifica era fortemente connotata da valori integrativi di umanitarismo e di apostolato laico. «Scienza e umanità»

logna dal 1875 al 1916, fu il maggior clinico italiano fra Ottocento e Novecento. Su lui vedi Giorgio Cosmacini, *Augusto Murri e la Scuola medica bolognese*, in *Storia di Bologna*, a cura di Walter Tega, AIEP, San Marino 1987, pp. 401-420.

[115] Sebastiano Maturi, *Galateo del medico*, Tip. Androsio, Napoli 1873, p. 139. Con riferimento alla «lanciuola pel salasso», quest'ultimo aveva incominciato a perdere credito già dal 1835, quando Pierre-Charles-Alexandre Louis (1787-1872), clinico alla Charité, aveva dimostrato con la perentorietà dei dati statistici, nelle proprie *Recherches sur les effets de la saignée*, che le sottrazioni di sangue non erano affatto utili per troncare, come si credeva, le polmoniti. Quanto alla «siringa per iniezioni ipodermiche», era stata costruita nel 1850 da Charles-Gabriel Pravaz (1791-1853).

non era un binomio di facciata; per molti medici rappresentava una vera e propria parola d'ordine. Per alcuni la gestione della salute, l'organizzazione e moralizzazione delle sue pratiche, metteva capo addirittura a una teoria della malattia come fatto sociale e politico. Comunque, sul finire del secolo, sembrava definitivamente acquisita la figura ideale, qua e là realizzata, di un medico scientificamente preparato, tecnicamente agguerrito, umanamente coinvolto, civilmente impegnato, schierato stabilmente a favore della vita nella sua pienezza, contro la morte, la malattia, la fame, la povertà, lo sfruttamento, il dominio incontrollato dell'uomo sull'uomo.

Il *secolo della medicina e della sanità* si avviava alla sua conclusione con il vaticinio di una igiene applicata e di una tecnologia diagnostica e, in prospettiva, terapeutica destinate a risplendere su tutto l'arco del secolo XX in modo *excelsior*, come indicava nel titolo una poesia di Longfellow, voce genuina ottimistica degli Stati Uniti d'America, futuri protagonisti anche in campo medico sulla scena mondiale.

Mentre la legislazione sociale, in taluni paesi con preveggenza o tempestività, in talaltri con inerzia o colpevole ritardo, recepiva o subiva la necessità o la «forza maggiore» di adeguare la sanità pubblica ai bisogni delle popolazioni, la medicina accresceva dovunque, nel mondo economicamente e tecnologicamente avanzante, le ricadute pratiche del proprio sviluppo scientifico-tecnico.

L'accresciuto controllo igienico dello spazio ospedaliero, anche se «verso la fine del XIX secolo erano ancora moltissimi gli ospedali in cui i chirurghi si accingevano a operare con gli stessi abiti borghesi con i quali erano usciti di casa[116], portava al definitivo trionfo dell'asepsi e dell'antisepsi. Setticemia ed erisipela, complicanze settiche di molti interventi chirurgici, sparivano del tutto grazie al «metodo listeriano»[117]. Sugli abiti borghesi si indos-

[116] Vedi la voce *Chirurgia*, di Vittorio Calabi, in *Dizionario di storia della salute*, cit., p. 106.

[117] Il «metodo listeriano» di disinfezione ebbe tra i più convinti fautori i chirurghi Johann Nussbaum (1829-1890) di Monaco, Enrico Bottini (1835-1903) di Pavia, Just-Lucas Championnière (1843-1913) di Parigi, quest'ultimo autore nel 1876 di un libro-manifesto intitolato *Chirurgie antiseptique*.

savano i camici bianchi, si imbiancavano le sale operatorie. Chi operava calzava sulle mani nude i guanti di gomma. In ospedale entravano le autoclavi. Si instaurava sovrana – *therapia magna sterulisans* – la «sterilizzazione».

Parallelamente l'accresciuto controllo medico del corpo malato, tramite le tecniche di anestesia ed emostasi, portava alla definitiva uscita di minorità della chirurgia: molte operazioni, che sarebbero diventate di routine nel secolo successivo, venivano eseguite già nel tardo Ottocento da chirurghi «precursori», «pionieri», «padri» di questa o quella branca chirurgica[118]. L'accresciuto controllo medico del corpo malato si realizzava anche attraverso i nuovissimi acquisti in campo diagnostico e farmacoterapico. Tra i nuovi farmaci, due vaccini prodotti da Pasteur. Questi era stato il chimico che si era volto ai problemi microbiologici; ora era il microbiologo che si volgeva ai problemi medici. Dal 1877 le sue ricerche procedevano in due direzioni: isolare gli agenti microbici, ricercare i mezzi per combatterli. Nel 1881 attenuava la virulenza del bacillo del carbonchio, allestendo un vaccino che conferiva immunità. Nel 1885 debellava con un vaccino la rabbia, malattia mortale trasmessa dal morso canino, dando fondamenta stabili all'*immunologia*[119].

[118] Chirurghi precursori, continuatori della grande chirurgia francese di Guillaume Dupuytren (1777-1835), Alfred-Armand Velpeau (1795-1867), Joseph-François Malgaigne (1806-1865), Auguste Nélaton (1807-1873), furono Paul Reclus (1847-1914), pioniere dell'anestesia locale, e Jules Pean (1830-1898), pioniere dell'emostasi; in quest'ultimo campo rilevante fu anche l'apporto dello svizzero Emil Theodor Kocher (1841-1917). Appartenenti all'area germanica furono i maggiori maestri di chirurgia del secondo Ottocento: Theodor Billroth (1829-1894), a Vienna, padre della chirurgia gastrica, Richard Volkmann (1830-1889), a Lipsia, Ernst Bergmann (1836-1907), a Berlino, Johann Mikulicz-Radecki (1850-1905), a Breslavia. Francese fu il padre della neurochirurgia Pierre-Paul Broca (1824-1880), scopritore nel cervello dell'«area della parola», sperimentalmente confermata mediante elettrostimolazione corticale da Eduard Hitzig (1838-1907) e Gustav Fritsch (1838-1927). Chirurghi statunitensi di gran nome furono, tra gli altri, William Stewart Halsted (1852-1922) del Johns Hopkins Hospital di Baltimora, autore dell'intervento di mastectomia allargata, e i fratelli Mayo, William James (1861-1939) e Charles Horace (1865-1939), fondatori a Rochester nel Minnesota della prestigiosa Mayo Clinic, punto focale della chirurgia d'oltreoceano.

[119] Il filone tardo-ottocentesco delle ricerche e scoperte batteriologiche e parassitologiche proseguì acquisendo la nozione che la malattia è determinata

Un altro acquisto era dovuto a Emil von Behring (1854-1917), in cattedra a Marburg dopo essere stato nel laboratorio di Koch a Berlino. Nel 1890 egli scopriva l'antitossina che neutralizzava la tossina virulenta elaborata dal bacillo difterico e allestiva il siero in grado di combattere e vincere la difterite, mortale malattia che falcidiava soprattutto l'infanzia e che fino allora ammetteva quale possibile alternativa alla morte per soffocamento la «scannazione» o tracheotomia, introdotta da Pierre Bretonneau (1778-1862). L'acquisto di von Behring dava attuazione pratica ai principi della *sieroterapia*[120].

Un'acquisizione ulteriore era esemplificativa dei progressi della terapia determinati dagli sviluppi ottocenteschi della farmacologia per sintesi chimica: tra i farmaci prescritti dal medico non c'erano più soltanto estratti di sostanze naturali, in continuità storica con i vecchi «semplici», ma c'erano anche «composti» costruiti artificialmente in laboratorio e tra questi emblematica, dal 1897, l'*Aspirina*, il prodotto farmaceutico più popolare e più venduto del mondo. Realizzata per sintesi (dall'acetile e dall'acido salicilico) da parte del chimico tedesco Felix Hoffmann della Bayer di Leverkusen, essa dimostrava che nei luoghi come Germania e Svizzera, dove più s'incontravano potenziandosi la scienza chimica, lo spirito d'impresa e il capitale economico, là si creavano le premesse di quella *rivoluzione farmacologica* che, dopo aver trasformato i vecchi speziali nei nuovi farmacisti, avrebbe trasformato gli antichi medicamenti nelle moderne specialità farmaceutiche e queste in mezzi terapeutici di grande efficacia e di largo consumo[121].

In campo diagnostico, tra gli acquisti di fine secolo si imponevano lo *sfigmomanometro*, misuratore della pressione arteriosa del sangue, e i *raggi X*, mediatori di una indagine del corpo umano sempre più spinta in profondità. L'uno era destinato a integrare lo strumentario presente nella borsa di ogni medico, gli altri pro-

dalla interazione tra il microbo causale e la «predisposizione» dell'organismo, intesa come aggiornamento dell'antica «diatesi». Aspetti della predisposizione erano la «costituzione» ereditaria e l'«immunità» congenita o acquisita.

[120] Gli agenti microbici incominciarono a essere visti come *antigeni* (Làszlò Deutsch, 1899) interagenti con l'organismo e producenti *anticorpi* (Paul Ehrlich, 1892) nel *siero* di sangue.

[121] Vedi in proposito Cosmacini, Sironi, *Cenni di storia della farmacologia*, cit., pp. 8-9.

mettevano di potenziare l'apparato delle «macchine» presenti in ogni moderno ospedale.

Un nuovo sfigmomanometro si intitolava la «nota» licenziata dalla Clinica medica di Torino il 10 dicembre 1896 da Scipione Riva-Rocci (1863-1937), aiuto del clinico Carlo Forlanini (1847-1918), a sua volta realizzatore del «pneumotorace terapeutico», cioè del metodo curativo della tisi polmonare mediante collasso artificiale del polmone colpito, collasso ottenuto con introduzione di aria filtrata nella cavità pleurica. Lo strumento dell'aiuto e l'apparecchio del clinico nascevano entrambi dal seno della stessa concezione meccanicistica: la «misura» della pressione arteriosa e la «graduazione» dell'aria filtrata nascevano entrambe nel campo della stessa metodologia della quantificazione. Erano gli ultimi apporti ottocenteschi della fisiopatologia sperimentale di Ludwig e di Marey[122].

Eine neue Art von Strahlen, «una nuova specie di raggi», si intitolava la «comunicazione preliminare» presentata il 28 dicembre 1895 alla Società fisico-medica di Würzburg da Wilhelm Conrad Röntgen (1845-1923), professore di fisica nell'università bavarese (e poi di Monaco nella stessa Baviera). I «raggi» da lui scoperti, ottenuti facendo passare in un «tubo vuoto di Crookes» (contenente gas altamente rarefatto) la «scarica di un grosso rocchetto Ruhmkorff» (generata da un'alta tensione), avevano questo di singolare: «Se si tiene la mano tra l'apparecchio di scarica e lo schermo – uno schermo fluorescente posto a poca distanza – si vedono le ossa della mano stessa»[123].

Usando il termine «raggi» Röntgen annotava: «Per brevità userò la parola *raggi* ed anzi, per distinguerli da altri, li chiamerò *raggi X*». È ben significativo il fatto che la denominazione simbolica dei raggi scoperti da Röntgen venisse affidata a un eponimo – la lettera X – indicativa del nostro *ignoramus*: tanto più perché proprio questi raggi erano la matrice di sperimentazioni e teorie che portavano

[122] Su Riva-Rocci vedi Giorgio Cosmacini, *Cento anni fa Riva-Rocci*, in «Cardiologia», vol. 41, n. 7, luglio 1996, pp. 671-673. Su Forlanini vedi Aldo Bottero, *Carlo Forlanini, inventore del pneumotorace artificiale*, Hoepli, Milano 1947.

[123] I passi della «comunicazione preliminare» di Röntgen sono riportati da Giorgio Cosmacini, *Röntgen, il «fotografo dell'invisibile»*, Rizzoli, Milano 1984, p. 156.

a valicare le barriere della non-conoscenza, conducendo la conoscenza scientifica alle applicazioni tecniche e alle conquiste cliniche della *radiologia*. Questa nuova disciplina, attraverso un apparecchio che un fisico italiano chiamava «criptoscopio», permetteva di «vedere cose nascoste». A distanza di ottant'anni dall'invenzione dello stetoscopio, il criptoscopio concludeva emblematicamente l'iter osservativo della clinica ottocentesca, svoltosi con approfondimento progressivo dello sguardo del medico «dentro» il malato[124].

Gli albori del sapere radiologico, come gli esordi di ogni scienza, si presentavano fortemente ideologizzati. La stessa dizione di «fotografie dell'invisibile» con cui venivano etichettate le prime «radiografie» faceva della radiologia una «scienza dell'interiore» che, in una congiuntura ideologico-scientifica dove materia ed energia sembravano gli equivalenti in campo fisico del soma e della psiche in campo medico, si apparentava per così dire a un'altra giovane disciplina, la *psicologia*, nata e cresciuta prevalentemente nelle stesse università tedesche, però considerata non più soltanto un'emanazione della fisiologia (psicofisiologia), ma anche una disciplina autonoma basata, proprio come la radiologia, su di un «guardar dentro» che veniva detto «introspezione provocata»[125].

La scienza della psiche non era più solo la scienza fisiologica che il russo Ivan Sečenov (1829-1905) aveva creduto di poter definire attraverso «i riflessi del cervello» (1863-66), estendenti alla sfera psichica il modello interpretativo neurologico di Prochaska e Marshall Hall; non era nemmeno la scienza istologica che Camillo Golgi (1844-1926), patologo a Pavia, coltivava con le sue fini ricerche e scoperte relative alle cellule cerebrali. Era invece la scienza che, raccogliendo l'eredità terapeutica della psichiatria ottocentesca franco-tedesca – da Jean-Étienne-Dominique Esquirol (1772-1840) a Jean Martin Charcot (1825-1893) a Emil Kraepelin (1856-1893) –, generava la psicoterapia e, in particolare, la teoria

[124] A descrivere il «criptoscopio» furono i fisici Enrico Salvioni, in uno *Studio sui raggi di Röntgen* (1896), e Oreste Murani, nel libro *Luce e raggi Röntgen*, Hoepli, Milano 1896.

[125] Propugnatore del metodo della «introspezione provocata» fu Oswald Külpe (1862-1915), professore a Würzburg e poi a Monaco, allievo di Wilhelm Wundt (1832-1920), fondatore della psicologia sperimentale nella scia della psicofisiologia di Ernst Heinrich Weber (1795-1878) e di Gustav Theodor Fechner (1801-1887).

e il metodo di Sigmund Freud (1856-1939) definiti, a partire dal 1896, *psicanalisi*[126].

Mentre la psicanalisi si differenziava dalla clinica psichiatrica, dalla clinica medica incominciava a differenziarsi la neurologia e dalla clinica chirurgica l'urologia e l'ortopedia. Erano le «specialità» d'apparato o di sistema (nervoso, urinario, scheletrico) che si affiancavano alle specialità di malattia, di sesso, di età, di metodo. Così i neurologi, gli urologi, gli ortopedici si affiancavano ai curanti della tubercolosi e della sifilide (tisiatri e sifiloiatri) e ai dottori delle donne e dei bambini (ostetrico-ginecologi e pediatri), mentre i medici analisti diventavano laboratoristi e gli elettroiatri diventavano radiologi[127].

Il metodo radiologico, che alle soglie del Novecento veniva ad aggiungersi alla medicina di laboratorio nel completare e perfezionare l'indagine clinica del malato, contribuiva anche a favorire l'idea che gli esami specialistici potessero in qualche modo sostituire, anziché integrare, una sia pur scrupolosa e sapiente visita medica. Si incominciava a pensare che una radioscopia del torace ben fatta e una bella analisi microscopica dell'espettorato valessero maggiormente, per la diagnosi di tubercolosi polmonare, di un'anamnesi ricca di dati personali e di un esame obiettivo sia pur

[126] Vedi, in generale, Gregory Zilboorg, George W. Henry, *Storia della psichiatria*, trad. it. di Marisa Edwards, Feltrinelli, Milano 1963, e vedi, in particolare, su Charcot, *Lezioni alla Salpetrière*, a cura di Alfredo Civita, Guerini e Associati, Milano 1989, e su Freud, Ernest Jones, *Vita e opere di Freud*, trad. it. di Armando Novelletto e Margherita Cerletti Novelletto, Il Saggiatore, Milano 1962.

[127] Il processo di filiazione delle «specialità» dalla clinica «generale» (medica e/o chirurgica) si sviluppò unitamente alla evoluzione delle basi fondative di quest'ultima dall'anatomismo clinico del primo Ottocento alla fisiopatologia del secondo Ottocento. In tal senso può essere abbozzata una distinzione dei clinici medici di prima generazione dai clinici medici di seconda generazione: tra i primi si possono annoverare, oltre a quelli già citati, il tedesco Cristoph Wilhelm Hufeland (1762-1836), il francese Armand Trousseau (1801-1867), gli irlandesi Robert Graves (1796-1853) e William Stokes (1804-1878); tra i secondi i tedeschi Ludwig Traube (1818-1876), Friedrich Theodor Frerichs (1819-1895), Hermann Nothnagel (1841-1905) e il francese George Dieulafoy (1839-1911). In Italia, oltre ai citati Murri e De Giovanni, i maggiori clinici medici furono Salvatore Tommasi (1813-1888), Arnaldo Cantani (1837-1893), Antonio Cardarelli (1832-1927), Guido Baccelli (1832-1916), Pietro Grocco (1856-1916), Edoardo Maragliano (1849-1940).

perfettamente eseguito. È quanto mostrava di credere quel medico che definiva i suoi pazienti «gente davvero strana: si aspettano tutti che gli guardiate la lingua e gli prendiate il polso, e la maggior parte si aspetta anche che li auscultiate»[128]. Tutto ciò poteva indurre a ritenere che l'«arte della cura», fondata sul rapporto interpersonale in ambulatorio o al letto del paziente, fosse ormai da considerarsi un'*arte perduta*.

3. *Scienza dei Nobel e salute per tutti nel Duemila*

«Il secolo XX ha mantenuto in pieno le promesse del secolo precedente per quel che riguarda la medicina e le sue scienze.» Le applicazioni tecniche di queste e le loro ricadute pratiche in campo diagnostico e terapeutico hanno portato al conseguimento di grandi «vittorie» e al compimento di grandi «prodigi»[129]. Un bilancio di tali conquiste «vittoriose» e «prodigiose» contempla tutto un susseguirsi di scoperte e di invenzioni: dagli antibiotici ai farmaci salvavita, dalla circolazione extracorporea ai trapianti d'organo, dalla medicina nucleare alla TAC e alla risonanza magnetica, dal DNA alla terapia genica e all'ingegneria biomolecolare. Un sogno a occhi aperti, una vissuta realtà. Non si contano gli apporti che le conoscenze scientifiche, alleate nel formare il corpo teorico-sperimentale della medicina contemporanea, hanno riversato nel corso del Novecento, e segnatamente durante l'ultimo semisecolo, a beneficio dell'umanità.

Uno dei modi possibili per seguire gli sviluppi novecenteschi delle scienze mediche e dei loro apporti è quello di riferirsi ai momenti in cui le scoperte, le invenzioni, le realizzazioni più importanti hanno avuto la loro consacrazione ufficiale davanti all'opinione pubblica: un'opinione pubblica non più europea, ma

[128] Stanley J. Reiser, *La medicina e il regno della tecnologia*, trad. it. di Paola Manacorda, Feltrinelli, Milano 1983, p. 227.

[129] Già a metà Novecento non si è esitato a celebrare *Le vittorie della medicina* (l'opera omonima è di Jean Aubery, trad. it. di Luciano Burdigna, Longanesi, Milano 1950) e ad elencare *I prodigi della medicina moderna* (l'opera omonima è di Steven M. Spencer, trad. it. di Teresa Casarotto, Francesco Vallardi, Milano 1960).

planetaria, dal momento che quella che potremmo chiamare la «unificazione medico-scientifica del mondo» è venuta ad aggiungersi alla «unificazione microbica del mondo» di mezzo millennio prima. Un censimento dei momenti compendiati nella «lista dei premi Nobel con relative motivazioni» e una riflessione sul loro significato e sulla loro importanza possono aiutare a farsi una «idea abbastanza completa» e una «fotografia sufficientemente nitida di quello che è successo in questo nostro secolo nei laboratori del pianeta»[130].

Fuori dai laboratori, «un esempio significativo delle difficoltà incontrate dai medici» agli esordi del Novecento è quello fornito da una casistica celebre, redatta a Baltimora da Harvey Cushing (1869-1939). Questi verificò che nel decennio 1891-1900 erano affluiti al John Hopkins Hospital molti pazienti affetti da tumore cerebrale; di essi solo 32 erano stati diagnosticati correttamente a paziente ancora in vita e in due soli casi si era tentato un intervento, con esito infausto: la capacità terapeutica era all'epoca ancora minore della capacità diagnostica. «Complessivamente si ritiene che i pazienti seguiti dai medici avessero solo il 50% di probabilità di cavarsela meglio degli ammalati lasciati a se stessi. La durata media della vita, nei paesi avanzati, era di 48 anni»[131].

Il Novecento è profondamente attraversato a metà dalla seconda guerra mondiale. Lo è anche a riguardo della scienza premiata dai Nobel: mentre infatti nella prima metà del secolo la scienza era frutto prevalente dell'attività di ricerca di singoli individui, consegnati alla storia come vincitori o eroi che stimolavano le generazioni successive a emularli, nella seconda metà del secolo la scienza è invece frutto preponderante dell'attività di ricerca di gruppi ed è sempre più spesso fondata sulla collaborazione internazionale fra ricercatori.

Nel primo anno di assegnazione dei Nobel – l'anno 1901 –

[130] «Tempo Medico», a. XXVIII, n. 1, 30 gennaio 1986, p. 27.

[131] Vedi alla voce *Novecento* di Massimo Obbiassi, in *Dizionario di storia della salute*, cit., p. 404. Cushing pubblicò nel 1912 una monografia relativa a una cinquantina di casi di tumore ipofisario e nel 1930 mise in relazione i tumori «basofili» dell'ipofisi con una forma di obesità caratterizzata da «groppa di bufalo» e da «faccia di luna piena» dei pazienti (morbo di Cushing).

riceveva il premio per la fisica Röntgen, i cui raggi X avevano già dimostrato ampiamente la loro importanza per la medicina; e riceveva il premio per la pace Dunant, la cui Croce Rossa Internazionale era già da decenni militante sotto ogni bandiera (anche sotto quella dell'Impero ottomano come Mezzaluna Rossa). Erano i primi casi di quel che sarebbe accaduto spesso anche dopo: che molti premi Nobel non medici avrebbero rivelato di possedere, per gli sviluppi della medicina, un'importanza molto maggiore di quelli propriamente medici, fisiologici, biologici.

Ma in quell'«anno uno» del nuovo secolo riceveva il premio Nobel per la medicina von Behring «per il suo lavoro sulla sieroterapia che ha posto nelle mani dei medici un'arma vittoriosa contro la malattia e la morte». Il suo siero antidifterico – e più tardi il vaccino omologo messo a punto da Gaston Ramon (1866-1963), autore anche del vaccino antitetanico – abbatteva la mortalità per difterite; contemporaneamente la morbilità per malaria era attenuata e controllata con il chinino (in Italia dal 1901 distribuito gratuitamente ai malarici poveri e venduto nelle privative come «chinino di Stato» al pari dei tabacchi e del sale). Nel 1902 riceveva il premio Nobel Roland Ross (Gran Bretagna) «per il suo lavoro sulla malaria», cioè per aver descritto il ciclo di sviluppo del parassita nell'organismo ospite della zanzara trasmettitrice, e nel 1907 lo riceveva Charles-Louis-Alphonse Laveran (Francia) «per il suo lavoro svolto sui protozoi nel provocare la malattia», cioè per aver scoperto nei globuli rossi del sangue dei malati il plasmodio che provoca la malaria.

Erano soprattutto i protagonisti delle ricerche nei campi batteriologico, parassitologico, sierologico, immunologico a essere insigniti del Nobel dall'omonima Fondazione[132]: nel 1905 riceveva il premio Robert Koch (Germania) «per le sue ricerche sulla tubercolosi» e nel 1908 lo ricevevano Il'ja Il'ič Mečnikov (Russia),

[132] La Fondazione Nobel fu istituita per legato testamentario di Alfred Nobel (1833-1896), capo di un impero industriale e creatore nel 1867 della «dinamite» (miscela di nitroglicerina e farina fossile), l'esplosivo che aveva rivoluzionato il lavoro in miniera e l'apertura di gallerie. Dal 1901 la Fondazione eroga premi annuali a scienziati benemeriti nei campi della fisica, della chimica, della medicina e fisiologia, nonché a personalità impegnate a favore della pace nel mondo.

direttore dell'Istituto Pasteur di Parigi, e Paul Ehrlich (Germania), artefice nel 1906 degli arsenobenzoli ad azione antiluetica, «in riconoscimento del loro lavoro sul sistema immunitario», cioè rispettivamente per la scoperta della fagocitosi e per la formulazione della terapia anticorpale.

Le nazioni di appartenenza dei premiati erano le più ricche e potenti d'Europa, dove i laboratori erano meglio attrezzati e dove la ricerca era più finanziata e incentivata. La scienza premiata era in parte ancora quella sintonizzata sull'onda lunga dell'«assolutismo microbico» («il microbo è tutto»), ma in parte era già quella aperta al «relativismo» entro cui veniva messa in giusta luce l'importanza dei fattori interni di malattia, aggiornando il concetto di «predisposizione organica» nel concetto di «reazione immunitaria» di un organismo che era visto attrezzato a difendersi dai microbi con le sue «cellule voraci» (i «fagociti» di Mečnikov responsabili dell'«immunità cellulare») e con i suoi anticorpi (le particelle di Ehrlich responsabili dell'«immunità umorale»).

Questo filone non si esauriva in seguito, pur facendosi più radi i premi che lo inanellavano: nel 1913 Charles-Robert Richet (Francia) riceveva il Nobel «in riconoscimento del suo lavoro sull'anafilassi»; nel 1919 Jules Bordet (Belgio) riceveva il premio «per le sue scoperte relative al sistema immunitario», più precisamente per la scoperta del bacillo della pertosse (forse anche perché figlio di una nazione «martire» della prima guerra mondiale appena conclusa); nel 1928 Charles-Jules-Henri Nicolle (Francia), direttore dell'Istituto Pasteur di Tunisi, veniva premiato «per il suo lavoro sul tifo esantematico», più precisamente per aver scoperto il ruolo del pidocchio nel determinare la malattia.

Un altro filone, premiato nel 1904 e nel 1906, era quello neuroscientifico, che si dipanava anch'esso dallo svolgimento che le neuroscienze avevano avuto lungo tutto il corso dell'Ottocento. Il russo Ivan Petrovič Pavlov (1849-1936) riceveva il Nobel nel 1904 con la motivazione riduttiva che i suoi studi avevano contribuito a conoscere meglio i meccanismi della secrezione gastrica e salivare; in realtà Pavlov, proseguendo nel programma di ricerca del suo connazionale Sečenov, aveva elaborato la teoria dei «riflessi condizionati» (tra cui quelli secretivi sperimentalmente studiati). Tali riflessi erano ritenuti forme di comportamento sviluppate dall'individuo per interazione adattativa con l'ambiente. Il metodo pavloviano prescindeva dalle tecniche invasive del cervello, considerate valide a spiegare soltanto l'attività nervosa «elementare», e si fondava sulla osservazione sperimentale del comportamento animale nella sua complessità, ritenuta esplicativa dell'attività nervosa «superiore». Il metodo acquisiva alla psicologia fisiologica un suo spazio peculiare tra neurofisiologia e psicologia introspettiva, delineando un indirizzo di ricerca destinato a futuri sviluppi.

Nel 1906 il Nobel toccava *ex aequo* agli scienziati di due nazioni latine «minori» (rispetto alla Francia), Camillo Golgi (Italia) e Santiago Ramón y Cajal (Spagna), «in riconoscimento del loro lavoro sulla struttura del sistema nervoso». In realtà le rispettive teorie neuroscientifiche erano fra loro addirittura divergenti: Golgi sosteneva la «teoria della rete nervosa diffusa», fondata sullo stretto intreccio e sull'insieme continuo di fibre e fibrille; Cajal sosteneva invece la «teoria del neurone», secondo cui le cellule nervose o «neuroni» sono entità anatomofunzionali distinte e autonome, trasmittenti le une alle altre il messaggio nervoso. Era questa seconda teoria quella esatta, ma i meriti di Golgi, degno erede nell'università di Pavia di una luminosa tradizione anatomica (Scarpa) e istologica (Bizzozero), non erano inferiori. Le conoscenze *Sulla sostanza grigia del cervello* – tale il titolo del suo fondamentale saggio pubblicato nel 1873 – erano state rivoluzionate grazie al suo metodo istologico, detto «reazione nera», che impregnando con cromato d'argento il tessuto nervoso ne colorava in nero le cellule e le fibre, rendendo così possibile il loro riconoscimento in tutti i più fini particolari[133].

«Golgi era il tipico esponente della scienza italiana del tempo, una scienza in parte autarchica, i cui legami internazionali si limitavano quasi esclusivamente alla Germania: non per nulla era il tedesco la lingua scientifica ufficiale d'allora.» Solo «con l'inizio del secolo cominciò il grande sviluppo della scienza americana»[134]. Nello stesso campo neuroscientifico il Nobel andava nel 1932 agli inglesi Charles Scott Sherrington, di Oxford, ed Edgar Douglas

[133] Su Golgi vedi Ernesto Bertarelli, *Camillo Golgi e il suo tempo*, Istituto sieroterapico milanese Belfanti, Milano 1950, e Paolo Mazzarello, *La struttura nascosta. La vita di Camillo Golgi*, Cisalpino (Monduzzi editore), Bologna 1996.

[134] Le parole sono del biologo e genetista Giuseppe Montalenti, nell'intervista a «Tempo Medico», cit., p. 44.

Adrian, di Cambridge, «per le loro scoperte sulle funzioni dei neuroni». Sherrington (1857-1952) procedeva oltre Pavlov, dimostrando che l'adattamento dell'animale all'ambiente è assicurato dall'organizzazione integrata dei riflessi, e procedeva oltre il suo maestro Cajal, introducendo il principio funzionale esplicativo della «sinapsi» a indicare quella zona di contatto tra neurone e neurone che attendeva di essere precisata nel suo funzionamento (tramite mediatori chimici).

Un terzo campo di ricerche e scoperte premiate dal Nobel era quello biochimico-metabolico. Nel 1910 il premio toccava ad Albrecht Kossel (Germania) «in riconoscimento dei contributi resi alla conoscenza della chimica cellulare». Gli studi di Kossel sul ricambio proteico e sul ciclo dell'urea costituivano una sorta di ponte tra la gloriosa tradizione della fisiologia e della chimica ottocenteche e la rivoluzionaria innovazione rappresentata dalla biochimica cellulare, che studiava il metabolismo della cellula nei suoi meccanismi ossido-riduttivi. Colui che compiva il passo decisivo in tale direzione era Otto Heinrich Warburg (Germania), premiato nel 1931 «per la scoperta della natura e della modalità di azione degli enzimi respiratori». Warburg realizzava in pratica una sintesi tra fisiologia e micromorfologia: era come se Claude Bernard e Rudolf Virchow si fossero dati la mano in lui per un'alleanza destinata a ulteriori successi.

In questo stesso campo era tutto un fiorire di studi e di premi: per la scoperta del metabolismo dell'acido lattico nei muscoli all'inglese Hill e al tedesco Meyerhof nel 1922, per la scoperta dell'insulina ai canadesi Banting e McLeod nel 1923, per la scoperta di alcune «vitamine» (così denominate da Kazmierz Funk nel 1911) all'inglese Hopkins e all'olandese Eijkmann nel 1929, per la scoperta dell'azione terapeutica degli estratti di fegato in alcune anemie agli statunitensi Whipple, Murphy e Minot nel 1934.

Le ricadute in campo terapeutico di alcune scoperte, evidenti con immediatezza e assai rilevanti nei casi dell'insulinoterapia del diabete e dell'epatoterapia dell'anemia perniciosa, erano assai opinabili in altri casi pur premiati con il Nobel per la loro presunta portata terapeutica. Anzi si può dire che per la Fondazione svedese taluni premi erano dei veri e propri infortuni. Un mezzo infortunio era ad esempio il premio dato nel 1903 a Niels Ryberg Finsen (Danimarca) per la scoperta della fototerapia con cui si pretendeva di curare e guarire un gran numero di malattie, sopra tutte il lupus, concentrando sul paziente le radiazioni luminose. Ma era il tempo dell'«èra Röntgen», quando i raggi, ivi comprese le emanazioni della radioattività naturale scoperta da Becquerel e dai coniugi Curie (premi Nobel per la fisica nel 1903), dominavano la scena rivoluzionando la medicina: la portata ideologica della scoperta dei raggi X – e delle radiazioni alfa, beta e gamma – influenzava palesemente l'incauta premiazione della «finsenterapia».

Questa parziale giustificazione ideologica può valere anche per un altro mezzo infortunio, cioè per il premio Nobel dato nel 1927 a Julius Wagner-Jauregg «per la scoperta del valore terapeutico dell'inoculazione della malaria nel trattamento della demenza paralitica». Il clinico viennese curava infatti la paralisi progressiva dei pazienti luetici iniettando a questi il sangue di soggetti malarici e contando sui presunti effetti benefici degli accessi febbrili provocati dall'iniezione. Da tempo circolava l'idea che la febbre fosse vantaggiosa e che un'infezione avesse il potere di scacciare un'altra infezione.

Un quarto filone di premi Nobel è quello della biologia e della genetica. Tale filone, iniziato nel 1930 con il premio a Karl Landsteiner (Austria) «per la scoperta dei gruppi sanguigni umani», premessa indispensabile della trasfusione di sangue, e proseguito nel 1933 con il premio a Thomas Hunt Morgan (Stati Uniti) «per la scoperta del ruolo svolto dai cromosomi nell'ereditarietà», avrà svolgimento soprattutto nella seconda metà del Novecento.

Nella prima metà del secolo figuravano anche premi relativi a casi per così dire isolati: come quelli dati a studiosi di settori circoscritti, quali Allvar Gullstrand (Svezia), premiato nel 1911 «per il suo lavoro sui mezzi diottrici dell'occhio», e Robert Bàrany (Ungheria), premiato nel 1914 «per il suo lavoro sulla fisiopatologia dell'apparato vestibolare». Miopia, presbiopia, astigmatismo e vertigine erano settori importanti non meno della tiroide, la cui fisiopatologia e chirurgia, campo di applicazione degli studi di Emil Theodor Kocher (Svizzera), faceva meritare a questi il Nobel nel 1909. Un caso isolato, ma in quanto precorritore, era quello di Alexis Carrel (Francia), premiato nel 1912 «in riconoscimento del suo lavoro sulla sutura vascolare e sul trapianto di vasi sanguigni e di organi». In questo caso il Nobel era in parte un premioomaggio dato a uno scienziato umanista (poi autore del best-seller *L'uomo questo sconosciuto*, pubblicato in Italia nel 1936).

Casi a parte erano anche quelli di due scienziati d'area nordica: il danese Steenberg Krogh, premiato nel 1920 per la scoperta dei meccanismi della regolazione capillare, e l'altro danese Fibiger, premiato nel 1926 per la prima realizzazione di un cancro sperimentale, ottenuta tramite un parassita, la *Spiroptera neoplastica*. A tale proposito Fritz Richard Schaudinn (1871-1906), scopritore nel 1905 del *Treponema pallidum* della sifilide, dopo avere anch'egli contribuito a incriminare come presunto agente causale del cancro questo o quel parassita, affermava che «la ricerca del parassita del cancro costituisce uno dei più malinconici capitoli dell'investigazione scientifica»[135].

Il quinquennio politicamente agitato che precedeva il conflitto mondiale di metà Novecento (1939-45) vedeva gli ultimi Nobel d'anteguerra assegnati a Spemann (Germania) nel 1935 «per la scoperta dell'effetto organizzatore nello sviluppo dell'embrione», a Loewi (Austria) e Dale (Gran Bretagna) nel 1936 «per la scoperta della trasmissione chimica degli impulsi nervosi», a Albert Szent-Györgyi (Ungheria) nel 1937 per gli studi sulla vitamina C, a Heymans (Belgio) nel 1938 per gli studi sui meccanismi chemiorecettivi regolatori della respirazione, a Gerhard Domagk (Germania) nel 1939 «per la scoperta degli effetti antibatterici del prontosil», farmaco capostipite della serie dei *sulfamidici*.

La portata dei sulfamidici – prodotti di sintesi chimica con attività terapeutica o «chemioterapici» – è storica. Trent'anni prima Ehrlich aveva sintetizzato gli arsenobenzoli, in particolare il Salvarsan 606, un «proiettile magico» con cui bersagliare l'agente eziologico della sifilide. I bersagli centrati dai nuovi chemioterapici di Domagk erano il pneumococco della diffusa e sempre grave polmonite, lo streptococco della diffusa e sempre pericolosa angina (porta d'ingresso del reumatismo articolare acuto che «lambiva le articolazioni e mordeva il cuore»), lo stafilococco delle tante suppurazioni ed erisipele e delle non poche setticemie, il meningococco della terribile meningoencefalite epidemica. Tutti questi

[135] La frase di Schaudinn è riportata da Gaetano Fichera, *Etiologia del cancro*, Tip. Nazionale di G. Bertero e C., Roma 1909, p. 19.

agenti infettivi, con le relative infezioni e malattie, venivano in gran parte debellati.

I sulfamidici sintetizzati da Domagk erano stati premiati nel 1939, ultimo anno di pace prebellica. Nel 1945, primo anno di pace postbellica, viene premiata la penicillina, scoperta nel 1929 da Alexander Fleming e successivamente perfezionata da Ernst Boris Chain e Howard Walter Florey (Gran Bretagna)[136]. La motivazione del premio conferito ai tre scienziati è che la loro «muffa» possiede «effetti curativi in molte malattie infettive», cioè in quasi tutte quelle curate e guarite dai sulfamidici, però in modo più rapido e spettacolare, e in più in altre sepsi insidiose, nell'endocardite batterica e nella sifilide. La penicillina inaugura la serie degli *antibiotici*[137].

Sulfamidici e antibiotici sono i pilastri portanti della *rivoluzione terapeutica* che caratterizza il ventennio centrale del Novecento. Sono anche i modelli di sviluppo della ricerca nei campi rispettivamente della chimica organica, che attraverso la farmacologia di sintesi dà svolgimento ulteriore alla chemioterapia, e della microbiologia, che attraverso lo studio delle parti infinitesime della vita parassitaria conduce alla scoperta di una vivente antivita (*anti*biosi) che dà un apporto decisivo a risolvere i problemi delle malattie infettive. L'assegnazione dei Nobel rispecchia puntualmente questa duplice tendenza: nel 1950 Edward Calvin Kendall e Philip Showalter Hench (Stati Uniti) con Tadeus Reichstein (Svizzera) ricevono il premio «per le loro scoperte sugli ormoni della corteccia surrenale», in pratica per aver avviato e fatto procedere la ricerca che porta alla sintesi del cortisone; nel 1952 Selman Abraham Waksman (Stati Uniti) riceve il premio «per la scoperta della streptomicina, il primo antibiotico efficace contro la tubercolosi».

[136] Nel periodo bellico, che vide la Svezia estranea al conflitto mondiale, il premio Nobel fu conferito nel 1943 a Henrik Carl Peter Dam (Danimarca) e Edward Adalbert Doisy (Stati Uniti) «per la scoperta della vitamina K» e nel 1944 a Joseph Erlanger e Herbert Spenser Gasser (Stati Uniti) «per le loro scoperte sulle funzioni altamente differenziate delle singole fibre nervose».

[137] Fu Paul Vuillemin, nel 1889, a formulare, in opposizione al concetto e al termine di *simbiosi*, il concetto e il termine di *antibiosi*: «quando due corpi viventi si uniscono intimamente e uno di essi esercita una funzione distruttiva su una parte più o meno estesa dell'altro, si può dire che c'è antibiosi».

Negli anni Cinquanta, mentre i farmaci cortisonici si rivelano efficaci in molte malattie, la tubercolosi è ormai prossima a essere cancellata dal novero delle malattie sociali del mondo industrializzato. Dal novero delle malattie sociali del mondo mediterraneo viene addirittura eradicata d'acchito la malaria, grazie all'efficacia insetticida (antianofelica) del DDT scoperta da Paul Hermann Müller (Svizzera), premiato nel 1948.

Nel 1949 la Fondazione svedese, assegnando il Nobel legittimamente a Walter Rudolf Hess (Svizzera) per i suoi studi sui centri bulbari e diencefalici che presiedono alla regolazione nervosa delle funzioni vegetative, ma incautamente ad António Caetano Egas Moniz (Portogallo) «per la scoperta del valore terapeutico della leucotomia in alcune psicosi», incappa in un altro infortunio. Il neurochirurgo portoghese premiato, tra l'altro benemerito pioniere dell'indagine radiologica dei vasi sanguigni (angiografia) e in particolare delle arterie cerebrali (carotidografia), sottoponeva infatti a interventi di lobotomia frontale (psicochirurgia) i suoi pazienti maniacali, schizofrenici, depressi, incurante di farne degli automi spenti, depauperati d'ogni personalità.

In generale i filoni dello sviluppo scientifico su cui si impilano nella seconda metà del Novecento le corone dei Nobel sono quelli farmacoterapico, neurofisiologico, metabolico-enzimatico, immunologico, biologico-molecolare e di tecnologie biomediche. La vecchia Europa, dove tra l'altro la Germania sconta anche sul piano delle scienze i contraccolpi del tracollo nazista, cede definitivamente il passo agli Stati Uniti d'America. Il baricentro della ricerca medico-biologica si colloca stabilmente oltreoceano e la lingua inglese diventa il nuovo esperanto della comunità degli scienziati.

Collegati alla scoperta di nuove forme di terapia sono i premi dati nel 1951 a Max Theiler (Sudafrica) per le sue scoperte sulla febbre gialla e sul come combatterla con la vaccinazione, nel 1957 a Daniel Bovet (Svizzera-Italia) per le sue realizzazioni in campo chimico-farmaceutico – dai curarici di sintesi agli antistaminici – ottenute nei laboratori del romano Istituto superiore di sanità[138], nel 1966 a Charles Brenton Huggins (Stati Uniti) autore del trat-

[138] Vedi Daniel Bovet, *Une chimie qui guérit*, Payot, Paris 1989.

tamento ormonale dei cancri ormonodipendenti della prostata e della mammella.

Nello stesso anno 1966 il premio viene dato anche all'ottantasettenne Francis Peyton Rous (Stati Uniti) per i suoi studi sperimentali di cinquantacinque anni prima sulla natura virale di taluni tumori (sarcoma dei polli). Gli insuccessi della «terapia parassitaria» dei tumori avevano contribuito a far abbandonare l'idea che questi fossero malattie da infezione; ma negli anni Sessanta il ritorno in auge della «teoria virale», contrapposta anche per motivazioni d'ordine ideologico alla «teoria ambientale», consente alla «scoperta dei virus tumorali», compiuta da Rous mezzo secolo prima, di venire finalmente premiata.

Un numero consistente di Nobel tocca ai neuroscienziati. Nel 1963 viene premiato John Carew Eccles (Australia), con gli inglesi Hodgkin e Huxley, per gli studi sulla trasmissione dell'impulso nervoso attraverso le sinapsi. Il pianeta cervello rivela di possedere un'organizzazione sempre più raffinata e al tempo stesso sempre più semplificabile, consentendo la descrizione delle sue molte funzioni. Gli studi di Eccles sulla biochimica delle comunicazioni cerebrali aprono le porte all'«intelligenza artificiale», sostenuta dall'ipotesi che la mente altro non sia che il prodotto di innumerevoli robot; ma, secondo lo scienziato, le aprono soprattutto all'idea neocartesiana che nei «micrositi» della corteccia cerebrale interagiscano unità materiali nervose o «dendroni» con unità immateriali psichiche o «psiconi»[139].

A parte le illazioni di cui spesso gli scienziati sono prodighi, la scienza delle funzioni nervose o neurofisiologia soppianta definitivamente la neuroanatomia protonovecentesca di Golgi e di Cajal. Arthur Ragnar Granit (Svezia), con gli statunitensi Hartline e Wald, è premiato nel 1967 per gli studi sui processi chimico-fisiologici della retina, membrana nervosa dell'occhio, e Roger W. Sperry (Stati Uniti) è premiato nel 1981 «per le sue scoperte sulla specializzazione degli emisferi cerebrali», cioè in pratica per aver dimostrato che il cervello umano con la metà sinistra elabora il pensiero astratto e le relazioni simboliche (parola e scrittura),

[139] Di John Carew Eccles vedi il «dialogo aperto» con il filosofo Karl Popper, divenuto poi un libro, *L'io e il suo cervello*, trad. it. di Giuseppe Mininni e Barbara Continenza, Armando, Roma 1981.

mentre con la metà destra pensa sinteticamente e prende coscienza dei rapporti spaziali (nonché di esperienze complesse come quelle acustico-musicali).

I diversi filoni si dipanano anno dopo anno rispettando la regola aurea dell'alternanza. Il filone metabolico-enzimatico vede i coniugi Cori (Stati Uniti) premiati nel 1947 per i loro studi sui vari passaggi che il glicogeno muscolare deve compiere per essere utilizzato dall'organismo come fonte di energia. Nel 1953 il premio tocca all'anglotedesco Hans Adolf Krebs «per la scoperta del ciclo dell'acido citrico»; con lui tocca allo statunitense Fritz Albert Lippmann «per la scoperta del coenzima A» e per aver chiarito numerosi aspetti del metabolismo degli zuccheri e degli acidi grassi. Nel 1955 Theodor Theorell (Svezia) merita il Nobel per avere, nel solco degli studi avviati da Warburg, definito il ruolo reciproco di enzimi e coenzimi[140].

Proseguendo lungo questo stesso filone, nel 1964 quello che viene definito «il *killer* del secolo», cioè il colesterolo, cessa di essere un'entità maldefinita: per le loro scoperte sui meccanismi di formazione e trasformazione del colesterolo ricevono il premio Konrad Emil Bloch (Stati Uniti) e Feodor Lynen (Germania). Il filone si dipana fino al Nobel conferito nel 1985 al duo texano Michael S. Brown e Joseph L. Goldstein «per le loro scoperte riguardanti la regolazione del metabolismo del colesterolo» con l'introduzione in medicina del concetto di «recettore» (nella fattispecie delle lipoproteine di trasporto, «buone» – HDL – e «cattive» – LDL) e del concetto di prevenzione farmacologica da affiancare a quello di prevenzione dietetica.

Un premio Nobel che segna un passaggio importante quanto quello tra neuroanatomia e neurofisiologia è il premio che spetta e tocca nel 1974 ad Albert Claude (Belgio), il primo a usare nello studio della cellula il microscopio elettronico (inventato dall'ingegnere tedesco Ernst Ruska nel 1931). Il premio è condiviso con il connazionale, trapiantato negli Stati Uniti, De Duve e con lo statunitense Palade, scopritori degli organuli endocellulari colle-

[140] Gli *enzimi* sono sostanze di natura proteica capaci di favorire, agendo come catalizzatori, determinate reazioni chimiche nell'organismo. I *coenzimi* sono sostanze, organiche e inorganiche, necessarie per talune attività enzimatiche (con l'*apoenzima* proteico formano l'*oloenzima*).

gati con il metabolismo proteico. L'istologia passa il testimone alla *biologia molecolare*[141].

Con la biologia molecolare viene alla ribalta la *genetica*. Nata sul finire dell'Ottocento con la formulazione delle leggi dell'ereditarietà da parte di Mendel[142], la genetica si era sviluppata per oltre mezzo secolo attraverso metodi di tipo descrittivo. Ma già nel 1946 Hermann Joseph Muller (Stati Uniti) veniva premiato «per la scoperta dell'induzione di mutazioni [genetiche] da parte dei raggi X». È comunque nel biennio 1958-59 che la lettura in chiave biochimica della teoria cromosomica e della trasmissione genetica trova consacrazione nel premio conferito al duo statunitense Beadle e Tatum e poi nel premio conferito all'altro duo pure statunitense Ochoa e Kornberg, scopritori questi ultimi dei meccanismi di sintesi degli acidi nucleici, ribonucleico (RNA) e desossiribonucleico (DNA).

È un fatto significativo che il Nobel premiante la prima dimostrazione che una malattia ereditaria è dovuta a un'alterazione molecolare (nella fattispecie alla sostituzione di un aminoacido nella catena proteica dell'emoglobina) vada nel 1954 non a un biologo o a un medico, ma a un chimico, Linus Pauling (1901-1994), per i suoi studi sulla drepanocitosi o «anemia a cellule falciformi» apparentata alla talassemia; ed è un fatto singolare che il Nobel premiante l'enunciato del modello della «doppia elica» del DNA col suo *dogma centrale* (secondo cui l'informazione genetica procede dal DNA all'RNA e quindi alle proteine) debba stare in lista d'attesa per un decennio prima di essere conferito nel 1962 agli inglesi Wilkins e Crick e allo statunitense Watson. Forse un «ragazzo» qual era quest'ultimo, appena venticinquenne nel 1953 quando elaborava il proprio enunciato rivoluzionario, fondamento teorico-sperimentale della biologia e della genetica moderne, non poteva essere premiato dalla cauta e compassata Fondazione

[141] Per una rassegna critica degli sviluppi della biologia molecolare vedi Gilberto Corbellini, *Le grammatiche del vivente. Storia della biologia molecolare*, Laterza, Roma-Bari 1997.

[142] Sperimentando sugli incroci fra piante di piselli, il monaco boemo Johann Gregor Mendel (1822-1884) giunse a intuire e formulare le leggi che governano la trasmissione dei caratteri ereditari. Il termine stesso di «carattere», indicativo di una caratteristica somatica ereditaria dell'individuo, è di derivazione mendeliana.

svedese, attenta non solo alle innovazioni e invenzioni, ma anche alla logica delle priorità accademiche e delle opportunità geopolitiche e personali, tra cui le convenienze anagrafiche.

Nello svolgimento del lungo e robusto filone della biologia molecolare e della genetica il 1962 non è che una tappa. Nel 1965 viene premiato il trio francese Lwoff, Jacob e Monod «per le scoperte sul controllo genetico delle sintesi di enzimi e virus». Il riconoscimento premia anche uno dei maggiori sforzi teorici per comprendere, nel suo insieme, il mondo biologico come sistema dinamico: le biosintesi di enzimi e virus rispondono a un doppio controllo, quello di geni strutturali che organizzano le molecole proteiche e quello di geni regolatori che governano le modalità di costruzione delle proteine[143].

Nel biennio 1968-69 viene premiato prima il trio statunitense Holley, Khorana e Nirenberg «per l'interpretazione del codice genetico e della sua funzione nella sintesi proteica» (con conferma del ruolo dell'RNA «messaggero»), e poi l'altro trio pure statunitense Delbrück, Hershey e Luria «per la scoperta del meccanismo di replicazione e la struttura genetica dei virus». Salvador Luria è un torinese trapiantato nel Massachusetts che rinverdisce, sessantatré anni dopo Golgi, l'alloro che incorona un'intelligenza scientifica d'origine italiana[144].

Sembra d'essere giunti al punto d'arrivo della ricerca in questo campo. Gli stessi Watson e Crick prospettano il prossimo esaurimento del filone biomolecolare. Ma nelle cose della scienza non c'è mai nulla di definitivo: Baltimore e Temin (Stati Uniti) con una ricerca condotta a dispetto dei dogmi dimostrano l'esistenza di una possibile dipendenza del DNA dall'RNA e non viceversa. Il Nobel per essi, e per l'italiano trapiantato negli Stati Uniti Renato Dulbecco, giunge nel 1975 «per le scoperte riguardanti le interazioni fra i virus tumorali e il materiale genetico della cellula»[145].

[143] Di François Jacob vedi il saggio di storia dell'ereditarietà, *La logica del vivente*, trad. it. di Aldo e Silvia Serafini, Einaudi, Torino 1971. Di Jacques Monod vedi il saggio sulla filosofia naturale della biologia contemporanea, *Il caso e la necessità*, trad. it. di Anna Busi, EST Mondadori, Milano 1970.

[144] Vedi in proposito Salvador Edward Luria, *Storie di geni e di me*, trad. it. di Carla Sborgi, Boringhieri, Torino 1984.

[145] Vedi in proposito Renato Dulbecco, *Scienza, vita e avventura*, Sperling & Kupfer, Milano 1989.

Il filone, se non esaurito, può esser visto indugiare in un punto nodale nel 1978, quando il Nobel tocca al duo statunitense Smith e Nathans e allo svizzero Arber «per la scoperta degli enzimi di restrizione e le loro applicazioni ai problemi di genetica molecolare». Si tratta di un altro nodo storico, in quanto i cosiddetti «enzimi di restrizione» sono tali da spezzare i punti prefissati il patrimonio genetico o genoma secondo modalità riproducibili: a partire dalla loro scoperta si incomincia a parlare di *ingegneria genetica*.

C'è una coda. Nel 1983 il Nobel viene assegnato a una donna ottantunenne, Barbara McClintock (Stati Uniti), i cui studi di trent'anni prima hanno dimostrato che i geni non sono immobili come perle infilate sul filo di una collana, ma assomigliano piuttosto alle carte da gioco di un mazzo che viene spesso rimescolato in una sorta di *bricolage*. Il ritardo del premio è forse dovuto al carattere eretico della scoperta, coperta da silenzio per tre decenni, o fors'anche al sesso di «Barbie», raramente accetto a una Fondazione che si suppone essere maschilista: un sospetto fugato tre anni dopo, nel 1986, quando il Nobel tocca all'italiana Rita Levi Montalcini premiata per aver scoperto, peraltro anch'essa trentacinque anni prima con ricerche condotte negli Stati Uniti, il «fattore della crescita nervosa»[146].

A fianco della biologia molecolare e della genetica, un posto importante che il Nobel non manca di sottolineare più volte è quello occupato dall'immunologia. Se nel Novecento iniziato e inoltrato l'immunologia trasferiva la relazione di tipo pasteuriano tra virus e organismo vaccinato nella relazione più generale tra antigene e anticorpo, nel 1948 l'identificazione della matrice degli anticorpi (nelle «cellule del plasma» o plasmacellule aventi sede nel midollo osseo) segna un ennesimo nodo storico: il passaggio dalla ricerca genialmente eclettica dei precursori alla ricerca sistematica, ma altrettanto geniale, dei nuovi immunologi. Pauling, il premio Nobel per la chimica, elabora la «teoria informativa» o dello stampo antigenico, in base alla quale l'antigene «stampa» l'anticorpo. L'inglese Peter Brian Medawar, premio Nobel nel

[146] Il premio Nobel 1986 fu condiviso da Rita Levi Montalcini con Stanley Cohen (Stati Uniti). Sulla donna-scienziato vedi il libro autobiografico di Rita Levi Montalcini, *Elogio dell'imperfezione*, Garzanti, Milano 1987.

1960, dimostra la natura immunologica del rigetto dei trapianti. Nel 1955 il danese Niels Karl Jerne, premio Nobel nel 1984, elabora la «teoria selettiva» o della selezione naturale antigenica, in base alla quale l'antigene «seleziona» l'anticorpo. A questa teoria si richiama la «teoria della selezione clonale» elaborata nella seconda metà degli anni Cinquanta dall'australiano Frank McFarlane Burnet, premiato con Medawar nel 1960, e assunta a fondamento della «nuova immunologia»[147].

Tra il premio a Medawar e McFarlane Burnet e il premio a Jerne ci sono, in questo stesso filone, i premi assegnati nel 1972 a Edelman (Stati Uniti) e Porter (Gran Bretagna) «per le loro scoperte sulla struttura chimica degli anticorpi», nel 1976 a Blumberg e Gajduseck (Stati Uniti) «per le loro scoperte riguardanti i meccanismi di origine e diffusione delle malattie virali» (con individuazione da parte di Blumberg dell'antigene Australia), nel 1980 a Benacerraf e Snell (Stati Uniti) e Dausset (Francia) per le loro scoperte dei recettori presenti sulla superficie dei linfociti (con precisazione dei criteri di compatibilità fra tessuti), nel 1982 a Bergström e Samuelsson (Svezia) e Vane (Gran Bretagna) «per le loro scoperte sulle prostaglandine»[148], nel 1984 a Milstein (Gran Bretagna) e Köhler (Germania), premiati congiuntamente a Jerne, «per la creazione delle tecniche atte a produrre anticorpi monoclonali»[149].

[147] La «nuova immunologia» si basa sul problema del riconoscimento, da parte dell'organismo, di ciò che gli è «proprio» (*self*) o «non proprio» (*non-self*). Su questa rinnovata dialettica della natura si incentra la reattività dell'organismo nei confronti delle cellule che sono «altro da sé», come i batteri ed i virus, ma anche nei confronti delle cellule sue proprie divenute «estranee», come le cellule cancerose. Per la storia di questa problematica vedi *L'evoluzione del pensiero immunologico*, a cura di Gilberto Corbellini, Bollati Boringhieri, Torino 1990.

[148] Le *prostaglandine*, composti simili a ormoni, isolate per la prima volta dal liquido seminale umano nel 1935 da parte di Ulf Svante von Euler (da questi ritenute erroneamente di origine prostatica, donde il nome), derivano dall'acido arachidonico presente nelle membrane cellulari, da cui viene rilasciato quando le cellule sono stimolate da agenti irritativi chimici o fisici. Più in generale le prostaglandine producono reazioni, quali il dolore, l'infiammazione e la febbre, allorché l'organismo subisce un insulto lesivo: in tal senso corrisponderebbero storicamente al «pirogeno», ipotizzato dalla protochimica quale organica «materia prima» delle febbri o «piressie».

[149] Gli *anticorpi monoclonali* sono anticorpi provenienti da un unico stipite cellulare o «clone» (da *klòn*, germoglio), termine introdotto in biologia nel 1903.

Questa lunga e tuttavia incompleta[150] carrellata di premi non può non tener conto di un Nobel non medico e tuttavia dato nel 1985 a due medici, il cardiologo statunitense Bernard Lown e il cardiologo sovietico Evgenij Chazow: è il premio Nobel per la pace, conferito all'*International Physicians for Prevention of Nuclear War* fondata dai due cardiologi a Ginevra il 5-6 dicembre 1980. L'alleanza medico-umanitaria in questo campo tra USA e URSS segna la fine della «guerra fredda» tra le due superpotenze mondiali. «Per questi motivi scientifici e morali», si commenta autorevolmente in Italia, «il medico non può sottrarsi al dovere di essere in prima fila nella lotta contro la guerra nucleare, che è la massima espressione della violenza conseguente all'appropriazione della scienza non per il bene dell'uomo, che ha creato la scienza, ma contro l'uomo, che dà prova di essere incapace di controllarne a suo vantaggio l'utilizzazione»[151].

Il premio svedese e il commento italiano sono in linea con la migliore tradizione della scienza medica. Il medico scienziato Rudolf Virchow, padre della patologia cellulare, aveva affermato al riguardo: «Se la medicina vuole raggiungere completamente i propri fini, essa deve entrare nella più ampia vita politica e sociale del suo tempo e deve indicare tutti gli ostacoli che impediscono il normale completamento del ciclo vitale»[152].

Cinque mesi dopo l'assegnazione del premio a Lown e Chazow, il disastro nucleare di Cernobyl in Bielorussia, con tre milioni

[150] I premi Nobel non menzionati nel testo sono quelli assegnati nel 1954 a John Franklin Enders, Frederick Chapman Robbins e Thomas Huckle Weller (Stati Uniti) per gli studi sul virus della poliomielite, nel 1961 a Georg von Békésy (Stati Uniti) per gli studi sulla coclea, nel 1970 a Julius Axelrod (Stati Uniti), Ulf Svante von Euler (Svezia) e Bernard Katz (Gran Bretagna) per gli studi sui mediatori chimici delle terminazioni nervose, nel 1971 a Earl Wilbur Sutherland (Stati Uniti) per gli studi sul meccanismo d'azione degli ormoni, nel 1973 a Karl Frisch (Germania), Konrad Lorenz (Austria) e Nikolas Tinbergen (Gran Bretagna) per gli studi sul comportamento, nel 1977 a Rosalyn Yalow (Stati Uniti), Roger Guillemin e Andrew Scally (Stati Uniti) per gli studi sul dosaggio radioimmunologico degli ormoni proteici del cervello.

[151] Giovanni Favilli, *Il movimento internazionale dei medici per la prevenzione della guerra nucleare*, in *La medicina e la prevenzione della guerra nucleare*, a cura dell'Associazione Italiana dei Medici per la Prevenzione della Guerra Nucleare (Aimpgn), Milano 1983, p. 9.

[152] Le parole di Virchow sono riportate da «Tempo Medico», n. 209, 28 febbraio 1983, p. 72.

di individui colpiti da radiazioni (di cui molti, a distanza di tempo, affetti da tumore o immunodepressi) trasferisce il problema dal campo dei pericoli ripetutamente denunciati al campo della realtà tragicamente compiuta.

La carrellata dei Nobel deve anche tener conto da un lato dei Nobel «tecnici», dati agli inventori di alcune tecnologie biomediche innovative, dall'altro ai Nobel «fantasma», non dati a ricercatori e scienziati certamente più meritevoli di altri. Tra questi ultimi ci sono premi clamorosamente mancati, negati per ragioni estrinseche sia al valore scientifico delle ricerche, sia alla portata pratica delle scoperte. In un succinto decalogo possono ben figurare, per limitarci all'ultimo cinquantennio, le ricerche precorritrici sul DNA da parte di Oswald Avery ed Erwin Chargaff, il pap-test per la diagnosi precoce del cancro all'utero dovuto a Georgios Papanicolaou, il vaccino antipolio messo a punto da Jonas Edward Salk e Albert Bruce Sabin, la pillola anticoncezionale realizzata da Gregory Pincus, il primo trapianto di cuore compiuto da Christiaan Barnard, la dimostrazione dello stretto rapporto tra cancro del polmone e fumo di tabacco dovuta agli studi epidemiologici di Richard Doll, la scoperta del virus HIV dell'AIDS contesa tra Robert Gallo e Luc Montagnier e le tre scoperte che rappresentano il fior fiore della ricerca condotta da scienziati italiani: la scoperta della serotonina da parte di Vittorio Erspamer, quella del sistema reticolare attivatore ascendente, modello teorico per gli ulteriori sviluppi delle neuroscienze, da parte di Giuseppe Moruzzi e quella delle basi genetiche della compatibilità fra i tessuti, fondamento immunologico della trapiantologia, da parte di Ruggero Ceppellini[153].

Tra i Nobel «tecnici», dopo il premio nel 1901 a Röntgen e nel 1924 all'olandese Willem Einthoven per la messa a punto dell'elettrocardiografia, figurano il premio nel 1956 al tedesco Forssmann e agli statunitensi Cournand e Richards per la messa a punto del cateterismo cardiaco e il premio nel 1979 a Godfrey

[153] Su Erspamer, Moruzzi e Ceppellini vedi il paragrafo *I fastigi della ricerca*, in Giorgio Cosmacini, *Storia della medicina e della sanità nell'Italia contemporanea*, Laterza, Roma-Bari 1994, pp. 149-164. Su Moruzzi in particolare vedi Id., *Una dinastia di medici. La saga dei Cavacciuti-Moruzzi*, Rizzoli, Milano 1992, pp. 175-250.

N. Hounsfield (Gran Bretagna) e Allan M. Cormack (Stati Uniti) «per lo sviluppo della tomografia computerizzata», cioè della TAC. La TAC segna un'altra svolta epocale: il definitivo trionfo, in campo biomedico, dell'elettronica e dell'informatica[154].

È la *rivoluzione tecnologica*, caratterizzante il ventennio degli anni Settanta e Ottanta. La bionica diventa il prolungamento naturale della biologia. Suoi campi d'azione sono l'elaborazione di segnali e d'immagini, la loro trasmissione a distanza (telematica), la modellistica di sistemi biologici, la strumentazione biomedica, lo studio di biomateriali, la biomeccanica, la bioingegneria. Nuova frontiera è la già menzionata «ingegneria genetica», basata sulla tecnica della manipolazione dei geni (cosiddetto «DNA ricombinante»). Dal 1982 le biotecnologie consentono, trasferendo geni specifici in taluni batteri, di ottenere nuovi preziosi farmaci: insulina su larga scala, fattori antiemofilici, vari tipi di interferone, l'ormone della crescita.

Da un embrione modificato con i geni dell'ormone della crescita nasce nel 1982 un supertopo. Nel 1986 viene clonato il primo embrione di vitello. Nel 1989 si annuncia la prima terapia genica praticata con successo a bambini affetti da malattia genetica. Negli stessi anni il Department of energy degli Stati Uniti lancia il progetto di mappatura del genoma, rilanciato in Italia dal premio Nobel Renato Dulbecco rimpatriato dagli Stati Uniti. Nel 1997 si parla di possibile clonazione umana.

«L'età contemporanea – scrive nel 1997 un autorevole filosofo morale e storico delle idee – è contrassegnata dal progresso scientifico-tecnico, sempre più rapido, [...] irresistibile e quindi inarrestabile. Secondo l'opinione comune degli scienziati che ne sono i promotori è anche, sinora, irreversibile, in quanto lo strumento nuovo caccia il vecchio e quello vecchio diventa in brevissimo lasso di tempo oggetto da museo.» Dunque «si può parlare a ragion veduta

[154] Un acquisto, da parte delle tecnologie biomediche, ulteriore rispetto alla TAC è la RM o risonanza magnetica, dovuta a Peter Mansfield e a Paul Lauterbur, in grado anch'essa di fornire immagini diagnostiche (bioimmagini) perfezionate e preziose. La RM sintetizza in un nuovo modello fisico-tecnico-clinico due diverse innovazioni: il distacco (come l'ecografia o diagnostica con ultrasuoni) dai raggi X tradizionali e (come la stessa TAC) l'abbinamento fra computer e medicina del futuro. Essa è coronata dal premio Nobel nel 2003.

di *rivoluzione permanente*». «Di rivoluzione permanente, invece, non si può parlare con altrettanta sicurezza nella sfera dei costumi, dei rapporti sociali, delle regole di condotta.» Da qui un duplice problema. L'uno è che «mentre il progresso tecnico-scientifico non cessa di suscitare la nostra meraviglia e il nostro entusiasmo, se pure frammisto a un senso di angoscia per gli effetti perversi che ne possono derivare, continuiamo sul tema del progresso a interrogarci esattamente come duemila anni fa». L'altro è che quest'etica antica e moderna, perennemente ippocratica, ci pone drammaticamente davanti alla «contraddizione tra lo sviluppo della scienza e i grandi interrogativi etici che questo sviluppo comporta, tra la nostra sapienza di indagatori del cosmo e il nostro analfabetismo morale»[155].

Nel decennio 1987-96, l'infittirsi dei premi Nobel nei campi dell'immunologia, della genetica, della biologia molecolare[156]

[155] Norberto Bobbio, *Autobiografia*, a cura di Alberto Papuzzi, Laterza, Roma-Bari 1997, pp. 258 e 260.

[156] Nel decennio 1987-96 i premi Nobel per la medicina toccano: a Susumu Tonegawa (Giappone) nel 1987, per la scoperta dei principi genetici della diversità anticorpale; a James W. Black (Gran Bretagna), Gertrude B. Elion e George H. Hitchings (Stati Uniti) nel 1988, per gli studi sui principi del trattamento farmacologico; a Michael J. Bishop e Herold Eliot Varmus (Stati Uniti) nel 1989, per gli studi sui retrovirus oncogeni; a Joseph E. Murray e Donnall Thomas (Stati Uniti) nel 1990 per le ricerche sui trapianti; a Erwin Neher e Bert Sakmann (Germania) nel 1991, per gli studi sui flussi ionici endocellulari; a Edmond Fischer ed Edwin Krebs (Stati Uniti) nel 1992, per le scoperte nel campo delle proteine e della fosforilazione ossidativa; a Richard J. Roberts (Gran Bretagna) e Philipp A. Sharp (Stati Uniti) nel 1993, per gli studi sulla costruzione discontinua dei geni; ad Alfred Gilman e Martin Rodbell (Stati Uniti) nel 1994, per le scoperte nel campo delle proteine e del loro ruolo come segnali di trasduzione delle cellule; a Cristiane Neusslein-Volhard (Germania), Eric Wieschaus ed Edward Lewis (Stati Uniti) nel 1995, per le scoperte nel campo del controllo genetico dello sviluppo embrionale; a Peter Doherty (Australia) e Rolf Zinkernagel (Svizzera) nel 1996, per gli studi sul sistema immunitario e sulla capacità di riconoscimento dei virus da parte dei linfociti-T; a Stanley B. Prusiner (Stati Uniti) nel 1997 per la scoperta dei prioni; a Robert F. Furchgott, Louis J. Ignarro, Ferid Murad (Stati Uniti) nel 1998 per le acquisizioni nel campo della farmacologia molecolare; a Günter Blobel (Stati Uniti) nel 1999 per gli studi sulla segnaletica delle proteine; ad Arvid Carlsson (Svezia), Paul Greengard ed Eric R. Kandel (Stati Uniti) nel 2000 per gli studi sui segnali di trasduzione nel sistema nervoso; a Leland H. Hartwell (Stati Uniti), Tim Hunt e Paul M. Nurse (Regno Unito) nel 2001 per la scoperta dei regolatori chiave del ciclo cellulare; a Robert Horvitz (Stati Uniti), Sydney Brenner e John E. Sulston (Regno Unito) nel 2002 per le ricerche sulla morte cellulare programmata; a Richard Axel e

segna il trionfo di una scienza che possiede sempre più a fondo i metodi e i concetti per interpretare e descrivere il funzionamento della organizzazione biologica della materia. È il *trionfo della biomedicina*: un trionfo da intendersi – al di là di ogni enfasi celebrativa – come autoaffermazione perentoria delle scienze biomediche tanto nel campo conoscitivo, con conoscenza sempre più approfondita della realtà fisiopatologica della salute e della malattia, quanto nel campo operativo, con realizzazione sempre più vasta delle possibilità di cura dell'uomo sano-malato. L'arte della cura e della guarigione, dopo un cammino multisecolare tra parziale insipienza e subtotale impotenza, approda a una comprensione tendenzialmente totalizzante dei processi biologici dell'organismo umano e a una interventistica anch'essa tendenzialmente totalizzante sulle alterazioni e disfunzioni dello stesso organismo.

Tuttavia l'*arte lunga*, cioè l'arte curativa nella sua interezza, comprensiva della cura globale della persona umana, non riduce la persona a organismo, né l'uomo alla sua macchina organica. Nel corso del Novecento, anche o soprattutto attraverso prese di coscienza estranee al mondo medico (da parte di movimenti organizzati, di organismi culturali, di parti politiche), cresce la consapevolezza dei condizionamenti psicologici, ambientali, sociali della salute umana. I sistemi sociali dell'Occidente raggiungono importanti obiettivi di *Welfare* e di partecipazione democratica alla gestione della salute. La medicina contemporanea, compiendo un percorso non sempre lineare e a volte faticoso, incorpora progressivamente la nozione che al valore ingente del proprio patrimonio scientifico-tecnico si aggiunge il plus-valore inestimabile legato al concetto che la salute, come la malattia, è una variabile dipendente non solo da fattori individuali e naturali – genetici, biologici, biochimici, biomolecolari – ma anche collettivi e sociali.

Linda B. Buck (Stati Uniti) nel 2004 per gli studi sui recettori olfattivi; a Barry J. Marshall e J. Robin Warren (Australia) nel 2005 per la scoperta del ruolo dell'Helicobacter pylori nelle gastropatie; a Andrew Z. Fire e Craig C. Mello (Stati Uniti) nel 2006 per la scoperta del gene d'inferenza dell'RNA; a Mario C. Capecchi e Oliver Smithies (Stati Uniti) e Martin J. Evans (Regno Unito) nel 2007 per gli studi sui principi per introdurre variazioni geniche specifiche; a Harald zur Hausen (Germania) nel 2008 per la messa a fuoco del papilloma virus e a Françoise Barré-Sinoussi e Luc Montagnier (Francia) nello stesso anno per la scoperta del virus dell'HIV.

Due eventi sociali di portata planetaria – come indica lo stesso aggettivo – sono le due guerre «mondiali» con le loro pesanti ricadute negative in campo sanitario. È un peso molto gravoso sia in termini di mortalità cruenta e incruenta, che incide un *signum crucis* nella vita di molti individui e nella salute di intere collettività, sia in termini di nocività e di lesività, di cui è responsabile la stessa scienza quando non sia eticamente sorretta e guidata: nel 1915 nella cittadella belga di Ypres viene inaugurata l'aggressione chimica all'uomo (iprite), premessa dell'aggressione chimica all'ambiente con ritorsione sull'uomo; nel 1945 nelle città giapponesi di Hiroshima e Nagasaki viene inaugurata la catastrofe nucleare (bomba atomica), prova generale di una possibile «soluzione finale» dell'umanità.

Un evento planetario con ricaduta sanitaria negativa ad amplissimo raggio è la pandemia d'influenza – la «spagnola» – che scoppia nel 1918 a guerra conclusa. Come nei «secoli bui» una malattia epidemico-contagiosa amplifica gli effetti disumani della guerra, coinvolgendo la metà della popolazione del globo, cioè almeno un miliardo tra uomini e donne. I morti complessivi si contano a milioni.

Tuttavia nel Novecento le malattie nuove non sono quelle infettive; e da metà Novecento in poi, dall'indomani della seconda guerra mondiale, quando l'Europa va ricostruendo se stessa, nei paesi europei e in quelli del Nord America i maggiori rischi non sono quelli infettivologici. Le malattie infettive sono considerate *malattie del passato*. La loro drastica diminuzione era già prefigurata negli effetti ottocenteschi delle migliorate condizioni alimentari e igieniche delle popolazioni[157]; a metà Novecento essa è una realtà definitivamente compiuta grazie alla «rivoluzione terapeutica» con i farmaci. Il DDT sradica l'anofelismo e il parassitismo della malaria; la penicillina e la streptomicina danno il colpo di grazia al problema biologico e, mediatamente, sociale di sifilide e tubercolosi. Piaghe endemiche multisecolari vengono risanate, se non nei paesi cosiddetti «in via di sviluppo» appartenenti al terzo mondo afro-asiatico, almeno in quelli appartenenti ai due mondi

[157] Vedi in proposito Thomas McKeown, *La medicina: sogno, miraggio o nemesi?*, trad. it. di Mario Cottone, Sellerio, Palermo 1978.

dell'Occidente cosiddetto «sviluppato», dove un vaccino stronca inoltre, dopo il vaiolo, anche la poliomielite.

Nei paesi del mondo occidentale, industrialmente e tecnologicamente coinvolti nella *rivoluzione del benessere*[158], subentrano altre endemie: l'aterosclerosi con le sue molte complicanze, il cancro nelle sue molte forme, ambedue con il loro carattere di «epidemie del XX secolo». È la *svolta epidemiologica*[159]: nel diagramma della mortalità nei decenni centrali del Novecento, la linea discendente delle malattie infettive incrocia la linea ascendente delle malattie metabolico-degenerative in un punto cruciale che segna vistosamente questa svolta. La parola «cancro» assume tutta la risonanza psicosociologica contenuta nella sua etimologia: «una malattia che afferra come un granchio» il singolo individuo e l'intera società. La parola «infarto» assume il significato di lesione-necrosi del miocardio: una «ferita mortale», spesso tale, del cuore. Eponimi o prototipi o metafore delle malattie tumorali e cardiovascolari, cancro e infarto rappresentano nella sensibilità collettiva, oltreché nella viva realtà, le *malattie del presente*.

Nei vari paesi della società benestante, e globalmente sul piano internazionale, la sanità pubblica assume consapevolezza – dove più, dove meno, dove prima, dove dopo – che il passaggio dalle malattie epidemico-contagiose del passato alle malattie epidemico-degenerative del presente sottende il passaggio dalla causalità monofattoriale di questo o quell'agente microbico infettante alla causalità multifattoriale di più «fattori di rischio» insieme convergenti nel determinare la malattia. Diversi da prima sono i nuovi «modelli di rischio»[160], legati ai comportamenti, agli stili di vita, ai condizionamenti ambientali e socioeconomici. Già nel corso del secondo conflitto mondiale, quando si progetta l'assetto anche sanitario della società futura che sta per uscire dalle macerie della guerra, la Carta Atlantica del 1941 e la Conferenza Internaziona-

[158] Vedi AA.VV., *Le rivoluzioni del benessere*, a cura di Piero Melograni e Sergio Ricossa, Laterza, Roma-Bari 1988.

[159] Vedi il paragrafo *La svolta epidemiologica*, in Giorgio Cosmacini, *Storia della medicina e della sanità nell'Italia contemporanea*, cit., pp. 55-65.

[160] Vedi Paolo Vineis, *Modelli di rischio. Epidemiologia e causalità*, Einaudi, Torino 1990.

le di Filadelfia del 1944 sanciscono l'esigenza della liberazione del bisogno quale premessa di una efficace difesa della salute. Nel 1948 nasce a Ginevra l'Organizzazione Mondiale della Sanità (OMS) come organo di tutela della salute dei popoli[161]. Nel 1978 la Conferenza Internazionale di Alma-Ata, convocata nella capitale del Kazakistan congiuntamente dall'OMS e dall'Unicef rilancia l'idea-faro della prevenzione ribadendo la necessità di unificare internazionalmente «tutti gli interventi per la difesa e la promozione della salute fisica e psichica dell'individuo e della collettività»[162]. Nel 1981 la stessa OMS lancia il progetto ambizioso e ottimistico della «salute per tutti entro l'anno 2000».

L'ottimismo sanitario, come quello scientifico, risulta eccessivo. A partire dal 1981 i medici d'ogni continente, e con essi il grande pubblico, sono informati della comparsa sulla scena mondiale di una «malattia molto, molto drammatica», come scrive l'epidemiologo James W. Curran, che aggiunge: «Penso che possiamo dirci sicuri che essa è nuova»[163]. È l'AIDS. Il nome della nuova malattia è l'acronimo di quattro vocaboli della lingua inglese: *Acquired Immuno-Deficiency Syndrome*, «sindrome da immuno-deficienza acquisita». È dovuta a un virus, l'HIV, identificato nel 1983, che induce nell'organismo il tracollo dell'immunità cellulo-mediata, favorendo l'insorgenza di patologie inguaribili, e che irrompe improvvisamente in un mondo supersviluppato, ma tanto culturalmente impreparato quanto biologicamente indifeso.

Ciò che sconcerta l'organizzazione della sanità e la scienza della medicina è il fatto che l'AIDS fa la sua comparsa proprio in una fase storica che si pensava inaugurasse l'era del definitivo trionfo medico-sanitario. La nuova malattia viene a ribaltare un ordine che si credeva consolidato: in quanto infettiva, appare ana-

[161] L'OMS, fondata nel 1946 a New York nell'ambito dell'ONU, è attiva a Ginevra (dove nel 1923 era stata attivata l'organizzazione di igiene pubblica della Società delle Nazioni) a partire dal 7 aprile 1948. Il 7 aprile è, con cadenza annuale, la «giornata internazionale della salute».

[162] Alessandro Seppilli, *Relazione* tenuta il 7 dicembre 1988 nell'Aula di Montecitorio in occasione del Centenario della prima Legge di Sanità Pubblica in Italia, Perugia 1988, p. 8.

[163] La frase di James W. Curran è citata in premessa al I capitolo della parte I del libro di Mirko Drazen Grmek, *AIDS. Storia di una epidemia attuale*, trad. it. di Claudio Milanesi, Laterza, Roma-Bari 1989, p. 9.

cronistica; in quanto imprevista, appare elusiva della predittiva conoscenza scientifica; in quanto incontrollabile, nella perdurante attesa di un farmaco o di un vaccino efficace, appare eversiva del sapere-potere della medicina e della sanità. Inoltre, in quanto malattia sessualmente trasmessa (attraverso lo sperma oltreché attraverso il sangue) e preponderante in sottogruppi marginali e «diversi» (omosessuali e tossicodipendenti), appare «perversa» e in contrasto con i valori socialmente dominanti.

Non è la sola contraddizione della società del benessere, in cui la medicina affronta oggi una pluripatologia molto vasta, dove accanto a malattie non infettive, come quelle traumatiche e psichiche, sono ancora emergenti infezioni come l'AIDS, l'epatite C, le polmoniti virali, la malattia da virus Ebola, l'encefalopatia spongiforme («malattia della mucca pazza»), la tubercolosi, quest'ultima riemergente dopo appena quarant'anni di subdola latenza.

Ma le contraddizioni del vivere quotidiano – tra opulenza e miseria, affollamento e solitudine, industrializzazione e inquinamento, competizione ed emarginazione, disoccupazione e stress – comportano una ben maggiore numerosità di fattori di rischio responsabili di situazioni morbose che si chiamano incidenti (del lavoro e del traffico), disadattamenti, disabilità, conflittualità, alienazione individuale, emarginazione sociale.

C'è un fattore di rischio in più, costituito dalla longevità relativa della popolazione. Alla «rivoluzione terapeutica» dei farmaci e vaccini[164], alla «rivoluzione tecnologica» delle macchine diagnostiche e terapeutiche guidate dalla mano e dalla mente dell'uomo, si aggiunge, nei paesi a sviluppo avanzato, la *rivoluzione anagrafica*, dovuta in buona parte a quegli stessi farmaci e vaccini e a quelle stesse macchine. Nel breve volgere di due generazioni si passa da un'attesa di vita alla nascita non molto diversa da quella dei primi anni del secolo

[164] Se non c'è dubbio che la vaccinazione rappresenti la più importante scoperta medica (profilattica e in senso lato terapeutica) fino all'epoca dei sulfamidici e degli antibiotici, è altrettanto certo che le tante strade otto-novecentesche da essa percorse sono state segnate da successi, ma anche disseminate di mosse false, di stalli, di scacchi, di sconfitte. Tutto ciò ha reso, e rende, tutt'altro che sicuro e spedito il cammino di una medicina zigzagante tra vaccini, farmaci, controllo della situazione igienica, governo della sanità pubblica, attesa rassegnata della defervescenza spontanea, per legge naturale di evoluzione, di questa o quella malattia.

a quella di fine Novecento che prevede 75 anni per gli uomini e 85 anni per le donne. Si profila inoltre un sorpasso epocale: il numero dei «vecchi» di età superiore ai sessantacinque anni che sorpassa il numero dei «giovani» di età inferiore ai quindici anni[165].

La longevità, accompagnata da una «salute residua» vissuta con più o meno buona qualità di vita, deve non poco alla farmacologia e alla tecnologia medica. Però mette in crisi la stessa medicina. La capacità di quest'ultima di bloccare il fattore selettivo della malattia – quello che opera nelle società animali selezionando il più forte ed eliminando il più debole – sposta sempre più in avanti la scadenza della vita, generando in molti, anche in molti medici, la convinzione scientista e tecnicista della longevità garantita in condizioni di salute ottimali o quanto meno accettabili. Di fatto la farmacologia e la tecnologia medica creano un tempo di vita in più che solo alcuni vivono nella quasi pienezza delle proprie risorse psicofisiche, mentre altri, sempre più numerosi, vivono in una multiforme condizione di malessere segnata da molte emergenze morbose e che può giungere fino alla perdita dell'autonomia e della coscienza vigile, moltiplicando le situazioni di bisogno, di disabilità e di disagio ed esigendo in pari tempo un maggior impegno umano e sociale sul fronte dell'assistenza e della cura.

Questa quota di popolazione vive solo se le energie perdute dal singolo, anziché sopraffatte come nell'*economia biologica* delle società animali diverse da quella umana, vengono surrogate e fornite da una rete medico-sanitaria e sociosanitaria a maglie strette. Le società sviluppate fanno oggi i conti con una situazione nuova che emerge come un grande iceberg: è una vasta terra emersa popolata da longevi e da sopravviventi di tutte le età (dal bambino affetto da emofilia o da distrofia muscolare all'adulto affetto da sclerosi a placche o da morbo di Alzheimer) che incarnano un complesso di bisogni – individuali e sociali, tecnici e umani – tanto onerosi sul piano dell'*economia sanitaria* quanto impellenti sul piano della *bioetica*.

Etica ed economia sono oggi due facce della stessa pregiata moneta da investire nella cura globale della persona umana[166]. La bioetica definisce l'area dei concetti e dei valori entro cui si disegnano i

[165] Vedi Peter Laslett, *Una nuova mappa della vita. L'emergere della terza età*, a cura di Pier Paolo Viazzo, Il Mulino, Bologna 1992.

[166] *Economica ed etica* è il sottotitolo del libro di Benedetto Croce *Filosofia*

problemi morali delle scienze della vita; e inerisce al fine di indicare che ogni presente e futuro acquisto scientifico-tecnico dev'essere utilizzato per migliorare la *qualità* della vita umana[167]. Essa concerne «questioni di vita»[168] non solo poste all'inizio o alla fine della vita stessa – come lo statuto dell'embrione umano, le tecniche di riproduzione assistita, l'accanimento diagnostico e terapeutico[169], l'eutanasia e la cacotanasia[170] –, ma anche seminate lungo il percorso del vivere quotidiano, quali le relazioni tra medico e paziente, tra curante e curato, tra «efficienza» delle cure intesa come rendimento (rapporto costi-benefici) ed «efficacia» delle cure medesime intesa come incremento degli indici di salute e come diminuzione della disuguaglianza di fronte alla malattia, cioè come *equità*[171].

Oggi si tende a una piena consapevolezza che la salute è una qualità della vita. L'uomo senza qualità, senza questa qualità essenziale, è un uomo diminuito in una parte consistente delle sue capacità individuali, sociali, esistenziali. La salute non è lo «stato di com-

della pratica, edito da Laterza nel 1908 e facente parte della tetralogia intitolata *Filosofia dello spirito*.

[167] Il neologismo *bioethics* è stato coniato nel 1970 dall'oncologo Van Rensselaer Potter e reso celebre dal libro *Bioethics. Bridge to the Future*, pubblicato nel 1971, nel quale Potter richiama l'attenzione sulla necessità di un nuovo rapporto uomo-natura, che a suo giudizio deve stare alla base della bioetica.

[168] Vedi Giovanni Berlinguer, *Questioni di vita. Etica, scienza, salute*, Einaudi, Torino 1991.

[169] Se l'*accadimento terapeutico*, che guarda al morente come a un malato da mantenere in vita anche a costo di inutili sofferenze, è un disvalore quasi unanimemente condiviso, l'*accanimento diagnostico* lo è di meno: esso si esplica attraverso una espansione o proliferazione immotivata e incontrollata delle indagini, di cui fanno parte gli esami cosiddetti «a tappeto» assai spesso poco utili. La poca utilità o l'inutilità diagnostica sotto l'aspetto medico si somma alla non gratuità delle prestazioni sotto l'aspetto sanitario. Mancanza di rigorosità e dilatazione della spesa si sommano in un circuito vizioso di superficialità riprovevole e di colpevole sperpero di risorse.

[170] Scrive Giovanni Berlinguer: «Si discute oggi giustamente su alcuni casi di *eutanasia*, di «buona morte» eventuale, ma si ignorano milioni di *cacotanasie*, di pessime morti premature che avvengono per mancanza di prevenzione e di cure» (Id., *Bioetica quotidiana e bioetica di frontiera*, in AA.VV., *Bioetica*, a cura di Antonio di Meo e Claudia Mancina, Laterza, Roma-Bari 1989, p. 6).

[171] Vedi in proposito Giovanni Berlinguer, *Salute e disuguaglianza*, in «The Practitioner» (ed. italiana), n. 126, novembre 1989. Sul rapporto efficienza-efficacia vedi Archibald J. Cochrane, *L'inflazione medica. Efficacia ed efficienza nella medicina*, Feltrinelli, Milano 1978.

pleto benessere fisico, mentale, sociale» sancito nel 1948 dall'OMS; come tale non può essere promesso a tutti per l'anno 2000. È invece una costante naturale e una variabile storica: come costante naturale essa comporta una continuità, ripetitività, ritmicità, regolarità di funzioni dell'organismo che rendono biologicamente simili fra loro l'uomo greco antico e l'uomo d'oggi; come variabile storica essa comporta invece una mutazione di fatti e d'idee, di concetti e di valori, che crea tra l'uno e l'altro uomo una dissimiglianza o discontinuità percepibili in termini socioeconomici, culturali, mentali. Se nell'antica Grecia diventare vecchi in buona salute voleva dire essere molto fortunati, oggi, nei paesi economicamente e tecnologicamente avanzati, diventare vecchi è considerato un diritto, che comprende il diritto alla tutela della salute e dell'ambiente di vita, il diritto all'assicurazione contro gli eventi morbosi, il diritto all'assistenza e alla vita protetta, finanche il diritto – ma qui le opinioni non sono concordi – alla scelta di come affrontare la fase terminale di una malattia non guaribile. Tutto ciò, ovviamente, non tocca le popolazioni del terzo mondo, tuttora flagellate dalle malattie infettive e dalla fame acuta e cronica e dalle quali ci divide non tanto lo spazio geografico quanto il tempo che intercorre tra noi e il Medioevo. Anche per questo il problema della *qualità* delle cure non può prescindere dal problema dell'*equità* delle cure medesime[172].

E allora chiediamoci: dove va la medicina, dove va la sanità, alle soglie dell'anno 2000?

Una trionfante tecnologia sviluppa una sempre maggiore capacità di investigazione e riparazione della macchina uomo, con strumenti occhiuti di indagine e con una crescente capacità di vicariare o sostituire gli organi come pezzi di ricambio o addirittura di manipolare a livelli più fini i tessuti e le cellule con interventi molecolari, col risultato di diffondere un mito, se non un delirio, di onnipotenza. A fronte di ciò, e in modo più complementare che alternativo, cresce a vista d'occhio il ricorso a medicine che si presentano come naturali e dolci, ovvero poco o nulla manipolative, e che pretendono di prendersi cura dell'uomo nella sua interezza, non delle sue parti malate.

[172] Vedi Giorgio Cosmacini, *Storia della salute, della sanità, della medicina,* saggio introduttivo del *Dizionario di storia della salute*, cit., pp. VIII-IX.

Quanto alla sanità, «mentre l'OMS insiste un po' pateticamente nel suo slogan già logoro, la Banca mondiale registra nei suoi rapporti annuali un crescente divario tra il Nord e il Sud del pianeta anche e soprattutto per quel che riguarda i fondamentali indicatori di salute»; e in Europa come nel Nord America

paesi diversi, posti di fronte a identiche difficoltà di bilancio e di credibilità del proprio sistema sanitario, imboccano strade opposte con la medesima pretesa di risolverle: dove si erano costruiti sistemi sanitari pubblici si predica la necessità di smantellarli, o per lo meno di correggerli con robuste iniezioni di mercato, mentre dove la sanità si fondava su sistemi assicurativi privatistici si progetta come soluzione una più incisiva funzione regolatrice dell'intervento pubblico[173].

E il medico, umano protagonista di questa storia trimillenaria? La sua tendenza verso la specializzazione e l'iperanalisi, presagita come possibilità futura a fine Ottocento, nel corso del Novecento trova elementi di prova e spinte decisive. Nel 1920, parlando *Dei medici futuri*, il clinico Augusto Murri non ha lesinato elogi agli «analisti», batteriologo, chimico, radiologo: «quanto più il medico pratico sa rifugiarsi sotto l'autorità di questi scienziati, tanta più stima egli gode di saper adempiere altamente l'ufficio suo. Fu in gran parte da questo concetto che nacquero gli specialisti»[174]. Oltre trent'anni dopo, nel 1953, parlando ai medici internisti seduti a congresso, il clinico Cesare Frugoni, pur dimostrandosi ben consapevole «del grande valore dell'indagine analitica», biasima il fatto «che il malato venga a noi recando sulle braccia montagne di radiografie e di reperti di laboratorio»[175].

Nella seconda metà del Novecento la tendenza si accentua. La spinta verso la specializzazione e la tecnica analitica è la necessaria conseguenza della espansione e della frammentazione delle conoscenze. Non giustifica però il degenerare delle loro applicazioni

[173] Roberto Satolli, *Dal percorso passato a un futuro di salute informata*, saggio introduttivo del *Dizionario di storia della salute*, cit., pp. XV-XVI.

[174] Augusto Murri, *Dei medici futuri*, in «Il Policlinico, sezione medica», 1920, p. 2 (estratto).

[175] Cesare Frugoni, *Discorso inaugurale del 54° Congresso della Società Italiana di Medicina Interna*, Roma, 12 ottobre 1953, nel volume degli Atti congressuali, Pozzi, Roma 1954, pp. 4-5.

nello specialismo, nel tecnicismo o addirittura nella tecnocrazia. Se le *superspecialità* mediche – dall'emodinamica all'ecografia, dalla villocentesi alla chirurgia endoscopica, dalla radiologia interventistica all'adroterapia oncologica[176] – sono oggi censite dall'American Medical Association nel numero provvisorio di 150, la *generalità* in medicina è una qualità del medico di cui negli stessi Stati Uniti d'America si avverte e si lamenta la pochezza o la mancanza.

Infatti, a fronte del decollo della «medicina specialistica», si registra una crisi della «medicina generale», nonostante che questa sia la sola accreditata del pregio di dare indirizzo unitario e consapevole a una rete di procedure e di interventi altrimenti incoerente e dispersiva. L'«arte della cura» è dunque davvero un'*arte perduta*, come presagito alle soglie del Novecento? Sul finire del Novecento anche nella culla dello specialismo medico – gli Stati Uniti – si sottolinea l'esigenza di un «medico generale» che eserciti un'importante funzione sintetico-critica, oggi tanto più necessaria nel sistema di difesa della salute nelle società industriali di fronte alle nuove aggressioni di origine ambientale e sociale[177].

Non si tratta di ricuperare la benemerita figura del «medico di famiglia» o «di condotta» ottocentesco; si tratta di consentire al medico *generale* di ricuperare la nozione *globale* della propria attività, ispirata a un paradigma ippocraticamente perenne, dove l'interesse per i fattori somatici e psichici di equilibrio interno si prolunga nell'interesse per i fattori esterni di salubrità. Entro questo paradigma globale unificante trovano giusta collocazione i referenti concettuali – salute, malattia, vita, morte – che sono anche i valori antropologici della medicina d'ogni tempo[178].

Oggi, accanto a un *maximum* di capacità analitica, esiste solo un *minimum* di capacità sintetica. Lo sforzo della professione è

[176] L'adroterapia oncologica, forse l'ultima nata tra le superspecialità, è una tecnica di radioterapia dei tumori basata sull'uso di fasci di protoni, neuroni, ioni elio e ioni carbonio, che appartengono alla famiglia di particelle dette «adroni».

[177] Vedi Mark Field, *The Health Care System of Industrial Society: The Disappearance of the General Practitioner and Some Implications*, in *Human Aspects of Biomedical Innovations*, a cura di E. Mendelsohn, J.P. Swazey e I. Taviss, Harvard University Press, Cambridge (Mass.) 1971.

[178] Su questi temi e problemi vedi Giorgio Cosmacini, *La qualità del tuo medico. Per una filosofia della medicina*, Laterza, Roma-Bari 1995.

concentrato prevalentemente sull'analisi. Quale sforzo culturale è stato fatto e si fa per la sintesi? Il problema della formazione professionale del medico è stato ed è affrontato soprattutto sotto il profilo specialistico, tecnico; è stato ed è meno considerato da un punto di vista generale, critico. Spesso questo secondo aspetto è lasciato all'autodidattica, al buon senso, al buon uso, alle doti personali e all'attività svolta sul campo a contatto diretto delle situazioni comunitarie, ambientali, familiari, esistenziali. Se la medicina salva i propri contenuti umani e sociali, spesso lo fa perché li ritrova non nell'attuale realtà del proprio pur inestimabile patrimonio scientifico-tecnico, ma nella propria tradizione culturale, attenta all'uomo nella sua totalità somatica e psichica e nella sua integrazione con l'ambiente di vita.

Ritrovare questa tradizione non significa tornare indietro, alla pre-analisi, alla non-specializzazione. Significa invece andare avanti, oltre la iper-analisi, oltre la super-specializzazione. Significa progettare diversamente la ricerca, la scienza, la professione, la sanità.

La ricerca può arricchirsi, più di quanto ora non faccia, dei contenuti dell'epidemiologia, orientandosi non solo a spingere l'analisi del corpo fino al molecolare, ma anche a riflettere sull'ambiente di vita e sulla società di cui l'uomo, sano o malato, è parte determinata e determinante.

La scienza può arricchirsi dei contenuti dell'epistemologia, indirizzandosi non solo a rinsaldare e aumentare i suoi legami con la tecnica, ma anche a ricuperare e consolidare i suoi legami con la filosofia, con una concezione generale dell'uomo e del mondo. Oggi che lo sviluppo scientifico-tecnico nei suoi aspetti e poteri più avanzati – come quelli di manipolazione della natura e di clonazione della vita – sembra farsi conflittuale nei confronti dell'umanesimo progressista sotto il cui segno era nato e cresciuto con il fine di dare all'uomo maggior benessere e maggior libertà, ci si chiede se alla tecnoscienza non debbano porsi dei limiti e si richiede che questi limiti non siano dei divieti, ma delle regole etiche, delle ragioni filosofiche.

La professione medica può arricchirsi non solo aggiornandosi e specializzandosi, ma anche e soprattutto acculturandosi, riappropriandosi cioè della cultura sua propria, antropologica oltreché tecnologica, una cultura «ippocratica» per la quale la *tèchne*, l'arte della cura, è il mezzo, ma l'*ànthropos*, l'uomo, è il fine ultimo, o primo. Ricordiamo che nel trattato *Sull'arte* attribuito a Ippocrate il rapporto tra arte e natura – tra l'arte della cura e la natura dell'uomo – era il nesso fondante del mestiere di medico[179]: un mestiere che è anche e soprattutto un servizio in quanto l'*oggetto* della tecnica – l'uomo – è il *soggetto* – uno dei due soggetti – del rapporto umano intersoggettivo tra medico e paziente.

La sanità pubblica, infine, può arricchirsi, già in questo scorcio di secolo e di millennio, di una grande speranza di rilevante portata etica ed economica: quella di attivare una concezione della promozione sanitaria che aiuti tutta la popolazione a perseguire un'autoeducazione alla salute anche attraverso la comprensione dei limiti della scienza e dei limiti del proprio corpo.

Quanto ai limiti della scienza, «non la scienza per la scienza, ma la scienza tutta per l'umanità», veniva detto agli inizi del Novecento ai «medici di domani»[180]; e quanto ai limiti del proprio corpo, l'ideologia ipersalutista e scientista della medicalizzazione a oltranza lasci il campo all'idea giusta di una salute compatibile e consapevole, curata da una medicina a misura d'uomo: «l'uomo è la misura delle cose» veniva scritto molti secoli fa, quando dell'*arte lunga* incominciava a svolgersi la storia[181].

[179] Le argomentazioni in proposito dell'autore greco del V secolo sono leggibili nel testo originale, con traduzione e saggio interpretativo di Alberto Jori, *Medicina e medici dell'antica Grecia. Saggio sul «Perì tèchnes» ippocratico*, Istituto italiano per gli studi storici, Il Mulino, Bologna 1997.

[180] Augusto Murri, *Per la scienza*, discorso detto il 19 gennaio 1902 nell'Archiginnasio, Bologna 1902, p. 8.

[181] Vedi, su questa tematica, la silloge saggistica di Giorgio Cosmacini, *La medicina della storia. Questione medica e questione sanitaria: antropologia e tecnologia a confronto*, Episteme, Milano 1997.

VII

AL GIRO DI BOA DEL TERZO MILLENNIO

1. *I nuovi contagi*

Il passaggio dal secondo al terzo millennio dell'era cristiana è portatore di nuovi eventi e nuovi problemi per la medicina e la sanità mondiali. Nel campo delle malattie infettive – un campo che si credeva bonificato da farmaci e vaccini – l'AIDS ha scosso la fiducia in una definitiva vittoria, inaugurando un periodo d'incertezze e di nuove, ricorrenti paure, peraltro non disgiunte da qualche utile lezione.

A titolo d'esempio, la «malattia della mucca pazza» – dizione corrente della «encefalopatia spongiforme bovina» siglata dall'acronimo BSE (*Bovine Spongiform Encephalopathy*) –, dopo essere stata riconosciuta come malattia «da prioni»[1] trasmissibile all'uomo per via alimentare (attraverso carne bovina infetta) e determinante una forma particolare di «demenza presenile», ha aperto una ulteriore finestra sulla realtà individuale e sociale di quest'ultima, anticipatrice della «demenza senile» propria dell'arteriosclerosi cerebrale. La lezione tratta, o da trarre, «da questa sventurata storia di prioni» è che «con l'invecchiamento della popolazione mondiale le affezioni neurodegenerative umane – come il morbo di Parkinson e il morbo di Alzheimer – assumeranno un posto preponderante nell'insieme

[1] «Prione» viene da *prion*, dizione eufonica di *proin* che vale per *pro*teina *in*fettiva, etichetta di una particella proteica, priva di acidi nucleici e in ciò diversa dai virus, che nel 1981 è stata battezzata in tal modo da Stanley B. Prusiner, insignito del premio Nobel nel 1997 (vedi *supra*, capitolo sesto, nota 156).

dei problemi che la medicina del XXI secolo sarà chiamata ad affrontare»[2].

Tra questi problemi c'è stata, nel corso dell'anno 2003, una malattia infettiva altamente contagiosa di origine asiatica, la *Severe Acute Respiratory Syndrome*, detta SARS per acronimia. La malattia è consistita in una polmonite virale con grave insufficienza respiratoria, della quale è responsabile un virus – un *coronavirus* – ennesimo prodotto storico dell'incontro in Oriente fra l'uomo e quei serbatoi o vettori d'infezione che sono, a volte, gli animali.

La globalizzazione dell'economia e del lavoro, del turismo e degli studi, nonché la migrazione, fattasi più massiccia e più rapida, di gruppi di popolazione afro-asiatica sospinti da eurotropismo incalzante, finalizzato alla condivisione del benessere europeo, hanno reso ancor più facile che in passato la propagazione mondiale degli agenti infettanti, favorita anche dall'aumento della densità demografica nelle aree urbane, con relativo incremento delle fasce più povere e igienicamente più precarie, e facilitata altresì dalle modificazioni intensive dell'agricoltura e della zootecnia, con rapporti meno equilibrati o con contatti più stretti fra uomini e animali, potenziali portatori di virus.

L'epidemia di SARS, che ha avuto il primo focolaio nel novembre 2002 in una provincia della Cina, il Guandong, è da qui dilagata in altre parti del subcontinente cinese. L'allarme globale della Organizzazione Mondiale della Sanità è scattato il 15 marzo 2003, ostacolato dal fatto che le autorità sanitarie cinesi hanno dapprima taciuto la notizia e poi, a morbo acclarato (dal momento che nell'età della globalizzazione informatica le informazioni non sono più contenibili), hanno ricuperato modi imperativi da Celeste Impero giungendo a comminare ergastoli e pene capitali a chi intendesse sottrarsi alle clausure quarantenarie e ai ricoveri coatti.

In Occidente la malattia è arrivata per via aerea, trasportata da passeggeri contagiati. Il paese più colpito è stato il Canada. In Italia non ci sono state vittime: il solo italiano che ha perso la vita per la SARS è stato il medico Carlo Urbani, ucciso in Vietnam il 29 marzo 2003 dal virus che lui stesso aveva contribuito a identificare.

[2] Pierre-Marie Lledo, *Malati di cibo. Storia della mucca pazza*, a cura di Giorgio Cosmacini, Cortina, Milano 2001, p. 139.

Un bilancio della mortalità ha censito, a metà maggio, 689 morti in tutto il mondo, di cui 363 in Cina e 23 in Canada. Quanto alla morbilità, i casi di contagio sono stati 8.117 e i ricoverati negli ospedali 4.326[3]. Nel mese di luglio, a distanza di nove mesi dall'esordio, la diffusione del virus è cessata.

C'è un'altra lezione da apprendere. La vicenda della SARS, quando la minaccia della malattia si è dissolta, «ha dimostrato che un buon sistema di sorveglianza è in grado di individuare e isolare un agente infettivo virale prima che si scateni un'epidemia incontrollata. Ma ha anche dimostrato che per riuscire a farlo occorre tenere sempre ben alta la guardia. Perché nell'eterna partita tra uomo e virus, per molte ragioni, le strategie sono cambiate e il gioco è diventato molto più veloce. Chi non regge il ritmo è destinato a perdere»[4].

Nell'anno 2004 sono stati registrati nel Sud-Est asiatico (Thailandia, Vietnam, Cambogia) non meno di 45 casi mortali a causa della «cosiddetta *influenza dei polli*, generata dalla trasmissione diretta dell'agente infettante – il virus H_5N_1 – dall'animale all'uomo». Si è avvertito «il rischio che l'influenza dei polli si trasformasse in una *pandemia* di influenza umana capace di uccidere milioni di persone in tutto il mondo»[5].

Perché una pandemia si verifichi sono necessarie tre condizioni: che il virus sia nuovo, sconosciuto al sistema immunitario difensivo dell'uomo; che esso sia in grado di riprodursi nell'organismo umano determinando malattia; che il nuovo virus si trasmetta da uomo a uomo con penetranza rapida ed elevata. La nuova influenza è stata etichettata, in modo più corretto, *influenza aviaria*, perché non solo i polli, ma anche altri volatili sono in grado di incubare il virus favorendone le mutazioni e aumentandone la capacità di infettare altre specie animali, tra cui l'uomo. Questo «salto» interspecifico è particolarmente pericoloso: il rischio è che l'uomo diventi a sua volta un crogiuolo dove il virus può mutare ulteriormente e produrre effetti ancora più gravi, scatenando una pandemia.

L'influenza aviaria ha lambito l'Europa: «dopo essersi diffu-

[3] I dati numerici sono quelli resi noti dalla Organizzazione Mondiale della Sanità.

[4] Pietro Greco, *La pandemia che verrà*, in «Janus», n. 17, 2005, p. 159.

[5] Ivi, p. 158.

sa rapidamente in tutta l'Asia, è passata in Turchia e all'Europa dell'Est. Il virus H_5N_1 ha infettato persone tutte quante a contatto diretto con i polli». Un conteggio mirato ai paesi colpiti ha registrato, nel 2006, 176 decessi, di cui 93 in Vietnam, 12 in Thailandia, 23 in Indonesia, 4 in Cambogia, 10 in Cina, 3 in Iraq, 21 in Turchia. «L'aviaria ha fatto paura»[6].

Non è finita. Le «influenze» – cosiddette in passato perché riferite a influssi maligni, astrali o climatici – sono dovute a virus che tengono fede alle proprie caratteristiche «camaleontiche» e che oggi, dopo la loro riclassificazione grazie ai più recenti apporti della virologia (analisi genomica, genomica funzionale, proteomica), vengono differenziati e denominati in base al tipo delle glicoproteine che li caratterizzano, distinte in due famiglie: H (da *haemagglutinin*) e N (da *neuraminidase*). La famiglia H è composta da 16 sottotipi, la famiglia N da 9. Famiglie diverse identificano virus diversi: dagli uccelli all'uomo ne sono passati tre tipi – H_1, H_2, H_3 – responsabili di pandemie «storiche», come la «spagnola» del 1918 (H_1N_1), l'influenza «asiatica» del 1957-58 (H_2N_2) e l'influenza «cinese» del 1968-69 (H_3N_2).

La loro storia continua. Ma, «mentre i piani pandemici mondiali erano da tempo focalizzati sul virus H_5N_1, ritenuto l'agente più probabile di diventare protagonista della prima pandemia del nuovo millennio, un nuovo virus H_1N_1, di origine suina, veniva identificato tra marzo e aprile del 2009 [...]. L'analisi genetica dimostrava che questo nuovo virus presentava caratteristiche molto diverse rispetto a quelle dei virus H_1N_1 responsabili delle comuni epidemie [influenzali] stagionali» e «questo perché il suo RNA [acido ribonucleico] è una sorta di puzzle composto da segmenti genici di origine umana, aviaria, nonché suina»[7].

Anche i suini entrano in gioco nel determinismo pandemico. «Il fatto che i maiali possono essere infettati sia dai virus influenzali degli uccelli sia da quelli umani, e che una serie di indicatori ecologici vedono, soprattutto in Asia, i maiali e gli uccelli acquatici a stretto contatto con gli allevamenti, fa ritenere che proprio

[6] Giuseppe Remuzzi, *L'aviaria fa paura*, in «Corriere della Sera», 12 febbraio 2006.

[7] Alessandro Zanetti, *Il virus A (H_1N_1) e la nuova pandemia influenzale*, in «Notizie della Società Italiana di Igiene», a. XVI, novembre 2009.

i maiali siano il serbatoio in cui si generano le ricombinazioni tra virus aviari e virus umani»[8].

Passano due mesi dall'identificazione del nuovo virus H_1N_1. «È in corso una nuova epidemia. Questa volta proviene dall'Occidente, è scoppiata in Messico, si è trasferita negli Stati Uniti, ha attraversato l'Oceano ed è giunta in Europa.» Il virus è un ibrido, proveniente dall'influenza suina – *Swine Influenza Virus* (SIV) –, che si trasmette facilmente da uomo a uomo. «Chiamata dapprima *febbre suina*, questa nuova epidemia ha poi preso il nome di *influenza A*, termine generico perché tutte le influenze sono determinate dal virus di tipo A [di cui i sottotipi H_1, H_2, H_3 sono varianti]; ma in questo modo non si offendono i maiali e non si danneggiano i macellai. Si vuole evitare che la carne suina, il cui consumo alimentare non costituisce alcun pericolo, faccia la stessa fine della bistecca con l'osso ai tempi della 'mucca pazza' o del pollo nel periodo dell'influenza aviaria»[9].

Si teme che nell'autunno, al sopraggiungere delle condizioni climatiche che favoriscono le ricorrenze influenzali con le loro complicanze, l'*influenza suina* possa essere davvero la prima pandemia del terzo millennio. Fortunatamente la preventivata profilassi vaccinica su larga scala è destinata a restare inoperosa: il «genio epidemico» della malattia non contempla la temuta esplosione pandemica.

Cosa ha in serbo il futuro? L'avvenire riserva, da un lato, il perdurare, anche nell'attuale civiltà postmoderna, dell'ancestrale *antropo-virus-machìa*, cioè della guerra tra microviventi (tra cui i virus) e macroviventi (tra cui l'uomo), antica quanto la vita sulla terra e appartenente all'evoluzione, per selezione naturale, delle rispettive specie, come ha insegnato Darwin. D'altro lato riserva l'organizzazione sanitaria di una prevenzione efficiente e la ricerca scientifica di farmaci e vaccini efficaci.

A scopo esorcistico si può citare quanto scritto nel 1912 dalla penna fantascientifica di Jack London: «Il fatto più strano era che ogni giorno comparivano nuovi virus. Molti anni fa, quando

[8] Gilberto Corbellini, *Storie dell'influenza*, in «Il Sole-24 Ore», 20 novembre 2005.

[9] Pierluigi Patriarca, *Nuove epidemie, paure millenarie*, Polaris, Sondrio 2009, p. 69.

c'erano solo pochi uomini sulla terra, anche le malattie erano poche. Ma poi, man mano che gli uomini aumentavano e venivano a vivere insieme in grandi città, anche le malattie crebbero e nuove specie di virus entrarono nel sangue degli uomini». Nell'estate dell'anno 2013 «s'apprese che una strana malattia stava propagandosi a New York. C'erano allora diciassette milioni di abitanti in quell'immensa città. Ma nessuno s'impensieriva. [...] Eravamo sicuri che i batteriologi avrebbero trovato qualcosa per vincere questi nuovi batteri. Ma intanto essi continuavano a distruggere i corpi umani con sorprendente rapidità e, dovunque penetravano, sopraggiungeva inevitabilmente la morte. Nessuno ne scampava. [...] I batteriologi avevano pochissime probabilità di vincere quei batteri. Morivano nei loro laboratori. Erano eroi»[10].

Si spera che la fantascienza non precorra la realtà, come in altri campi è avvenuto. D'altronde la storia non è fatta di precorrimenti, e d'altra parte le *epidemie* infettive e contagiose che, dopo l'AIDS, si sono fin qui affacciate alla ribalta della patologia umana l'hanno fatta, per così dire, da comparse più che da protagoniste. Per nostra buona sorte, sono apparse come pericoli più potenziali che reali, presentandosi come *endemie*, confinate in aree più o meno circoscritte, non diffuse o addirittura planetarie come nelle storiche *pandemie*.

2. *La pluripatologia odierna*

Ma, oltreché dalle malattie epidemiche e contagiose, la popolazione mondiale è non minacciata, ma pesantemente colpita da malattie che infettive e contagiose non sono, pur essendo epidemiche o endemiche. Già s'è detto delle malattie cardiovascolari con le loro complicanze e delle malattie tumorali con le loro varietà, le une e le altre definibili *malattie sociali* ad alta penetranza demografica e pertanto sostitutive delle *antiche epidemie*. Si aggiunga che, negli stessi paesi nordoccidentali del globo

[10] Jack London, *La peste scarlatta* (trad. it. di Mario Benzi da *The Scarlet Plague*, 1912), Lucarini, Roma 1987, pp. 33 e 36-37.

caratterizzati dalle fortune socioeconomiche dell'abbondanza e dell'agio (rispecchiate peraltro a rovescio da larghe fasce di povertà e di disagio), esistono *moderne endemie* dovute a malattie presenti anche in passato in forma sporadica, ma oggi evolute in forma endemica in seno a una società economicamente sviluppata e tecnologicamente avanzata. Avanzamento e sviluppo hanno determinato, per dialettica di evoluzione storica, anche ricadute non propriamente favorevoli al progresso sanitario.

Infatti, se un secolo e mezzo fa l'industrializzazione economica e l'alfabetizzazione scolastica, manifestazioni entrambe di grandi avanzamenti e sviluppi sociali e civili, hanno determinato una impennata della tubercolosi, favorita dall'affollamento e dal contagio nelle fabbriche e nelle scuole, oggi le vecchie malattie «da carenza» e da fatica fisica o «da lavoro» sono state sostituite dalle nuove malattie «da opulenza» e «da fatica mentale».

Una tipica «malattia da opulenza» è attualmente l'*obesità*. Essa, ovviamente, non è nuova, ma antica, anche se raramente menzionata nei testi della medicina greco-romana. Verosimilmente la condizione corporea legata alla massa e al peso suscitava anticamente un interesse maggiore per la sua varietà in difetto (dimagrimento, magrezza) che per la sua varietà in eccesso (ingrassamento, adiposità); il che d'altronde era ovvio in un contesto sociosanitario nel quale, fatta eccezione per qualche obeso eccellente nelle file delle classi più agiate, si facevano i conti assai più con le penurie alimentari che con i consumi di lusso.

Oggi che le classi agiate sono espanse, l'obesità è malattia non più sporadica, ma endemica. L'Organizzazione Mondiale della Sanità la definisce addirittura una «epidemia globale». Negli Stati Uniti i dati di studio indicano che la prevalenza dell'obesità in tutte le età della vita è aumentata progressivamente a partire dagli anni Sessanta del Novecento e sta diventando evidente anche nei paesi in via di sviluppo[11].

Tutto ciò sembra fatto apposta per ingenerare una precoce «psicosi obesità», dove alla *bulimia* della voracità si contrappone una vera e propria ossessione per il proprio peso, che sfocia nella *anoressia*. Le patologie della dipendenza dal cibo sono in aumen-

[11] Vedi in proposito il *5° Rapporto sull'obesità in Italia*, Angeli, Milano 2004.

to, sia per la sempre maggiore fragilità degli adolescenti, sia per la crescente pressione mediatica a senso e a controsenso.

«Psicosi» è termine ottocentesco che, insieme al coevo termine «nevrosi» implicante disturbi neuropsichici di minor gravità, designa una patologia molto estesa, dalle affezioni psicosomatiche e «da stress» fino alle malattie mentali conclamate. In tale contesto morboso diffuso campeggia la *depressione*, equivalente odierno dell'antica «melancolia» correlata da Galeno all'acrimonia «da umor nero» (atrabile) e definita nel 2001 dall'Organizzazione Mondiale della Sanità come «malattia del XXI secolo» che «occupa il quarto posto tra le cause di morbilità» e che «entro due decenni si insedierà al secondo»[12].

Non è qui possibile illustrare nei dettagli l'intero quadro pluripatologico odierno con cui è chiamata a confrontarsi e a cimentarsi la medicina contemporanea. Riassume la complessità del quadro la categoria nosografica e storiografica di *patocenosi*, elaborata da Mirko Drazen Grmek (1924-2000), con la quale si intende l'insieme delle malattie presenti in un determinato momento in una data popolazione. Alla sua base sta il concetto che esiste un equilibrio tra le diverse patologie, in modo che la discesa di una comporta l'ascesa di un'altra, con il corollario della messa in guardia contro un eccessivo entusiasmo per i successi della medicina perché, vinta una malattia, è destino che un'altra subentri a prenderne il posto.

La pluripatologia della popolazione nordoccidentale del globo, europea e nordamericana, comporta che accanto a poche malattie relativamente molto frequenti, con al primo posto l'aterosclerosi con le sue molte complicanze (dall'infarto cardiaco all'ictus cerebrale) e i tumori con le loro molte varietà (dal cancro ai linfomi), sono numerosissime le malattie relativamente rare come, per esempio, le affezioni genetiche, individuate nel corso dell'ultimo sessantennio a partire dall'anemia a cellule falciformi (la drepanocitosi identificata da Pauling) per proseguire con la sindrome di Down e le altre affini malattie ereditarie.

Ma il quadro d'insieme è reso ancor più variegato e complesso sia dal ritorno che dalla trasformazione di vecchie malattie. Un

[12] Stefano Misura, *Prefazione* a Pierre Fédida, *Il buon uso della depressione*, Einaudi, Torino 2002.

ritorno emblematico è quello della *tubercolosi*, che d'altronde non si è mai estinta nei paesi cosiddetti in via di sviluppo, ma in realtà incatenati in secolari arretratezze. Il fatto increscioso è che

> la tubercolosi sta riemergendo con un trend di ripresa che solo in alcuni paesi accenna a fermarsi: la malattia è tornata a essere un problema serio per la salute pubblica. E non solo a causa della infezione da HIV [il virus dell'AIDS che azzera i poteri di difesa immunitaria dell'organismo], dei flussi migratori da paesi ad alta endemia tubercolare e degli scambi commerciali, turistici e culturali con questi paesi, ma anche per la persistenza di sacche di miseria e di emarginazione, per l'emergenza dei ceppi tubercolari resistenti a più farmaci e perché, a partire dagli anni Settanta del Novecento, le nazioni avanzate, nell'erronea convinzione di una eradicazione della malattia, hanno abbassato la guardia[13].

Una trasformazione morbosa altrettanto emblematica è quella dovuta allo sguardo nuovo e diverso rivolto dai medici a una vecchia malattia come l'*ulcera gastrica*. La malattia, in passato ritenuta di origine «peptica» (da eccesso di acidità) o «trofica» (da difetto di vascolarizzazione), è – oggi sappiamo – dovuta all'Helicobacter pylori (identificato da Marshall e Warren), un bacillo spiraliforme a trasmissione oro-intestinale, responsabile dell'infiammazione della mucosa dello stomaco.

Un modello computerizzato elaborato recentemente ha dimostrato che nel primo Novecento tale bacillo era presente in oltre il 90 per cento degli individui di cui colonizzava la mucosa gastrica. Costoro erano i cosiddetti «portatori sani» dei quali solo alcuni si ammalavano a causa del sopraggiungere di fattori di rischio – abusi ed errori alimentari, ansie e angosce, preoccupazioni e stress – in grado di trasformare l'affezione silente in malattia sintomatica, cioè lo stato di benessere in malattia conclamata. Successivamente, con il migliorare delle condizioni igieniche della popolazione, la presenza del bacillo si è via via rarefatta e il numero dei portatori, nonché dei malati, si è progressivamente, drasticamente ridotto[14].

[13] Pierluigi Patriarca, *La valle incantata. Storia della tubercolosi e della lotta antitubercolare in Valtellina*, L'Officina del Libro, Sondrio 2001, p. 48.

[14] Intervista rilasciata all'autore di questo libro, nel dicembre 2004, dai gastroenterologi Mauro Podda e Massimo Zuin, professori di medicina interna nell'Università degli Studi di Milano.

Tra i due emblematici esempi di evoluzione morbosa, la differenza è che la patologia nell'un caso – quello della tubercolosi – è prevista in aumento, mentre nell'altro – quello dell'ulcera gastrica – è già in avanzata diminuzione, a conferma del ciclico avvicendarsi e rinnovarsi delle malattie che colpiscono l'uomo.

L'uomo, nell'ottica dell'anzidetta «patocenosi», non può restarne indenne, neppure eliminando tutti i fattori patogeni che possono impedire il completamento del suo naturale ciclo vitale e neppure ottimizzando tutti i fattori salutogeni, da quelli genetici a quelli ambientali, che possono invece favorire tale completamento. L'organismo umano, passando attraverso le età della vita, nel proprio particolare interesse d'*individuo* si autoconserva in salute fino a un certo punto, oltre il quale produce malattie (involutive, metabolico-degenerative) nel generale interesse della *specie*, come altre caduca, alla quale appartiene.

3. *Fattori di salute e fattori di rischio*

Il mutare delle malattie in rapporto al modificarsi del loro «genio» morboso e delle conoscenze biomediche intorno a esse è associato al mutare delle coordinate concettuali entro cui si inscrive la non-malattia, cioè la salute. Questa peraltro, anziché definita in negativo come assenza di malattia, viene meglio definita in positivo come benessere – lo «stato di completo benessere fisico, mentale e sociale» certificato dall'Organizzazione Mondiale della Sanità nel 1948 – percepito sia come buona qualità di vita, sia come incremento di quantità della vita medesima.

Oggi l'*ars longa* della medicina si confronta non più con la *vita brevis* dell'antico aforisma, ma con una speranza di vita alla nascita (o aspettativa media degli anni da vivere) che, alle nostre latitudini di sviluppo socioeconomico e tecnologico, è anch'essa allungata. Ciò comporta una ridefinizione della vita stessa in rapporto alla sua qualità, alla sua longevità, nonché all'età della sopravvivenza e finanche al tempo in cui essa si conclude.

La *salute*, attualmente, è riassunta in una *quantità di vita* adeguata all'aspettativa media degli anni da vivere (in Italia, nei primi anni del Duemila, oltre i 75 anni per gli uomini e oltre gli 85 per le donne) e in una *qualità di vita* continuativamente vissuta in modo soddisfacente. Contrapposti ai «fattori di rischio» che si assommano nel cumulo probabilistico dell'eziologia patogena, sussistono oggi ben individuati *fattori di salute* percepiti come tali su basi oggettive. Tali sono, per esempio, il seguire una dieta «mediterranea», l'evitare i «consumi di lusso», il tenere uno «stile di vita» sobrio, l'esercitare una certa attività «fisico-motoria», il non essere dipendenti da sostanze tossiche (alcol, tabacco, droghe).

In Italia la salute, stimata come buona in rapporto alla situazione socioeconomica del paese, è affidata a «fattori salutogeni» che comprendono nell'ordine, oltre ai precitati, la prevenzione igienica, la tutela ambientale, i progressi della tecnomedicina e gli influssi degli ereditari «geni del bene», contrapposti agli ereditari «geni del male».

Dal bilancio fra tali «fattori salutogeni» e i «fattori patogeni» che trasformano i rischi in pericoli e questi in danni alla salute emerge chiaramente l'esigenza che gli interventi atti a eliminare le malattie instaurate nell'organismo (terapia) e a ricuperare la salute perduta (riabilitazione) non sono più importanti degli interventi finalizzati a non perdere la salute (prevenzione) e anzi ad accrescerla (promozione). La medicina preventiva dev'essere addirittura preposta a quella riparativa, anche perché la *prevenzione* – come dice il nome stesso – viene prima, *pre*viene. Essa può legittimamente vantare, se non un primato, almeno una priorità.

Tale priorità è stata, in Italia, storicamente affermata più volte. A fine Settecento il pensiero illuministico, per voce dell'abate Giuseppe Parini (1729-1799), ebbe a stigmatizzare l'arte medica che non si assumeva l'onere teorico e pratico della prevenzione: «Oh debil arte, oh mal secura scorta / che il male attendi e no 'l previeni accorta!». Il messaggio pariniano venne successivamente trasfuso nell'aforisma ottocentesco «è meglio prevenire che curare», dove per «curare» non s'intendeva l'«aver cura», bensì l'esercitare una terapia che delle malattie tendeva a combattere non tanto le cause «a monte» quanto gli effetti «a valle». L'aforisma medico contribuì ad avvalorare l'affermazione di senso comune secondo cui «prevenire è meglio che reprimere». Sullo scorcio del Novecento la temperie approdata all'istituzione del Servizio Sanitario Nazionale ha ribadito e riportato in auge l'idea-faro della prevenzione come risorsa in grado di risalire alle cause e concause e ai fattori di rischio delle malattie per contrastarle alla radice attraverso una medicina applicata alla società (medicina sociale) e una politica applicata alla medicina (medicina politica).

Tra i «fattori di rischio» oggi dappertutto riconosciuti figurano il *colesterolo* e il *fumo*, protagonisti delle campagne di prevenzione: l'uno e l'altro sono fattori giustamente incriminati. Entrambi peraltro ammorbano, quando ammorbano, soltanto a distanza di tempo e dopo prolungata azione; per questo essi non comportano abitualmente una remora di forte pressione sui comportamenti individuali, rispettivamente alimentari e voluttuari, e sugli stili di vita. Tutto ciò è di grande importanza culturale, perché dovrebbe improntare di sé una più adeguata cultura dell'educazione e dell'autoeducazione sanitaria.

Nell'ambito dei fattori di rischio attualmente assillanti figurano quelli legati alle molte contraddizioni del nostro vivere quotidiano: lo sviluppo incontrollato o male gestito di un progresso che ingenera regresso; il consumismo iperbolico (in parte reattivo alle passate penurie) che ingenera iperconsumi patogeni, dismetabolismi morbosi e rifiuti tossici; la maggiore opulenza che si specchia a rovescio nella maggiore indigenza; la più accesa competitività individuale che si confronta con la più spenta marginalizzazione sociale. In tale contesto contraddittorio trovano grande spazio anche gli infortuni del lavoro e del traffico, le psicopatie e le tossicodipendenze.

La prevenzione basata sul controllo, sulla riduzione e, in prospettiva, sulla eliminazione delle cause e concause patogene e dei fattori di rischio dicesi *prevenzione primaria*. È questa la vera e propria prevenzione, da cui va distinta la *prevenzione secondaria*, fondata sull'individuazione precoce di alterazioni metaboliche e organiche insidiose o minacciose (come, per esempio, quelle precancerose o cancerose all'esordio). Si tratta, più che di prevenzione vera e propria, di *predizione clinica*. Tale «diagnosi predittiva» è ricca anch'essa di meriti, permettendo la rimozione o riduzione tempestiva delle alterazioni attentanti alla vita dell'individuo e il controllo di situazioni *border line*, cioè al limite fra il normale e il patologico, che, se ignorate o trascurate, possono superare tale limite e complicarsi in forme gravi (quali il coma diabetico, l'infarto cardiaco, l'ictus cerebrovascolare).

I meriti indiscussi non devono però prestarsi a giustificare i demeriti di una prevenzione secondaria fraintesa e distorta, interpretata come pratica o moda degli esami «a tappeto», degli indiscriminati *chek-up* o, a un livello meno basso, delle indagini di laboratorio e delle bioimmagini valutate come limite massimo che la clinica concede alla prevenzione, riducendola di fatto in un ruolo ancillare per esercitare su di essa la propria egemonia.

4. *Tecnologie biomediche e biotecnologie*

La clinica, diagnostica e terapeutica, conosce, al giro di boa del millennio, l'avanzamento dovuto agli ulteriori sviluppi delle scienze mediche di base e delle loro applicazioni alle tecniche e pratiche professionali. Gli sviluppi di fisica e biologia comportano l'ingresso nella diagnostica di *tecnologie biomediche* cosiddette «ibride» che, associando alla TAC e alla RM la PET (tomografia a emissione positronica) consentono di andar oltre l'accertamento morfologico e topografico delle lesioni permettendo di valutarne anche gli aspetti funzionali e metabolici con particolare riguardo alle potenzialità aggressive dei tumori. Nel sottolineare le possibilità di ottenere in questo modo informazioni dotate di predittività sempre maggiore, si parla addirittura di effettuare «tagliandi del sano», giungendo a proporre, attraverso tale rinnovata analogia tra il corpo umano e la macchina, l'impiego di tali sofisticate metodiche come procedure ordinarie di routine preventiva. Nello stesso campo, per quanto attiene alla pratica terapeutica, l'evoluzione della tecnologia consente alle macchine acceleratrici di particelle subatomiche (elettroni, protoni) di indirizzare a bersaglio contro certi tipi di tumori anche gli adroni (adroterapia), dotati di alta selettività ed efficacia.

Gli sviluppi della biofisica e della biochimica ramificano le propaggini delle genetica fin dentro le microstrutture e le nanostrutture della genomica. *Nanotecnologia* è oggi una delle parole chiave dei futurologi. Nanoscienza e nanotecnica concernono particelle di materia la cui grandezza è dell'ordine di un milionesimo di millimetro, millilitro, milligrammo. Esse comprendono microtrapianti, protesi miniaturizzate, interventi guidati da «nanovettori» o «nanosonde» che assumono la funzione nuovissima di «inviati speciali», esploratori delle parti più interne e minute dell'intero corpo umano.

Le applicazioni pratiche delle *biotecnologie* si moltiplicano. Dopo che, nell'ultimo Novecento, è stato creato il primo maiale transgenico ed è stata clonata la pecora Dolly, i maggiori successi sono quelli della produzione in laboratorio di «organismi geneticamente modificati» (OGM) con biosintesi di nuovi preziosi farmaci. Sono risultati acquisiti grazie all'infittirsi delle scoperte e all'accelerazione del «trasferimento delle ricerche» (*translational research*) dai laboratori alla clinica.

Le biotecnologie aprono anche altre strade, come l'utilizzazione di cellule fetali ed embrionali (staminali) «totipotenti», tratte dall'uomo stesso e in grado di riprodurre o riparare i suoi organi. Unitamente a questo tipo di terapia riparativa, inizia il cammino la terapia genica che, insieme al decollo delle predittiva diagnosi genica basata sul progetto di mappatura del genoma umano (*human genoma project*), viene a costituire il principale obiettivo della *medicina molecolare*.

Il progetto è una realtà annunciata il 26 giugno 2000, quando gli scienziati coordinatori delle ricerche danno notizia al mondo, dalla Casa Bianca, che l'impresa è compiuta. Ecco il presidente degli Stati Uniti Bill Clinton con la storica affermazione: «Oggi apprendiamo il linguaggio con il quale Iddio ha creato la vita».

Oggi è possibile studiare in termini biomolecolari il metabolismo di organismi viventi tra cui, al primo posto, l'uomo. La «medicina molecolare» è detta occuparsi «a fondo» dell'uomo sano-malato nel senso che ne disegna il profilo genetico per poi trarre dalla «carta d'identità genomica» le informazioni relative ai suoi geni, ai pregi e difetti di questi e alle loro capacità o incapacità di utilizzare vantaggiosamente le eventuali correzioni dei loro «vizi d'origine».

Si parla di «rivoluzione copernicana» della medicina. Si prospetta la sostituzione dei geni viziati o malati con una loro copia sana. Oggi, e in un domani meno futuribile, si tratta di puntare su una terapia fondata su manipolazioni che aggiungano geni estranei contando sulla loro capacità di contrastare, contenere o annullare gli effetti nocivi dei cosiddetti «geni deleteri».

Grazie alle biotecnologie, la medicina ci assicura un corpo umano ancor più longevo dell'attuale, peraltro con organi e tessuti sempre più attempati; ma a questo proposito ci promette di essere anche «rigenerativa» e ci garantisce che sarà capace di interventi non più «straordinari», ma «ordinari», i quali potranno, di volta in volta, sostituire gli organi logorati da questa o quella malattia o semplicemente usurati dall'inarrestabile scorrere degli anni.

Per realizzare tutto ciò, e per farlo su larga scala onde non creare disuguaglianze intollerabili nel campo della salute, è necessario avere a disposizione tessuti e organi in quantità e varietà sufficienti, il che non potrà essere realizzato se non attraverso cellule staminali in grado di fornire «pezzi di ricambio» alla macchina organica per l'auspicato «ringiovanimento».

Siamo di fronte a una scienza che da mezzo secolo a questa parte, nei paesi a modernizzazione avanzata, ha generato e continua a generare tecniche – emodialitiche, trapiantologiche, protesiche, infusorie, rianimatorie e via dicendo – sempre più vantaggiose per la qualità e quantità della vita. Tutto questo apparato terapeutico non esaurisce o esaudisce, peraltro, tutto quanto il bisogno di cura del paziente cardiopatico, del neuropaziente, del malato di cancro, dell'uomo terminale. In tale contesto di alta tecnologia è importante, come e forse più che in passato, la figura del medico curante, mediatore unificante fra la tecnica con le sue procedure e l'uomo con le sue necessità.

Pure in campo farmacoterapico, la rivoluzione ha prodotto e continua a produrre farmaci sempre nuovi, più sicuri ed efficaci, somministrati anche con sistemi tecnologicamente sofisticati (cerotti transdermici, capsule a rilascio controllato) od ottenuti – come già detto – mediante interventi della tecnica sulla natura vivente (OGM). Anche in tale contesto la figura del medico curante ha una importanza primaria in quanto impedisce al paziente di commettere un grave errore: quello di credere di poter compensare la perdita di fiducia nel proprio «medico di fiducia» con il fideismo, creduto vicariante, nel farmaco «guaritore». Non va dimenticato che spesso è il medico la prima e miglior medicina.

La medicina del Duemila è comunque organizzata non solo come prevenzione, diagnosi e terapia. Con riguardo al sempre più vasto mondo dei longevi, ma anche a quello dei disabili di ogni età portatori di una *salute residua* vissuta da molti in condizioni di dipendenza, la medicina odierna si configura anche come *riabilitazione*.

La riabilitazione moderna, a prescindere dai suoi primordi novecenteschi, è decollata dopo il secondo conflitto mondiale quando le distruzioni belliche hanno inaugurato l'«età della ricostruzione», nella quale, oltre alle case e alle cose distrutte, bisognava ricostruire anche l'uomo.

I tanti mutilati e motulesi usciti dalla guerra portatori di «handicap» – uno svantaggio cumulante menomazione e incapacità, e includente la nozione di «barriera» – sono stati i primi a essere destinatari di tecniche e pratiche nuove, concepite e realizzate dapprima nell'ambito della «terapia fisica» o «fisioterapia» e poi, più compiutamente, nell'ambito di una disciplina intesa non solo come riparazione e riattivazione di un meccanismo guasto, ma soprattutto, con sguardo rivolto alla complessità irriducibile della persona disabile, come «riabilitazione globale», somatica e psichica, ambientale e occupazionale, individuale e sociale. In quest'ottica *bio-psico-sociale* la riabilitazione è un altro dei modi d'essere della medicina del nostro tempo.

5. *Etica medica e sanità pubblica*

La medicina del Duemila, che da più di un ventennio si nutre anche inoltre di *bioetica*, è inoltre chiamata ad affrontare problemi di moralità e legalità che nascono dallo stesso suo seno. Con le «questioni di vita» – d'inizio e di fine vita, delle quali si dirà più avanti – la medicina è chiamata a pronunciarsi su questioni attuali e cruciali di *etica medica*, relative all'esercizio professionale vissuto nella quotidianità del rapporto con il singolo paziente e con la pluralità degli assistiti, e di *economia ed ecologia sanitarie*, relative al rapporto fra produzione di salute e disponibilità di risorse, da un lato, e, dall'altro, relative al rapporto fra tutela della salute e salvaguardia dell'ambiente.

Oggi la professione medica fa i conti con una crisi interna – di crescenza come quella puberale o presenile come quella climaterica? – nel cui ambito il medico talora o spesso vede nel paziente non tanto una *totalità*, cioè un organismo complesso, una unità psicosomatica, un soggetto umano implicato in situazioni patogene, quanto piuttosto una *somma* oggettuale di organi, dei quali alcuni malati e altri no; e nel cui ambito il malato, in speculare simmetria, talora o spesso vede nel medico non tanto un punto di riferimento *generale* per i suoi problemi di salute quanto piuttosto un punto di smistamento verso questo o quell'esperto *speciale*, quali appunto i vari specialisti, d'apparato (come i cardiologi), di patologia (come gli oncologi), di metodo (come i radiologi).

Fermo restando il valore insostituibile della *medicina specialistica*, viene altrettanto fermamente ribadito che la *medicina generale* esercitata dal medico «generalista» – così detto per differenziarlo dal medico «specialista» senza svalutarlo a «generico» – è una medicina fondamentale, fatta di prestazioni che hanno un connotato saliente: quello di corrispondere ai bisogni e ai diritti dell'assistito, gli uni e gli altri appartenenti alla «civiltà dell'uomo», cui la «civiltà della macchina» dev'essere finalizzata e non sostituita.

Gli assistiti di oggi, diversamente dai loro simili di mezzo secolo fa, sanno che la medicina, generale e specialistica, mette a loro disposizione grandi risorse, che essi caricano di legittime attese e anche di giuste pretese, fondate le une sul bisogno, le altre sul diritto. Essi, talora o sovente, ritengono che i bisogni e i diritti possano e debbano essere esauditi tutti all'interno di una tecnologia di adeguato livello; al contrario, non poche attese e pretese possono e debbono trovare soddisfazione all'interno di un'antropologia relazionale di livello altrettanto adeguato, cioè all'interno di un rapporto che l'odierna crisi professionale rischia d'impoverire.

Il rischio di depauperamento è tanto maggiore quanto più si è arricchita la consapevolezza, da parte degli assistiti, del diritto di sapere attraverso l'*informazione* e di porre attraverso il *consenso* l'autonomia del proprio ruolo, basata su di una nuova e diversa fisionomia identitaria.

C'è peraltro da rilevare che la popolazione degli assistiti, come è proprio degli insiemi multipli e complessi, non è omogenea e riducibile a uno stereotipo. Accanto ai *nuovi pazienti* che pretendono un'informazione esaustiva, associata all'esigenza di una partecipazione decisionale, o che propendono per una decisione completamente autonoma, dopo debita informazione, esistono tuttora *pazienti d'antico regime* – si passi l'espressione – che all'informazione attribuiscono un'importanza tutto sommato marginale, preferendo dare al medico la delega di decidere per il meglio.

Ogni medico d'ambulatorio e di territorio sa quel che chiedono gli assistiti: taluni vogliono capire, sapere, talaltri vogliono invece non sapere, ignorare; taluni pazienti cercano il medico, talaltri lo fuggono; taluni vogliono essere riconosciuti malati, anche se forse propriamente non lo sono, talaltri rifiutano invece, anche ostinatamente, di riconoscere e accettare la propria fragilità; c'è chi è esigente, «impaziente», e chi, invece, si fa scrupolo di non disturbare il dottore, proprio come il «paziente» di cinquant'anni fa o di ancor più antica memoria, condizionato dalla figura di un medico altalenante tra paternalismo e autoritarismo.

È questo l'universo dei «pazienti» e degli «impazienti» che riassume e compendia l'evoluzione novecentesca degli assistiti, con i quali si confronta oggi quotidianamente, sul campo, la professione medica. È un universo composito dove domina, consapevole o inconscia, svelata o celata, l'esigenza umana di non essere lasciati soli e di trovare assistenza (*ad-sistere* significa «stare continuativamente accanto») in quei momenti cruciali dell'esistenza che sono le malattie, le disabilità, le fragilità, le paure. In tali momenti la figura di riferimento non è solo quella di un tecnico, ma quella di un professionista completo, capace non soltanto di sapere e di fare, ma pure di comprendere e di condividere.

Essere medico, oggi, significa, tra l'altro, esercitare una professione meno semplice che in passato. Oggi vuol dire anche corrispondere alla richiesta impegnativa di mediare tra la macchina e l'uomo, subordinando l'una all'altro e senza interrompere mai il rapporto interumano tra medico e paziente che la macchina, inserita fra i due, di fatto sospende come una sorta di diaframma. Vuol dire evitare che i segnali forniti dalla macchina stessa – dati di laboratorio e bioimmagini – rimangano cifre e simulacri senza diventare parametri della realtà umana che a essi è sottesa. Solo una costante afferenza all'umanità del paziente, da un lato, e, dall'altro, al «medico della persona», generalista o specialista ch'egli sia, preserva la professione dal rischio che una tecnologia positivamente applicata favorisca un'antropologia negativamente gestita.

Un approccio medico prevalentemente o esclusivamente riservato alla realtà fisiopatologica, settoriale o particellare, dell'individuo – espressa in termini morfofunzionali, biochimici, biomolecolari – porta a privilegiarne le componenti somatiche, organiche, fisico-chimiche a scapito di quelle personali psicologiche e antropologiche. La rinuncia a essere anche psicologo riduce il paziente a somatologo e riduce la professione a tecnica del corpo scisso. Consensualmente la rinuncia ad approfondire la condizione antropologico-sociale dei propri assistiti comporta l'ipertrofia *ex vacuo* degli aspetti tecnici rispetto a quelli relazionali.

Oggi il paziente è portato sovente a credere negli esami e a confidare nei farmaci che il medico prescrive più che nelle visite e nelle cure che il medico effettua. Talora le cure del medico si riducono alle terapie assecondanti «il desiderio di assumere medicinali», peculiare «caratteristica che distingue l'uomo dagli animali», come ebbe ad affermare con ironia il grande clinico statunitense William Osler (1849-1919) prevedendo nel 1913 con largo anticipo il futuro consumismo farmaceutico e aggiungendo che «è proprio questo uno dei maggiori ostacoli contro cui dobbiamo lottare».

Nelle parole di Osler è presagita l'ambiguità oggi esistente tra il farmaco come efficace e insostituibile presidio terapeutico, talora o spesso «salvavita», e il farmaco come prodotto d'industria e oggetto di commercio, soggiacente alle leggi del mercato e del profitto economico. Il consumismo odierno coinvolge non solo i farmaci, ma anche gli esami di laboratorio e radiologici, tra l'altro contribuendo a dilatare la spesa sanitaria nell'ottica di una ideologia produttivistica che mira a incentivare prestazioni e consumi più che a produrre salute.

L'attuale problema di economia sanitaria, di fronte al continuo e inarrestabile incremento della richiesta di prestazioni, appare essere quello di come contenere i «conti della spesa» di una tecnologia medica sempre più costosa ed espansa e di risorse finanziarie sempre più ingessate e ristrette. La questione della limitatezza delle risorse disponibili per la sanità, ma non per altri settori meno importanti, è all'ordine del giorno dell'agenda politica. A fronte di interventi biomedici sempre più onerosi e complessi, tali da non avere talvolta più limiti, stanno risorse limitate al punto che si rende indispensabile e doveroso chiedersi e dire quali sono le modalità per utilizzarle al meglio, e come possono venire ripartite secondo equità onde evitare l'insorgere di inaccettabili squilibri distributivi.

Nelle pieghe di questa complessità sono reperibili distorsioni di principi e di metodi, di fini e di mezzi di un'economia sanitaria ridotta a economia monetaria. Sono distorsioni l'ideologia, negata a parole ma affermata nei fatti, della «salute come merce» e la gestione, anch'essa negata e tuttavia praticata, della «sanità come mercato». In effetti, è nata e fiorita straordinariamente una «industria della salute» i cui buoni affari si fondano non tanto sul progresso medico quanto sullo sviluppo tecnologico in medicina.

Una tecnologia incontrollata, associata a industrialismo massiccio, è responsabile di fenomeni, incidenti, disastri anti-ecologici con guasti alla salute dei soggetti colpiti dal danno ambientale. In Italia appartiene alla memoria collettiva l'*incidente ecologico* del 10 luglio 1976, quando a Seveso, nella lombarda terra di Brianza, una «nube tossica» fuoriuscita dal reattore di una fabbrica ha riversato nell'ambiente un veleno, la diossina (prodotto di scarto di un diserbante chimico), che ha contaminato le piante, gli animali e l'uomo, provocando nella popolazione umana una grave dermatosi immediata, ma soprattutto in molti soggetti, a distanza di tempo, neoplasie di vario tipo e altri danni somatici, nonché danni genetici destinati a essere scontati da parte della discendenza.

In Europa fa parte della memoria collettiva il *disastro ecologico* di Cernobyl, in Ucraina, quando il 26 aprile 1986 il malfunzionamento di una centrale nucleare, seguita dall'esplosione di un reattore, ha provocato guasti immani all'ambiente e alla popolazione, con tre milioni di individui colpiti da radiazioni, tra cui numerosi morti e molti altri, a distanza di tempo, affetti da tumori o immunodepressi come, di lì a poco, i pazienti affetti da AIDS.

Da tali *ecocidi*, ma più in generale dal susseguirsi anno dopo anno di tutta una serie di resoconti e denunce sensibilizzanti l'opinione pubblica sulla crisi ecologica minacciante il pianeta, si è presa coscienza della «questione ecologica» e della necessità di farvi fronte per garantire l'esistenza e la sopravvivenza dell'uomo sulla terra. Si è giunti così, nel 1997, al «protocollo di Kyoto», sottoscritto dagli stati più consapevoli e responsabili fra quelli tecnologicamente e industrialmente più sviluppati, finalizzato alla graduale rimozione dei gas colpevoli del «buco dell'ozono» e dell'«effetto serra».

Altre *emergenze ambientali* sono l'inquinamento diffuso dell'aria e delle acque per scarichi di rifiuti male smaltiti, l'aumento fuori misura dei consumi energetici, la deforestazione indiscriminata e spesso selvaggia con devastanti ricadute sul territorio e sulla sua vivibilità. Mentre la natura viene sempre più «consumata» dall'uomo, questi fa i conti con recidivanti esondazioni di acque e smottamenti di suoli, o con altre ritorsioni a suo danno, ulteriormente aggravate dagli effetti di una globalizzazione che rilancia gli iperconsumi e che propaga il cosiddetto «consumo irreversibile» all'insegna non di un *progressismo* forse utopico, ma di un cieco *sviluppismo*.

Su scala minore, la sanità pubblica, sia nella sua organizzazione mondiale sia soprattutto in quella di ciascun paese, deve occuparsi dei problemi inerenti agli alimenti nocivi, alle scorie tossiche, ai rumori lesivi, alle alte frequenze, ai modi e mezzi di produzione dell'energia. A queste e ad altre «emergenze ambientali» si aggiungono *emergenze occupazionali* attinenti il lavoro. Uno dei maggiori problemi dell'odierna società benestante opulenta è quello di coniugare il buon rapporto con la natura cui apparteniamo con il lavoro cui dobbiamo gran parte del nostro benessere. Se l'equlibrio di questi due rapporti viene meno, la società va in crisi e rischia di vedere vanificati i benefici raggiunti.

Oggi in Italia, ma in molte altre parti del mondo, gli infortuni sul lavoro, le malattie professionali – intossicazioni, infezioni, tumori, nevrosi, psicosi – e le cosiddette «morti bianche» rappresentano ancora una quota troppo alta della morbilità e della mortalità generali. Tutto questo «mal da lavoro»[15] rinnova in continuazione la *patologia del progresso*, ancora e sempre accompagnata dalla residua *patologia dell'arretratezza*. Sono piaghe tuttora aperte nel corpo di una classe lavoratrice messa a repentaglio sia psichicamente – dallo stress produttivistico o da quello, di segno opposto, della non-produzione e della disoccupazione –, sia fisicamente – dai letali insulti del cromo esavalente, dell'arsenico e soprattutto dell'amianto, i cui tassi d'incidenza lesiva (in termini di tumore maligno della pleura) sono previsti in aumento.

Negli ultimi anni la sanità, e con essa la medicina, si è trovata ad affrontare anche altri problemi, creati da altre emergenze. *Emergency* è il nome di una associazione che da tempo, al pari di *Medici senza frontiere*, persegue la difesa sanitaria, la pratica dalla cura e la cultura della pace intervenendo nelle zone del mondo travagliate dalle epidemie vecchie e nuove, dai conflitti tribali, dalla guerra senza aggettivi.

La *medicina di guerra*, per le analogie esistenti tra le condizioni causali belliche e quelle relative a calamità naturali o a disastri ecologici, ha oggi una sua estensione nella *medicina delle catastrofi*[16]

[15] Francesco Carnevale, Alberto Baldasseroni, *Mal da lavoro. Storia della salute dei lavoratori*, Laterza, Roma-Bari 1999.

[16] Marzio Guido Mezzetti, *Medicina delle catastrofi*, in «Medicina e Persona», a. III, 2005.

diffusa in tutta Europa e nel Nord America. Essa si basa sulla informazione tempestiva, sul pronto soccorso immediato, sulla sollecita assistenza all'enorme moltitudine dei senzatetto e dei senzacibo. Si aggiunge il controllo delle drammatiche conseguenze igienico-sanitarie, ivi compresa la congerie delle carogne animali e dei cadaveri umani da trattare e smaltire.

Guerra e catastrofi ridisegnano molte nozioni e azioni mediche. Con le morti istantanee di massa cambia la nozione del tempo del morire; con i corpi straziati dalle bombe cambia la nozione del corpo ferito o malato; con i grandi falò crematori e le grandi fosse comuni cambia la nozione del rito, della distinzione tra cadaveri, da inumare o incenerire, e defunti, da rispettare e onorare. Il «medico di guerra e delle catastrofi» cambia anche come attore, ma è pur sempre il protagonista, tecnico e umano, attestato contro la fatalità della morte, la violenza della natura, l'aggressività dell'uomo sull'uomo e la pericolosità dei suoi resti insepolti, dopo la morte inferta e subìta.

6. *Questioni di vita*

La *medicina delle emergenze*, da cause estreme, rimanda per certi aspetti alla bioetica applicata ai due estremi della vita: all'inizio della vita, nelle questioni attinenti la procreazione assistita, e la fine della vita, nelle questioni attinenti l'accanimento terapeutico, l'eutanasia attiva e passiva, la dichiarazione anticipata di trattamento meglio nota come «testamento biologico».

La *procreazione assistita*, finalizzata a consentire di aver figli a coppie penalizzate da sterilità maschile o femminile, comporta tecniche fertilizzanti più o meno complesse (accompagnate da successi, insuccessi, rischi, complicanze) e implica problemi di bioetica come quelli concernenti l'«utero in affitto», il «dono del grembo» e, soprattutto, lo statuto ontologico dell'embrione, se questo sia già tale al momento della fusione dei gameti nello zigote oppure lo diventi dopo uno stato pre-embrionale di 14 giorni, nel periodo compreso tra il concepimento e l'annidamento nell'utero[17].

[17] Vedi Carlo Flamigni, *La procreazione assistita*, Il Mulino, Bologna 2002.

Tali problemi, riguardanti più in generale i confini e gli sconfinamenti della scienza e della medicina, sono al centro del dibattito odierno tra scuole di pensiero che si rifanno a concezioni etiche e giuridiche diverse, distanti e fra loro contrastanti. Ma i dibattiti sono ancora più fitti e i contrasti ancora più accesi per quanto riguarda i problemi relativi non al tempo del nascere, ma al tempo del morire.

Lo sono anche perché l'attenzione medica, riservata in passato maggiormente all'infanzia – si pensi ai gravi problemi di lunga durata concernenti la natimortalità e la mortalità infantile – è oggi riservata maggiormente alla vecchiaia, dati l'invecchiamento della popolazione, il protrarsi dell'età senile, il moltiplicarsi delle situazioni di cronicità, d'inguaribilità e di dipendenza, spesso contrassegnate dalla perdita di autonomia e di coscienza vigile.

In queste situazioni che rappresentano il corteo obbligatorio del prolungamento della vita (ma che possono presentarsi anche in età diversa da quella senile) si configurano nuovi o rinnovati modi d'essere della medicina, quali le cure palliative, la terapia del dolore, la terapia intensiva, la rianimazione, le tecniche vicarianti artificialmente la perdita, da parte del paziente, di accedere all'alimentazione e all'idratazione naturali.

La medicina non può sempre guarire. Non lo poteva un secolo e mezzo fa quando enunciava il proprio scopo nel «guarire talvolta, alleviare spesso, consolare sempre» e quando anticipava nell'istanza di «palliare ove il guarir non ha luogo» l'esigenza delle future, attuali *cure palliative*. Non può sempre guarire anche oggi; anzi, con l'invecchiamento demografico e con l'odierno prevalere delle malattie involutive e degenerative, i suoi interventi, pur efficienti ed efficaci, tuttavia non approdano alla guarigione, ma a un controllato inveterarsi delle malattie medesime e delle loro complicanze con una cronicizzazione temporalmente più estesa.

In tale contesto ha sempre maggiore incidenza e penetranza il dolore nella forma che più affligge e più rattrista, cioè il dolore afinalistico (non finalizzato ad avvertire l'organismo che un male è in arrivo o all'esordio), il «dolore inutile», quello che costituisce la pena in più per il malato aggiungendo malattia a malattia. La *terapia del dolore* mediante oppiacei con al primo posto la morfina, dopo aver tardato a lungo in Italia prima d'essere consentita per legge, è da poco tempo divenuta, anche nel nostro paese, una pratica lecita.

Negli ospedali, l'avvento delle tecniche di *rianimazione* e di *terapia intensiva* ha cambiato la diagnosi di morte, che fino a cinquant'anni fa veniva formulata posando il fonendoscopio sulla regione precordiale, ponendo uno specchietto davanti alla bocca, dirigendo sull'occhio la luce di una pila elettrica: il silenzio del cuore, il mancato appannamento del vetro per l'assenza del respiro, la fissità della pupilla immobile allo stimolo luminoso erano segni inequivocaboli che consentivano al medico la certificazione «scientifica» del decesso (sostitutiva della visione «religiosa» di quest'ultimo come momento della separazione dell'anima dal corpo).

Ma oggi, negli ospedali, compaiono in sempre maggior numero pazienti che, rianimati dalle nuove tecniche intensive cardiorespiratorie, versano in condizioni di completa e perdurante incoscienza a causa di un danneggiamento irreversibile del loro cervello, però senza che il loro cuore abbia cessato di battere. La diagnosi di «morte cardiaca» è stata così aggiornata nella diagnosi di «morte cerebrale», anticipante la certificazione del decesso a prima dell'arresto cardiaco.

Si può dire che, accanto alla svolta della patologia (con le malattie metabolico- e neuro-degenerative subentrate a quelle epidemico-contagiose) e alla svolta dell'epidemiologia (con la genesi plurifattoriale delle une subentrata all'origine monocausale delle altre), si è verificata una *svolta della tanatologia* ricca di conseguenze sul piano pratico: i medici rianimatori, nello staccare le loro macchine di terapia intensiva, non incorrono più nell'accusa di essere degli assassini; anche i chirurghi dei trapianti non corrono più il rischio di essere considerati tali; inoltre si sgravano molte famiglie dal peso di logoranti quanto inutili attese; infine si solleva la sanità pubblica dall'onere di una spesa assistenziale stimata «enorme» e definita «futile».

Rianimazione e terapia intensiva consentono di ricuperare pazienti dal coma reversibile restituendoli alla vita; consentono anche di serbare un cuore battente e un respiro artificiale a pazienti il cui coma è invece irreversibile. L'artificio delle tecniche è tale da giungere ad amministrare anche l'*alimentazione* e l'*idratazione* in maniera *forzata*, aggiungendo – alla tracheotomia, al respiratore automatico, al polmone artificiale, all'elettrostimolatore cardiaco – altri presìdi e interventi quali il sondino naso-gastrico o la gastrostomia. In tali casi si può ben dire che, mentre un tempo si temeva la «morte apparente» con il rischio d'essere sepolti vivi, oggi c'è da temere la «vita apparente» con il rischio d'essere mantenuti apparentemente vivi pur essendo realmente morti.

Si rimodellano, in tale contesto, l'idea di «buona morte» e la pratica della medica *ars moriendi*. Sotto questo aspetto l'«arte lunga», istituzionalmente nata con il fine di giovare alla vita e ritardare la morte, è costretta a misurarsi con quest'ultima aggiornando, in parte, i propri criteri. Infatti l'*eutanasia*, che nella forma *attiva* consiste nel «dare la morte» configurandosi come omicidio, nella forma *passiva*, se consiste nel «lasciar morire» chi è giunto al capolinea in stato di sopravvivenza «botanica» – cosiddetto «stato vegetativo permanente» –, si configura come rifiuto di un inaccettabile ed esecrando *accanimento terapeutico*.

Il morire è un processo che, in certi casi, non dev'essere medicalizzato, così come non dev'essere medicalizzata la morte, la quale è un evento non patologico, ma esistenziale. In tale ambito di concetti e di valori assume grande rilevanza la questione bioetica relativa al considdetto *testamento biologico*, comunemente definito come «dichiarazione anticipata di trattamento» – o testamento sulla vita, o direttiva anticipata, o volontà previa – fornita da una persona mentalmente lucida in merito alle terapie che intende o non intende accettare qualora dovesse venire il momento di trovarsi nell'incapacità di esprimere il proprio diritto di consentire o non acconsentire alle terapie proposte per malattie o lesioni traumatiche, invalidanti e irreversibili, tali da costringere a trattamenti permanenti con macchine o sistemi artificiali escludenti una normale vita di relazione.

Il diritto contemplato discende da quello sancito, in Italia, dall'articolo 32 della Costituzione repubblicana: «Nessuno può essere obbligato a un determinato trattamento se non per disposizione di legge»; comunque «la legge non può in nessun caso violare i limiti imposti dal rispetto della persona umana».

Il *rispetto della persona umana* enunciato nel dettato costituzionale ha una eco bioetica nel rispetto della persona del malato (più in generale, dell'assistito da parte del medico) e attualizza con termine contemporaneo un'antica categoria morale, la *pietas*, finalizzata al bene altrui. Il bene del malato in fin di vita è tale anche quando egli non sia obbligato a ricevere un dato trattamento se non da una legge che comunque non leda il rispetto a lui dovuto.

Nel mondo romano la parola esprimeva una qualità morale e civile rispettosa dei genitori e degli dèi, come tale incarnata nel *pius Aeneas*, l'eroe omerico divenuto il virgiliano uomo «pietoso», «rispettoso» del padre e dei lari domestici. Kant ha definito il rispetto per l'altro con la parola «venerazione» espressiva di attitudini e atteggiamenti aventi valenza universale al pari della legge morale risonante nell'io, tanto più se di un medico.

Il testamento biologico, che a parere di chi scrive sarebbe meglio definire «biografico» perché la vita cui fa riferimento non è tanto quella biologica dell'organismo quanto quella biografica della persona[18], è parte sostanziale della memoria di sé lasciata da chi muore a chi vive come eredità di affetti e di idee. Queste idee di fine vita, intrinseche al patrimonio concettuale della medicina contemporanea, sono lontane dalle idee che supportano l'esigenza di «essere in forma» a ogni età della vita, idee che pure appartengono alla stessa contemporaneità.

7. *Medicina della felicità e della bellezza*

Nella cultura medica odierna il corpo acquista valore soprattutto se è coniugato, oltreché all'idea di salute, all'idea di benessere, bellezza, «fitness». La *medicina del fitness* si propone un alto contenuto medico personalizzato. Lasciato il «body-building» al culturismo e il «body-mind» alle pratiche di spiritualità tipo yoga, essa si fonde sempre più con la prevenzione, basata su pratiche per contrastare sovrappeso e malattie metaboliche, e con la riabilitazione – locomotoria, respiratoria, cardiaca – basata su pratiche per ricuperare perdute capacità.

Riandando, forse inconsciamente, alle prescrizioni di «vitto pitagorico» e di «regime spartano» vigenti nella Magna e Madre Grecia e a quelle di «vita sobria» dettate dal patrizio veneziano Alvise Cornaro (1484-1566), questo modo d'essere odierno dell'«arte lunga» mira ad arricchire di contenuti igienico-sanitari la terza e quarta età della vita e ad accrescere l'abilità residua dei soggetti anziani in generale.

[18] Vedi Giorgio Cosmacini, *Testamento biologico. Idee ed esperienze per una morte giusta*, Il Mulino, Bologna 2010.

Vivono una nuova giovinezza nel mondo occidentale i metodi e le tecniche a forte impatto salutistico. Le palestre, un tempo «ginnasi» per uomini, richiamano anche giovani donne. I «centri benessere» – di educazione fisico-motoria, di «personal fitness», di trattamenti «anti-age» e via dicendo – si popolano anche di uomini giovani e meno giovani. Terme, piscine, sale da ballo sono luoghi sempre più abitati da persone d'ambo i sessi a partire dalla mezza età. *Tout va très bien,* ove non scada a moda o ad affare dettato da *fashion business* con il corollario della pretesa, da parte degli utenti, di essere «più sani e più belli» a ogni età della vita.

Oggi si parla persino di una *medicina al servizio della felicità*[19], categoria – quest'ultima – complessa perché comprensiva di sottocategorie quali appunto la bellezza e la salute. Questa è uno «stato» oggettivo che peraltro la stessa Organizzazione Mondiale della Sanità, ancorandolo per definizione alla percezione soggettiva di «completo benessere», misura con un metro che fa riferimento da un lato all'assenza di malessere – di malattia e di dolore – e dall'altro alla presenza di piacere e di felicità.

Con riferimento alla medesima locuzione definitoria della salute come «stato di completo benessere fisico, psichico e sociale» si può quindi parlare, in medicina, di una felicità fisica, genetica e somatica (legata ai presunti geni della felicità e alla vita nel silenzio felice degli organi), di una felicità psichica (mentale, intellettuale, morale) e di una felicità sociale (economica, lavorativa, familiare, ambientale).

Il *gene della felicità* non è stato a tutt'oggi dimostrato con certezza, nonostante che alcuni ricercatori asseriscano di averlo trovato e identificato: sarebbe il gene 5-HTTLPR, un «gerontogene» trasportatore e controllore della serotonina, sostanza regolatrice del *buon umore*; quanto meno, avvalorerebbe *ex contrariis* l'antica teoria ippocratico-galenica secondo cui il *cattivo umore*, cioè la bile nera o «melanchòle» era causa di melancolia, di malattia psicosomatica e d'infelicità.

[19] *Medicina al servizio della felicità* è il titolo di un seminario di studio svoltosi nell'Università di Brescia il 18 marzo 2010. Vedi anche S.M. Rothman, D. Rothman, *La fabbrica della felicità. Le promesse della nuova medicina*, Garzanti, Milano 2005.

I ricercatori asseriscono anche d'aver trovato i geni del piacere e del dolore. L'uno, depositario del piacere sessuale, si chiama DRD-4 e produce il recettore della dopamina; ne esisterebbero due tipi, in grado di generare una libido più o meno sviluppata. L'altro, governante la soglia di percezione del dolore, si chiama GCH-1 ed è un gene del cromosoma 7; una sua variante, ottenuta per mutazione, proteggerebbe dal dolore sia acuto che cronico. Coloro che hanno nel proprio patrimonio genetico tale variante, se necessitano di un farmaco antidolorifico, ne possono usufruire in dose minore. La felicità, che Epicuro diceva corrispondere all'*alupìa*, o assenza di dolore, sarebbe pertanto graduata nei diversi individui a seconda della loro dotazione genetica. Predestinato a essere felice o infelice, ciascuno lo sarebbe a modo suo.

A parte il significato filosofico, dal punto di vista scientifico la felicità può essere inserita tra le spinte adattative della specie umana più elevate in grado; dal punto di vista medico può essere collegata al cosiddetto «sistema del piacere» da ricercarsi nell'ipotalamo, nei neuromodulatori delle endorfine, nell'empatia dovuta al funzionamento dei «neuroni a specchio» sulla superficie corticale dei lobi frontali.

Se la genetica della felicità è ancora in gran parte indimostrata, rientrando in quel «mito del gene» che si contrappone ideologicamente all'antitetico «mito dell'ambiente», meglio precisata è la genetica della longevità, che risulterebbe depositata nel gene P-66, il quale, tolto ai ratti, consente a questi roditori di vivere più a lungo. In attesa di conferma clinica, tramite passaggio della sperimentazione dall'animale all'uomo, le ricerche sono al momento concentrate sul tentativo di identificare quei geni che, alterandosi, provocano l'insorgenza di malattie metabolico-degenerative come i tumori, cui sono legati i geni 16, 18, 221 e 222.

Le segrete informazioni del nostro personale genoma, che attendono ancora d'essere intercettate, contengono le preformazioni della nostra personale aspettativa di vita e della nostra personale felicità nelle diverse età della vita, qualora non si tenga conto delle interferenze ambientali, dall'infanzia alla vecchiaia. C'è una felicità d'inizio vita, per esempio nella maternità felice, e c'è persino una felicità di fine vita, per esempio in una morte serena; e c'è anche una felicità esistenziale legata alla bellezza, a un'esistenza intesa non tanto come essere, quanto come apparire. È questo il campo di applicazione disciplinare della *medicina estetica*.

Estetica è la categoria filosofica della sensibilità (*aìsthesis* è, in greco antico, la facoltà di percepire con i sensi). Dal XVIII secolo in poi è anche, secondo il senso comune, la disciplina che contempla il bello nell'arte. Nell'«arte lunga» essa qualifica quella branca chirurgica, oggi di viva attualità e di crescente rilevanza, che va sotto il nome di *chirurgia estetica*.

S'è già detto che fra gli *homines novi* del Rinascimento ebbe un ruolo non irrilevante, in campo medico, Gaspare Tagliacozzi, che inaugurò la chirurgia ricostruttiva ed estetica del viso per porre riparo a ferite e mutilazioni, nonché a malformazioni congenite come il labbro leporino, il palato fesso e la gola lupina. Ma «la chirurgia plastica, ai tempi del Tagliacozzi e per tutto il periodo che precede l'epoca moderna ricoprì un ruolo essenzialmente ancillare rispetto alle altre branche chirurgiche». Ciò è d'attribuirsi a un «pregiudizio negativo» nei confronti di una chirurgia non indispensabile dal punto di vista della salute, però indispensabile dal punto di vista del benessere, del piacere e dell'apparire. «Per secoli la chirurgia è stata essenzialmente demolitiva, ha 'tagliato' o 'cucito insieme', ma più raramente ha lavorato sui tessuti molli per 'ricostruire' o 'modellare'. Solo nella fase finale di un intervento si prestava attenzione all'esito cicatriziale o al risultato estetico, in funzione sostanzialmente accessoria»[20].

Le due guerre mondiali, più la prima della seconda, e le guerre successive sparse nel mondo fino a oggi, hanno determinato un gran numero di mutilati soprattutto del viso e degli arti. In Italia la chirurgia ricostruttiva ha avuto il suo pioniere in Gustavo Sanvenero Rosselli (1899-1974), attivo dal 1928 nel Padiglione dei mutilati del viso in Milano, centro di riferimento dell'attività clinica e di ricerca a livello internazionale. Egli peraltro nutriva una certa qual diffidenza per la chirurgia meramente estetica, che invece si è venuta sviluppando in modo rigoglioso e vertiginoso negli ultimi decenni del Novecento, spinta da pulsioni socioculturali di vario tipo, quali l'emancipazione della donna, l'attrazione per il corpo *sexy*, il giovanilismo e la fobia del

[20] Rossella Ghigi, *Per piacere. Storia culturale della chirurgia estetica*, Il Mulino, Bologna 2008, p. 34.

«troppo grasso», il culto edonistico dell'apparenza come mezzo di ascesa sociale.

Una cosa sono gli interventi di ricostruzione e protesi mammaria in donne mastectomizzate per tumore e le operazioni ricostruttive della chirurgia maxillo-facciale in pazienti con lesioni secondarie a malformazioni, traumi, ustioni. Tutt'altra cosa sono gli interventi di *chirurgia plastica* – mastoplastica, rinoplastica, blefaroplastica, plastica labiale, addominoplastica e liposuzione – aventi per scopo, prevalente o preponderante, l'estetica. Sono tali le «plastiche» – dal greco *plàstikos* da cui «plasmare, modellare» – che fanno il seno più seducente tramite protesi o meno ingombrante tramite riduzione, che rimodellano il profilo nasale, che tolgono le rughe da palpebre e dintorni, che rendono le labbra più turgide e il ventre e i glutei meno imbottiti di adipe ridondante e superfluo.

In tutti questi casi è più corretto parlare, importando la dizione d'oltreoceano, di *cosmetic surgery*, etichettando in tal modo una interventistica oggi diffusa su larga scala, supportata dal mercato del *beauty business* e legittimata in seno al mondo medico non più dall'intento di intervenire su di un corpo leso per ripararlo o ricostruirlo, ma dall'intento di intervenire su di un corpo sano per renderlo adeguato alla richiesta di *bell'essere*: il bisturi del chirurgo non mira più alla salute, quanto al gradimento estetico, «cosmetico», e tale soddisfacimento individuale, perfettamente integrato nella ideologia dell'odierna «società del benessere», ha la priorità sugli eventuali rischi che ogni intervento chirurgico inevitabilmente comporta.

Tutto ciò potrebbe apparire come un ritorno dell'«arte lunga» alla *medicina cosmetica* dell'antico Egitto se la cosmesi coltivata al tempo dei Faraoni non fosse stata una cosa diversa, cioè una pratica diffusa in ogni classe sociale e incentivata dai governanti perché dotata di una duplice valenza, religiosa, in quanto mezzo d'amore per l'unione dei sessi e il riprodursi della vita, e terapeutica, in quanto mezzo d'autocura della persona e tramite d'igiene individuale.

8. *Medicina della complessità*

Nell'ottica propria di una medicina finalizzata al benessere soggettivamente percepito trovano o ritrovano spazio anche altre medicine – o «medicine altre» – comprese nel vasto contenitore delle *medicine alternative*, cosiddette perché considerate diverse da quelle su basi scientifico-tecniche e recentemente etichettate dall'acronimo CAM – *complementary alternative medicine* – ritenuto più idoneo a indicarne l'asserita complementarietà e l'affiancamento alla «medicina convenzionale» nell'ambito della *medicina integrata*.

In tale ambito campeggiano la medicina indiana e cinese, afferenti a un paradigma multiculturale e discendenti dalle antiche sapienze orientali. Si basano, rispettivamente, su *ayurvedica* e *agopuntura*. Con esse, al primo posto, è attestata l'*omeopatia*, che ha base dottrinale ottocentesca, mitteleuropea. Delle une e dell'altra si è già fatto cenno a proposito degli influssi culturali dell'Oriente in età tardomedievale e rinascimentale e a proposito della nascita oltralpe della dottrina omeopatica. Quest'ultima è oggi rinata ed entrata, con grande espansione, nel campo applicativo, farmaceutico e terapeutico. In alcune regioni d'Italia è inserita nella sanità territoriale e i sanitari che praticano la medicina omeopatica rispettano criteri di formazione stabiliti per legge.

I già enunciati dogmi omeopatici delle universali analogie, per cui «il simile si cura col simile», e della forza infinita posseduta dalla sostanza infinitesima, per cui la dose minima di un farmaco può ottenere un effetto terapeutico massimo, sono principi *pre*supposti e non *post*posti alla verifica o alla falsificazione sperimentali. Pertanto si sottraggono ai criteri propri della validazione scientifica. Per questa sorta di autoimmunità nei confronti della scienza, l'omeopatia si affranca da ogni attestato che, a più riprese, ne certifica l'estinzione.

Due rilievi, peraltro, si impongono. Il primo è che la terapia omeopatica gode oggi d'ampio credito e di larga diffusione (stimata in circa un sesto della popolazione italiana) perché può vantare benefici percepiti da molti sotto forma di benessere. La percezione soggettiva di benessere è altra cosa dalla produzione oggettiva di salute. Ma dal momento che la stessa Organizzazione Mondiale della Sanità certifica che «la *salute* è uno stato di completo *benessere* (fisico, mentale, sociale)», ogni metodo o mezzo per assicurare il benessere è da ritenersi produttivo di salute. La medicazione omeopatica non può certo sostituire né la farmacoterapia biochimica, né la tecnologia strumentale nei tanti loro settori di applicazione vantaggiosa o salvavita; però essa è in grado, talora o sovente, di giovare a persone che cercano e trovano *salute*, piena o residua, nel sollievo dal proprio malessere e nel ricupero del proprio *benessere*.

Il secondo rilievo è che l'omeopatia rinasce dalle proprie ceneri, come l'araba fenice, e si ripropone con forza perché dalla sua parte sta una pratica del rapporto interpersonale, fra curante e curato, basata sul concetto del paziente come unità psicofisica, come totalità integrata alla persona del medico. Tale concezione, a ben vedere, è propria non della medicina omeopatica, ma della medicina in generale, dell'«arte lunga» di cui costituisce, a partire da Ippocrate, lo statuto fondativo. Però se il medico d'oggi riduce (con riduzionismo metodologico) il proprio mestiere alla sola tecnica oggettivante, trascurando gli aspetti soggettivi e intersoggettivi, crea un vuoto che il medico omeopatico (con metodologia olistica) tende invece a colmare. Se la relazione interumana, che rappresenta l'*anima antropologica* dell'«arte lunga», viene persa per strada dalla *ragione tecnologica* della medicina scientifica, quest'ultima si ritrova a sostenere da sola un'attività di cura dimezzata, diminuita, destinata fatalmente a confrontarsi senza tregua con l'«altra medicina».

Oggi lo sviluppo tecnico-scientifico si è già molto inoltrato nel campo biomedico, incentivato dall'approccio *riduzionistico* che favorisce l'instaurarsi di una concezione di malattia spinta fino ai minimi livelli – microbiologici, biochimici, biomolecolari – della ricerca, dell'analisi diagnostica, della terapia mirata. Ma la cura – preventiva, precauzionale, rimozionale, riabilitativa e di controllo della cronicità – conosce anche un approccio *olistico* conforme a una concezione che incorpora le categorie del danno ambientale, del nocumento occupazionale, della precarietà socioeconomica, del rischio multifattoriale esercitato non solo ai livelli minimi dell'organismo, ma anche a livelli superiori, afferenti all'individuo somatopsichico e alla persona psicosociale.

L'approdo odierno è a una *medicina della complessità* adeguata a una società tanto avanzata sul piano tecnologico quanto articolata sotto l'aspetto antropologico. Gli assistiti e i malati di cui questa medicina è chiamata a occuparsi sono persone rispettivamente minacciate da rischi e colpite da danni che sono, insieme, affezioni e afflizioni. L'*affezione* patologica o guasto «oggettivo» dell'organismo (la lingua inglese usa al riguardo la parola *disease*) è inscindibile dall'*afflizione* esistenziale o stato «soggettivo» di sofferenza (la lingua inglese usa al riguardo la parola *illness*).

L'una e l'altra sono strettamente congiunte in una cattiva qualità fenomenica obbiettivata come patologia e soggettivamente percepita come malessere: s'è detto che la stessa Organizzazione Mondiale della Sanità certifica questa ambivalenza definendo la salute come stato di completo benessere. È una fenomenologia della vita che si rende manifesta come dissonanza di organi, silenti in salute, che si fanno sentire dal malato attraverso i sintomi e che si fanno disvelare dal medico attraverso i segni e segnali di malattia.

Ma la malattia è anche una manifestazione della vita legata alla evoluzione della *specie* vivente e all'interazione tra l'ambiente, dove vive l'*individuo*, e l'eredità genetica, che a lui viene trasmessa. L'odierna *medicina evoluzionistica*, coniugando a una prospettiva o retrospettiva di «genetica delle popolazioni» la propria visione nel senso darwiniano della mutazione genetica e del vantaggio selettivo, porta ad affermare la grande rilevanza dell'adattamento dei viventi all'ambiente di appartenenza e ad affermare l'altrettanto grande rilevanza di quest'ultimo sulla biologia e sulla patologia.

A titolo d'esempio, l'«anemia mediterranea» o talassemia, emoglobinopatia che nella forma *maior* è gravissima mentre in quella *minima* lo è assai meno, è, nei soggetti portatori di quest'ultima forma, utile a difendere l'uomo dagli attacchi di malaria poiché la zanzara trasmettitrice del parassita della malaria non appetisce i globuli rossi del sangue talassemico.

Un'analoga visione, resa penetrante dalle acquisizioni della biologia molecolare, porta a vedere i nostri progenitori ancestrali, viventi in carenza di cibo, sopravvivere grazie alla graduale selezione, nel corso dei millenni, di geni innalzanti la soglia della loro fame cronica tramite un'aumentata resistenza alla azione dell'insulina (l'ormone pancreatico che riduce il tasso di glucosio nel sangue stimolando l'appetito); e porta a vedere noi stessi come discendenti portatori di quegli stessi geni che però, mutato l'ambiente di vita ostile e modificato il nostro rapporto col cibo, non sono più vantaggiosi per la difesa, ma sono divenuti potenzialmente dannosi, trasformati in fattori di rischio, minaccianti diabete od obesità.

Gli stessi nostri progenitori, fatti esperti nel cacciare le fiere ma esposti alle loro aggressioni cruente, riuscirono a sopravvivere alle ferite selezionando geni che favorivano la stagnazione delle emorragie impedendo ai feriti di dissanguarsi. Oggi, modificato il «clima» del «cosmo» (termini entrambi aristotelici) tradotto nei concetti aggiornati di «nicchia ecologica» ed «ecosistema», il gene che permetteva di tamponare le lesioni emorragiche, grazie a un'aumentata aggregazione piastrinica e a un'aumentata coagulazione del sangue, ha invertito la propria valenza trasformandosi in un gene predisponente alla trombofilia complicante l'aterosclerosi nelle sue manifestazioni patologiche cardio- e cerebrovascolari, dall'infarto miocardico all'ictus.

S'è detto dei geni che determinerebbero il piacere, la felicità, la longevità. Ma va detto anche che l'individuo è finalizzato non a un invecchiamento piacevole o felice, bensì alla riproduzione della propria specie con una fertilità programmata anagraficamente nei due sessi a tale scopo. La longevità è un «fuori programma», meno legato ai geni ereditari che alle condizioni di vita. L'obiettivo odierno dell'«arte lunga» non è tanto quello di prolungare la vita fino a 120 anni e oltre, quanto quello di migliorare in età avanzata lo stato di salute e di benessere delle persone.

Anche se la vecchiaia non è una malattia, le malattie metabolico-degenerative del nostro tempo – Parkinson, Alzheimer, ictus, neoplasie – prediligono la vecchiaia. L'organismo umano – giova ribadirlo – produce salute fino all'età matura nel proprio individuale interesse sinergico a quello della specie cui appartiene; in età ulteriore, nell'interesse esclusivo della propria specie, produce malattie. La medicina, meritoriamente combattendo queste ultime, non si inscrive in un disegno della natura, anzi lo contraddice.

La scelta compiuta dalla medicina è una scelta non secondo natura, ma secondo cultura (una scelta assente nelle specie animali diverse da quella umana). È una scelta etica, che tuttavia non deve far dimenticare che l'uomo vive e muore, come ogni altro essere vivente, e non può accampare pretese di trasformare la propria naturale caducità, auspicabilmente longeva anche grazie alla medicina, in una sorta di immortalità metafisica, perseguita con ideologico accanimento. In questa ideologia, voler essere immortale vuol dire essere immorale.

9. *L'anello di Asclepio*

Simbolo della divinità, nel mondo greco-antico, era il *caduceo*, verga alata con due serpenti attorcigliati, che una tradizione mitologica attribuisce a Ermes, il Mercurio dei latini, fratellastro di Apollo, cui rubò la lira, ma da cui, restituendogli lo strumento musicale, lo ricevette in cambio per usarlo come bacchetta al cui tocco gli uomini venivano destati dal sonno oppure addormentati.

Messaggero degli dèi, latore dei messaggi divini simboleggiati nelle due ali, Ermes era anche una guida, alfiere di una regola di comportamento raffigurata nella verga, asse di equilibrio e di equidistanza tra le opposte forze primordiali, raffigurate a loro volta nei due serpenti ravvolti l'uno in senso ascendente e l'altro in senso discendente a indicare le antitetiche polarità della natura: l'umidità e la secchezza, il caldo e il freddo, l'estate e l'inverno, la giovinezza e la vecchiaia.

Un'altra tradizione, mitologica anch'essa ma più specificatamente medica, attribuisce il caduceo ad Asclepio, l'Esculapio dei latini, figlio adulterino di Apollo e semidio della medicina. In questo caso la verga è uno *scettro* che rappresenta il governo della salute equilibrando in simmetria le volute delle serpi, raffiguranti veleni e contravveleni, e librandosi con le due ali a indicare la sublimazione del corpo nello spirito, che Galeno considerava trinitario – naturale, vitale, animale – elaborato dai tre visceri principali – fegato, cuore, cervello.

Ma la statua di Asclepio campeggiante nell'iconografia scultorea – a partire da quella esistita nel tempio di Epidauro, o nella ippocratica isola di Kos, o nella galenica città di Pergamo – ci mostra il barbuto e semipaludato padre semidivino dei medici che reca nella mano destra un bastone con avvolto un solo serpente e nella mano sinistra un oggetto di foggia anulare rassomigliante a un cerchiello. Una terza tradizione mitologica, infatti, più diffusa delle altre due nella vulgata corrente, vuole che il bastone sia l'emblema dell'arte «dietetica» o «regolamentare» (*diaitìa*, in greco, significa regola o regime) e che il serpente sia l'emblema dell'arte «farmaceutica» (*phàrmakon*, in greco, significa veleno). L'anello o cerchiello sarebbe invece un simbolo che la più semplicistica delle congetture vorrebbe riferire al pessario usato in ginecologia per impedire il prolasso dell'utero: sarebbe insomma il simbolo dell'arte «chirurgica» (*chèir* ed *èrgo*, in greco, significano lavoro con le mani), un'arte associata alle altre due per comporre il tripode «tecnico» (*tèchne*, in greco, significa arte) costituente la base trinitaria dell'arte «medica».

Si tratta di una congettura non provata. Anzitutto va notato che il bastone con il serpente è impugnato dalla mano destra, mano indicante la «dritta» via della clinica diagnostica e terapeutica, mentre l'anello è tenuto dall'«altra mano», sinistra, indicante un'attività diversa dalla tecnica e forse – perché no? – superiore. Non è un caso che tale presunta superiorità venga espressa dalla circolarità dell'anello, essendo il cerchio figura di perfezione – come i moti circolari delle sfere celesti – contrapposta alla rettilineità del bastone, essendo la retta una linea interrotta, imperfetta, come i moti rettilinei dei corpi terrestri.

L'anello può dunque legittimamente essere visto come il simbolo di un'attività medica più elevata in grado di quella tecnica, di questa complementare o, meglio, integrativa. Può essere considerata come l'emblema di una superiore sapienza o *sophìa* di cui il medico dev'essere *phìlos*, amico. Questa amicizia, includente quella per l'uomo malato in difficoltà, è la *philosophìa*, una sapienza che ciascun esercente l'arte «medica» deve o dovrebbe far propria completando o integrando la tecnica. Dovrebbe integrarla fino a inglobarla, fino a riportarla nel suo ruolo originario e perenne, accanto alle due sapienze fiancheggiatrici, la filosofia propriamente detta e la religiosità, laicizzata nella prassi d'aver cura degli uomini.

Negli ultimi decenni del Novecento la *vita brevis* contemplata dall'aforisma ippocratico si è concretizzata in molti longevi che la medicina, con la sua tecnica, contribuisce a mantenere «giovani». Con l'anagrafe della popolazione si è trasformata anche la sua auto-immagine, riverberata dall'ideologia, più volte qui menzionata, di poter essere «più sani e più belli» a ogni età della vita.

Nei primi anni del Duemila l'*ars longa* contemplata dal medesimo aforisma promette molte cose future. L'uomo genomico e bionico potrà trarne ulteriori vantaggi. Tuttavia non potrà cambiare il proprio essere uomo. Non potrà farlo anche se dovesse arrivare il farmaco o l'intervento di bioingegneria in grado, come la «panacea» o «medicina universale» degli antichi alchimisti, di promettere o garantire una vita ancora più lunga. Non potrà farlo neppure delegando una parte della propria umanità al robot umanoide promesso o garantito dalla biorobotica.

Chi esercita, oggi, l'*arte lunga* ha però la facoltà, anche questa originaria e perenne, di farsi padrone di un'arte «cibernetica» (*kubernétes*, in greco, significa timonicre) che non è la perizia di «navigare in internet» con il computer, ma è la possibilità di ampliare l'orizzonte della propria visione umano-sociale e di approdare nel porto dove le leggi di natura sono in grado di dirgli ciò che è naturale e più giusto a ogni età della vita, dall'alba al tramonto.

La natura umana ha i suoi «siti» non nei luoghi virtuali dell'informatica, ma in quelli reali delle vite degli uomini, degli uomini viventi in società, microviventi come organismi individuali appartenenti alla specie loro propria, macroviventi come persone umane appartenenti alla loro propria civiltà.

L'*homo sapiens* è tale in quanto essere naturale e sociale, che vive tra il nascere e il morire con la maggior sapienza e la maggior dignità che gli sono possibili, assistito, fin dove è possibile, dall'«arte lunga», dalla medicina da Ippocrate a oggi.

POSTILLA

La medicina – è ben noto – ama rifarsi a Ippocrate quale fondamento teorico e storico del proprio sapere e del proprio fare. Proprio l'antico insegnamento ippocratico, secondo quanto ci dice lo storico della filosofia antica Mario Vegetti, curatore in Italia delle *Opere di Ippocrate*, «non considerava la malattia come un episodio isolato, bensì tendeva a integrare in un unico quadro salute e malattia» e soprattutto considerava l'ambiente, naturale e sociale, come quel «concreto sistema di situazioni e condizioni nel quale si svolge l'esistenza umana».

Natura e società sono i due aspetti complementari di un unico mondo, umano. Come in passato le condizioni naturali e sociali hanno favorito lo sviluppo delle vecchie malattie epidemiche e limitato a 20-30 anni la speranza di vita alla nascita delle popolazioni europee, così le stesse condizioni favoriscono oggi lo sviluppo delle stesse epidemie e limitano agli stessi brevi anni la speranza di vita alla nascita di certe popolazioni africane travagliate dalla siccità, dalla fame, dalle guerre tribali. In quello stesso unico mondo, umano, le malattie con i tassi d'incidenza e di mortalità più elevati nei paesi appartenenti alla cosiddetta «civiltà del benessere» vanno oggi dalle «epidemie del XX secolo», cioè dall'aterosclerosi con le sue varie complicanze e dai tumori nelle loro varie forme, all'AIDS, il cui virus è antico, ma che è malattia moderna, figlia del nostro tempo, determinata dalle trasformazioni odierne dei modi di vita.

«I recenti lavori sulla storia delle malattie e delle epidemie», ha scritto lo storico André Burguière in un saggio pubblicato nella raccolta dal titolo *La nouvelle histoire* a cura di Jacques Le Goff, «portano a diffidare sia delle interpretazioni puramente biologiche sia di quelle strettamente socioeconomiche». Accanto all'«ipotesi di una storia autonoma, puramente biologica, delle malattie», sta l'esigenza di ricostruire la storia delle stesse malattie cercando di «analizzare la maniera in cui l'organizzazione e le norme culturali di una società hanno saputo adattarsi alle costrizioni dell'ambiente naturale e far loro fronte»: cercando in altri termini di «mettere in evidenza gli aspetti sociali». L'esigenza di ricostruire anche in questi termini la storia di quegli eventi negativi che sono le malattie si riflette nell'esigenza di ricostruire negli stessi termini la storia di quel patrimonio positivo – bene o bisogno fondamentale dell'uomo – che è la salute.

L'insieme delle teorie e delle pratiche elaborate ed esercitate dall'uomo per conservare o ricuperare la salute è la medicina. *Di* medicina si scrive moltissimo: resoconti di osservazioni e sperimentazioni, lezioni e casi clinici, storie di malati e interpretazioni di malattie, pubblicazioni scientifiche nell'accezione più vasta e più varia del termine, manuali e trattati, tutto è lì a testimoniare che un'immensa mole scritta costituisce, da secoli, l'«accumulazione originaria» da cui nasce e rinasce, giorno dopo giorno, il sapere medico. Così si forma e si trasmette, di generazione in generazione, un patrimonio scientifico-tecnico sempre più ampio e approfondito, per pratiche sempre più produttive di salute, sempre più proficue e benemerite.

Sulla medicina si scrive molto meno. La medicina è un'arte-scienza molto sicura di sé, molto consapevole della propria forza provvida, molto fiera, giustamente, di questa forza e molto fiduciosa nei propri destini. Consapevolezza, fierezza, forza e fiducia sembrano non aver bisogno d'introspezione, di riflessione, d'autocritica. Con occhio di riguardo alle proprie grandi conquiste scientifiche e alle proprie grandi realizzazioni tecniche, la medicina può sorvolare con lo sguardo i rapporti tra scienza e società, tra tecnica e ambiente naturale; e i suoi storiografi possono allora scrivere relativamente poco, o niente affatto, intorno ai problemi ecologici, antropologici, sociali, che pure sono strettamente pertinenti a quell'insieme di teorie e di pratiche in cui consiste la medicina, da Ippocrate a oggi.

Per questo una riflessione critica *sulla* medicina viene a latitare dagli studi medici e, quel che più conta, dallo statuto riservato alla storia della medicina nel nostro paese. Molto prima che, nell'Ottocento, esercitando il loro mestiere, gli storici facessero della storia una scienza – una scienza «idiografica» contrapposta alle scienze «nomotetiche» o della natura –, i medici avevano fatto della storia una scienza di base del proprio mestiere. Il mestiere di medico si è sempre esercitato fra sintomi e storie. I due momenti fondamentali dell'atto ippocratico erano l'«anamnesi», la storia del passato remoto e prossimo del malato ascoltata dal medico, e la «prognosi», la storia del futuro del malato detta dal medico. Quando tra i due momenti si è inserita la «diagnosi», centrata sul presente, il medico ha avuto ancora bisogno di *fare storia*, collezionando una serie di «storie cliniche» donde ricavare una tipologia patologica con cui confrontare la malattia del paziente.

Era necessario al medico conoscere le storie cliniche descritte da Sydenham e le storie anatomo-cliniche descritte da Morgagni, era importante studiare le storie cliniche di Baglivi e le storie anatomo-cliniche di Laënnec. Era fondamentale, per la comprensione del caso clinico del paziente, rimontare nell'analisi storica fino a Ippocrate. Dalla inveterata prassi della storia *nella* medicina era essenziale, al patrimonio scientifico-tecnico del medico, acquisire una storia *della* medicina che funzionasse come vera e propria scienza di base.

Se andiamo a leggere le prolusioni e le lezioni dei grandi medici del passato, vediamo che esse erano ricche di storia: la storia era propedeutica alla clinica e aveva un alto valore formativo. Più in generale, il ripensamento del passato e il confronto con esso erano funzionali alla comprensione del presente. Non è quanto ha lasciato scritto Marc Bloch nell'*Apologie de l'histoire*, affermando che il *métier d'historien* è tanto quello di «comprendere il passato attraverso il presente» quanto quello di «comprendere il presente attraverso il passato»?

Nella seconda metà dell'Ottocento, proprio quando acquisiva dalla grande fisiopatologia sperimentale di Claude Bernard e di Virchow le sue basi moderne, la medicina apriva la clinica a problemi complementari di quello del singolo individuo malato. Si poneva il problema sociale della salute. Lo stesso Virchow affermava che «se la medicina vuole raggiungere completamente i propri fini, deve entrare nella più ampia vita politica e sociale del suo tempo». La medicina, pur nel suo farsi sempre più tecnica e specialistica, ambiva a diventare medicina sociale attraverso una riflessione epidemiologica sostanziata di cultura storica. «Contro l'errore di coloro che temono le dannose conseguenze di una eccessiva specializzazione – scriveva Claude Bernard – io distinguo una specializzazione utile e anzi necessaria, che è quella della tecnica, e una specializzazione dannosa, che è quella della cultura.» E un igienista come Angelo Celli, autore di una esemplare *Storia della malaria nell'Agro romano*, considerava la dimensione storico-sociale strettamente funzionale sia alla comprensione del fenomeno malarico, sia al risanamento degli individui malarici che vivevano e lavoravano nella campagna paludosa intorno a Roma.

Il successivo declinare di questo vigoroso impegno etico-politico e sociale della medicina toglieva vigore sia alla riflessione epidemiologica, sia alle ragioni storiche con essa integrate. Nel nostro paese, per una convergenza di fattori causali che la distaccavano da questa tradizione, la medicina si allontanava dalla storia. La storia della medicina, marginalizzata o spiazzata, diventava via via sempre più inessenziale alla cultura viva e attiva del medico, riducendosi a terreno di cultura per agiografi o, nel migliore dei casi, per eruditi.

Nel periodo tra le due guerre mondiali, la medicina italiana del tempo, nel porre se stessa a traguardo di un cammino storico immancabilmente progressivo, riviveva il proprio passato in termini autocelebrativi, colorati di forti tinte nazionalistiche. Le eccezioni costituite da studiosi distaccati da questa tendenza – tra cui va doverosamente ricordato Arturo Castiglioni con la sua *Storia della medicina*, migrato negli Stati Uniti per la sua origine ebraica – non esimono dal rilevare come la scienza medica della nazione fosse vista come il frutto maturo di una coltivazione medico-scientifica intrapresa dagli anatomici italiani del tardo Medioevo e del Rinascimento e progredita trionfalmente nei secoli. In un'ottica di *Medicina italica* – tale il titolo di un libro edito dall'Ufficio stampa medica italiana – la fondazione medieval-rinascimentale dell'anatomia negli Studi di Bologna e di Padova, legittimo vanto delle università italiane, era visto continuarsi nel «precorrimento» di Fracastoro anticipatore di Pasteur e nella «priorità» di Cesalpino, scopritore della circolazione sanguigna battendo sull'anticipo Harvey.

Venticinque anni dopo, ridimensionata dalle vicende mondiali degli anni Quaranta ogni velleitaria idea di «primato» nazionale, di questa visione nazionalistica non restava più traccia, se non in qualche sprovveduto superstite. Tendeva però a restare invariato il trionfalismo del progresso medico garantito, in parte legittimato dalle grandi conquiste mediche, a cominciare dalla penicillina per finire ai trapianti d'organo. Non più il «genio italico», bensì una scientificità enfatizzata come categoria immanente perenne delle «magnifiche sorti e progressive» della medicina ispirava gran parte degli studi storici, nei quali Vesalio, Harvey, Morgagni, Laënnec, Claude Bernard, Virchow, Pasteur, Koch erano visti come gli staffettisti di una corsa vincente, destinata a continuare nel Novecento, di Nobel in Nobel.

Tale, o press'a poco, era, fino a vent'anni fa, il tipo di storia della medicina vigente in Italia. Anche qui le eccezioni costituite da studiosi rigorosi e riservati, inclini a coniugare con merito la storia della scienza medica alla storia in generale (e il pensiero va a Luigi Belloni che peraltro non esitava ad ammettere la limitazione del proprio impegno alla storia «tecnica»), non impedivano di prevedere che la storia della medicina, qual è tuttora richiesta e gradita in molti ambienti della medicina di vertice, non sarebbe scampata al destino di una sua crisi culturale profonda, tanto inevitabile e giusta, quanto auspicabilmente salutare.

Oggi non ha senso una storia della medicina che prescinda dai problemi strutturali della medicina stessa e che si apparti dai problemi della sanità e della società. «La medicina-scienza – ha scritto lo storico Jacques Léonard – non è mai una ricerca isolabile, è la medicina di un contesto culturale. Allo stesso modo la medicina-professione non è mai una realtà neutra, è la medicina di un contesto sociopolitico.» Ha scritto anche: «Il modo come la gente soffre e muore è un modo sociale; la struttura delle cure della salute è inseparabile dalla organizzazione generale della società».

Dalla società in cui viviamo giungono segnali rassicuranti sui modi e mezzi per combattere le malattie. Giungono anche segnali inquietanti sui rischi, individuali e collettivi, che corre la nostra salute. I mezzi e modi per proteggerla, le risorse disponibili per promuoverla sono al centro dell'informazione e delle politiche sociali. Il controllo della patologia e l'uso razionale dei farmaci, le condizioni socioambientali patogene e il protrarsi dei tempi di vita assistita per anziani e non anziani, la politica della salute e l'organizzazione sanitaria, l'assistenza negli ospedali e a domicilio, la formazione del medico d'oggi e di domani, la gestazione di nuovi curanti, la bioetica delle nascite e delle morti, l'etica medica quotidiana e i diritti del malato, la medicina di base e la medicina di vertice, la medicalizzazione e l'umanizzazione, sono temi e problemi, fra i tanti, che richiedono una riflessione analitica sulla realtà sociale e un'autoanalisi della realtà medica professionale, scientifica, culturale.

Tale *analisi* non può esimersi dal passare anche attraverso la storia: attraverso la storia della medicina modellata su una *sintesi* tra «scienze naturali» e «scienze umane». Su questa sintesi è modellato lo stesso sapere medico, che per un verso è «naturalistico», cioè articolato nei tanti settori propri delle varie scienze della natura (fisica, chimica, biologia), e per altro verso è «umanistico» (in senso antropologico e non letterario), cioè strutturato come comprensione dell'uomo sano-malato, contemplante il suo oggetto in termini non settoriali, ma globali: l'organismo somato-psichico, l'individuo psico-sociale, la persona umana.

La storia della medicina ha dunque da essere una storia globale, analitica e sintetica, una *histoire à part entière*, come diceva Lucien Febvre a proposito della storia in generale: una storia critica calibrata sull'oggi, perché tra i compiti della storia c'è anche quello, primario, di dare ragione o torto al presente, per continuarlo o per cambiarlo.

La moderna storia della medicina è anche preistoria del nostro futuro.

INDICI

INDICE DEI NOMI

INDICE DEL VOLUME